检验科管理规范与操作常规

主　编　李玉中

副主编　王朝晖　胡　宏　宫爱华

编　者（按姓氏笔画排序）：

于　涛	王　玉	王　影	王红微	王婧涵
王朝晖	由明浩	任　峰	刘　培	刘艳君
孙丽娜	曲　杰	齐丽娜	何　萍	何　影
张　彤	张　楠	张黎黎	李　东	李　瑞
林迎伟	宫爱华	胡　宏	赵广贺	董　慧
韩伟平				

中国协和医科大学出版社

图书在版编目（CIP）数据

检验科管理规范与操作常规／李玉中主编. —北京：中国协和医科大学出版社，2018. 1（2024. 11 重印）.

（医技科室管理规范与操作常规系列丛书）

ISBN 978-7-5679-0777-5

Ⅰ. ①检…　Ⅱ. ①李…　Ⅲ. ①医院-医学检验-规范　Ⅳ. ①R446-65

中国版本图书馆 CIP 数据核字（2017）第 152584 号

医技科室管理规范与操作常规系列丛书

检验科管理规范与操作常规

主　　编：李玉中
策划编辑：吴桂梅
责任编辑：许进力　王朝霞

出版发行：**中国协和医科大学出版社**
　　　　　（北京市东城区东单三条 9 号　邮编 100730　电话 010 - 65260431）
网　　址：www. pumcp. com
经　　销：新华书店总店北京发行所
印　　刷：北京捷迅佳彩印刷有限公司

开　　本：710×1000　　1/16
印　　张：41. 25
字　　数：680 千字
版　　次：2018 年 1 月第 1 版
印　　次：2024 年 11 月第 3 次印刷
定　　价：96. 00 元

ISBN 978-7-5679-0777-5

（凡购本书，如有缺页、倒页、脱页及其他质量问题，由本社发行部调换）

前　言

　　检验科是医院的医技科室之一，属医学实验室范畴，是医院中接收患者血液、体液和组织细胞等生物样品，在实验室内进行分析，为临床疾病的诊断、治疗、预防和健康评估提供检验结果和相关信息的科室。为了使检验科工作人员和管理人员在医疗实践活动中做到有章可循、规范操作，加强实验室检验技术操作的规范化和标准化，进一步推动检验科全面质量管理和控制的实施，笔者编写了本书。

　　医院质量是医院永恒的主题，医技科室工作人员严格执行管理规范和操作常规是医疗质量的根本保证。本书主要介绍了检验科各项管理规范以及血液学检验、体液及脱落细胞学检验、生物化学检验、微生物学检验、免疫学检验、临床核酸检验等一系列操作常规。本书内容科学实用，可操作性强，针对性强，是一本有参考价值的规范的从业指导用书。

　　本书可供检验科检验人员，特别是科室管理人员及卫生行政部门管理人员阅读参考。

　　由于编者水平有限，书中若存在疏漏或未尽之处，恳请广大读者批评指正，以便再版时修订。

编　者

2017 年 10 月

目　录

第一篇　检验科管理规范

第二篇　检验科诊断操作常规

第一篇

检验科管理规范

第一章

检验科建设与管理规范

第一节　检验科机构设置

一、实验室环境与设置

1. 实验室布局　实验室是医学检验工作的空间与场所。实验室的布局应有利于患者与实验室的联系，有利于临床科室与实验室的联系，有利于充分发挥各种设备仪器的使用效率，同时也要有利于保障工作人员的身心健康和发挥工作效率。

实验室布局

- 检验科应位于医院的中心位置，各专业实验室如血液学实验室、体液学实验室、临床化学实验室、免疫学实验室、微生物学实验室以及分子生物学实验室等，应相对集中，便于工作联系与仪器设备的共同使用

- 技术操作室应宽敞、光线明亮、空气流通好，避免强光直晒，消毒方便

- 实验室的洁净区与污染区需有明确标识。相邻实验室部门之间如有不相容的业务活动，应严格物理分隔，实验室与办公室严格区分，污染区与非污染区严格区分

- 实验室需有足够的空间满足以下用途：合理、专用的标本采集区域；实验操作区域；试剂耗材储存区域；标本储存区域；文档记录储存区域；危险物品储存与处理区域；废弃物的处理区域；合理独立的办公区域；员工便利设施（卫生间、茶水间、更衣间及个人物品放置处等）

2. 实验室面积　医院检验科的建筑面积应根据医院规模和承担任务大小而定，一般要求应占医院总建筑面积的 3% 左右或床位数乘以 $2m^2$。

3. 实验工作场所　医院检验科的实验场所根据工作的需要大体上可划分为中心采血室、急诊检验室、门诊检验室以及中心实验区（即各专业实验室集中场所）。各实验场所之间通过计算机进行信息联网。各场所可适当调整。

4. 环境设施　检验科是精密贵重仪器较多且比较集中的科室，为了保证仪器正常运转和使用安全，必须有合适的工作条件。实验室应安装独立空调系统，室温尽可能常年保持在 20～25℃，相对湿度小于 80%；避免强电磁辐射；电源总负载量足够大，有稳压装置保证电压平稳，有接地装置；水压要稳定，上下水道畅通，污水需经净化处理后方可排出院外；配备消防装置和器材，放置位置合理，取用方便。

实验室的流程设计与环境应适合所从事的工作。采集和（或）检验原始标本的环境不应存在使结果失效或对任何测量的质量有不利影响。当有相关规定要求或环境因素可能影响结果的质量时，实验室应监测、控制并记录环境条件。

二、专业实验室设置

根据医院规模大小、性质类别而设置专业实验室，有些实验室受条件的限制或日常工作量很少就不必设置，有些专业实验室为方便患者或工作需要可以合并。

一般综合性医院专业实验室设置见图 1-1-1。

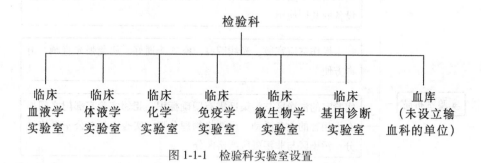

图 1-1-1　检验科实验室设置

第二节　检验科组织设计

一、检验科职能

检验科以患者为中心，以服务于临床医疗和科研为宗旨，及时、准确、客观地报告检验结果，并为临床医疗和科研提供必要的咨询。医院内所开展的收费临床检验项目，均由检验科负责检验与质量管理，并积极参加卫计委、省及市临床检验中心的室间质量评价活动。少数专科性强的特殊项目经医院行政主管部门批准后方可在临床专科实验室开展，应视其为检验工作的一部分，并由检验科进行统一的质量管理。

二、检验科任务

1. 三级甲等综合性医院检验科的任务

（1）临床检验工作：

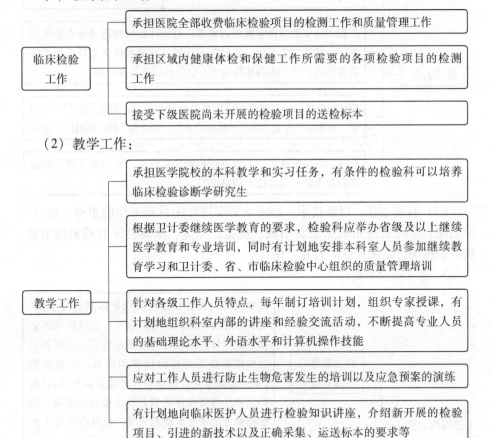

（3）科研工作：注重开展检验方法学及检验项目的临床应用研究，积极引进新技术，发表学术论文。同时积极配合临床专题科研工作。

2. 二级甲等综合性医院检验科的任务

（1）临床检验工作：

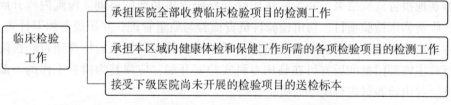

临床检验工作
- 承担医院全部收费临床检验项目的检测工作
- 承担本区域内健康体检和保健工作所需的各项检验项目的检测工作
- 接受下级医院尚未开展的检验项目的送检标本

（2）教学工作：

教学工作
- 接受医学院校医学检验系学生的教学和实习任务；接受基层医疗单位［如乡镇卫生院、社区卫生服务中心（站）］检验专业人员的进修培训
- 根据卫计委继续医学教育的要求，有条件的检验科可举办省级或市级继续教育学习班。同时，有计划地安排本科室人员参加继续教育学习和省、市临床检验中心组织的质量管理培训
- 有计划地组织科室内部的讲座和经验交流活动，不定期组织专家讲课，不断提高专业人员的基础理论水平、外语水平和计算机操作技能
- 有计划地向临床医护人员进行检验知识讲座，介绍新开展的检验项目及采集、运送标本的要求等

（3）科研工作：以新技术、新方法的引进作为科研工作的重点，结合实际情况，尽可能选用临床意义明确、规范、先进、准确性好的检验新方法，同时积极配合临床科室的研究工作。

3. 急诊检验室的任务

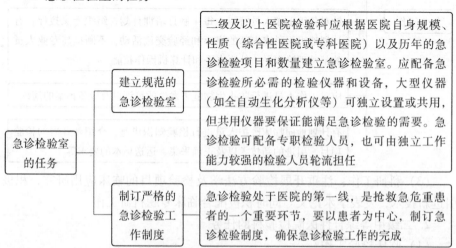

急诊检验室的任务
- 建立规范的急诊检验室：二级及以上医院检验科应根据医院自身规模、性质（综合性医院或专科医院）以及历年的急诊检验项目和数量建立急诊检验室。应配备急诊检验所必需的检验仪器和设备，大型仪器（如全自动生化分析仪等）可独立设置或共用，但共用仪器要保证能满足急诊检验的需要。急诊检验可配备专职检验人员，也可由独立工作能力较强的检验人员轮流担任
- 制订严格的急诊检验工作制度：急诊检验处于医院的第一线，是抢救急危重患者的一个重要环节，要以患者为中心，制订急诊检验制度，确保急诊检验工作的完成

续流程

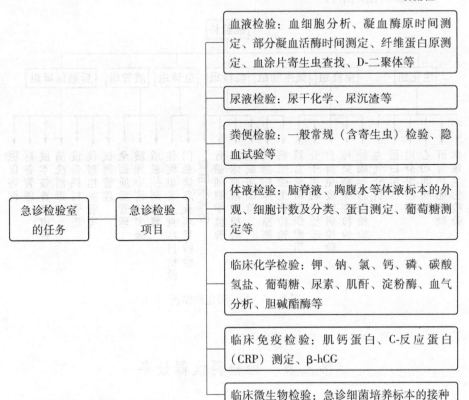

三、检验科的组织结构

检验科组织设计和结构并没有固定的模式，但多数采用垂直型结构，科室主任须根据实际情况设计出最适合本科室特定目标任务的组织结构，为保证各项任务顺利完成奠定组织基础。

1. 检验科人员结构

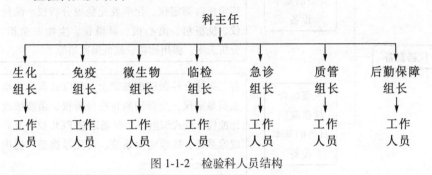

图 1-1-2 检验科人员结构

2. 检验科组织结构

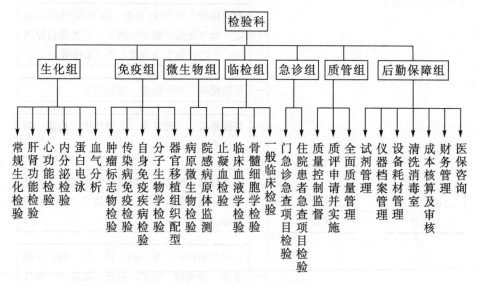

图 1-1-3　检验科组织结构

第三节　检验科仪器设备

检验科应配置用于原始标本的采集、制备、处理、检验和存放标本所需的全部设备。

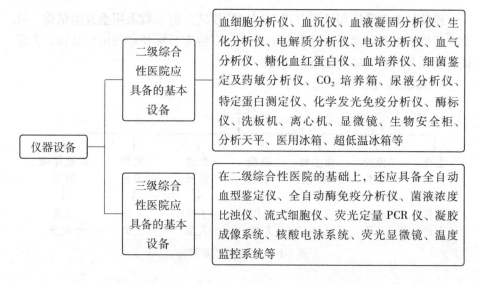

仪器设备

二级综合性医院应具备的基本设备：血细胞分析仪、血沉仪、血液凝固分析仪、生化分析仪、电解质分析仪、电泳分析仪、血气分析仪、糖化血红蛋白仪、血培养仪、细菌鉴定及药敏分析仪、CO_2 培养箱、尿液分析仪、特定蛋白测定仪、化学发光免疫分析仪、酶标仪、洗板机、离心机、显微镜、生物安全柜、分析天平、医用冰箱、超低温冰箱等

三级综合性医院应具备的基本设备：在二级综合性医院的基础上，还应具备全自动血型鉴定仪、全自动酶免疫分析仪、菌液浓度比浊仪、流式细胞仪、荧光定量 PCR 仪、凝胶成像系统、核酸电泳系统、荧光显微镜、温度监控系统等

第二章

检验科规章制度

第一节 检验科工作制度总则

工作制度总则

- 在主管院长领导下，实行科主任负责制，建立健全科室二级管理系统，承担并完成医院交给的有关医疗、教学、科研等各项任务

- 坚持以患者为中心，加强医德教育及规范化培训，提高检验质量和服务质量

- 贯彻落实《医疗机构临床实验室管理办法》《病原微生物实验室生物安全管理条例》《医疗机构临床基因扩增管理办法》等有关规定，确保检验工作安全有序进行

- 健全质量管理体系，严格过程控制，制订"质量方针"，明确"质量目标"。定期讨论存在的问题或缺陷，提出改进意见与措施

- 检验申请单（含电子申请单）由医师逐项清楚填写，急诊检验应有特殊标志，检验申请单必须有申请医生签名和唯一标识

- 建立标本采集、运送、签收、核查、检验、保存制度和工作流程。签收标本时，检验人员应认真检查申请单填写内容、采集的标本是否合格，如不符合要求可拒收。不能立即检验的标本，要妥善处理和保管

- 严格检验报告授权制度和审签、发放制度，报告发出前应认真核对患者基本信息，审核检验结果，签名后发出检验报告。建立检验"危急值"报告制度，保障医疗安全

- 使用的仪器、试剂和耗材符合国家规定；定期检查试剂质量，对检测系统进行性能验证，对检验方法学进行评价

续流程

工作制度
总则

- 严格执行室内质量控制制度，积极参加室间质量评价活动
- 加强安全管理和防护，包括生物安全、化学危险品、防火防水等安全防护工作，完善安全管理制度并组织落实
- 密切与临床科室的沟通和联系，听取意见和建议，改进服务质量。配合临床医疗工作，开展检验新技术和新项目，采用多种形式为临床科室提供检验信息服务
- 制定全员在职教育计划并组织实施，有条件的科室应积极组织科研选题论证和申报工作，组织攻关，发表论文
- 建立监督检查制度，重视信息反馈，切实抓好制度的执行和完善
- 健全登记统计制度，对各项工作的数量和质量进行登记和统计，资料填写完整、准确，妥善保管，存放 3 年以上

第二节　标本采集、运送及管理制度

标本采集、
运送及
管理制度

- 制订《标本采集手册》，对检验、医护、运送等相关人员进行教育和培训，避免由于标本采集、运送、管理等因素而影响检测质量及生物安全
- 标本采集前应告知患者注意事项，以减少运动、过度空腹、饮食、饮酒、吸烟等因素对检验结果的影响
- 采集时核对患者基本信息、检验项目、标本类型、容器、抗凝剂选择、采集量等，按照正确的标本采集途径，规范的操作方法，采集合格的标本
- 标本采集后应在规定的时限内及时送检，避免因暂存环境和时间延缓等因素，而影响标本检测结果的准确性。不能及时送检的标本，要按规定的储存条件及方式妥善保管

续流程

建立标本验收、登记、处理的工作程序。接收标本时须认真核对患者基本信息、标本类型、标本量、容器、标志、检验目的等，对不符合采集规范的标本应及时通报送检医师或其他相关人员，明确处理意见，做好记录。不合格标本不得上机检测，更不能将明知是"失真的"检验结果签发报送临床，危及救治质量和患者安全

不同专业组间共用 1 份标本时，应采取首检负责制，即先检测的专业组负责将标本原管或分杯转送至其他检测部门，并记录在案

标本接收后应及时处理，防止标本中被测成分降解或破坏。缓检标本应核对后妥善保存

标本采集、运送及管理制度

向外单位送检或接收外单位送检的标本应专人负责并有记录，医院其他科室使用检验标本从事科研时，必须征得专业主管、科主任同意，并作详细记录备案

检验后的标本应按规定根据不同要求和条件限时保留备查，特殊标本特殊保存

标本采集、运送及检验人员须严格执行生物安全防护要求，使用合格的标本输送箱，加盖封闭运送。接触标本时须佩戴防护手套；工作完毕后，按要求彻底清洗双手，防止感染

废弃标本应严格按照实验室感染性材料和废弃物管理相关规定处理

第三节　急诊检验制度

急诊检验制度

急诊检验处于医疗的第一线，是抢救急、危、重患者的重要环节。必须强调优质服务，及时准确地发出报告

能提供 24 小时急诊检验服务。根据医院的级别和承担任务的大小，配备必要的有资质的检验人员和急诊检验设备，提高检验的质量和工作效率

续流程

急诊检验制度	急诊项目设置应充分征求临床科室意见，使检验项目能够满足危急情况下诊断治疗的需求
	各科临床医师应根据患者病情需要，开具急诊检验申请单或电子申请单
	急诊常规标本由护理人员采集，胸腔积液、腹水、脑脊液等穿刺液由医师采集，标本留取后应立即送检
	检验人员接到急诊标本后，必须先签收并核对患者姓名、性别、年龄、住院号或门诊号、科别、床号、标本类型、标本量、容器、标志、检验目的等，然后立即进行检验并及时报告结果。对于危及生命的急症患者标本，要优先上机检测
	明确急诊检验报告时间，临检项目≤30分钟发出报告，生化及免疫项目≤1.5小时发出报告
	急诊检验完成后要及时发出报告。如为检验危急值必须立即通知经治医师，登记检验结果、联系时间和接受报告者，以备查询
	检验人员必须坚守岗位，如因工作需要短暂离开时，应明确告知去向。交班时要填好交班记录，对仪器运行状况和工作情况交代明确
	定期征求临床科室对急诊检验工作的意见和建议，持续改进服务质量和检验质量

第四节　检验危急值报告制度

检验危急值报告制度	检验危急值是指当这种检验结果出现时，表明患者可能正处于有生命危险的边缘状态，临床医师需要及时得到检验信息，迅速给予患者有效的干预措施或治疗，以挽救患者生命；否则将可能出现严重后果，失去最佳抢救机会

续流程

检验危急值报告项目和范围由医务处（科）、临床科室及检验科共同参与，根据临床需要制定，并对危急值项目进行定期总结分析、修改、增删某些检验项目，以适应本院患者群体的需要，尤其需要关注来自急诊室、重症监护室、手术室等危重患者集中科室的标本

出现检验危急值时，在确认标本状态合格、患者信息核对无误、检测设备正常、室内质控在控的情况下，立即电话或通过网络通知临床，并在检验危急值结果登记本上详细记录，内容包括：检验日期、患者姓名、住院号/门诊号、科室/床号、检验项目、检验结果、（复查结果）、临床联系人、联系电话、联系时间（分钟）、报告人、备注等项目。必要时应复查（相同标本相同方法再次检测）或复检（不同方法或相同方法不同标本再次检测）

检验危急值报告制度

临床医师接到检验危急值报告后应及时记录、处置。若与临床症状不符，须关注标本的留取是否存在缺陷；如有需要，应立即重留标本进行复检

操作手册中应包括危急值项目的操作规程，并对所有参与危急值检测的有关工作人员，包括医护人员进行培训

检验科应该定期检查"危急值报告"工作，每年至少要有一次总结，了解临床对危急值报告的满意度，提出"危急值报告"持续改进的具体措施

第五节　检验报告单签发制度

检验报告单签发制度

检验报告单应包含以下信息：实验室名称、唯一性编号、患者信息、标本类型、标本状态、检测项目、方法及结果、参考区间；定性结果必须以中文形式报告，不得以符号表示。检验报告单还须包括采样时间、核收时间、报告时间、打印时间；检测者和审核者签全名或电子签名（急诊、节假日和特殊项目除外）

续流程

	报告单格式按照《病历书写规范》的要求执行；已建立计算机网络系统的检验科，可将申请单和报告单分开，格式及内容参照《病历书写规范》的要求执行
检验报告单签发制度	检验报告必须由具有执业资格并经授权人员审核签发，必要时需经专业主管或检验医师审核；诊断性报告必须由检验医师签发
	实习生、进修生与见习期检验人员无报告权，需由有权限的带教老师签发；新入职人员见习期满后，取得执业资格，经专业主管考核合格并经检验科主任批准授权后，方可独立签发报告，并登记存档
	当检验结果与临床不符或有疑义时，应采取复查或复检等手段核实并保留相关的记录
	实验室数据至少保留 3 年以上
	检验检测过程中应采取必要措施保护和尊重患者的隐私。门、急诊检验报告单采取集中打印或自助打印方式发放

第六节　检验与临床沟通制度

	检验科应定期征求临床科室、护理部对检验工作的意见或建议，不断改善服务态度，提高检验质量，为临床提供及时、准确的检验报告
检验与临床沟通制度	根据检验项目的临床意义及临床需求，评价检验项目、合理组合。向临床科室发放《检验通讯》，介绍新技术、新项目，并给予临床必要的指导、培训、答疑和咨询
	新项目开展后需跟踪调查，听取临床对新项目设置合理性的意见，持续改进，确保检验项目满足临床需求

续流程

检验与临床
沟通制度

检验医师应参与临床查房和疑难、危重病例的会诊，对检验结果做出解释，并依据实验室结果对临床诊断和治疗提出建议，及时给对方满意答复

检验人员接到临床投诉后，应及时记录内容，并向专业主管或科主任汇报。一般的反馈意见由各专业组自行处理；如属重大纠纷或差错，应立即向科主任汇报，由科主任负责处理

定期进行医护人员对检验工作的满意度调查，分析存在的问题，采取改进措施，跟踪调查实施效果

开展检验人员沟通技巧培训，加强与临床间的学习和交流，密切医检关系

建立检验与临床的科间协调会议制度，每年1~2次，共同改进检验工作质量和服务质量

第七节　试剂管理制度

试剂
管理制度

自配试剂由专业主管指定专人负责配制，原料及溶液必须保证质量，有配制记录；成品贴有标签，注明试剂名称、浓度（效价、滴度）、储存条件、配制日期和失效日期、配制人等

试剂、校准品、质控品等三证齐全，符合国家有关部门标准和准入范围。科主任组织试剂管理小组负责评价、选购

对领来的试剂、校准品、质控品等需登记品名、数量、规格和价格，由专人妥善保管，在有效期内使用。非仪器配套试剂应有性能评价报告

试剂开封后应注明启用日期、失效期并附签名。新批号的试剂使用前，应通过直接分析参考物质、新旧批号平行实验或常规质控等方法进行性能验证。定性试验试剂至少检测一个已知阳性和一个已知阴性标本

续流程

试剂 管理制度	选择恰当的方法学验证以保证正确度、精密度、灵敏度、临床可报告范围、分析干扰、参考区间等，使各项技术参数均能符合临床使用需求
	试剂、校准品或质控品应根据要求保存在医用冰箱或冷库，储存温度要定期进行监测
	试剂配制记录、领用记录、比对实验、校准和性能评价报告应妥善保存，以备查阅
	易燃、易挥发、易爆炸试剂，皆应密封，单独分存于冷暗安全处。强酸、强碱应分别存放。剧毒试剂存放于保险箱内或双门双锁，由科主任和安全员共同管理，使用时应有两人在场并做好使用记录
	放射免疫诊断试剂按有关规定存放于安全地点，专人保管

第八节　仪器设备管理制度

仪器设备 管理制度	仪器设备购置由各专业组提出购置申请，说明开展新项目或仪器设备更新的理由。科室对同类仪器设备进行论证后，上报医院器械管理部门
	各种仪器设备均应建立档案统一管理，内容包括仪器名称、编号、品牌型号、购置日期、使用说明书、操作手册、维修手册等原始资料，由专人保管
	检验人员操作精密仪器设备前须经过正规培训，考核合格后由科主任批准，授权上岗
	新购进的仪器设备，投入使用前应对其主要性能参数进行校准，检测数据须达到设备说明书的规定要求
	制定仪器设备的标准操作、维护规程，检验人员在使用仪器的过程中必须检查仪器的状态和环境条件，做好质控、标本检验、日常维护保养工作

续流程

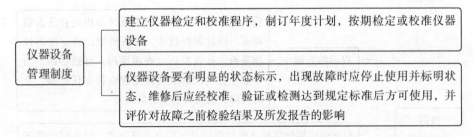

第九节 差错和投诉处理制度

检验科须对发生的差错事故和投诉定期讨论，重大事故应立即讨论，总结经验教训，提出整改及防范措施，给予当事人批评教育或必要的处理，并立即采取挽救措施，积极做好善后工作。根据情况，向有关上级领导报告。

1. 检验科差错处理制度

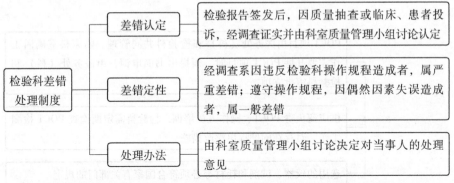

2. 投诉处理制度

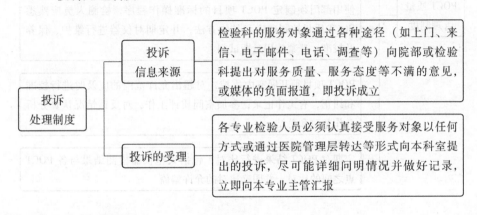

续流程

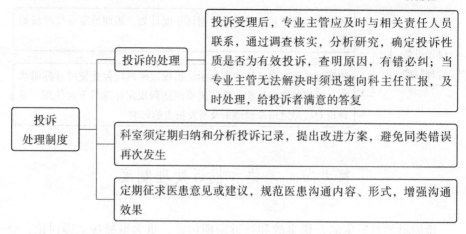

投诉
处理制度

投诉的处理 —— 投诉受理后，专业主管应及时与相关责任人员联系，通过调查核实，分析研究，确定投诉性质是否为有效投诉，查明原因，有错必纠；当专业主管无法解决时须迅速向科主任汇报，及时处理，给投诉者满意的答复

科室须定期归纳和分析投诉记录，提出改进方案，避免同类错误再次发生

定期征求医患意见或建议，规范医患沟通内容、形式，增强沟通效果

第十节　POCT 质量管理制度

POCT 质量管理制度

POCT 项目由医务处（科）和检验科共同管理。临床科室确因工作需要开展 POCT 项目时，须提出书面申请，由医务处（科）和检验科审批立项

供应商负责 POCT、操作人员培训，检验科需定期检查 POCT 检测工作，对存在问题提出整改措施

选用的仪器、试剂和耗材等必须符合国家有关部门的规定

使用部门须制定 POCT 项目的标准操作程序，检测人员应熟悉 POCT 质量控制理论和具体方法，并定期对仪器进行维护、保养及校准，严禁使用过期试剂

POCT 项目须开展室内质控，对超出允许范围的应及时进行校准和纠正，有工作记录；参加室间质评工作，对反馈情况认真分析并作整改和总结

定期对 POCT 结果进行比对，包括大型仪器检测结果与各 POCT 点之间的比对，并明确比对的允许偏倚

续流程

POCT 质量管理制度

开展 POCT 的科室须建立相关记录。包括项目验证记录、标本检测原始记录、室内质控记录、比对记录、室间质评记录、仪器使用维护校准记录，以及与质量有关的投诉和处理意见记录，所有记录和资料至少保存 3 年

POCT 出现质量问题时应暂停，并及时寻找原因进行纠正，检验科应提供帮助，同时视情况向主管领导作书面汇报

第十一节 安全管理制度

安全管理制度

检验科主任为科室安全责任人，负责建立安全管理制度、安全应急预案、风险评估等文件，开展安全制度与流程管理培训，定期进行安全检查，保障科室安全

编写生物安全手册、操作规范和标准操作程序，对检验科生物危害进行评估；组织生物安全知识培训和考核，对检验人员授权上岗；建立工作人员健康档案；制订生物安全应急预案，定期演练

建立菌种、毒株及标本管理制度，专人负责菌种、毒株管理；菌种、毒株收集、取用、处理记录完整，严格监管，定期检查

制订化学危险品管理制度及溢出与暴露的应急预案。指定专门的储存地点，专人管理，对使用情况做详细记录，相关人员熟悉制度和预案

定期检查科室的用电设备、电源线路、煤气、给排水系统的安全性是否符合使用要求。对消防安全检查发现的问题，及时整改。有关人员须掌握消防安全知识与基本技能，参加消防演练

制定各种传染病职业暴露后应急预案，相关人员知晓职业暴露的应急措施与处置流程。对工作人员进行职业暴露的培训及演练，有职业暴露处置登记及随访记录

安全
管理制度

制订针对不同情况的消毒措施，建立标本溢洒处理流程；定期对消毒用品的有效性进行监测，相关人员掌握消毒办法与消毒用品的使用，保留各种消毒记录

实验室废弃物、废水的处置符合要求，处理登记资料完整，定期检查整改，无污染事件发生

做好实验室信息系统安全工作，防止病毒侵入和泄密

每天下班时，各专业组应检查水、电、气安全，关好门窗。值班人员要做好安全保卫工作，防火、防盗和防水

第十二节　值班制度

值班制度

值班是指在正常上班以外的时间和法定节假日安排工作人员上班，以处理急诊检验或未完成的检验项目

值班人员必须坚守岗位、履行职责。如遇特殊情况需短暂离开，应明确示去向及联系方式

值班人员负责检查各种仪器的运行状态，如有异常应立即处理；当处理有困难时，应向上级领导或有关部门报告

在规定时间内完成标本检测，及时发出检验报告单。出现检验危急值时，经复核无误后立即通知临床

工作期间须认真做好标本接收、仪器维护保养、室内质控、危急值报告等各项记录

下班前应认真填写交接班记录，交接班人须签全名以备查。如有尚待处理的工作，要向接班人员交代清楚

值班人员遇到疑难问题不能解决时，应立即报告上级领导以取得指导和支持，不得回避和推诿

值班人员负责门、窗、水、电、气等的安全工作

第十三节　信息管理制度

信息
管理制度

检验科信息管理系统（LIS）是检验医学与现代计算机网络系统相结合的产物，是医院信息系统（HIS）的一个重要组成部分。LIS系统应贯穿于检验全过程，全院所有收费检验项目须纳入系统管理，实现检验数据和信息共享

建立 LIS 操作程序，对 LIS 使用人员进行培训，考核合格后由科主任授权，不同的操作者应授予不同的权限。工作人员必须保管好密码，出现问题追究当事人责任。科室应设有专人进行网络管理

严格按规定程序开启和关闭电脑系统。未经许可，禁止在工作电脑上使用个人光盘、移动硬盘、U 盘等，以防病毒感染。因工作需要存储资料时应使用指定的光盘或移动硬盘、U 盘

制定 LIS 应急预案，工作人员应熟悉操作流程并演练。电脑发生故障或出现病毒感染时，操作者作简易处理仍不能排除的，须及时报告科室网络管理员和医院信息中心，不得擅自越权操作

定期验证 LIS 数据传输的准确性、安全性及效率。建立双备份制度，重要资料除在电脑储存外，还应刻录光盘，以防病毒破坏而遗失

外请人员对电脑进行维修时，检验科应有人全程陪同。维修或维护过程中，应对信息进行拷贝，确保检验数据安全

未经许可，禁止外来无关人员使用检验科电脑设备。经许可的外来人员使用电脑时，须有科室指定人员陪同

第十四节　教育培训制度

教育
培训制度

全科人员必须认真学习专业知识、熟练掌握专业技能，不断提高专业技术水平。鼓励职工结合工作实际，因地制宜地开展科研活动

续流程

教育
培训制度

- 坚持以专业培训和自学相结合的原则。科内定期举行专题讲座、专项培训、技术交流、标准和规程应用研讨会等业务学习活动，互传互授相关知识和技术

- 根据工作表现、专业需要和科室条件，选派职工外出参加各类学术交流、参观学习及外出进修，回科后须向全科介绍、传达。鼓励职工参加与专业有关的培训学习班或成人教育

- 新职工上岗前必须接受医院行政部门、检验科等组织的医德规范、法律法规、岗位职责及岗前操作规范培训，考核成绩登记存档。轮岗职工上岗前由专业主管负责培训考核，科主任授权上岗。固定岗位职工由科室考核，经能力评估合格后授权上岗

- 有计划安排进修、实习人员学习，指定专人带教，定期检查、考核。带教老师要做到言传身教，以身作则，严格要求。进修、实习人员要虚心学习、认真工作，不断提高自己的理论水平和专业技能

- 科室应保存各类培训后的考核记录，培训结束后向科室负责人汇报，上交相关资料存档，并记入个人技术档案

- 科主任需每年制订教学培训计划，定期检查、考核和总结，促进计划落实

第三章

检验科人员工作职责

第一节 检验科主任职责

一、主任职责

主任职责

- 科主任是检验科的经营者和管理者，是科主任负责制的行为人（责任者），是本科室质量与安全管理和持续改进第一责任人。在院长的领导下，负责本科室的临床检验、教学、科研、继续医学教育及行政等方面的管理工作；制订科室质量方针，明确质量目标，建立质量体系，并定期审核和评审质量体系，使之有效运行，达到医院和行业的目标和标准

- 在工作中贯彻以患者为中心的服务思想，负责本科室人员的医德、医风教育和国家发布的有关民法、刑法及医疗卫生管理法律、行政法规教育

- 贯彻执行医院的各项规章制度，组织制订具有本科室特点、符合本学科发展规律的科室规章制度

- 负责专业划分工作，并聘任各专业主管，审查各专业主管的工作计划及实施办法，督促检查各专业主管工作情况及专业实验室经营预决算，按期总结

- 抓好科室质量管理工作，聘任科室质量负责人，按照实验室标准化操作规程，不定期检查科内人员的工作质量，努力开展各项实验室质量控制工作

- 全面负责实验室生物安全工作；聘任科室安全管理员，决定并授权进入实验室的工作人员；负责制订和实施实验室应急处置预案；负责实验室安全事故的现场处置、调查和报告；负责对涉及感染性物质的研究计划、方案以及操作程序等的实施前生物安全审查；落实实验室设施、设备、防护装备等符合国家有关的生物安全要求，并确保不降低其设计性能

续流程

主任职责

- 督促科内人员正确使用与保管菌株、剧毒危险品以及各种设备和器械，审签药品及器材的请领与报销，经常检查安全措施及执行情况，防止差错事故

- 结合临床医疗，制定科研规划，引进国内外新成果、新技术、新方法和开展新项目。积极督促本科室人员申报各级各类基金课题，并协调日常工作与科研人员之间的关系

- 督促检查各专业的业务学习、技术培训、继续教育、实验室人员技术能力评估等计划的实施；根据能力评估结果，对各专业岗位和重要仪器的使用人员进行授权；有计划地安排本科室人员积极参与学术交流或专题讨论会

- 安排外来进修人员、实习生到各专业实验室学习，定期检查进修或实习计划、毕业论文的完成情况

- 经常深入临床各科室，征询对检验质量的意见和要求，督促检验医师和各专业主管提出改进措施，满足临床的需求

- 负责专业人员分工、外出开会或进修等任务，确定本科室人员的轮岗和值班，督促检查全员考勤考核

- 督促检查分包检验项目的质量，组织评估分包实验室的能力及开展项目的情况

二、副主任职责

副主任职责

- 在主任领导下进行工作，配合主任实施科室医、教、研、行政和经济等管理工作

- 完成主任分配的各项工作

- 在配合与完成工作中注意发现问题，在职权范围内解决问题，并向主任汇报情况，提出建议，协助主任解决问题

- 指导下属人员业务技术，督促科室人员履行规章制度

- 参加科室部分业务工作

第二节　检验科室秘书职责

检验科室秘书职责

- 完成主任、副主任交给的各项任务
- 负责科室各种表格、资料的收集、整理和填报工作
- 负责科室文件的上送和上级文件的领回
- 协助科室领导进行与有关部门和科室间的协调工作
- 负责科室文件、图书、杂志的保管
- 负责科室文字、文件的计算机录入打印和备案
- 参加科室部分业务工作和值班

第三节　实验室组长职责

实验室组长职责

- 在科主任、副主任领导下进行工作
- 负责组织本组日常业务工作，带领本组人员，保质保量地完成常规医疗任务
- 监督本组人员执行实验操作规程、履行各种规章制度
- 负责本组实验成本控制，试剂耗材质量确认、为全科试剂耗材统一购买做出本组计划
- 建立本组质量控制规定，指定本组业务负责人和质量负责人。保证组内仪器正常运转，监督实施保养维护程序
- 对医疗中出现的各种问题，及时处理，做好登记并汇报科室领导
- 积极开展新业务、新技术，带领全组人员做好科研教学工作

续流程

实验室 组长职责	负责组内疑难技术问题的处理，并就具体问题对全组人员进行指导
	对组内报告和结果进行审核把关，保证检验报告在实验学角度的正确性和医疗角度的可接受性
	不定期召开组务会，加强沟通，协调关系，维护团结，保持良好的工作氛围
	负责本组年终工作总结，定期向科领导汇报工作和人员情况

第四节　检验医师职责

检验 医师职责	在科主任的领导下，根据临床信息，对检验项目的选择、检验申请、患者准备以及标本的采集、运送、保存、处理、检测和结果给予指导、培训、答疑和咨询
	掌握检验项目的临床意义及临床医师的需求用循证医学的方法评价检验项目，配合科主任制定疾病诊断指标的合理组合，规划和开展临床检验的新项目，并推动其临床应用
	审查室内质量控制数据与室间质评回报结果，审查检验报告单，负责签发具有诊断性的临床检验报告。根据临床信息和实验室结果，必要时可开具追加实验申请
	参与临床查房和疑难、危重病例的会诊，对检验结果做出解释，必要时依据实验室结果向临床提出诊断和治疗建议
	高效率地收集和评估临床医护人员对检验工作效率和质量的反馈意见，组织持续改进
	在科主任领导下，积极参与临床科室和检验科的合作科研，组织科室中相应的专业人员，按期完成临床科研课题中实验检测任务
	在科主任的安排下，参与部分临床检验工作

第五节 检验技师职责

检验技师职责

- 在专业主管的领导下，完成检验、科研、教学等各项工作任务，做好日常工作记录（包括工作量、试剂消耗、仪器使用情况、室内室间质控情况等）

- 负责实验前的各项准备工作，必要时收集和采集标本，特殊试剂的手工配制，严格按操作手册规定程序操作，随时核对检验结果，严防差错事故

- 及时出具报告单；遇到危急值的检验结果应立即报告检验医师或专业主管，必要时结果需复查或复检并按照医院的危急值报告制度和流程及时通知临床；根据科室的标本保存、处理标准操作规程的要求，妥善保留标本

- 认真做好检测项目的室内质量控制工作，分析和查找失控原因，提出改进措施；真实、及时地汇报室间质评数据

- 积极参加继续教育，参与科研及技术革新，不断开展新项目，提高专业水平

- 参与进修、实习人员的培训工作

- 按《仪器操作手册》进行操作、日常维护保养及定期检查校准，使分析仪始终处于良好的状态

- 做好实验室的安全工作，负责菌种、毒株、危险品的管理和消毒隔离工作

- 担任检验试剂和器材的请领、登记、统计和保管工作

第六节 检验技士职责

检验技士职责

- 在科主任领导和上级技师的指导下进行工作

- 协同技师做好仪器、设备的调试、操作、维护、保养、建档、建账的使用登记

续流程

```
              ┌─ 协同技师做好物品、药品、器材的申领和保管，以及各种登记、
              │  统计工作
  检验        │
  技士职责 ───┼─ 钻研业务技术，开展新业务、新技术，指导进修、实习人员工作
              │
              └─ 负责收集、采集检验标本和进行一般检验工作，洗刷检验器材，
                 做好消毒灭菌工作
```

第七节　质量管理组人员职责

```
                     ┌─ 质量负责人由科主任任命、授权，并对其进行年度考核
                     │
                     ├─ 负责组织质量管理小组和质量控制工作
                     │
                     ├─ 负责质量体系的建立与运行工作，参加检验科管理层对质量方针、
                     │  质量目标和实验室资源的决策活动；负责检验科质量管理和监督
                     │  工作，保证质量体系有效运行
                     │
                     ├─ 负责计算机和自动化设备内的程序文件与数据修改的批准
                     │
  质量管理组          ├─ 负责对《质量手册》《程序文件》《SOP（standard operation proce-
  人员职责 ──────────┤  dure）文件》和各种质量文件的编制、审核、发放，以及换页更
                     │  改的申请和换版更改的组织实施
                     │
                     ├─ 负责安排和组织内部审核，编制《年度内审计划》并报主任
                     │  审批。负责审批《内审实施计划》和《内部质量审核报
                     │  告》；任命内审组长并规定其职责；编制《全年质量体系运
                     │  行报告》
                     │
                     └─ 负责对不合格项进行整改，分析体系运行中潜在的不合格原
                        因；负责纠正、预防措施的审查、批准；监督纠正、预防措施
                        的实施
```

续流程

质量管理组
人员职责
- 协助检验科主任做好管理评审前的组织和准备工作，包括编制《管理评审计划》，汇报前一阶段质量体系运行和检测和（或）校准工作情况，编写《管理评审报告》
- 负责有关质量问题的不满和投诉的处理
- 审核实验室发出的检测信息内容
- 质量负责人及质量管理小组负责外部供应的评审

第八节　安全管理组人员职责

安全管理组
人员职责
- 安全管理员由科主任任命、授权，负责各个场所的安全，并对其进行年度考核
- 负责实验室安全、安全保障以及技术规章方面的咨询和指导工作
- 严格执行安全规程，定期进行内部安全检查
- 纠正违反生物安全操作程序的行为
- 在出现安全事件或其他事故时，协助实验室现场处置和调查
- 检查和监督实验室废弃物的有效管理与安全处置
- 检查和监督实验室各项消毒灭菌措施的落实情况
- 检查和督促本部门工作人员的安全培训
- 定期研究安全管理，保障实验室安全，完整记录各项安全相关活动
- 参加科室值班并承担具体业务工作

第九节 后勤保障组人员职责

后勤保障组
人员职责

- 在科主任的领导下为全科医、教、研工作提供后勤保障
- 负责科室经济核算，成本效益分析和工作月报表统计上报
- 负责试剂耗材管理，每月收集各组试剂耗材使用和购置计划，形成科室整体计划，报主任或副主任审批后送医院统购部门购买
- 负责仪器设备管理，对仪器设备的购置、使用、报废提出合理建议
- 负责科室试剂库、耗材库、仪器设备档案库的管理
- 负责科室各种物品的请领、入库、出库登记
- 负责科室财务管理，严格收支登记
- 负责接受医疗保险咨询和医保相关部门审核
- 参加科室值班并承担具体业务工作

第十节 科研管理负责人职责

科研管理
负责人职责

- 负责制订年度科研计划
- 负责组织科室科研课题的立项、申报，实施并进行阶段性评估，监督承担课题者完成其科研工作
- 负责组织并指导课题成果的报奖申报
- 把握研究经费和进程正常运行，所有科研经费支出须经科研管理负责人签字后方可报销
- 负责各实验室间科研工作的协调，包括设备、人员、资金的调配
- 负责科研方向、信息的收集、整理
- 负责科室年度科研总结

第十一节　教学秘书职责

教学秘书职责

- 在科主任领导和医院教学办的指导下进行工作
- 负责根据进修、实习人员培养单位学习目的和要求制订周密教学计划
- 负责进修、实习人员带教老师的分派
- 负责进修、实习人员的行政管理、政治思想教育，监督进修、实习人员遵章守纪，定期向主任和教学管理部门汇报进修、实习人员情况
- 负责对进修、实习人员的学习和业务训练情况进行考核
- 负责进修、实习人员学习任务完成后的教学质量评估并作出学习鉴定
- 参加科室值班并承担具体业务工作

第四章

检验科科务管理

第一节　检验科行政管理

一、规划工作

```
                ┌─── 根据医院要求，行业标准制定科室医、教、研等专项计划
                │     并组织实施，督促检查，定期评价
                │
  规划工作 ──────┼─── 向医院或主管部门提出学科建设意见，对科室结构、人
                │     员、装备进行规划、申请、管理和控制
                │
                └─── 规划本科检验范围和项目，确定技术操作规范
```

二、检查和改进工作

```
                ┌─── 定期检查检验工作质量和工作效率；检查仪器使用维护情
                │     况；试剂、耗材订购使用情况，不断研究改进措施
                │
                │     检查各项规章制度，医疗技术操作常规和各级各类人员
  检查和   ──────┼─── 职责的落实情况，并在实践中不断完善和建立科室规章
  改进工作        │     制度
                │
                ├─── 检查并处理科室工作中出现的各类问题和纠纷，做好善后
                │     工作
                │
                └─── 经常检查评价科室社会效益、技术效益和经济效益情况，
                      发现问题及时分析原因，提出解决措施
```

三、汇报和沟通工作

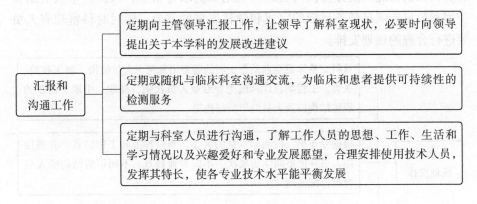

汇报和沟通工作

- 定期向主管领导汇报工作，让领导了解科室现状，必要时向领导提出关于本学科的发展改进建议
- 定期或随机与临床科室沟通交流，为临床和患者提供可持续性的检测服务
- 定期与科室人员进行沟通，了解工作人员的思想、工作、生活和学习情况以及兴趣爱好和专业发展愿望，合理安排使用技术人员，发挥其特长，使各专业技术水平能平衡发展

四、教育工作

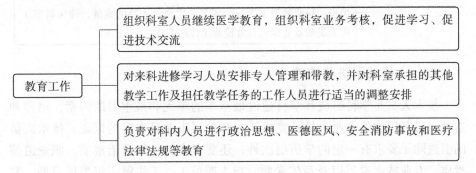

教育工作

- 组织科室人员继续医学教育，组织科室业务考核，促进学习、促进技术交流
- 对来科进修学习人员安排专人管理和带教，并对科室承担的其他教学工作及担任教学任务的工作人员进行适当的调整安排
- 负责对科内人员进行政治思想、医德医风、安全消防事故和医疗法律法规等教育

五、其他工作

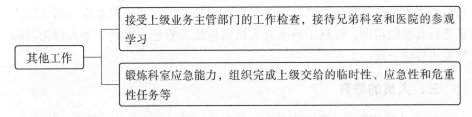

其他工作

- 接受上级业务主管部门的工作检查，接待兄弟科室和医院的参观学习
- 锻炼科室应急能力，组织完成上级交给的临时性、应急性和危重性任务等

第二节　检验科人员管理

一、人员的规划安排

检验科为了实现发展目标和工作目标，需要拥有与各项工作相适应的工

作人员。尽管科室人员的来源取决于医院和上级有关政策与规定，但科主任有责任根据情况向院方提供人员结构规划和需求等信息，保证科室人员结构类型和数量能满足任务目标的完成和学科发展的需要。同时对科室现有人员要进行合理的规划安排。

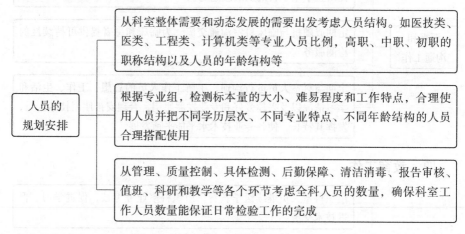

人员的规划安排

从科室整体需要和动态发展的需要出发考虑人员结构。如医技类、医类、工程类、计算机类等专业人员比例，高职、中职、初职的职称结构以及人员的年龄结构等

根据专业组，检测标本量的大小、难易程度和工作特点，合理使用人员并把不同学历层次、不同专业特点、不同年龄结构的人员合理搭配使用

从管理、质量控制、具体检测、后勤保障、清洁消毒、报告审核、值班、科研和教学等各个环节考虑全科人员的数量，确保科室工作人员数量能保证日常检验工作的完成

二、人员的引进和培养

技术人员是学科组成和学科建设最基本的单元和最重要的因素，培养和造就一批各层次的专业人员是完成任务和发展事业最重要的保证。技术人员的引进除了要求有一定的学历层次外，还要考察其思想政治素质、职业道德素质、专业技术素质以及身体素质。新入职员工，工作第一年为见习期，其人才档案保留在人才市场（研究生除外），科室根据工作表现进行选择录用。每位技术人员每年应参加继续医学教育，提高业务水平。因此应对新入职人员进行必要的培训，有利于科室对人员实施统一管理，有利于个人行为与科室要求尽快一致。

三、人员的教育

1. 职业道德教育 科室应采取各种形式加强对工作人员的职业道德教育，表扬先进，树立正气，增强科室的凝聚力，形成良好的职业道德氛围。对工作人员执行科室规章制度情况（如出勤、卫生、质控、业务学习等）进行定期或不定期的检查，并记录保存。

2. 法律知识教育 2002年4月1日最高人民法院颁布了"医疗举证责任制度"新规则，2002年9月1日新的"医疗事故处理条件"正式出台与实施。其中明确规定检验报告单作为医疗文书的一部分可以复印。检验科各方面的现状是否适应"新条例"和"举证倒置"规则的要求，成为科室管理者应重视的问题。

3. 继续医学教育　继续医学教育是继医学院校毕业之后，在岗检验人员对医务新知识、新理论、新技术的再学习再应用。

四、人员定岗定位和任职资质

各医院检验科对人员的定岗定位方式各不相同，从培养人才和提高专业业务水平的角度出发，各级医院检验科人员应采取岗位轮转和专业定位相结合。新分配的本科及以下毕业生需岗位轮转 3 年以上，根据工作需要可以确定专业定位；研究生在专业定位前，应进行岗位轮转至少 1 年，以熟悉科内各专业各岗位的业务工作和检验流程。对于专业定位人员，除了做好日常检验工作外，还需承担一定程度的科研、教学任务。

从事各检验岗位的技术人员应为本专业或相关专业毕业，经岗位培训、业务能力考核，并获科主任授权后方可上岗；特殊岗位（如 HIV 抗体检测、PCR 分析、大型仪器操作等）技术人员需取得有关上岗证。专业主管需从事本专业工作 3 年以上，具备中级及以上职称，并取得省临检中心颁发的实验室管理培训合格证书。科主任需有 5 年以上工作经历，副高及以上职称，并取得省临检中心颁发的实验室管理培训合格证书。

五、人员技术档案和健康档案

1. 人员技术档案　科室应为每个员工建立健全人员技术档案，内容包括：①学历教育和岗位培训经历的说明，仪器操作、项目报告、LIS 权限的授权；②国家、省有关部门要求取得的证书或执照；③当前岗位职责的描述及能力评估的记录；④继续教育的记录；⑤工作经历；⑥获奖励情况；⑦健康情况（例如辨色力测试、免疫接种等）；⑧意外或突发事件的记录。档案需及时更新、增添新内容，并由专人保管。档案资料（原始资料除外）亦可录入电脑保存。

2. 人员健康档案　检验科是医院感染的高危区，检验人员应加强自我保护意识，每年进行健康检查，科室建立每个员工的个人健康档案。健康检查内容包括一般体检和特殊检查，特殊检查内容与涉及职业危害因素相关，如乙肝、HIV 等相关检测。档案应包括免疫接种种类和接种时间。对出现职业危害暴露意外、锐器损伤等人员应及时处理、报告，并在档案记录，定期追踪观察。

第三节 检验科服务管理

一、患者服务管理

检验科窗口布局科学、合理，方便患者进行检验。急诊检验室应与急诊科紧邻，实行 24 小时服务，并有专人负责急诊检验。检验科及其窗口有明显、易懂的路径指示和标识，有便民措施，候诊区环境清洁、舒适、安全，有配备适宜座椅的等候休息区，有条件的应建立智能电子叫号系统。采取措施缩短患者检验等候时间，及时报告检验结果，配备检验报告自助打印机。检验人员应自觉保护患者隐私，除法律规定外未经本人同意不得向他人泄露患者情况，门、急诊纸质报告单需核对身份后由工作人员发放。妥善处理并记录患者投诉和医疗纠纷，持续改进医疗服务。每年至少开展 2 次患者满意度调查，调查人群包括门诊、住院、离院患者，调查内容包括检验质量、检验报告及时性、检验便捷性、候诊室环境、服务态度等。

二、临床服务管理

检验科与临床建立有效沟通机制，通过多种形式和途径（如电话、网络等），及时接受临床咨询。检验科通过有效的途径（如参与临床查房、现场宣讲、提供网络资料等）宣传检验新项目的用途，解答临床对检验结果的疑问，并提出进一步检验的建议。通过各种途径征求临床意见，分析检验工作中的问题和缺陷，讨论检验新项目的开展，开展检验项目能满足临床需要。向临床科室提供《检验项目手册》，指导临床规范采集标本和合理选择检验项目。每年开展至少 2 次临床满意度调查，调查人群包括医生和护理人员，调查内容包括检验质量、检验报告及时性、检测能力、临床沟通、结果解释、服务态度等。

第四节 检验科文档管理

检验科 文档管理	要有文档管理制度规定文件和资料的保存，科室和专业组有专人负责保管

续流程

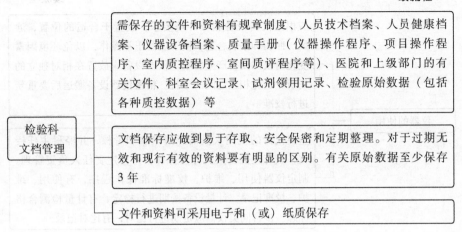

| 检验科
文档管理 | 需保存的文件和资料有规章制度、人员技术档案、人员健康档案、仪器设备档案、质量手册（仪器操作程序、项目操作程序、室内质控程序、室间质评程序等）、医院和上级部门的有关文件、科室会议记录、试剂领用记录、检验原始数据（包括各种质控数据）等 |
| 文档保存应做到易于存取、安全保密和定期整理。对于过期无效和现行有效的资料要有明显的区别。有关原始数据至少保存3年 |
| 文件和资料可采用电子和（或）纸质保存 |

第五节　检验科仪器管理

一、仪器的采购

检验科应根据检验项目开展的需要、工作量及医院财务状况，经科务会讨论后向医院提出仪器设备的购置申请，由医院通过合法途径采购。贵重仪器申购需有论证报告。仪器设备应满足工作需要，并符合质量要求。仪器设备应具有合法性，具备有关证件和批文。

二、仪器的使用

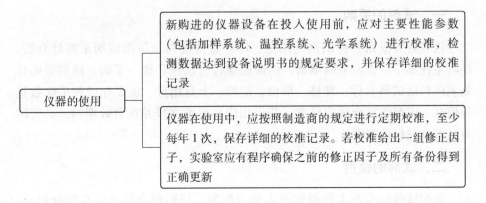

| 仪器的使用 | 新购进的仪器设备在投入使用前，应对主要性能参数（包括加样系统、温控系统、光学系统）进行校准，检测数据达到设备说明书的规定要求，并保存详细的校准记录 |
| 仪器在使用中，应按照制造商的规定进行定期校准，至少每年1次，保存详细的校准记录。若校准给出一组修正因子，实验室应有程序确保之前的修正因子及所有备份得到正确更新 |

续流程

仪器的使用	应根据仪器设备相应环境要求，放置于合适的位置，通风、照明和采暖合适，便于仪器正常操作，以免环境因素变化对仪器设备产生影响。仪器设备应放置在相对独立的场所，避免相互之间的干扰。精密仪器设备搬运后要重新进行校准
	重要仪器的使用人员需经过培训和考核，并经科主任授权，只有经授权人员方可操作，并指定责任人负责管理。制定仪器使用、维护、校准标准操作程序，有使用、维护、校准记录。计量设备按期进行检定，有计量检测合格标志。多台同类仪器应定期进行比对，有比对记录

三、仪器的档案

各种仪器设备均应建立档案统一管理，内容包括：设备标识；设备的制造商名称、型号、序列号或其他唯一性识别；制造商的联系人和电话；到货日期和投入运行日期；当前的位置；接收时的状态（例如新品、使用过、修复过）；制造商的说明书或其存放处；证实设备可以使用的设备性能记录；已执行及计划进行的维护；设备的损坏、故障、改动或修理；预计更换日期（可能时）。由专人保管。

第六节　检验科试剂管理

一、试剂的采购

检验科应根据各种试剂的用量、库存量情况每月填报试剂采购计划表，经科主任签字后提出采购申请，由医院通过合法途径统一采购。试剂采购计划表应包括试剂名称、规格、单位、品牌、上月用量、现库存量和采购数量等信息。试剂要符合国家标准，获得相应的批准文号并在有效期内，必要时对试剂盒进行性能评价。

二、试剂的使用

自配试剂由专业主管指定专人负责配制，原料符合要求，有配制记录；

配制后试剂贴有标签，注明试剂名称、浓度（效价）、储存条件、配制日期、失效日期和配制人等。非仪器配套试剂有比对记录或溯源性证明。不同批次试剂间不得混合使用，并根据需要进行比对。试剂盒打开使用后应注明开瓶时间并在开瓶有效期内使用。

三、试剂的保存和出入库管理

试剂有专人管理。检验科试剂领取入库需有核对程序和领用记录。需要冷藏的试剂应使用医用冰箱或专用冷库按规定储存，定期检查，在试剂有效期内使用。

第五章

检验科质量管理

第一节　质量管理体系的建立

一、确定科室质量方针、目标和职责

1. 质量方针　检验科质量方针应满足临床医护人员、患者及支付患者医疗费用方（如医保中心、保险公司等）的需求和期望，其与组织的总方针相一致并为制订质量目标提供框架。质量方针一般是中长期方针，应保持其内容的相对稳定性，亦可根据实际情况的变化进行调整或修订。

2. 质量目标　质量目标是科室总目标中的一个子目标。质量目标的确立不能太大也不能太小，太大难以实现，太小又浪费人力物力。如一年的检验差错率定为5%就太宽，100个检测出5个差错是不应该的，定到零差错又太严，不符合实际，要工作就会有错误，因此定为1%~2%比较合适。把差错降到最低始终是检验人员努力的方向。

3. 职责　有了质量方针和目标，就要明确人的职责。规定各人该做的工作以达到质量方针和目标的要求。主任要负责组织、指挥和控制，监督与检查；组长要负责本组质量管理方案建立以及布置、分工和指定质量监督员；各组成员要各司其职，按科室质量管理要求执行质量控制及质量保证的各明细条款。完成方针和目标主要靠执行者的自我控制，组长的带头作用和主任的检查督促。

二、质量管理体系建立的依据

质量管理 体系建立 的依据	国际标准 ISO15189：2012《医学实验室——质量和能力的要求》，ISO/IEC17025：2005《检测和校准实验室能力的通用要求》

续流程

质量管理体系建立的依据	CNAS-CL02：2012《医学实验室质量和能力认可准则》是在等同采用 ISO15189 的基础上，由中国合格评定国家认可委员会组织专家针对我国医学实验室情况制定的专用要求，更贴近国内医学实验室情况，理解和执行起来均比较明确
	CNAS-CL01：2006《检测和核准实验室能力认可准则》（等同采用 ISO17025 形成国家标准）

三、建立质量管理体系的要素

1. 组织结构　组织结构就是组织机构加职能。检验科的组织结构表现是科室层→各专业组层→工作人员层。其本质是科室各类工作人员的分工协作，目的是为实现质量方针和目标保证各级各类工作人员在岗位-责任-权利方面的对等。这种对等赋予了每个人相应的责任和权限，明确了管理层次和管理幅度，从整体的角度明确了全科及各专业组（室）上下级和同级之间的职权关系，把职权合理分配到各个层次及部门，建立起集中统一、步调一致、分工合作、协调配合的质量管理结构，为质量管理奠定组织基础和责任基础。

2. 检验过程　将输入转化为输出的相互关联或相互作用的一组活动（ISO 9000：2005）称为过程。检验科接收标本到发出报告的过程就是将输入转化为输出的过程，与这个过程相互关联的资源有人、仪器、设备、试剂、操作手册、规章制度、检测方法、室内质控品、校准物等。其活动有验收标本、编号、离心、操作仪器、添加试剂、质控品检测、输入患者信息、检验标本、形成报告等一系列动作。除此外，过程中还存在由外部环境引起的对检测结果有影响的各种因素，例如实验室温度、湿度、灰尘、光照、电磁干扰等。因此，不论是资源、人的活动和外部环境影响任何一个环节的质量都会影响检验的最终质量，造成检验结果质量问题，所以要对所有相关物质（资源）、活动（人的行为）和影响因素进行全过程控制。

3. 程序及程序文件　为进行某项活动或过程所规定的途径称之为程序。程序用书面形式规定下来称之为"书面程序"或"文件化程序"。程序性文件是检验科人员工作的行为规范和准则。它规定某一检验项目或某一项工作由谁做，怎样做，注意什么等。程序文件有管理性的和技术性的两种，管理性程序文件多为各种规章制度，各级人员职责、岗位职责等，技术性程序文件也称作业指导书、操作规程或 SOP 文件。

4. 资源　资源统指人、财、物、技术及信息等，对检验科而言这些是保证具有高质量检验报告的必要条件。

四、建立质量管理体系的基本工作

1. 确定科室的组织结构

```
                    ┌─────────────────────────────────────────────────────┐
                    │ 建立质量管理体系要明确科室与医院的关系，这通常是医院行政 │
                    │ 关系中确定好的，科室在建立质量体系的时候把这种关系用隶属 │
                    │ 图或文字表达出来，成为体系文件的一部分即可               │
                    └─────────────────────────────────────────────────────┘
┌──────────┐        ┌─────────────────────────────────────────────────────┐
│ 确定科室  │────────│ 确定科室本身的组织结构，划分不同的专业组及职能小组，指定 │
│ 组织结构  │        │ 组长，设立每组的负责人，明确各组工作人员岗位责任         │
└──────────┘        └─────────────────────────────────────────────────────┘
                    ┌─────────────────────────────────────────────────────┐
                    │ 成立科室质量管理组织，组成一个小组，负责监督科室整个质量 │
                    │ 体系的运行情况，指定一名质量主管直接对科主任负责，可以直 │
                    │ 接检查各组质量情况，不受专业组和个人的干扰             │
                    └─────────────────────────────────────────────────────┘
```

2. 确认科室工作人员的从业资格　科室技术人员应持有专业院校毕业证、上岗证或职称证书，防止人员使用中的作弊行为，资格证件应复印一份由科室保存，确认后还要定期对检验人员进行业务考核、培训及资格验证。

3. 制定规章制度　制订行政和医、教、研等各种规章制度，形成科室的制度体系，用制度行使管理，减少各种干扰，使人员专心工作，避免精力分散造成质量问题。医院已有的规章制度可以直接收录应用。

4. 法律依据的收集、保存和应用　与检验工作有关的文件，应该全面收集。经常应用的法律法令性文件大致有：新的《医疗事故处理条例》和举证责任倒置新规则等；《传染病防治法》，因为检验科涉及传染病、性病、艾滋病检测内容；《药品管理法》，因为检验科使用的试剂、试药均属化学药品范畴；国家有关医学教育、科学研究管理的法律规定；医学伦理学相关法律法规；公民义务献血有关法律制度等。

5. 统计清理科室当前开展的检验项目　逐项落实科室当前开展的检验项目，把本科检验项目分门别类地进行登记形成文件。检测项目应该不是被国家卫生部门明令淘汰的，并且检测项目有可靠和公认的检验方法。如果是认可实验室，其检测项目按照 ISO 15189 文件规定必须经过认可部门的逐项审核批准。

6. 检验方法的确认及建立检验项目 SOP 文件　检验项目 SOP 文件是最基本、最重要的程序性文件，它能保证操作过程的规范化和检验方法的标准化。

检验方法应尽量采用国际或国家标准的方法，方法性能规格的确认在使用商品化试剂盒时要确认方法的准确度、精密度、特异性、灵敏度和报告范围（线性）等，还要考虑参考值是否符合本科（本地区）的服务人群。

编写 SOP 文件按照中华人民共和国卫生行业标准 WS/T227-2002，《临床检验操作规程编写要求》进行编写，也可按照 CLIA'88 关于 SOP 文件编写的 12 项内容逐项编写。

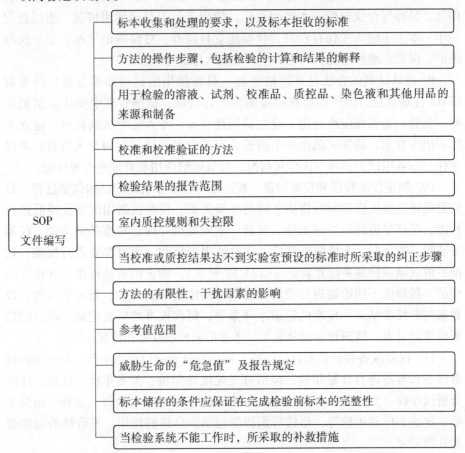

SOP 文件由科主任批准签字并注明日期，更换主任时手册由新主任再批准签字并注明日期；改变项目、新增项目、改变方法时均应形成新的 SOP 文件并重复上述程序；SOP 文件均要有正本和副本，停止使用的 SOP 正本和副本保存至停用两年后销毁；每个工作人员不仅要熟悉 SOP 文件的操作步骤，而且必须严格遵守执行每个操作步骤。

7. 确认检验仪器的合法性　我国于 1995 年颁布法令，规定凡从国外进口的仪器、试剂必须在 CFDA（国家食品药品监督管理总局）注册登记方可销售，国内生产的仪器必须有相应的生产许可证，并定期换证，使用不合法的仪器，管理者要负法律责任，因此在建立质量管理体系时要先确认本科仪器的合法性。

8. 建立仪器的 SOP 文件和使用保养记录 仪器的合法性确认后，根据厂家提供的操作说明书编写仪器的 SOP 文件，其中包括：①开机程序；②关机程序；③常规操作程序；④特殊操作程序（如急诊、复检等）；⑤仪器维护程序等。另外每台仪器配一本使用登记，使用者每天登记使用情况，使用登记一年一本，年底入库保存；每台仪器建立日保养、月保养记录本，记录仪器维护、保养、维修情况，一年一本，年底入库保存。

9. 确认试剂的合法性并严格管理 科室使用的试剂如果是进口的要有CFDA 注册登记，国产的要有相应的生产许可证，试剂管理中要建立试剂定购、保管、请领和应用规定，设立试剂耗材库，专人保管试剂耗材，建立入库和出库登记，请领试剂由各小组长负责或由组长指定组内专人负责；年终主任公布各组试剂消耗与工作量情况，形成试剂应用和管理的有效机制。

10. 制定校准程序和校准验证 校准是对检测系统的测试和调整过程，目的是提供检验反应和所测物质之间的准确关系。校准仪器用配套校准品进行校准，保证量值的最终溯源性。仪器厂家应提供并保证校准品的来源，仪器安装时、搬动后、大故障维修后、正常使用半年和一年时都要进行校准，校准后的仪器或检测系统要验证（CLIA'88 要求），验证的方法可用已知浓度的样品，稀释成不同浓度进行检测，观察所测浓度是否准确，是否呈线性，以此来判断校准结果；校准的记录十分重要，每次校准均应有记录，可自制仪器校准记录表、试剂校准记录表等，详细记录校准数据和情况。

11. 仪器设备和容器的计量年检 向当地计量部门提出申请，对现用的仪器设备和容器进行计量年检，包括分光光度计年检、天平年检、计数、计量分析仪年检（血细胞分析仪、生化分析仪等）；采血管、吸管、量杯、量筒年检、定量加样器年检等；年检后做详细记录，合格的使用、不合格的淘汰处理并做记录。

12. 冰箱、温箱的温度记录 检验科常用 25℃、37℃、56℃ 不等的恒温箱以及 2~8℃ 或 -20℃、-86℃ 不等的冰箱，这些均要建立温度记录对其进行监控，当发现超出规定温度时要进行处理，如何处理要有措施并保留处理记录。

13. 实验室的温度和湿度记录 温度、湿度、电压、电磁波、振动、空间、气压和灰尘光照等一起构成实验室的环境条件，温度、湿度受自然界影响很大，对实验的影响也很大，因此实验室除了配置温、湿度计外，还要建立温度、湿度记录本，对实验室温度、湿度进行监控，当温度、湿度超出标准时要有处理措施和处理记录。

14. 实验室分区及安全隔离（实验室设施与环境） 不相容活动的区域或实验室要进行隔离，采取措施防止交叉感染。实验室应该分清洁区、缓冲区和实验区。清洁区提供工作人员休息或办公；实验区为标本检测区，原则上不允许无关人员进入；缓冲区供工作人员换工作鞋、工作衣、工作帽，戴手套，必要时戴口罩，然后才能进入实验区。（工作鞋用皮制的，而不用棉制或布制）；实验区装挡光窗帘，防止过分日照，特殊实验室装空调或换气扇、抽风机，微生物实验室和分子生物实验室等配生物安全柜或净化工作台。保证环境条件不会对化验结果产生不良影响。

15. 确定蒸馏水应用标准 检验科试验用水不仅量大而且要求高，所用蒸馏水的质量如何直接影响试验的准确性，通常蒸馏水的质量标准为：电阻 $>1M\Omega$，比电阻 >60 万 Ω/cm，有些试验还要用双蒸水，绝对不能使用超标的蒸馏水，另外要注意贮水器的定期清洗，保持干净，避免杂质和细菌污染。

16. 做好室内质控工作 室内质控已经成为检验科的常规和习惯，但要把它做好而不流于形式，还是要下功夫。首先制定各小组室内质量控制规定，坚持不懈，以此验证试剂仪器和工作质量，保证患者样本检测的可靠性；每天于检验患者标本前进行质控品检测，检测值 $\pm 2s$ 为在控，可以进入患者标本检测程序，检测值 $\pm 3s$ 为失控，要查明原因，纠正失控情况后才能进入患者标本检测；建立每日质控记录表、每月质控报表、每年质控汇总表和失控处理汇总表，每月还要形成 L-J 质控图，便于分析研究质控情况，年终以上资料全部归入科室库房统一保管 2 年以上。

17. 参加室间质量评价 室间质评是卫生行政部门统一地区结果的科学依据，每个科室根据情况和需要可选择参加卫生部临检中心和省级临检中心组织的室间质评。室间质评样本由常规工作人员用常规仪器和试剂进行检测，才能反映实验室的实际水平；因为质评结果是权威机构发布的客观报告，是科室检验结果从众性、准确性的反映，是各专业组工作质量的重要依据，所以科室主任对回报结果应及时审阅，并有针对性地给出评语；质评成绩不及格证明检测过程中出了问题，必须采取处理措施；质评成绩和处理纠正记录年终全部归入科室库房统一保存 2~3 年。

18. 制订检验结果报告制度 实行检验申请单与报告单分开制，申请单由检验科保存 2 年，报告单或书面形式或电子形式发给临床。因检验报告具有法律效力，是医疗事故和纠纷处理的重要依据，因此检验报告录入患者信息要准确，检验者和审核者签名要完整，报告时间要完整正确，报告单要整洁干净，所有检验报告要留存根 2~3 年，异常检验结果应有标示，如 H（高）、L（低）等，报告单最好有检验项目的中英文对照和参考值；建立危急值报告制度，提示患者可能有生命危险的检验结果称危急值，危急值往往不是急诊发现而是平诊发现，必须随时发现随时报告，提醒临床进行紧急处理。危急值报告与急诊报告不同，急诊报告只要申请单写"急"字，在半小时至 2 小时之内无论结果正常与否全部报告，危急值只需哪项危急报哪项不必全报，如果电话报告危急值和急诊结果，要建立报告记录表，报告时间是否准确及时往往是医疗纠纷焦点，报告者应完整记录报告时间，包括年月日时分，同时要记录报告的检测项目、临床接收报告人姓名，最后报告者自己签名，记录保存 2 年。

19. 制订保护患者医密规定　患者有隐私保护权，认知同意权和上诉权，科室要制定保护患者医密的规定，维护患者利益，博得患者信任，对涉及患者医密的报告单要按规定处理。

20. 制订废弃物处理和生物安全防护规定　废弃物处理对保护环境、保护工作人员安全非常重要。检验科的废弃物以血、尿、便等人体物质为主，其公开和隐性的传染因素很多，因此要参照国家标准建立废弃物处理规定。

21. 质量管理体系文件的制订方法及原则　在制定质量管理体系文件前，检验科管理层应对质量管理体系有全面的认识，应认真学习《医疗机构临床实验室管理办法》、《医院检验科建设管理规范》及 ISO 15189《医学实验室——质量和能力的要求》（即 CNAS-CL02：2012《医学实验室质量和能力认可准则》）。科主任应对检验科的现状进行分析，本科室目前质量管理处于何种水平，近期内争取达到的水平。首先制定合适的质量方针和质量目标，然后再根据有关质量体系的标准、指南或管理规范制定适合本科室的质量管理体系。

编写质量管理体系文件可采用自上而下的方法，即首先写质量手册，再写程序文件或标准操作程序；亦可采用自下而上法，编写顺序按先标准操作程序后程序文件，再质量手册的方法，在基础管理较好的检验科可用此种编写方法。

编写质量管理体系文件应遵循系统、协调、唯一、实用的原则。①系统性：指将科室对质量管理的所有要求和规定都体现在质量管理体系文件中，应包括质量手册、程序文件和标准操作程序三个层次的文件，各层次文件相互衔接；②协调性：指体系文件的所有规定应与科室的其他管理规定相协调；体系内文件之间也应相互协调、互相补充；体系文件应与有关行政部门的要求和技术规范相协调；应认真处理好各种接口，避免不协调或职责不清，同时也应避免留下管理空白；③唯一性：指对科室来说体系文件是唯一的，每一个文件都应有唯一性标识；通过清楚、准确、全面、简单扼要的表达方式，实现唯一理解；绝不允许对同一事项有相互矛盾的不同文件同时使用；④实用性：指文件规定的内容在实际工作中能完全做到，是适合本科室的，即编写文件时写平时你所做的工作和你能做到的工作，一般"谁使用，谁编写"。

第二节　检验前程序质量管理

一、《检验项目手册》

1. 检验科应建立供医师用的《检验项目手册》，至少应包括检验科开展的全部项目的中文名称、英文缩写、方法学、标本来源、标本周转时间（TAT）、主要临床意义、参考区间、检测日期和结果报告日期等，必要时注明项目申请注意事项和方法学的主要性能参数（如检测限、可报告范围等）。

2. 检验人员必须不断地与临床医护人员进行学术交流和信息沟通并详细记录，向临床介绍新项目的特点、临床价值及与已有项目的区别，并为临床医师选择检测项目提供建议。

二、《标本采集手册》

1. 《标本采集手册》内容

《标本采集手册》内容
- 在医务部领导下，检验科应与护理部门、医院感染控制部门共同制订适合本实验室的《标本采集手册》，以规范标本采集和运输的要求和程序
- 《标本采集手册》供检验科人员和参加标本采集的有关医护人员使用，并发放至相关人员。应对标本采集和运输人员进行培训，并有记录
- 《标本采集手册》至少应包括以下内容：检验项目名称、采集标本种类、采集最佳时间、对患者状态的要求、标本采集量、采集容器、是否抗凝、用何种抗凝剂、抗凝剂用量、保存方法及运送时间、注意事项等

2. 注意事项

注意事项 ┬ 患者的准备及生物学变异直接影响测量结果的正确性，这些影响因素主要包括年龄、性别、昼夜节律变化、季节变化、海拔高度、月经周期、妊娠和生活方式，以及患者服用药物及其代谢等因素。检测结果受时间变化影响较大的项目应固定采集时间，建议一般在清晨空腹采集

└ 二级及以上医院必须建立标本条码系统；采集标本前必须认真核对患者、标本容器和检验申请信息是否一致，严防标记错误

三、采样容器的使用及注意事项

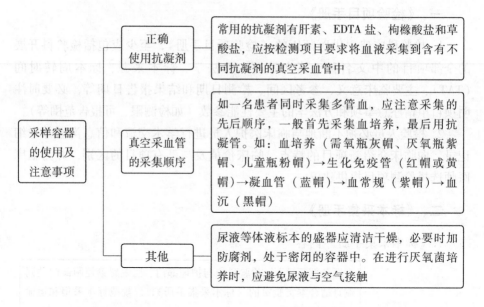

采样容器的使用及注意事项 ┬ 正确使用抗凝剂 — 常用的抗凝剂有肝素、EDTA 盐、枸橼酸盐和草酸盐，应按检测项目要求将血液采集到含有不同抗凝剂的真空采血管中

├ 真空采血管的采集顺序 — 如一名患者同时采集多管血，应注意采集的先后顺序，一般首先采集血培养，最后用抗凝管。如：血培养（需氧瓶灰帽、厌氧瓶紫帽、儿童瓶粉帽）→生化免疫管（红帽或黄帽）→凝血管（蓝帽）→血常规（紫帽）→血沉（黑帽）

└ 其他 — 尿液等体液标本的盛器应清洁干燥，必要时加防腐剂，处于密闭的容器中。在进行厌氧菌培养时，应避免尿液与空气接触

四、标本的运输

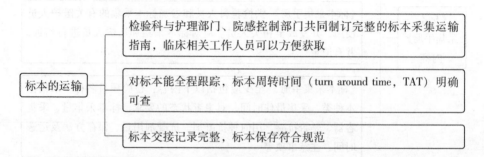

标本的运输 ┬ 检验科与护理部门、院感控制部门共同制订完整的标本采集运输指南，临床相关工作人员可以方便获取

├ 对标本能全程跟踪，标本周转时间（turn around time，TAT）明确可查

└ 标本交接记录完整，标本保存符合规范

五、标本的接收和拒收

1. 标本的接收

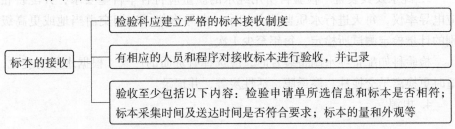

标本的接收 —

- 检验科应建立严格的标本接收制度
- 有相应的人员和程序对接收标本进行验收，并记录
- 验收至少包括以下内容：检验申请单所选信息和标本是否相符；标本采集时间及送达时间是否符合要求；标本的量和外观等

2. 标本的拒收

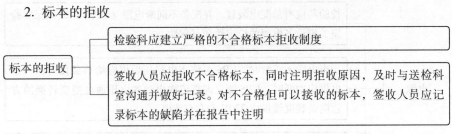

标本的拒收 —

- 检验科应建立严格的不合格标本拒收制度
- 签收人员应拒收不合格标本，同时注明拒收原因，及时与送检科室沟通并做好记录。对不合格但可以接收的标本，签收人员应记录标本的缺陷并在报告中注明

六、标本在检验科的运转

标本在检验科内部传送也需要有传出和传入记录，包括传送时间、检测项目、责任人签名等。

第三节　检验中程序质量管理

一、环境监测与保持

1. 实验室温湿度

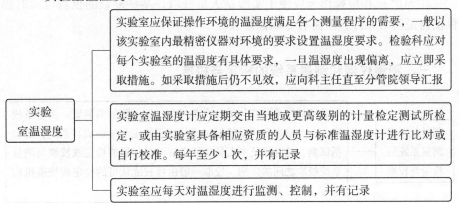

实验室温湿度 —

- 实验室应保证操作环境的温湿度满足各个测量程序的需要，一般以该实验室内最精密仪器对环境的要求设置温湿度要求。检验科应对每个实验室的温湿度有具体要求，一旦温湿度出现偏离，应立即采取措施。如采取措施后仍不见效，应向科主任直至分管院领导汇报
- 实验室温湿度计应定期交由当地或更高级别的计量检定测试所检定，或由实验室具备相应资质的人员与标准温湿度计进行比对或自行校准。每年至少1次，并有记录
- 实验室应每天对温湿度进行监测、控制，并有记录

2. 实验室冰箱或冷库　实验室应配备满足本实验室需求的一定数量的冰箱。冰箱或冷库的温度应每天进行监测、控制，并有记录。

3. 纯水及其装置　检验科所用纯水的质量应符合本科室要求，并配备相应电导率仪，每天进行水质监测并记录。电导率仪应定期交由当地或更高级别的计量检定测试所检定，每年至少 1 次。

检验科如配备纯水制备装置时，应选择有资质的厂家。根据水质的变化，适时更换离子交换柱、渗透膜、活性炭等，并记录。

4. 电源

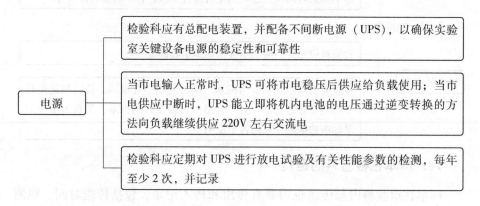

电源	检验科应有总配电装置，并配备不间断电源（UPS），以确保实验室关键设备电源的稳定性和可靠性
	当市电输入正常时，UPS 可将市电稳压后供应给负载使用；当市电供应中断时，UPS 能立即将机内电池的电压通过逆变转换的方法向负载继续供应 220V 左右交流电
	检验科应定期对 UPS 进行放电试验及有关性能参数的检测，每年至少 2 次，并记录

二、建立标准操作程序（SOP）

1. 检验科应制订检验项目和检验仪器的 SOP，如得到最新版本的仪器说明书，或厂家提供了新的维护和保养要求时，应组织有关人员及时更新，仪器的 SOP 应有对软件使用和维护的描述。软件更新时，SOP 需同时更新。

2. SOP 或相应操作卡应便于实验室人员获取，某些复杂的仪器可同时提供仪器说明书原件，但需有专职保管人。

三、测量仪器和测量系统的检定与校准

| 测量仪器和测量系统的检定与校准 | 测量仪器指单独或与辅助设备组合，用于测量的装置。测量系统指由一台或多台测量仪器组成的用于特定测量的成套系统，还包括试剂。检验科技术人员应能了解测量仪器的检定或校准与测量系统校准之间的区别。校准一般由授权或认可的检定或校准机构进行，也可由实验室制订 SOP 进行自校准 |

续流程

测量仪器和测量系统的检定与校准

检验科应制订测量仪器的定期校准计划，由专人负责，周期一到，不论仪器工作状态如何都应重新校准。此外，在仪器摆放位置改变、更换不同批号或不同品牌试剂、检测结果不准确时，有必要对仪器进行校准。如实验室拥有多台仪器，应定期进行仪器间比对试验，发现比对结果不符，应寻找原因，并采取纠正措施。以上工作应及时记录

检验科应有测量系统校准的 SOP，至少应包括但不仅限于以下内容：测量项目名称、校准品来源、校准次数、校准周期、校准品复溶条件和保存条件等。校准品最好可溯源至国际或国家级参考物质（标准物质），校准品与被测量标本有较好的互通性

四、室内质量控制（IQC）

1. 选择质控品 质控品选择应当注意以下几点要求：用人血清或动物血清做基质，分布均匀，无传染性，添加剂和调制物数量少，瓶间变异小，冻干品复溶后稳定，有效期在 1 年以上，质控品所含物质满足本实验室要求。最少应选 2 个或 3 个浓度水平的质控品，比如高、低或高、中、低浓度水平。

2. 选择校准品 选择与仪器配套的校准品，校准品选择后遵守校准规则，发挥校准品作用，通过定期校准、更换试剂时校准等工作，来纠正仪器、试剂造成的偏差。

3. 质控品的正确使用 如果是冻干质控品其复溶的时候要注意溶剂的质量，比如蒸馏水的质量，加量要准确，复溶的过程严格按说明书要求进行。如果是液体质控品如血液分析质控品、尿沉渣检测质控品，要注意使用前按说明书要求充分摇匀再进行测定。

4. 用校准品或质控品监视分析方法的稳定性 当定性检验时，在进行患者标本一次检测时，使用 1 个阳性和 1 个阴性质控品跟随检测以监视方法的稳定性。当定量检验时，每天进行一次质控测定，至少测定两个浓度的质控品，以监视方法的稳定性。培养鉴定检验时，每周用 3 个标准菌株培养鉴定一次，检验培养基和微生物生化试验的合格性（标准菌株常用金黄色葡萄球菌、大肠埃希菌、铜绿假单胞菌）。

5. 实验室的常规实验条件验证 验证方法可以用最佳条件下的变异（OCV）和常规条件下的变异（RCV）进行比较。

6. 设定靶值 靶值由实验室自行设定，可用定值或非定值质控血清，靶

值分为暂定靶值和常用靶值，暂定靶值一方面为常用靶值打基础，另一方面在常用靶值未出来前供实验室暂时用做室内质控的靶值，常用靶值在暂定靶值的数据基础上形成，作为实验室不更换质控品且质控品在有效期内的常用靶值。

7. 制作质控图　取相同的质控品连续测定 20 天，得到 20 个数据，计算平均数和标准差，在方格纸上构建本实验室的质控图：在水平方向画出均值线和±1SD 线、±2SD 线和±3SD 线，形成 Levey-Jennings 质控图，每天检测质控样品并在质控图上标出相关结果，当质控结果在允许范围内时，进入患者标本检测并发出报告，当质控结果超出允许范围内时，停止工作分析原因，确认并解决相关问题后再进入检测程序，如更换试剂批号和质控物批号需做新的质控图。

8. 建立质控规则　通常采用 Westgard 规则配合 L-J 质控图的应用来建立质控规则。

```
            ┌─ 在控规则：当质控品结果在均值±2SD 范围内时为在控

            ├─ 12 秒规则：当一个质控品结果超过均值±2SD 时为警告规则

            ├─ 13 秒规则：当一个质控品结果超过平均数±3SD 时为失控，实验
            │             无效，说明存在随机误差

            ├─ R4s 规则：同批两个结果之差超过 4SD，即一个质控品结果超过
            │            均值+2SD，另一个结果超过均值-2SD 为失控，提示存在随机误
  建立      │            差，第二批实验无效
 质控规则 ──┤
            ├─ 22 秒规则：质控品连续两个结果超过均值+2SD 或均值-2SD 为失
            │             控，提示存在系统误差，第二批实验无效

            ├─ 41 秒规则：一个质控品连续 4 次检测结果超过均值+1SD 或均
            │             值-1SD 为失控，提示系统误差，最后一批实验无效

            ├─ 7T 规则：7 个连续的质控检测结果呈现向上或向下的趋势，提示
            │           系统误差，最后一批实验无效

            └─ 10$\bar{x}$ 规则：10 个连续的质控检测结果在均值一侧为失控，提示存
                          在系统误差，最后一批实验无效
```

9. 失控处理及原因分析

```
                                    ┌─────────────────────────────────────┐
                                    │ ①质控结果超出实验室确立的控制限，及时检 │
                                    │ 查原因或复检质控品，换另一瓶质控品，检查 │
                                    │ 试剂、仪器状态，测试过程有无问题，直到质 │
                                    │ 控在控；②校准结果与上次不符合或超出仪器 │
                          ┌─────┐   │ 规定数据要求，及时找维修工程师或厂家代 │
                          │ 处理 ├───┤ 表，确定校准合格后方能进入患者标本检测； │
                          └─────┘   │ ③填写失控记录和失控报告单，上交专业室组 │
                                    │ 长，由组长做出是否发出与失控质控品相关的 │
                                    │ 那批患者标本检验报告的决定。组长要正确有 │
                                    │ 效地分析原因，如果假失控可以发出报告，如 │
                                    │ 果真失控，要全部重测质控品，测定合格后再 │
                                    │ 测定标本签发报告。另外组长要及时报告主任 │
                                    │ 相关的处理情况、措施和结果，并做记录入档 │
                                    │ 备案                                 │
                                    └─────────────────────────────────────┘
 ┌─────────┐                        ┌─────────────────────────────────────┐
 │失控处理  │              ┌───────┐ │ 操作失误，如取错试剂、用错校准品、质控品 │
 │及原因分析 ├─────────────┤原因分析├─┤ 失效没发现；仪器维护不良；所采用的质控规 │
 └─────────┘              └───────┘ │ 则、控制范围、质控标本数测定不当等       │
                                    └─────────────────────────────────────┘
                                    ┌─────────────────────────────────────┐
                                    │ 出现失控立即重测同一质控品，排除人为误差 │
                                    │ 和偶然误差。如仍失控则打开新质控品，重测 │
                                    │ 失控项目。如在控，可证明原质控品过期、变 │
                                    │ 质、污染；如不在控，则检查仪器、查明光源 │
                                    │ 是否需要更换，比色杯是否需要清洗或更换， │
                          ┌─────┐   │ 维护确认后再测质控品。如仍失控则检查试剂， │
                          │纠正办法├──┤ 可更换试剂后再测质控品。如不是试剂问题则 │
                          └─────┘   │ 用新的校准液重校仪器，重测失控项目。如仍 │
                                    │ 失控则请专家和工程师帮助。因为上述 5 步纠 │
                                    │ 正仍失控，可以推断仪器出现了重大故障，应 │
                                    │ 与仪器厂商联系请求技术支援                │
                                    └─────────────────────────────────────┘
```

　　10. 室内质控数据的管理　　每个月对当月所有质控数据汇总并进行如下
处理。

```
 ┌─────────┐          ┌───────────────────────────────────────────────────┐
 │室内质控   │─────────┤ 每天将各个项目的质控品检测值点在 Levey-Jennings 图上并判断是 │
 │数据的管理  │          │ 否失控                                              │
 └─────────┘          └───────────────────────────────────────────────────┘
                      ┌───────────────────────────────────────────────────┐
             └────────┤ 每月对每个项目原始质控数据计算 $\bar{x}$、s 和 CV，含失控数据       │
                      └───────────────────────────────────────────────────┘
```

续流程

	当月每个测定项目去除失控数据后再计算 $\bar{x}$、SD 和 CV 以及当月和以前每个测定项目所有质控数据的累计 $\bar{x}$、SD 和 CV
室内质控数据的管理	当月所有项目的质控数据汇总整理成一本、一图、一表，一本即当月所有质控项目原始数据含 $\bar{x}$、SD 和 CV，一图即当月每项目质控图，一表即当月失控累计报告表，含失控原因和纠正措施等
	每年各小组将质量控制的一本、一图、一表交科室库房保存，保存时间 2~5 年
	科主任要定期检查各组质控记录是否完整合乎要求，并按完成质控工作的情况给予评价、鼓励或提出改进要求

11. 周期性评价　实验室负责人（组长）应定期对室内质控数据和结果进行评价，查看以往各月 $\bar{x}$、SD 和 CV 之间是否明显不同，如发现显著性变异，应对质控图的 $\bar{x}$、SD 和 CV 进行修改或重新设计质控方法。

以上质控方法只适用于定量检测。定性检测尚无成熟的质控方法，通常是在检测标本同时带测阴性、阳性质控品。

五、室间质量评价（EQA）

每年国家卫生部临床检验中心和各省卫生厅临床检验中心向各医院或其他实验室发出 EQA 通知。各实验室根据情况选择参控项目并将质控费用寄至临床检验中心。临床检验中心定期将质控物寄至各实验室。参控实验室检测后将结果回报临床检验中心。临床检验中心对结果进行分析统计与评价，然后将结果评价成绩以 Web 方式或邮寄方式返回参控实验室。参控实验室接到成绩后，主任要签字并将成绩通报相关专业组，各组对不合格成绩进行分析，采取纠正措施并做记录。实验室保存成绩通知和记录。

第四节　检验后程序质量管理

一、报告审核和发放的基本要求

1. 所有报告须经有关人员审核后发出，应有双签字（急诊和特殊项目除外）。当每天室内质量控制措施得到全面落实并在控时，常规报告必须由相关实验室已获相应专业技术资格的人员签发。实习生、进修人员、见习期工作人员无报告发放权，需由带教老师签发。异常结果及室内质量控制失控时，需采取一定措施处理后由专业主管审核发出。特殊项目的检验报告单及一些关系重大的检验报告（如抗 HIV 阳性的报告单、初次诊断为白血病或恶性肿瘤的报告单、发现罕见病原体的报告单等），需临床实验室主任或由主任授权的人员复核无误并签名后方可发出。

2. 医院应建立相关的规章制度，要求患者持相应凭据领取报告单，以避免拿错报告单并且保护患者隐私。发放到病区的检验报告单，应由病区医生或护士签收并记录。

检验科应管理好检验相关数据，采取有效措施保留所有报告的原始数据及申请单 3 年。使用 LIS 系统的临床实验室，LIS 数据应定期拷贝，至少拷贝 3 份并保存在不同地方，以防灾难性事件造成巨大损失。

二、报告发放时间的要求和控制

报告发放时间的要求和控制	
	检验科应规定各种检测项目的时限，在规定时间内及时发放报告，并定期评估检验结果的报告时间
	临检常规项目≤30 分钟出报告；生化、免疫常规项目≤1 个工作日出报告；微生物常规项目≤4 个工作日出报告（阴性结果除外）。对于血液和脑脊液的细菌培养应制订分级报告制度，一级报告包括标本是否有致病菌生长、革兰染色结果及细菌形态等；二级报告包括药敏实验结果；三级报告包括细菌种属、结果评价等，以辅助临床选择抗生素。明确规定"特殊项目"清单，特殊项目的检测原则上不应超过 2 周时间；提供预约检测
	急诊检验报告时间：临检项目≤30 分钟出报告，生化、免疫项目≤2 小时出报告

三、复检基本要求

复检基本要求	
	制订复检（不同方法或相同方法不同标本再次检测）和复查（相同标本相同方法再次检测）制度并保留相关的记录，规定哪些情况下的测量结果应复核报告
	已发出的报告，若发现有问题时应及时召回，并向临床医师和患者解释；在纠正错误因素的同时记录报告改动的时间和责任人，清晰标明修改之处后将新报告与原报告一同保存

四、检测后标本的保存与处置

```
                    ┌─────────────────────────────────────────────────┐
                    │ 被测标本在检验报告发出后还应保留一段时间，以便复查或与重 │
                    │ 新采集的标本进行比对分析                           │
                    ├─────────────────────────────────────────────────┤
 ┌──────────┐       │ 检验科应规定标本的保存条件和保存时间，一般要求检测后生化 │
 │ 检测后标本 │      │ 和免疫项目标本在4℃保存7天，血液学和临检项目的标本保存 │
 │ 的保存与   │──────┤ 1天                                            │
 │   处置     │      ├─────────────────────────────────────────────────┤
 └──────────┘       │ 保存标本应有保存日期、必要的标识，并分门别类存放。保存期 │
                    │ 过后立即销毁处理                                 │
                    ├─────────────────────────────────────────────────┤
                    │ 标本保存与处置应有详细记录                        │
                    └─────────────────────────────────────────────────┘
```

第六章

实验室信息系统管理

实验室信息系统（LIS）是现代检验科所必备的信息系统。它将检验科所有的仪器设备通过计算机网络连接起来，进行统一的管理和操作，是实现实验室全面自动化的关键。作为检验科的专业系统，LIS 除了能提高检验科的管理水平，更能充分地发挥实验室现有仪器设备和相关资源的功能效果，还可以通过科学而规范的业务流程降低检验成本并减少检验漏费的发生，促使检验科的工作轻松、准确、稳定和高效。

第一节　实验室信息系统（LIS）的建立

一、成立 LIS 建设领导小组

主要成员应包括分管院长、设备科（处）、财务科（处）、信息科（处）和检验科等相关职能部门负责人。其主要职责是统一领导和制定 LIS 建设的总体规划、进度计划、资金预算、协调 LIS 建设中的相关问题和事项。

二、组织实施

LIS 建设应遵循系统性、实用性、先进性、安全性、可扩展性的原则，充分利用现有资源，降低建设成本，实行项目管理。项目按规定实行招投标；承担 uS 建设项目的硬件和软件供应商应具备相应资质。软件实施包括需求分析、系统研发、基础数据准备、模拟运行、单轨运行和正式运行等环节；硬件实施包括调研、招标、安装和验收等环节。LIS 建设领导小组负责验收，验收应根据设计方案或合同要求等，制订验收方案，完成验收报告。

三、LIS 操作的培训与考核

LIS 操作培训可纳入检验科职工业务培训内容。以分类考核、合格上岗为原则，考核结果纳入年度技能考核和继续教育学分评定指标。

四、LIS 的管理

建立健全涵盖机房或服务器、网络、设备、用户、分级授权、技术文档等管理制度；明确系统、网络、数据库、信息安全等管理岗位职责，定期检查执行情况及效果。

五、LIS 的基础设施

LIS 的基础设施

- 计算机硬件系统包括服务器、用户端、网络设备、存储与备份设备和其他相关设备。其配置的基本要求应具有先进性、合理性、安全性、实用性、易操作性、可扩展性、可管理性和可维护性

- 基础软件包括系统软件及其他基础软件。系统软件应使用正版软件，包括操作系统和各种服务支撑软件。其他基础软件应能与相关应用系统有效集成，且稳定、安全性能高、技术文档齐全，有良好的扩展性，维护和管理方便。软件应提供下列技术文档：①可行性分析（研究）报告；②软件（或项目）开发计划；③软件、数据、接口需求规格说明；④系统/子系统（结构）、接口和数据库设计说明；⑤软件用户手册；⑥软件测试计划和测试报告；⑦操作手册；⑧维护手册

- 网络及其他辅助设施包括综合布线系统、机房及供配电系统等设施。实施流程包括方案论证、系统选择、工程施工和验收以及应用培训等环节。基本要求：①设计、施工、验收等符合国家和行业相关标准和规范；②通信电缆线材品牌相对一致；③无线网络宜覆盖医疗业务各环节和行政、办公场所；④线路应有备份和冗余，关键部位应有应急线路

第二节　检验流程的信息化管理

一、检验前流程的信息化管理

检验前流程的信息化管理应包括患者准备、医嘱申请、患者信息、患者的唯一性标识、标本管（器）的正确选用、标本管（器）的唯一性标识以及标本的采集、运送或传递、核对、签收、拒收、分类等各个环节。应做到：

①LIS 与 HIS 无缝连接；②建立标本条码标识系统；③建立标本自动或人工运送/传递体系；④标本采集和处理中心（或专业小组）：主要负责门（急）诊标本的采集和病房标本的接收、退检等处理，标本接收应采用对标本条码逐个扫描（有条件者应采用条码自动扫描器扫描）的方式完成，退检时，应输入退检原因；⑤LIS 应提供患者准备、标本采集、标本运送等在线 SOP 文件；⑥有条件者应采用检验科内在线节点监控的屏幕显示信息。

二、检验中流程的信息化管理

检验中流程的信息化管理应包括标本上机、室内质控、标本检测、复查复检、结果审核等流程的信息化管理

采用键盘录入或双向通讯方式下达检验任务，自动接收仪器的检验结果（包括质控结果和患者检测结果）

自动执行质量控制方案，应包括自动计算各类数据、标记量、CV 和范围，并应用质控规则判断和提示失控或在控状态，并绘制质控图，当出现失控时，自动生成失控记录单并实时填写，经原因分析、处理后重测所得质控数据可自动填入失控记录单，可通过互联网方式回报质控数据和接收室间质评报告等。质控数据、图标和统计分析等信息可打印输出和保存

在授权的条件下修改检测数据，并记录其结果和原始数据共同存档

自动检查错项、漏项、多项和生成计算项目，并判定检验结果高低、异常状态，标出危急值（可以红色标识数据）且报警

自动生成任务列表，包括未完成、在检状态和已完成任务的汇总表

通过列表自动区别常规、急诊、已打印、未打印、已审核、未审核等报告状态

结果审核：检验结果可在线通过人工或按照设定规则自动审核，出现异常结果或特定的标记时，应能自动报警（弹出对话框或报警标志等）

三、检验后流程的信息化管理

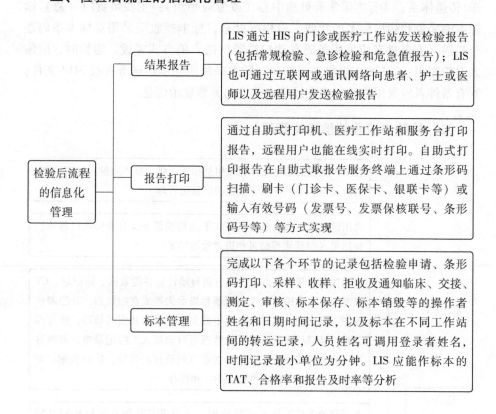

检验后流程的信息化管理 — 结果报告：LIS 通过 HIS 向门诊或医疗工作站发送检验报告（包括常规检验、急诊检验和危急值报告）；LIS 也可通过互联网或通讯网络向患者、护士或医师以及远程用户发送检验报告

报告打印：通过自助式打印机、医疗工作站和服务台打印报告，远程用户也能在线实时打印。自助式打印报告在自助式取报告服务终端上通过条形码扫描、刷卡（门诊卡、医保卡、银联卡等）或输入有效号码（发票号、发票保核联号、条形码号等）等方式实现

标本管理：完成以下各个环节的记录包括检验申请、条形码打印、采样、收样、拒收及通知临床、交接、测定、审核、标本保存、标本销毁等的操作者姓名和日期时间记录，以及标本在不同工作站间的转运记录，人员姓名可调用登录者姓名，时间记录最小单位为分钟。LIS 应能作标本的 TAT、合格率和报告及时率等分析

第三节 检验报告的信息化管理

一、检验报告单的格式和内容

应符合原卫生部《医疗机构临床实验室管理办法》对检验报告格式和内容的规定。

二、LIS 的自动计费功能

LIS 计费的时间点应根据标本的实际情况选择，如检验标本核收时、标本阳性时或检验报告时实施。原则是既不漏收费又不多收费。细菌培养标本最好选择标本核收时即计费的方式，避免因细菌培养鉴定时间较长而产生漏收费。

三、检验危急值报警及报告功能

当检验结果出现危急值时，LIS 技师工作站电脑上应自动报警（或出现对话框）提示，经审核确认发出危急值报告后，医师或护士工作站电脑上应出现危急值报警（或对话框）提示。当临床医师或护士确认收到危急值报告后，LIS 应会记录报告接收者和接收时间。

四、统计分析功能

统计
分析功能

- 检验工作量和业务收入统计：根据各专业分组、项目分类、检验仪器等不同类型做确定时间段内的工作量统计和检验收费统计，最后汇总，制成报表

- 检验结果动态分析：对反复多次作相同项目检验的患者，应能作历次结果动态分析和对比分析，绘制历史变化曲线，以利于观察分析病情的变化和发展趋势

- 超限查询：支持对检验结果变化超过 x% 或阴（阳）性转换患者的查询

- 应能对相同项目在不同仪器上的检验结果作对比和查询

- 各类专业统计分析：应包括微生物培养阳性率、检验项目的阴（阳）性率、平均值、方差、标准差、ROC 曲线、线性相关分析、多方位组合查询分析等

五、信息查询功能

技师、医师、护士和专门查询工作站应能通过住院号、姓名、性别、年龄、科别、病区、病床、检验技师、检验项目、检验时间、条形码号、报核联号等不同途径，根据单项或多项条件设定查询各种检验报告。

六、信息共享功能

检验人员能根据不同的授权等级获得科内信息共享；LIS 的检验报告和信息应能在医院内实现共享以满足教学和科研的需求。

七、信息发布功能

检验科的《检验项目手册》、《标本采集手册》、新技术、新项目、新知识等检验信息应能通过 HIS 向医护人员作介绍或供其查看和调用；标本分类和定义解释；患者准备须知；生物和药物等对检验结果的影响等因素；标本采集须知和采集操作要求；标本质量要求；检验项目和释义（包括参考区间、检验方法和临床意义等）；检验科网页能提供面向医院内的综合性检验信息交流、新闻发布、检验通讯、检验法律与制度等信息。应增强与临床的沟通交流，提高检验的服务水平。

第四节　检验科科务的信息化管理

一、人员管理功能

编制按专业分组，包含：①学历教育和岗位培训经历的说明，仪器操作、项目报告、LIS 权限的授权；②国家、省有关部门要求取得的证书或执照；③当前岗位职责的描述，及能力评估的记录；④继续教育的记录；⑤工作经历；⑥获奖励情况；⑦健康情况（例如辨色力测试、免疫接种等）；⑧意外或突发事件的记录。应能查询和打印、并可随管理要求的细化而作补充。

二、试剂（耗材）管理功能

试剂（耗材）入库和出库流向应实施信息化管理（或可用条形码化管理）；对试剂（耗材）库存不足或有效期临近发出预警；可监控试剂的开瓶日期、开瓶有效期等使用情况，并能自动统计分析试剂（耗材）的利用率，作成本分析和管理。

三、文件管理功能

应包括行政主管部分的文件、科室制度、仪器和试剂的操作手册、分类申请报告、会议和学术资料等电子版。

四、仪器管理功能

LIS 可对新购置的仪器设备进行详细的记录管理，应包括采购前的资料和评价、仪器的验收、使用、保管维修记录和折旧计算等。同时应支持在线查询多种仪器、设备的基本信息和应用状态。

第七章

检验科安全管理

第一节 安全管理的组织

一、建立安全管理小组

安全管理小组负责科室全面安全工作，职责范围包括安全计划和部署、安全监督和检查、安全教育和宣传、安全事故分析和处理、安全事故上报和记录、实验室消毒和卫生检查、防止实验室内感染、毒害性试剂和试药的管理等各个方面。

二、经常进行安全教育

安全教育经常化非常必要，科室要利用各种机会和时间，如安排专门时间进行专门学习教育，利用早交班时间结合问题即时教育等，让科室每个成员熟悉了解有关安全的法令、法规和规章制度，掌握必要的安全知识，具备一定的应急处理能力，对防止安全事故和发生事故后的及时处理具有非常重要的意义。

三、经常进行安全分析

科室主任和安全管理小组要经常分析安全形势，从人员的思想行为安全、物品安全、仪器安全、实验室安全、生物安全到行政安全、车辆安全、出行安全等各个方面都要进行分析，明确可能引发安全问题的危险因素，做到心中有数，并制定措施、采取有效的办法杜绝政治事故、行政事故和医疗事故、生物危害事故的发生，保证科室工作的正常运行。

第二节 生物安全管理

生物安全防护是针对生物源性危害而言。生物源性危害是指对人类和动物有危害或潜在危害的生物传染源。它通过直接传染或通过环境媒介间接传染而使人类发病，检验科各个专业组或室都要接触和处理患者标本，标本中可能存在的致病菌、病毒、真菌和寄生虫都属于生物传染源，所以工作人员都有遭受生物源性危害的可能性，进入检验科的其他人员也有可能遭受生物源性危害的可能，因此生物安全防护就是要通过合理的实验室建造、消毒灭菌、规范操作、有效管理等综合措施，保证工作人员、外来人员和环境的生物安全。

一、生物安全体系的建立

1. 管理体系　实验室应建立并保持与其承担的工作类型、范围相适应的生物安全管理体系。生物安全管理体系的要素应该形成文件，并提供给实验室人员使用。实验室应规定生物安全方针，目标并作出承诺。实验室的管理者应使实验室所有有关人员都知道生物安全工作的要求，并且认真理解和贯彻执行。

2. 生物安全体系文件　制订科室生物安全文件，阐述实验室为满足生物安全工作所制订的规则和工作程序。文件内容包括：

生物安全体系文件内容
- 依照国家有关标准制定实验室的操作规程和技术规范
- 建立实验室生物安全组织结构与医院和其他母体组织中的关系组织图
- 明确管理工作，技术工作，支持服务和生物安全体系之间的关系
- 建立文件控制和维持程序
- 进行关键人员的工作岗位描述及相关人员的工作岗位描述
- 明确实验室工作的范围
- 开展高致病性微生物研究或检验的实验室，有开展新项目的程序，以保证开始新项目之前已配备适当的生物安全设施和资源
- 列出在用的研究及检验程序，处置研究及检验样品的程序
- 列出在用的主要仪器设备和参考标准和设备的校准，验证和维护程序

续流程

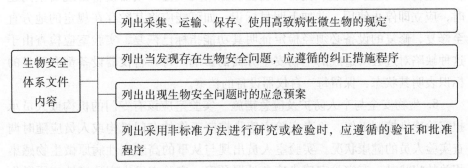

3. 定期对生物安全工作进行审核 对科室生物安全工作定期审核的目的，是为了证实其运行能持续地符合生物安全要求。审核应由受过培训和有资质的人员承担，审核人员应与被审核工作无关，当审核中发现其生物安全的有效性可疑时，应立即采取纠正措施。

4. 管理体系的评审 管理者应对为满足生物安全要求而建立的管理体系每年至少评审 2 次，以确保其持续使用和有效，并进行必要的完善和改进。在审核中发现的问题和采取的纠正措施应形成文件，对生物安全负责的人员应保证这些纠正措施在议定的时间内完成。

5. 生物安全与人员 实验室除了有足够的人员外，其人员还应经过与其承担任务及生物安全知识相适应的教育、培训，并有相应的技术知识和经验。实验室管理者、技术负责人、生物安全负责人及各部门主管应有任命文件。最高管理者和技术负责人、生物安全负责人的变更需报发证机关或其授权的部门备案。实验室技术主管应具有副高级以上技术职称，熟悉业务。实验室应保证其人员得到及时培训。检验人员应考核合格持证上岗，实验室应保存其技术人员有关资格证书、培训、技能和经历等技术业绩档案。

6. 生物安全与设施和环境 实验室的设施、场地、能源、照明、采暖和通风等应能保证生物安全。实验室所处的环境应符合生物安全相关规定。适当时，实验室应配备对环境条件及安全进行有效监测、控制和记录的设施。对影响生物安全的因素应予重视并采取适当措施。应配置停电、停水、防火等应急的安全设施，以确保实验室生物安全。相邻区域内的工作之间对生物安全有不利影响时，应采取有效的隔离措施。进入和使用有影响生物安全的区域应有明确的限制和控制。应有适当措施保证实验室有良好的内务管理，符合有关人身健康和环保的要求。

7. 生物安全与仪器设备 实验室应正确配备保证生物安全的全部设备。

仪器设备的购置、验收、流转应受控。如果发现任一仪器设备出现安全问题时，应立即停止使用，并加上明显标识。如可能应将其贮存在规定的地方直至修复，修复的设备必须经检定证明其功能指标已恢复，实验室应检查由于这种缺陷对过去所造成的生物安全方面的影响。每一台仪器设备都有明显的标识表明其状态，保留每一台仪器设备的档案。

8. 生物安全与个人防护及应急措施　实验室应该有专门的机构或人员承担实验感染控制工作，负责实验室感染控制工作的专门机构或人员应随时调查实验人员的健康状况。实验室人员出现与从事的高致病性病原微生物感染相关的症状时，有实验室感染应急处置预案，实验室发生高致病性病原微生物泄露时，有实验室感染应急处置预案。实验室应为进入从事高致病性病原微生物的人员提供相应的防护装备并采取职业防护措施。实验室应为进入从事高致病性病原微生物的人员进行预防接种和定期体检。

9. 生物安全与样品的处置　实验室应建立对样品的唯一性识别系统，以保证任何时候对样品的识别不发生混淆。在接收样品时，应有其状态，包括是否异常或是否与标准状态有所偏离的记录。实验室应确定是否完成对样品的必要准备。实验室在生物安全文件中规定有适当的设施避免样品在贮存、处置、准备过程中变质或损坏，并遵守随样品提供的任何有关说明书。如果样品必须在特定的环境条件下贮存或处置，则应对这些条件加以维持、监控和记录。当样品或其一部分须妥善保存时，实验室应有贮存和安全措施。实验室应有对样品接收、保存或安全处置的程序文件，包括为维护实验室生物安全所必需的各项规定。实验室废弃物的处置应符合国家有关规定。

10. 生物安全与记录　实验室应有适合自身具体情况并符合现行规章的生物安全记录制度。所有的原始观测记录、计算和导出数据、记录和研究检验报告副本均归档并保存适当的期限。从事高致病性病原微生物研究的实验室档案保存期不得少于 20 年；记录更改应按适当程序规范进行。记录应包括参与包括抽样、样品准备、研究与检验人员的标识。

二、微生物检验中的生物安全

微生物培养、鉴定的检验工作，检验过程、操作步骤是否规范，与生物安全有非常密切的关系，执行标准的微生物操作规程是保证生物安全的重要措施。

1. 标准微生物操作规程

实验室工作人员在进入工作区时，要在缓冲区更换工作服、戴工作帽、戴口罩、戴橡胶手套，换皮制工作鞋等防护装备后才能进入污染区开始工作

处理完临床标本、完成实验操作后，要在缓冲区按照洗手—脱去防护衣、帽、手套、口罩、换鞋—再洗手的程序进行处理，才能离开实验室

当实验室正在进行培养物或样本微生物培养、鉴定工作时，应限制或禁止非工作人员进入实验室

在实验区内不许吃东西、喝水、抽烟、擦拭眼睛（处理隐形眼镜）、化妆和贮藏食物。食物要贮藏在实验区以外或清洁区的柜橱或冰箱中

戴角膜接触镜者应戴安全眼镜、护目镜或面罩，禁止用嘴吸样或加样

建立适当的利器处理规范（SOP 和操作记录）

标准微生物操作规程

操作步骤设计应减少检测物或培养物的飞溅和气溶胶的产生，当标本或有生物活性物质溢出或溅出后，工作面必须及时消毒。发生溅出或事故应立即报告实验室主任

工作台面每天至少一次或工作完成后进行消毒

对正在使用的消毒剂需要有标识

生物污染废弃物须经过高压灭菌、焚烧或消毒后，才可当做一般医疗废物处理

需要在实验室以外消毒的材料必须放在坚固的、不渗漏的密闭容器内进行转运

当有感染性病原体存在时，实验室入口处要粘贴生物危害标志

要有控制昆虫和啮齿动物的有效措施

对易感者或感染后可能导致其严重后果的人员进入相关实验室应有提示和限制，不宜从事相关工作的人员要进行调整

续流程

```
                    ┌─ 针对使用或接触的病原菌，应对实验室人员采取适宜的对应措施，
                    │  如接种疫苗或进行相应的检测。必要时建立实验室相关人员的健
                    │  康档案
                    │
                    ├─ 要有对实验室工作人员进行培训和年度再教育（包括潜在的危险、
                    │  预防暴露的措施等内容）的计划
                    │
                    ├─ 有锐器使用和处理的 SOP 文件和操作记录，非一次性锐器的容器
                    │  必须是硬壁和防漏的
                    │
                    ├─ 应使用塑料器皿替代玻璃器皿，破损的玻璃仪器只能用机械的方
                    │  法处理
                    │
                    ├─ 培养物、组织、样本或感染性废弃物在采集、处理、贮存和运输
                    │  过程中，应放置在一个防漏、有盖子的容器中
                    │
标准微生物 ───┤  实验仪器设备在送去修理、维护进行运输包装之前，必要的部位
操作规程          │  应进行消毒处理
                    │
                    ├─ 所有与感染性材料有关的开放性操作应在生物安全柜或相当的设
                    │  备中进行
                    │
                    ├─ 所有潜在污染的实验室材料，如废弃物、手套、工作服等，在一
                    │  次性处理或在使用之前应进行消毒
                    │
                    ├─ 应定期对生物安全柜进行安全测试和验证并且保存检测和验证记录
                    │
                    ├─ 在实验室外接触"清洁"表面如电话、键盘、电梯按钮等时，不
                    │  应戴工作手套
                    │
                    ├─ 有产生气溶胶或飞溅的操作动作时，应在Ⅱ级生物安全柜或相当
                    │  的设备中进行
                    │
                    └─ 当进行高浓度（>10CFU/ml）的或感染性材料的工作时，应在Ⅱ
                       级生物安全柜或相当的设备中进行，并使用个体防护设备。上述
                       材料的离心操作如果使用密封的离心机转子或安全离心杯，则可
                       在实验室中进行，但只能在生物安全柜中开闭和装载感染性材料
```

2. 微生物检验安全装备（一级屏障）

微生物检验安全装备（一级屏障）
- 工作人员个人防护装备工作服、工作帽、口罩、橡胶手套、皮制工作鞋、护目镜或面罩等
- 培养物检验防护装备生物安全柜、净化工作台、酒精灯、接种罩、接种针、接种环等
- 实验室消毒防护装备紫外线灯、高压灭菌器、消毒剂等

3. 微生物检验实验室设施（二级屏障）

微生物检验实验室设施（二级屏障）
- 实验室有合理的分区和足够的照明
- 实验室有控制进出的门
- 实验室内使用或贮存菌株（允许保存）的房屋或箱、柜要上锁
- 实验室有感应洗手装置，洗手池应设置在实验室出口附近
- 实验室设计应便于卫生清洁，如无地毯或垫子、柜子、仪器、设备之间的空间大小适合于打扫卫生要求
- 墙、地面和天花板要易于全清洁及消毒，如连接处严密、光滑、不渗水、耐腐蚀、地面防滑等
- 工作台面不渗水、耐热、耐有机溶剂、耐酸、耐碱、耐消毒剂
- 实验室家具要适合于使用目的和负载
- 实验室应通风，如果使用窗户自然通风，应安装纱窗防虫
- 实验室应设洗眼装置

三、菌种、毒种使用中的生物安全

1. 菌种和毒种使用权限　使用Ⅳ类风险等级的菌（毒）种要经国务院卫生行政部门批准；使用Ⅲ类风险等级的菌（毒）种要经省级政府卫生行政部门批准；使用Ⅰ、Ⅱ类风险等级的菌（毒）种要经县级政府卫生行政部门批准，并向省级政府卫生行政部门备案。使用不同类别菌（毒）种的单位或部

门的实验室要有相应的保护级别的生物安全实验室。

2. 菌种和毒种保藏　菌（毒）种贮藏环境要合乎规范并具备相应等级菌（毒）种保藏的基本设备和生物安全保障设施，Ⅳ类风险等级的菌（毒）种保藏要有地下专库；菌（毒）种贮藏设施要双人双锁专人负责；对所保藏的菌（毒）种，要有详细的背景和相关资料。

3. SARS病毒保存　除国家指定的SARS病毒保存外，经批准使用传染性非典型肺炎病毒研究的单位，要在实验过程中严格安全保存病毒，任务完成后，在相关人员的监督下将传染性SARS病毒销毁，并有相应记录。SARS病毒毒种保藏要有该病毒毒种的详细历史及有关资料，在带锁的-80℃超低温冰箱或液氮罐中，用双层套管保存，外层套管要做消毒处理，保存传染性非典型性肺炎病毒的冰箱或液氧罐要有明确的警示标签。

4. 菌种和毒种保藏权限　Ⅲ、Ⅳ类风险等级的菌（毒）种保藏要由国务院卫生行政部门指定的菌（毒）种的保藏中心和专业实验室负责，其他类别菌（毒）种要由省级卫生部门批准保藏。

5. 菌种和毒种领取与分发　按规定领取菌（毒）种必须持有单位正式公函，说明菌（毒）种的名称、型别、数量及用途，向供用单位申请；按规定领取Ⅳ类风险等级菌（毒）种须经省、自治区、直辖市卫生行政部门批准后派二人向供应单位领取，不得邮寄；领取Ⅲ类风险等级菌（毒）种时，须经当地省、自治区、直辖市卫生行政部门同意后派人向供应单位领取；按规定，Ⅲ、Ⅳ类风险等级的菌（毒）种供应由国务院卫生行政部门指定的保藏单位统一供应，其他单位或个人未经省级以上政府卫生行政部门批准不得提供。

6. 菌种和毒种外购或赠送　外购或赠送菌（毒）种要有审批与接收程序；包括对菌（毒）种来源、背景资料的要求、接收样品的检验等，并有相应申请批准书面材料以及原始记录；所有需要运输的菌（毒）种要有严格的包装，外包装上要有生物危险标志并标明“传染性物质”避免在运输过程中发生污染。

7. 菌种和毒种实验操作　菌（毒）种的使用和操作时，要有详细的生物安全操作规程以及配套的原始记录。在进行菌（毒）种的实验时，要有从开启、传代时间、传代数量、传代用途的记录、菌（毒）种培养容器要按规定注明菌（毒）种名称、代次接种时间、临时保存要注明用途、数量以及拟销毁日期，在进行菌（毒）种的实验时，须录入计算机的要在实验结束后24小时内录入，计算机备份的所有实验记录不得修改，永久保存。在进行实验操作时要按规定对实验过程中使用的仪器设备制定相应的操作细则，并做登记记录。建立实验室消毒程序以及工作完成后清场程序，并有相应记录。使用和操作Ⅲ、Ⅳ类风险等级菌（毒）种要有两名工作人员同时在场。实验记录要有实验人、复核人、实验日期、实验室负责人要对记录内容进行核查。实验结束后要将实验记录及时归档。

8. 菌种和毒种以及培养物灭活与销毁　　菌（毒）种销毁要有申报审批程序、复核程序并在上级安全管理部门监督下进行，并做相应原始记录。代传菌（毒）种或培养物销毁方式要有销毁程序以及相应原始记录。所有菌（毒）种或培养物灭活或销毁时均要有2人以上共同执行。

销毁记录包括销毁方式、销毁物品明细（培养物、实验用具等）、灭菌温度与时间（开始时间、达到时温度时间、停止灭菌时间、取出时间）。建立菌（毒）种灭活方法验证程序，并有验证原始记录。经验证菌（毒）种灭活方法要通过单位生物安全管理部门批准，并有书面材料。

要建立应用于菌（毒）种或培养物销毁的高压锅灭菌效果验证程序，并有验证原始记录。用于菌（毒）种或培养物销毁的高压锅要有检测报告。

9. 菌种和毒种废弃物处理　　建立菌（毒）种废弃物管理操作细则并制定相应原始记录。废弃物集中处理时要执行危险废物转移联单管理制度，废弃物中病原体的培养基、标本和菌种、毒种保存液等高危险废物，在交医疗废物集中处置单位处置前要就地消毒。废弃物要按照类别分置于防渗漏、防锐器穿透的专用包装或者密闭的容器内，要有明显的警示标识和警示说明。

10. 微生物危害风险评估　　评估内容包括：①根据微生物的致病能力、传播途径、稳定性、感染剂量进行评估；②对操作时微生物的浓度和规模、来源及其稳定性、危险性进行评估；③评估要有微生物动物实验结果的参考依据；④要有有效的预防和治疗方法。通过微生物危害评估，确定对象微生物应在哪一级的生物安全防护实验中进行操作。根据危害评估结果要制定相关的操作规程，制定紧急事故处理办法并且将上述内容形成规范的书面文件。

11. 接受生物安全管理部门的管理与监督　　上级生物安全管理部门有菌（毒）种管理监督程序，根据管理监督程序对相关医院或科室的菌（毒）种保管及使用情况进行定期或不定期检查或抽查，并有相应记录。当检查中发现问题则提出书面整改意见并进行复查。生物安全管理部门通常会建立人员培训与考核程序并对生物安全实验室制定的实验及相关操作程序进行审查并核准实施，也会制定对于意外事故能够提供紧急救助或专业性保健治疗的措施并形成书面文件。

12. 实验室内部管理与监督　　科室要建立生物安全实验室内部管理监督程序。实验室负责人要履行对工作人员日常工作的管理与监督，定期或不定期检查或抽查工作人员的操作过程、实验操作与仪器设备的原始记录，进行了管理与监督要有相应记录。实验室负责人检查过程中发现问题要向上级生物安全管理部门上报并有相应记录。

13. 操作人员培训要求　涉及危险微生物菌（毒）种操作的实验室工作人员、外来合作者、进修和学习人员在进入实验室及其岗位之前要经过书面批准，要受过相关教育并有档案（学历证书）记录。工作人员在独立进行工作前要进行上岗培训并有培训记录以及合格证明。实验室的工作人员要被告知实验室工作的潜在危险并接受实验室安全教育，自愿从事实验工作并有书面知情同意书。

14. 操作人员检查与免疫接种　从事危险微生物工作人员要在开始工作前留本底血清并进行有关检测，进实验室工作后进行定期复检，并有相应记录以及保留血清样品。从事危险微生物如有疫苗要进行免疫接种并有相关记录，在免疫接种后检查注射后效果并有相关记录。

15. 事故　科室要建立菌（毒）种丢失、破损或实验室偶发事故应急处理办法，并制定相应原始记录；要准备足够的处理菌、毒种或培养物泄漏所需消毒剂及其他物品；要制定事故上报程序以及正式的事故登记表。

第三节　化学品安全管理

随着商品化试剂的广泛应用，检验科自配试剂越来越少，化学试药在科内的使用和存量也越来越少，但还没有彻底脱离，还有部分化学试药仍然使用，例如甲苯、甲醛、二甲苯、乙醚等。部分化学试药具有易燃、易爆、刺激、腐蚀和毒性等特点，对工作人员有一定危害。因此必须加强管理，保障安全。

一、易燃和可燃性液体的使用安全

可燃性液体挥发的蒸气和空气混合接触火源，引起闪电式的燃烧现象称为闪燃。闪燃的最低温度称闪点，闪点越低，危险性越大。按照液体的闪点不同可燃性液体大致分为四级二类。

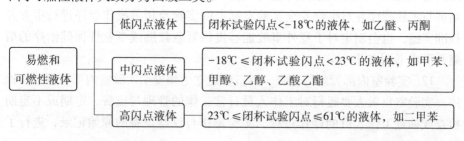

易燃和可燃性液体	低闪点液体	闭杯试验闪点<-18℃的液体，如乙醚、丙酮
	中闪点液体	-18℃≤闭杯试验闪点<23℃的液体，如甲苯、甲醇、乙醇、乙酸乙酯
	高闪点液体	23℃≤闭杯试验闪点≤61℃的液体，如二甲苯

为了防止和减少在实验室内发生火灾的危险，必须尽量减少科内易燃和可燃液体的贮存量，而保持日常所必需的最小量。我国尚未公布检验科易燃品贮存限量的法规，美国 CAP 立案标准规定易燃品库存不得超过 18.9L（5 加仑）。超过贮存限量的可燃易燃液体，可存放在医院内规定的地方，由专人负责管理，其贮存方法遵照公安部门有关条例执行。

易燃和可燃液体如果使用玻璃容器，不能超过 0.5L（500ml）。易燃和可燃液体不能与强氧化剂一起贮存（如硝酸）；大量分装时应在通风橱或通气良好的场所进行；要有清除溢出易燃和可燃液体的设备和材料，如防毒面具、塑料袋、扫帚、簸箕等。若有大量溢出，例如加仑瓶装的易燃或可燃液体瓶打碎，必须立即进行安全清除。

使用易燃和可燃液体时必须远离火源，包括酒精灯、电炉、烤箱、开关及正在工作中的电气设备。乙醚、异戊烷、2-甲基丙烷或类似的易燃液体不能贮于冰箱中，不可在水槽或下水道中倾倒乙醚、异戊烷或类似的易燃液体。

二、腐蚀、刺激和剧毒化学试剂的使用安全

具有腐蚀性的化学试剂常有氢氧化钠和浓硫酸，它们可对人体造成严重的组织破坏；其次是苯酚，它能透入皮肤组织导致严重损伤甚至死亡。具有刺激性的试剂如若干有机溶剂，可刺激皮肤或其他人体组织造成皮肤红肿、干灼、去脂和接触性皮炎等。具有剧毒性化学试剂如氰化钾、氰化钠、汞等，对人体危害非常严重，这些试剂应当严加管理，要有充分的场所或柜橱分开贮存可能发生剧烈化学反应的试剂，如冰乙酸和硫酸或硝酸不可一起贮存，以防玻璃瓶破碎而发生意外。要专门设立库房，专门设立人员，进行严密的保管、控制使用量、领取量、严格出入库登记。特别是剧毒化学试剂要有双人双锁妥善保管，并做好使用记录、上交记录和销毁或处理记录。使用腐蚀、刺激和剧毒品时须注意的事项：加强室内通风；佩戴防护眼镜、穿工作衣或用围裙；实验室内有方便的洗手池；备有防止玻璃瓶破碎的防护装置等。

三、化学试剂伤害的处理与防护

凡在科内发生上述试剂与皮肤或身体直接接触伤害，无论程度轻重，首先应该立即用大量自来水冲洗。如受强酸接触，不能用"中和法"冲洗，而必须用水大量冲洗。如受害者的衣服被上述试剂累及而影响冲洗时，则将衣服立即脱去，再继续冲洗。冲洗后再请相关科室医师诊治。

四、压缩气体使用安全

检验科常用的压缩气体有氧气、氮气、二氧化碳等，使用和保管不当也容易发生危险，为了安全使用压缩气体，须注意以下事项：压缩气体要有专人管理，购买或充灌要与医院器械科联系，尽量在专管工程师的指导和帮助下到正规氧气厂和正规部门购买或充灌；装有压缩气体的钢瓶必须具有固定装置立位使用和保存，防止倾倒；除在使用中的钢瓶外，一律戴上螺旋帽，其螺旋帽应该相配、钢瓶底部应无锈、瓶身贴有清晰标签和压力测试日期（通常每隔 5 年 1 次）；装有可燃气的大钢瓶须存放在干燥、通风和防火的场所；制冷气体必须按生产厂商规定的安全制度进行操作和使用。

第四节　放射性物质安全管理

检验科部分检验项目使用放射免疫检测技术和方法，要接触放射性核素物质。放射性核素能放出带正电的甲种射线、带负电的乙种射线和不带电的丙种射线。这些射线被机体吸收后，可使机体发生物理的、化学的反应，从而引起机体的损伤，但这种损伤往往是非常缓慢的，所以不论对在检测中的射线还是对散弃的放射性物质，均应加以合适的处理，减少对机体的损伤。

一、隔离

放射性核素不得与易燃、易爆、腐蚀性物品放在一起，其储存场所必须要有专门的加厚墙壁、相对远离人群、相对密闭的实验室，必须采取有效的防火、防盗、防泄漏的安全防护措施，并指定专人负责保管、贮存、领取、使用和处理。

二、设标志

放射性核素使用、贮存和容器装置必须设危险标志。

三、人员资格

应用放射性核素检测标本的人员，按规定必须具备国家规定的资格条件，取得放射工作人员资质和证书。

四、体格检查

放射性核素工作人员，上岗前必须进行体格检查，体检合格方可从事发射工作，工作后应该定期进行体检，必要时可增加体检次数。

五、放射性废物处理

当发生放射事故时，应立即采取防护措施，控制事故影响，保护事故现场，并向医院、卫生行政部门和公安部门报告，对可能造成环境污染的必须同时向环境保护部门报告，以期得到妥善处理。

六、事故处理

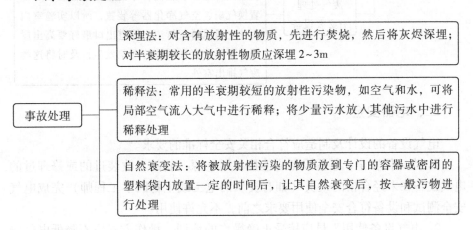

事故处理

深埋法：对含有放射性的物质，先进行焚烧，然后将灰烬深埋；对半衰期较长的放射性物质应深埋 2~3m

稀释法：常用的半衰期较短的放射性污染物，如空气和水，可将局部空气流入大气中进行稀释；将少量污水放入其他污水中进行稀释处理

自然衰变法：将被放射性污染的物质放到专门的容器或密闭的塑料袋内放置一定的时间后，让其自然衰变后，按一般污物进行处理

第五节 建筑安全管理

一、废物处理渠道

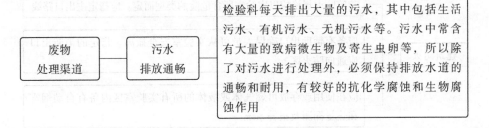

废物处理渠道 —— 污水排放通畅

检验科每天排出大量的污水，其中包括生活污水、有机污水、无机污水等。污水中常含有大量的致病微生物及寄生虫卵等，所以除了对污水进行处理外，必须保持排放水道的通畅和耐用，有较好的抗化学腐蚀和生物腐蚀作用

续流程

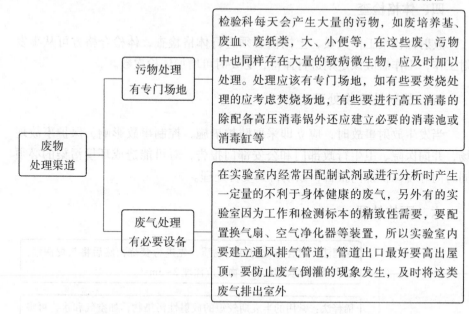

| 废物处理渠道 | 污物处理有专门场地 | 检验科每天会产生大量的污物，如废培养基、废血、废纸类，大、小便等，在这些废、污物中也同样存在大量的致病微生物，应及时加以处理。处理应该有专门场地，如有些要焚烧处理的应考虑焚烧场地，有些要进行高压消毒的除配备高压消毒锅外还应建立必要的消毒池或消毒缸等 |
| | 废气处理有必要设备 | 在实验室内经常因配制试剂或进行分析时产生一定量的不利于身体健康的废气，另外有的实验室因为工作和检测标本的精致性需要，要配置换气扇、空气净化器等装置，所以实验室内要建立通风排气管道，管道出口最好要高出屋顶，要防止废气倒灌的现象发生，及时将这类废气排出室外 |

二、电器安全

电气设备的设计及制造应符合相关安全标准的要求。

1. 为确保安全，某些设备应连接备用电源　新的、改装过的或修理过的电气设备在未经合格的人员（如有资质的电工或生物医学工程师）完成电气安全测试和设备符合安全使用要求之前，不允许使用。

2. 电气设备使用人员应接受正确操作的培训　操作方式应不降低电气安全性，电气设备使用人员应定期检查设备可能引起电气故障的破损。只有合格的人员许可从事电气设备和电路工作。禁止未经授权的工作。应采取措施对设备去污染以减少维护人员受化学或生物性污染的风险。

三、建筑防火

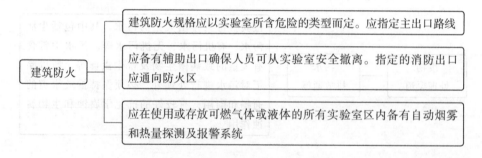

建筑防火	建筑防火规格应以实验室所含危险的类型而定。应指定主出口路线
	应备有辅助出口确保人员可从实验室安全撤离。指定的消防出口应通向防火区
	应在使用或存放可燃气体或液体的所有实验室区内备有自动烟雾和热量探测及报警系统

续流程

建筑防火	应定期检测报警系统以确保其功能正常并使所有人员熟知其运行状态。应对实验室工作人员及建筑物内所有人员进行消防指导和培训。内容包括：火险的识别及评估、制定减少火险的计划、失火时应采取的全部行动
	现场应配备符合相关要求的适当设备用于扑灭可控制的火灾及帮助人员撤离火场。实验室人员的首要责任是确保人员安全有序地撤离而不是试图去灭火。应及时寻求消防部门援助

第二篇

检验科诊断操作常规

第八章

血液学检验操作常规

第一节　临床血液检验基本技术

一、血液标本采集与处理

（一）标本的采集

1. 毛细血管采血

【试剂和器具】

一次性无菌三棱针、消毒干棉球、75%酒精棉球、20μl一次性微量吸管。

【操作步骤】

成年人的采血部位以左手无名指为宜，婴幼儿以拇指或足跟采血

轻轻按摩采血部位使其充血，用75%酒精棉球消毒局部皮肤；紧捏采血部位，用无菌三棱针穿刺皮肤，动作迅速，深度以2~3mm为宜

擦去第一滴血，按要求依次用20μl微量吸管采血，先采血小板再红细胞、血红蛋白、白细胞、血型等

采血完毕后用干棉球按住伤口止血

【注意事项】

注意事项

所选的采血部位要避开冻疮、炎性反应、水肿和瘢痕等患处；除特殊情况外，不宜从耳垂采血

不宜从婴儿的手指以及脚后方跟腱处采血，以防止可能造成骨组织和神经组织的损伤

续流程

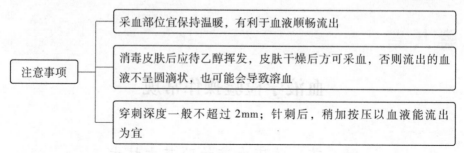

注意事项
- 采血部位宜保持温暖，有利于血液顺畅流出
- 消毒皮肤后应待乙醇挥发，皮肤干燥后方可采血，否则流出的血液不呈圆滴状，也可能会导致溶血
- 穿刺深度一般不超过 2mm；针刺后，稍加按压以血液能流出为宜

2. 静脉采血

【试剂和器具】

不同容量一次性灭菌注射器及配套针头、压脉带、垫枕、碘伏或 30g/L 碘酊、75%酒精、无菌棉签、试管等。

【操作步骤】

选择适宜静脉，在上臂扎上压脉带，先以碘伏或 30g/L 碘酊棉签于欲穿刺处皮肤从里向外做环形消毒，待干后用 75%酒精拭棉签以同样方式擦去碘迹（使用碘伏不需脱碘）

↓

无菌注射器针头上牢扭紧，使针头斜面与针筒刻度平行，并检查有无阻塞和漏气。如用一次性注射器应注意是否包装严密，有无过期等

患者紧握拳头，使静脉隆起

↓

左手拇指固定穿刺部位下端，右手持注射器，使针筒刻度向上，先以约 30°角，沿静脉正面进针，快速穿过皮肤刺入静脉腔中央，见回血后，右手固定注射器，用左手缓缓抽出注射器针栓，至所需血量

解除压脉带，放松拳头，以消毒棉签压住穿刺孔，迅速拔出针头

取下针头，将血液沿管壁缓缓注入容器

采血结束后，一次性注射器 2000mg/L "84" 消毒液浸泡后销毁

【注意事项】

注意事项	严格执行无菌操作，防止患者采血部位感染，保证一人一针，杜绝交叉感染
	静脉采血时，止血带压迫时间宜<1分钟。若止血带结扎超过2分钟，大静脉血流受阻而使毛细血管内压上升，可有血管内液与组织液交流，使相对分子质量<5000的物质逸入组织液。随着压迫时间的延长，局部组织发生缺氧而引起血液成分的变化渐大，可能使检验结果出现不应有的增高或减低
	为保证检测结果准确，不能在静脉输液同侧臂或输液三通处进行采血

3. 动脉采血

【试剂和器具】

一次性肝素化注射器。

【操作步骤】

从患者股动脉、肱动脉或桡动脉取血，血抽出后用一块小橡皮封针头以隔绝空气，并将注射器放在手中双手来回搓动，使血液和抗凝剂充分混匀，立即送检。

【注意事项】

抽血过程中出现的小气泡须在抽血后立即排出，切记隔绝空气是极重要的，因空气中的氧分压高于动脉血，二氧化碳分压低于动脉血。血气标本必须在30分钟内送检。血液不得放置过久，因为血细胞还在继续新陈代谢，使pH及PaO_2下降，$PaCO_2$上升，影响数据的准确性。

（二）标本的运输与保存

标本的运输与保存	EDTA-K_2抗凝的静脉血在室温下，WBC、RBC、PLT可稳定24小时，WBC分类结果可稳定6~8小时，Hb可稳定数天但WBC形态在2小时后即发生变化。需要显微镜分类的标本要及时推片固定，标本在4℃冰箱内贮存的时间可适当延长，但不要超过4小时。低温对血小板计数（PLT）和血小板体积（MPV）两项结果的影响更大
	使用预稀释血细胞分析仪时，由于采用末梢法采血，标本往往都是直接稀释的。血细胞在这种高稀释状态下会自溶破坏而使结果逐渐降低，因此不宜保留过久，一般要求在1小时内测定完毕
	血沉、血细胞比容（红细胞压积）测定的标本应在2小时内完成。夏天气温过高，标本在运输和保存时应加盖，以免水分蒸发浓缩

（三）静脉血血标本的接收与拒收标准

静脉血血标本的接收与拒收标准

- 核对患者姓名、性别、出生日期、科别、床号、病案号、住院号、申请日期、申请序号、标本类型、临床诊断或主要症状、应用的药物、标本采集日期和时间、接收标本日期和时间及申请检验的实验项目。内容不全时以患者姓名为唯一识别标志
- 血液标本容器标识应与患者姓名、检验申请单的内容一致
- 血液标本种类、血量应符合所申请检验项目的要求
- 血液及时送检并实施相应的正确保存措施
- 血液标本接收时，应对所接收的标本进行登记，包括患者姓名、科室、标本的类型、检验项目及接收标本日期和时间
- 检验申请单填写的内容必须与血液标本容器标识填写内容一致，否则拒收
- 血液常规检查的标本必须在采取标本后 4 小时之内送到，否则拒收
- 常规血液检查的标本最少量为 1ml（婴幼儿、严重烧伤等特殊情况除外），否则拒收
- 标本采集不能出现血凝块、溶血，否则拒收

二、抗凝剂的使用方法

抗凝的使用方法 —— 枸橼酸钠（柠檬酸钠）

枸橼酸能与血液中的钙离子结合形成螯合物，从而阻止血液凝固。市售枸橼酸钠多含 2 个分子的结晶水，分子量（MW）为 294.12，常用浓度为 109mmol/L（32 g/L）。枸橼酸钠与血液的比例多采用 1∶9（V∶V）。常用于凝血试验和红细胞沉降率测定（魏氏法血沉测定时抗凝剂为 0.4ml 加血 1.6ml）

续流程

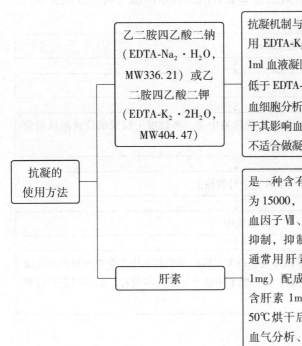

抗凝机制与枸橼酸钠相同。全血细胞分析用 EDTA-K$_2$·2H$_2$O，1.5～2.2mg 可阻止 1ml 血液凝固。由于 EDTA-Na$_2$ 溶解度明显低于 EDTA-K$_2$，故 EDTA-K$_2$ 特别适用于全血细胞分析，尤其适用于血小板计数。由于其影响血小板聚集及凝血因子检测，故不适合做凝血试验和血小板功能检查

是一种含有硫酸基团的黏多糖，分子量为 15000，与抗凝血酶结合，促进其对凝血因子 Ⅶ、Ⅺ、Ⅸ、Ⅹ 和凝血酶活性的抑制，抑制血小板聚集从而达到抗凝。通常用肝素钠盐或锂盐粉剂（125U = 1mg）配成 1g/L 肝素水溶液，即每 ml 含肝素 1mg。取 0.5ml 置小瓶中，37～50℃烘干后，能抗凝 5ml 血液。适用于血气分析、电解质、钙等测定，不适合凝血象和血液学一般检查（可使白细胞聚集并使血涂片产生蓝色背景）。

三、血液涂片的制作与染色

血涂片制备方法很多，目前临床实验室普遍采用的是手工推片法，即用楔形技术制备血涂片方法，在玻片近一端 1/3 处，加 1 滴（约 0.05ml）充分混匀的血液，握住另一张边缘光滑的推片，以 30°～45°角使血滴沿推片迅速散开，快速、平稳地推动推片至载玻片的另一端。

第二节　血液一般检验

一、红细胞检验

（一）红细胞计数标准操作常规

【试剂和器具】

红细胞稀释液（Hayem 液）：氯化钠 1.0g、无水硫酸钠 2.5g、氯化高汞

0.5g，蒸馏水加至 100ml，溶解后加 20g/L 的伊红水溶液一滴，过滤备用。

【操作步骤】

取小试管 1 支，加红细胞稀释液 2.0ml

↓

用清洁干燥 Hb 吸管取末梢血 10μl

↓

擦去管尖外部余血，轻轻吹入红细胞稀释液中部，再轻吸上层清液快速漱洗吸管 2~3 次，然后立即混匀

↓

将计数池与盖片用软布擦净，将盖片盖于计数池上

用吸管取已混匀的 RBC 悬液，充入计数池中

待静置 2~3 分钟，用高倍镜依次计数中央大方格内四角和正中 5 个中方格内的红细胞数。对于方格四边线上的细胞，按"数上不数下、数左不数右"的原则进行目视计数

【计算】

红细胞数/L＝5 个中方格内的红细胞数÷100×10^{12}

【参考区间】

成年男性：$(4.3~5.8)×10^{12}/L$；成年女性：$(3.8~5.1)×10^{12}/L$。

（二）血红蛋白测定标准操作常规

【试剂和器具】

血红蛋白转化液（HiCN 试剂）：氰化钾（KCN）0.050g，高铁氰化钾 $[K_3Fe(CN)_6]$ 0.200g，无水磷酸二氢钾（KH_2PO_4）0.140g，非离子表面活性剂 [可用 TritonX-100，Sapon-ic218 等] 0.5~1.0ml 分别溶于蒸馏水中，混合，再加蒸馏水至 1000ml，混匀。试剂为淡黄色透明溶液，pH 在 7.0~7.4，用冰点渗透压仪测定的渗透量应在 $(6~7) mOsm/(kg·H_2O)$。血红蛋白应在 5 分钟内完全转化为高铁血红蛋白。

【操作步骤】

取小试管 1 支，加 HiCN 试剂（转化液）5.0ml

↓

用清洁干燥 Hb 吸管取末梢血 20μl

↓

擦去管尖外部余血，轻轻吹入 HiCN 转化液中部，再轻吸上层清液快速漱洗吸管 2~3 次，然后立即混匀

↓

静置 5 分钟，分光光度计比色换算（或查表），或 Hb 比色计比色读数

【计算】

血红蛋白（g/L）＝测定管吸光度值×64458÷44000×251＝测定管吸光度值×367.7 式中 64458 为血红蛋白相对分子质量；44000 为摩尔吸光系数；251 为稀释倍数。

【参考区间】

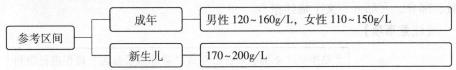

参考区间	成年	男性 120~160g/L，女性 110~150g/L
	新生儿	170~200g/L

（三）红细胞形态检查标准操作常规

1. 手工显微镜检查法

【试剂和器具】

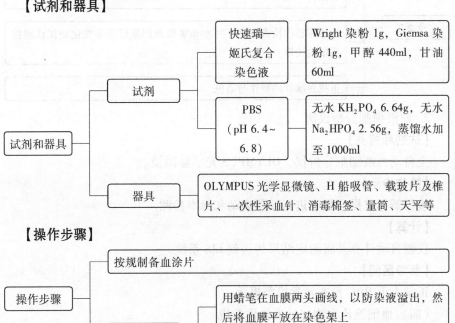

试剂和器具	试剂	快速瑞—姬氏复合染色液	Wright 染粉 1g，Giemsa 染粉 1g，甲醇 440ml，甘油 60ml
		PBS（pH 6.4~6.8）	无水 KH₂PO₄ 6.64g，无水 Na₂HPO₄ 2.56g，蒸馏水加至 1000ml
	器具	OLYMPUS 光学显微镜、H 船吸管、载玻片及椎片、一次性采血针、消毒棉签、量筒、天平等	

【操作步骤】

操作步骤	按规制备血涂片	
	染色（一）	用蜡笔在血膜两头画线，以防染液溢出，然后将血膜平放在染色架上
		滴加染液 2~4 滴，使其迅速盖满血膜 10~30 秒

续流程

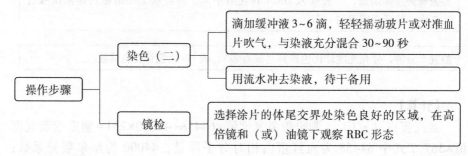

【计算】

可以异常 RBC 占 RBC 总数百分比进行计算。也可以极个别、个别、少数、部分、大部分等文字描述报告。

【注意事项】

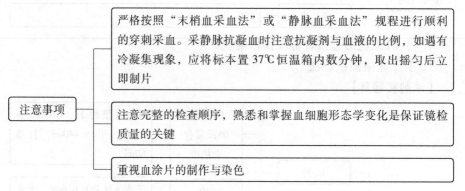

2. 血液细胞分析仪法

【试剂和器具】

全自动血液细胞分析仪，OLYMPUS 光学显微镜。

【操作步骤】

按仪器标准操作程序进行仪器启动和标本检测。

【计算】

仪器自动计算并将测定结果传送到 LIS 系统。

【参考区间】

正常人无 RBC 形态异常报警提示。

（四）血细胞比容测定标准操作常规

1. 血液分析仪检测法

【试剂和器具】

血液分析仪及配套试剂、校准物、质控物、采血管等耗材。

【操作步骤】

按血液分析仪说明书的要求进行操作。

【参考区间】

成年男性：0.40～0.50；成年女性：0.35～0.45。

【注意事项】

血标本中有凝块、溶血、严重脂血等因素可导致检测结果不可靠。

2. 毛细血管离心法

【试剂和器具】

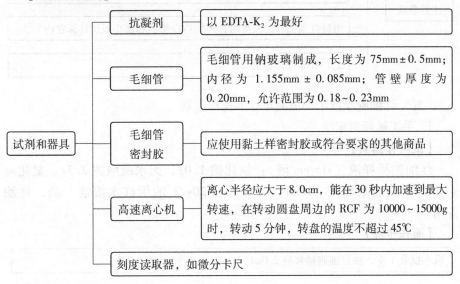

【操作步骤】

将血标本与抗凝剂混匀时，动作应轻柔，避免血液中产生过多气泡

↓

利用虹吸作用将抗凝静脉血吸入毛细管内，反复倾斜毛细管，使血柱离毛细管两端的距离分别大于 0.5cm

↓

将毛细管未吸血液的一端垂直插入密封胶，封口。密封胶柱长度为 4～6mm

↓

将毛细管编号，按次序放置于离心机上。密封的一端朝向离心机圆盘的周边一侧

↓

红细胞 RCF 至少为 10000×g，离心 5 分钟

↓

取出毛细管，测量其中红细胞柱、全细胞柱和血浆柱的长度。红细胞柱的长度除以全细胞柱和血浆柱的长度之和，即为血细胞比容

【注意事项】

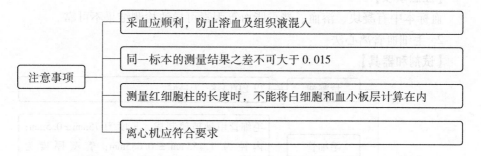

注意事项

- 采血应顺利，防止溶血及组织液混入
- 同一标本的测量结果之差不可大于 0.015
- 测量红细胞柱的长度时，不能将白细胞和血小板层计算在内
- 离心机应符合要求

（五）红细胞参数平均值测定标准操作常规

1. 手工稀释测定法

【试剂和器具】

红细胞稀释液（Hayem 液）：氯化钠 1.0g、无水硫酸钠 2.5g、氯化高汞 0.5g，蒸馏水加至 100ml，溶解后加 20g/L 的伊红水溶液一滴，过滤备用。

【操作步骤】

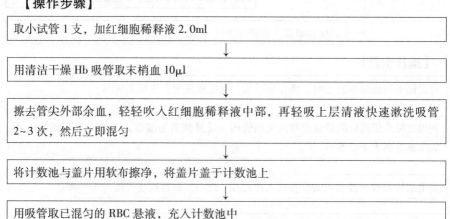

取小试管 1 支，加红细胞稀释液 2.0ml

↓

用清洁干燥 Hb 吸管取末梢血 10μl

↓

擦去管尖外部余血，轻轻吹入红细胞稀释液中部，再轻吸上层清液快速漱洗吸管 2~3 次，然后立即混匀

↓

将计数池与盖片用软布擦净，将盖片盖于计数池上

↓

用吸管取已混匀的 RBC 悬液，充入计数池中

↓

待静置 2~3 分钟，用高倍镜依次计数中央大方格内四角和正中 5 个中方格内的红细胞数。对于方格四边线上的细胞，按"数上不数下、数左不数右"的原则进行目视计数

【计算】

（1）平均红细胞体积

$$MCV(fl) = \frac{每升血液中红细胞比容(L) \times 10^{15}}{每升血液红细胞数(个)}$$

例如某患者 RBC 3.5×10^{12}/L，HCT0.35%，则：

$$MCV(fl) = \frac{0.35 \times 10^{15}(fl/L)}{3.5 \times 10^{12}/L} = 100fl$$

（2）平均红细胞血红蛋白含量（MCH）

$$MCH(pg) = \frac{每升血液中 Hb 浓度(g) \times 10^{12}}{每升血液红细胞数(个)}$$

例如某患者 Hb100g/L，RBC3.5×10¹²/L，则：

$$MCH(pg) = \frac{100 \times 10^{12}(pg)/L}{3.5 \times 10^{12}/L} = 28.6pg$$

（3）平均红细胞血红蛋白浓度（MCHC）

$$MCHC(g/L) = \frac{每升血液中 Hb 数(g/L)}{每升血液红细胞比容(L/L)}$$

例如某患者 Hb100g/L，HCT0.35%，则：

$$MCHC(g/L) = \frac{100(g)/L}{0.35(L)/L} = 286(g/L)$$

【参考区间】

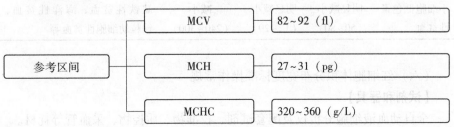

【注意事项】

注意事项 ── 由于以上 3 个参数都是间接算出的，因此红细胞数、血红蛋白浓度和血细胞比容的检测数据必须准确，否则误差很大

　　　　── 应结合红细胞形态学进行贫血种类的分析

2. 血液细胞分析仪法

【试剂和器具】

全自动血液细胞分析仪，OLYMPUS 光学显微镜。

【操作步骤】

按仪器标准操作程序进行仪器启动和标本检测。

【计算】

仪器自动计算并将测定结果传送到 LIS 系统。

【参考区间】

表 2-8-1　贫血的形态学分类

	MCV（fl）	MCH（pg）	MCHC（g/L）	举　例
正常范围	80~98	27.2~34.3	320~360	
大细胞性贫血	>正常 （90~160）	>正常 （30~50）	正常 （320~360）	叶酸或维生素 B_{12} 缺乏所引起的巨幼细胞性贫血，如营养性、婴儿期巨幼细胞性贫血及恶性贫血等
正常细胞性贫血	正常 （80~98）	正常 （27~32）	正常 （320~360）	再生障碍性贫血、急性失血性贫血、急性溶血性贫血、骨髓病性贫血等
单纯小细胞性贫血	<正常 （72~80）	<正常 （21~24）	正常 （320~360）	慢性感染、炎性反应、肝病、尿毒症、恶性肿瘤、风湿性疾病等所致的贫血
小细胞低色素性贫血	明显减小 （50~80）	明显减小 （12~29）	减小 （240~300）	缺铁性贫血、海洋性贫血、铁粒幼细胞性贫血等

（六）红细胞体积分布宽度标准操作常规

【试剂和器具】

全自动血液细胞分析仪及配套试剂、校准物、质控物、采血管等耗材。

【操作步骤】

按仪器标准操作程序进行仪器启动和标本检测。由血液分析仪根据 RBC 体积的直方图导出。

【计算】

仪器自动计算并将测定结果传送到 LIS 系统。

【参考区间】

≤14.5%。

【注意事项】

红细胞体积分布宽度（RDW）单独指标不足以鉴别诊断贫血，应结合其他检验才能明确诊断。

（七）网织红细胞计数标准操作常规

【试剂和器具】

试剂和器具	煌焦油蓝（或新亚甲蓝）溶液	煌焦油蓝（或新亚甲蓝）1g、枸橼酸钠 0.4g、氯化钠 0.85g，溶于 100ml 蒸馏水中，过滤后备用

【操作步骤】

在一小试管内加两滴煌焦油蓝（或新亚甲蓝）溶液

↓

加入新鲜血液两滴于上述试管中混匀，室温放置 15~30 分钟

↓

摇匀后取一滴制成薄血片，干燥后用油镜计数 1000 个红细胞中的网织红细胞数，以相对比值报告

【参考区间】

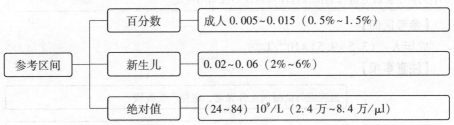

	百分数	成人 0.005~0.015（0.5%~1.5%）
参考区间	新生儿	0.02~0.06（2%~6%）
	绝对值	(24~84) 10⁹/L（2.4 万~8.4 万/μl）

（八）点彩红细胞计数标准操作常规

【试剂和器具】

试剂和器具	碱性亚甲蓝染液	亚甲基蓝 0.5g、碳酸氢钠 3.0g、蒸馏水 100ml，溶解后过滤备用。此液可保存 2~3 周

【操作步骤】

```
常规法推制薄血片，自然干燥，用甲醇固定
                        ↓
用碱性亚甲蓝染色 1 分钟，水洗待干
                        ↓
用油镜计数 10000 个红细胞中嗜碱性点彩红细胞的数量，以相对比值报告
```

【计算】

点彩红细胞计数＝所计点彩红细胞计数/1000。

【参考区间】

<0.0001（$<100/10^6$红细胞）。

二、白细胞检验

（一）白细胞计数标准操作常规

1. 血液分析仪检测法

【试剂和器具】

血液分析仪及配套试剂（如稀释液、溶血剂、清洗液）、配套校准物、质控物。

【操作步骤】

```
使用稀释液和特定装置定量稀释血液标本
                        ↓
检测稀释样本中的细胞数量
                        ↓
将稀释样本中的细胞数量转换为最终报告结果，即每升全血中的白细胞数量
                        
不同类型血液分析仪的操作程序依照仪器说明书规定
```

【参考区间】

成年人：$(3.5\sim9.5)\times10^{12}/L$。

【注意事项】

```
注意事项 ── 血液应与抗凝剂充分混匀，避免产生凝块
         ── 应避免标本出现溶血
         ── 冷球蛋白、冷纤维蛋白原、红细胞抵抗溶血和高三酰甘油等影响
            因素均会干扰白细胞计数结果
```

2. 显微镜计数法

【试剂和器具】

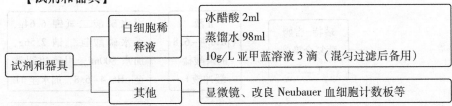

【操作步骤】

取小试管 1 支，加白细胞稀释液 0.38ml

用微量吸管准确吸取 20μl EDTA 抗凝全血或末梢血，擦去管外余血，将吸管插入小试管中稀释液的底部，轻轻将血放出，并吸取上清液清洗吸管 2 次，混匀

待红细胞完全破坏，液体变为棕褐色后，再次混匀后充池，静置 2~3 分钟，待白细胞下沉

用低倍镜计数四角 4 个大方格内的白细胞数，对压线细胞按"数上不数下、数左不数右"的原则进行计数

【计算】

$$白细胞数/L = \left(\frac{N}{4}\right) \times 10 \times 20 \times 10^6 = \frac{N}{20} \times 10^9$$

式中：N——4 个大方格内白细胞总数。

÷4——每个大方格（即 $0.1 \times 10^6 L$）内白细胞平均数。

×10——1 个大方格容积为 $0.1 \times 10^6 L$，换算成 $1.01 \times 10^6 L$。

×20——血液稀释倍数。

【注意事项】

手工法计数白细胞的误差，与样本量过少、采集样本的质量以及计数池中细胞分布不均匀等因素有关。

（二）白细胞分类计数标准操作常规

【试剂和器具】

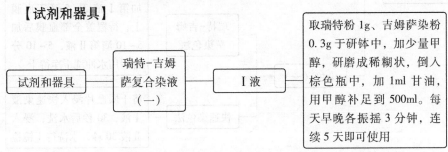

续流程

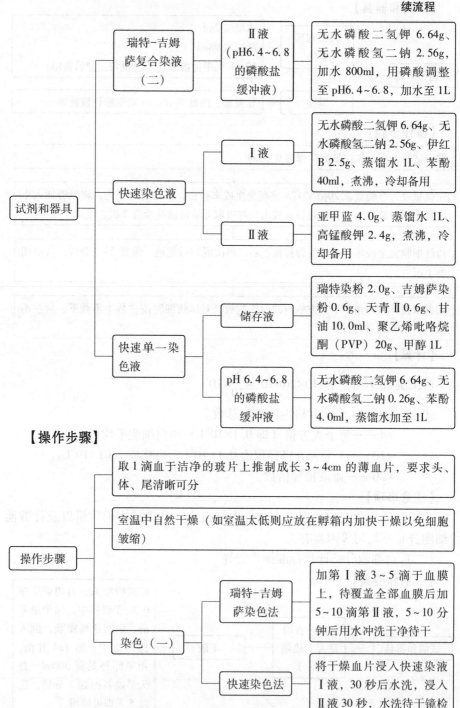

瑞特-吉姆萨复合染液（二） —— Ⅱ液（pH6.4~6.8的磷酸盐缓冲液） —— 无水磷酸二氢钾 6.64g、无水磷酸氢二钠 2.56g，加水 800ml，用磷酸调整至 pH6.4~6.8，加水至 1L

试剂和器具 —— 快速染色液 —— Ⅰ液 —— 无水磷酸二氢钾 6.64g、无水磷酸氢二钠 2.56g、伊红 B 2.5g、蒸馏水 1L、苯酚 40ml，煮沸，冷却备用

快速染色液 —— Ⅱ液 —— 亚甲蓝 4.0g、蒸馏水 1L、高锰酸钾 2.4g，煮沸，冷却备用

快速单一染色液 —— 储存液 —— 瑞特染粉 2.0g、吉姆萨染粉 0.6g、天青Ⅱ 0.6g、甘油 10.0ml、聚乙烯吡咯烷酮（PVP）20g、甲醇 1L

快速单一染色液 —— pH 6.4~6.8 的磷酸盐缓冲液 —— 无水磷酸二氢钾 6.64g、无水磷酸氢二钠 0.26g、苯酚 4.0ml、蒸馏水加至 1L

【操作步骤】

操作步骤 —— 取 1 滴血于洁净的玻片上推制成长 3~4cm 的薄血片，要求头、体、尾清晰可分

室温中自然干燥（如室温太低则应放在孵箱内加快干燥以免细胞皱缩）

染色（一） —— 瑞特-吉姆萨染色法 —— 加第Ⅰ液 3~5 滴于血膜上，待覆盖全部血膜后加 5~10 滴第Ⅱ液，5~10 分钟后用水冲洗干净待干

染色（一） —— 快速染色法 —— 将干燥血片浸入快速染液Ⅰ液，30 秒后水洗，浸入Ⅱ液 30 秒，水洗待干镜检

续流程

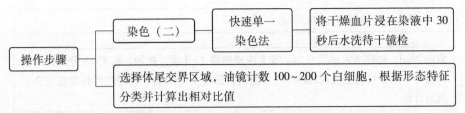

操作步骤 ──┬── 染色（二） ── 快速单一染色法 ── 将干燥血片浸在染液中 30 秒后水洗待干镜检

└── 选择体尾交界区域，油镜计数 100~200 个白细胞，根据形态特征分类并计算出相对比值

【参考区间】

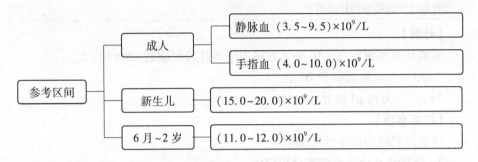

参考区间 ──┬── 成人 ──┬── 静脉血（3.5~9.5）×10⁹/L
          │   └── 手指血（4.0~10.0）×10⁹/L
          ├── 新生儿 ── （15.0~20.0）×10⁹/L
          └── 6 月~2 岁 ── （11.0~12.0）×10⁹/L

（三）嗜酸性粒细胞计数标准操作常规

1. 手工显微镜计数法

【试剂和器具】

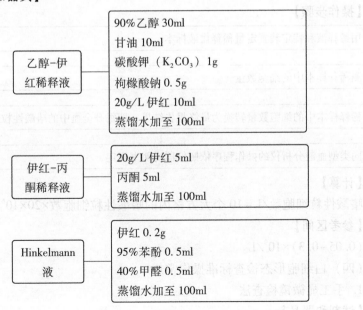

乙醇-伊红稀释液 ──
90% 乙醇 30ml
甘油 10ml
碳酸钾（K₂CO₃）1g
枸橼酸钠 0.5g
20g/L 伊红 10ml
蒸馏水加至 100ml

伊红-丙酮稀释液 ──
20g/L 伊红 5ml
丙酮 5ml
蒸馏水加至 100ml

Hinkelmann 液 ──
伊红 0.2g
95% 苯酚 0.5ml
40% 甲醛 0.5ml
蒸馏水加至 100ml

【操作步骤】

| 取小试管 1 支，加稀释液 0.38ml |

↓

| 取血 20μl、轻轻吹入试管底部，吸上清液洗涤 2~3 次，摇匀，放置 15 分钟，然后再摇匀。取少量混悬液滴入两个计数池内，静置 3~5 分钟，待嗜酸性粒细胞完全下沉后计数 |

↓

| 低倍镜下计数 2 个计数池中所有的 10 个大方格中的嗜酸性粒细胞数，通过换算求得每升血液中的嗜酸性粒细胞数 |

【计算】

嗜酸性粒细胞数/L = 10 个大方格中嗜酸性粒细胞数 $\times 20 \times 10^6$/L。

"$\times 20$" 表示血液稀释 20 倍。

"$\times 10^6$" 为每 μl 换算成每升。

【注意事项】

注意识别残留的中性粒细胞。

2. 全自动五分类血细胞分析仪法

【试剂和器具】

血液分析仪及配套试剂（如稀释液、溶血剂、清洗液）、配套校准物、质控物。

【操作步骤】

| 使用稀释液和特定装置定量稀释血液标本 |

↓

| 检测稀释样本中的细胞数量 |

↓

| 将稀释样本中的细胞数量转换为最终报告结果，即每升全血中的嗜酸性粒细胞数量 |

↓

| 不同类型血液分析仪的操作程序依照仪器说明书规定 |

【计算】

嗜酸性粒细胞数/L = 10 个大方格内的嗜酸性粒细胞数 $\times 20 \times 10^6$。

【参考区间】

$(0.05 \sim 0.3) \times 10^9$/L。

（四）白细胞形态检查标准操作常规

1. 手工显微镜检查法

【试剂和器具】

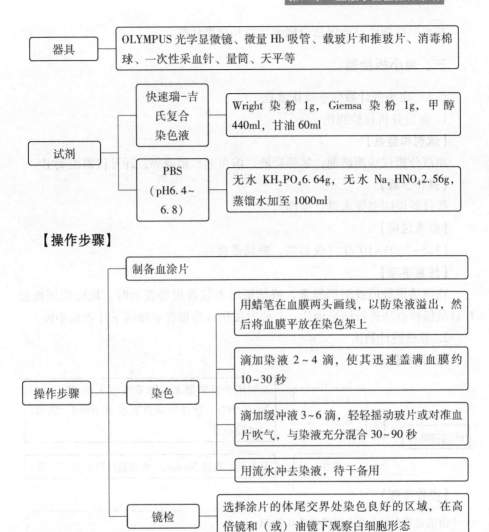

| 器具 | OLYMPUS 光学显微镜、微量 Hb 吸管、载玻片和推玻片、消毒棉球、一次性采血针、量筒、天平等 |

| 试剂 | 快速瑞-吉氏复合染色液 | Wright 染粉 1g，Giemsa 染粉 1g，甲醇 440ml，甘油 60ml |
| | PBS（pH6.4~6.8） | 无水 KH$_2$PO$_4$6.64g，无水 Na$_2$HNO$_4$2.56g，蒸馏水加至 1000ml |

【操作步骤】

操作步骤	制备血涂片	
	染色	用蜡笔在血膜两头画线，以防染液溢出，然后将血膜平放在染色架上
		滴加染液 2~4 滴，使其迅速盖满血膜约 10~30 秒
		滴加缓冲液 3~6 滴，轻轻摇动玻片或对准血片吹气，与染液充分混合 30~90 秒
		用流水冲去染液，待干备用
	镜检	选择涂片的体尾交界处染色良好的区域，在高倍镜和（或）油镜下观察白细胞形态

【计算】

可以异常白细胞占所计白细胞总数百分比进行计算；也可以极个别、个别、少数、部分、大部分等文字描述报告。

【注意事项】

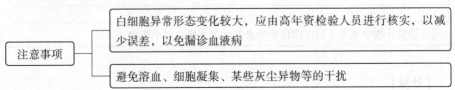

| 注意事项 | 白细胞异常形态变化较大，应由高年资检验人员进行核实，以减少误差，以免漏诊血液病 |
| | 避免溶血、细胞凝集、某些灰尘异物等的干扰 |

2. 血细胞分析仪法

基本同血细胞分析仪法白细胞计数和分类计数。

三、血小板检验

（一）血小板计数标准操作常规

1. 血液分析仪检测法

【试剂和器具】

血液分析仪检测试剂，如稀释液、溶血剂、鞘液等，详见仪器说明书。

【操作步骤】

按仪器说明书要求进行操作。

【参考区间】

$(125 \sim 350) \times 10^9$/L（仪器法，静脉采血）。

【注意事项】

检测结果数值或图形异常，或结果出现仪器报警提示时，均应使用血涂片显微镜检查法进行结果确认，必要时使用计数板在显微镜下计数血小板。

2. 显微镜计数法

【试剂和器具】

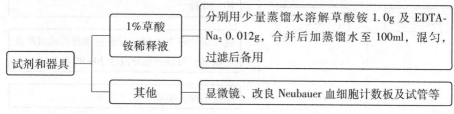

试剂和器具	1%草酸铵稀释液	分别用少量蒸馏水溶解草酸铵 1.0g 及 EDTA-Na$_2$ 0.012g，合并后加蒸馏水至 100ml，混匀，过滤后备用
	其他	显微镜、改良 Neubauer 血细胞计数板及试管等

【操作步骤】

于清洁试管中加入血小板稀释液 0.38ml

↓

准确吸取毛细血管血 20μl，擦去管外余血，置于血小板稀释液内，吸取上清液洗 3 次，立即充分混匀。待完全溶血后再次混匀 1 分钟

↓

取上述均匀的血小板悬液 1 滴，注入计数池内，静置 10~15 分钟，使血小板下沉

↓

用高倍镜计数中央大方格内四角和中央五个中方格内血小板数

【计算】

血小板数/L＝5 个中方格内血小板数 $\times 10^9$/L。

【注意事项】

```
                应防止血小板稀释液被微粒和细菌污染，配制后应过滤。试管及
                吸管也应清洁

                针刺应稍深，使血流顺畅流出。拭去第一滴血后，首先采血进行
                血小板检测。操作应迅速，防止血小板聚集和破坏。采集标本后
                应在 1 小时内完成检测

    注意事项       血液加入稀释液内要充分混匀，滴入计数池后应静置 10～15 分
                钟。室温高湿度低时注意保持计数池周围的湿度，以免水分蒸发
                而影响计数结果

                计数时光线要适中，不可太强，应注意将有折光性的血小板与
                杂质、灰尘相区别。附在血细胞旁边的血小板也要注意，不要
                漏数

                用相差显微镜或暗视野显微镜计数，效果更佳，计数结果更
                准确
```

3. 流式细胞仪检测法

【试剂和器具】

鞘液、荧光染液、CD41 和 CD61 抗体、质控品。

【操作步骤】

详见 ICSH 发布文件《Platelet counting by the RBC/platelet ratio method. A reference method》。

【注意事项】

应使用健康人新鲜血进行参考方法检测。

(二) 血小板形态检查标准操作常规

1. 显微镜检查法

【试剂和器具】

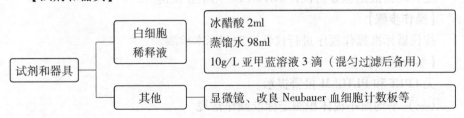

```
                白细胞          冰醋酸 2ml
                稀释液          蒸馏水 98ml
    试剂和器具                  10g/L 亚甲蓝溶液 3 滴（混匀过滤后备用）

                其他           显微镜、改良 Neubauer 血细胞计数板等
```

【操作步骤】

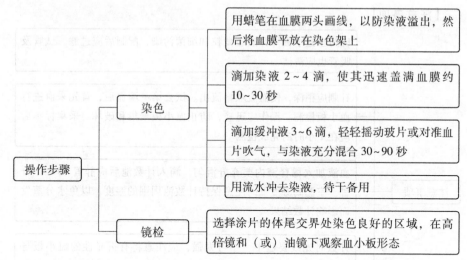

【计算】

可以异常血小板占血小板总数百分比进行计算；也可以极个别、个别、少数、部分、大部分等文字描述报告。

【参考区间】

瑞氏染色血涂片成熟血小板大小基本一致，平均直径 2~4μm；胞质可见较多紫色颗粒。

【注意事项】

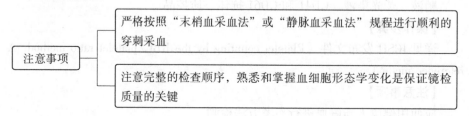

2. 细胞分析仪法

【试剂和器具】

全自动血液细胞分析仪，OLYMPUS 光学显微镜。

【操作步骤】

按仪器标准操作程序进行仪器启动和标本检测。

【参考区间】

无 LPLT 和 PLTCLM 报警提示。

（三）平均血小板体积测定标准操作常规

【试剂和器具】

全自动血液细胞分析仪，OLYMPUS 光学显微镜。

【操作步骤】

按仪器标准操作程序进行仪器启动和标本检测。

【参考区间】

由于仪器不同、试剂不同，结果稍有差异。

四、血细胞自动化检测与分析

（一）血细胞分析仪标准操作常规

1. BayerADVIA120 全自动血细胞分析仪标准操作程序

【使用环境】

室温 20~35℃，湿度 20%~80%，电压 220V±10%，50/60Hz。

【试剂和器具】

ADVIA120 血细胞分析仪原装试剂含下列 11 种：

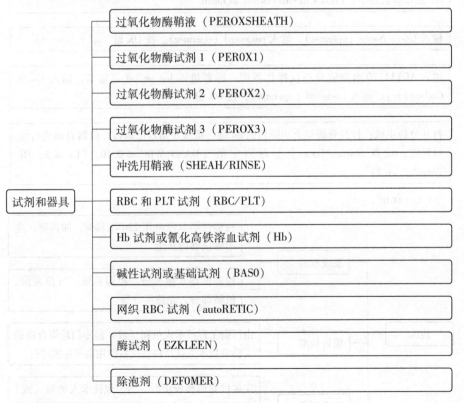

试剂和器具
过氧化物酶鞘液（PEROXSHEATH）
过氧化物酶试剂 1（PEROX1）
过氧化物酶试剂 2（PEROX2）
过氧化物酶试剂 3（PEROX3）
冲洗用鞘液（SHEAH/RINSE）
RBC 和 PLT 试剂（RBC/PLT）
Hb 试剂或氰化高铁溶血试剂（Hb）
碱性试剂或基础试剂（BASO）
网织 RBC 试剂（autoRETIC）
酶试剂（EZKLEEN）
除泡剂（DEFOMER）

储存条件：15~30℃

【操作步骤】

（1）开机前：

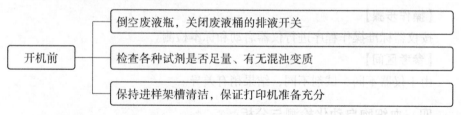

开机前 ─┬─ 倒空废液瓶，关闭废液桶的排液开关
　　　　├─ 检查各种试剂是否足量、有无混浊变质
　　　　└─ 保持进样架槽清洁，保证打印机准备充分

（2）开机：

打开主机控制计算机、显示屏、打印机的电源开关

↓

登录控制主机的计算机 windowsNT。用 operator 登录（密码为：operator），按 OK，再用 bay 登录（密码为：bayer），按 OK

↓

当屏幕显示登录 NT 的提示，同时按下键盘上 Ctrl、Alt、DeL 三个键，进入 windows NT 操作界面如下：Press Ctrl+Alt+Delete to logon

↓

输入 User's Name（operator），输入 password（operator），按 OK 键

↓

进入 ADVIA120 血细胞分析仪操作界面：屏幕进入 log on/off 主窗口，输入 User's Gode（bay），输入 password（operator），按 OK 键

↓

打开分析主机：打开分析机上小键盘的 on 键，系统开始自己运行，仪器自动进行空白测定。检查 Startup Data 上空白测定值（BASO WBC ≤ 0.10，PLT ≤ 5，Hb Trans2.5to4.1）

（3）校准：

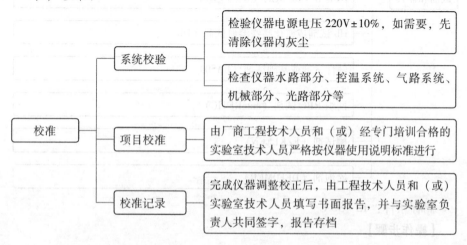

校准 ─┬─ 系统校验 ─┬─ 检验仪器电源电压 220V±10%，如需要，先清除仪器内灰尘
　　　│　　　　　　└─ 检查仪器水路部分、控温系统、气路系统、机械部分、光路部分等
　　　├─ 项目校准 ─── 由厂商工程技术人员和（或）经专门培训合格的实验室技术人员严格按仪器使用说明标准进行
　　　└─ 校准记录 ─── 完成仪器调整校正后，由工程技术人员和（或）实验室技术人员填写书面报告，并与实验室负责人共同签字，报告存档

（4）质控：

当屏幕左上方显示 Ready to Run. 手动进样的绿色指示灯亮时，进行当天的室内质控检测。

配套质控物从冰箱的冷藏室中拿出，置室温中，随血细胞分析仪开机后预热 20 分钟混匀

↓

用鼠标单击主窗口右下方的 Manual Sample ID 显示手动输入编号窗口

↓

选择质量控制 QC 和 QC 检测的内容细胞计数加 WBC 分类（C/D），用鼠标单击 OK

↓

用手持条形码扫描器，对准质控物试管上的条形码进行扫描，当听到"嘡"声，显示屏左上方现现质控物的批号，即可用手动闭管进样

↓

仪器自动上质控图（或人工绘制质控图）

（5）批量标本自动检测流程：根据各质量控制方法的要求完成当日质控（或首批质控）并合格后，即可对临床血液标本进行测定。

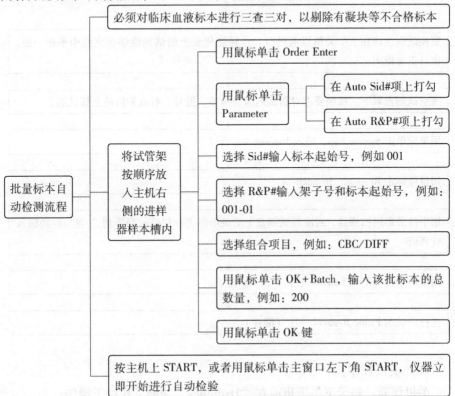

批量标本自动检测流程

├─ 必须对临床血液标本进行三查三对，以剔除有凝块等不合格标本

├─ 将试管架按顺序放入主机右侧的进样器样本槽内
│   ├─ 用鼠标单击 Order Enter
│   ├─ 用鼠标单击 Parameter
│   │   ├─ 在 Auto Sid#项上打勾
│   │   └─ 在 Auto R&P#项上打勾
│   ├─ 选择 Sid#输入标本起始号，例如 001
│   ├─ 选择 R&P#输入架子号和标本起始号，例如：001-01
│   ├─ 选择组合项目，例如：CBC/DIFF
│   ├─ 用鼠标单击 OK+Batch，输入该批标本的总数量，例如：200
│   └─ 用鼠标单击 OK 键
└─ 按主机上 START，或者用鼠标单击主窗口左下角 START，仪器立即开始进行自动检验

（6）手动标本检测：

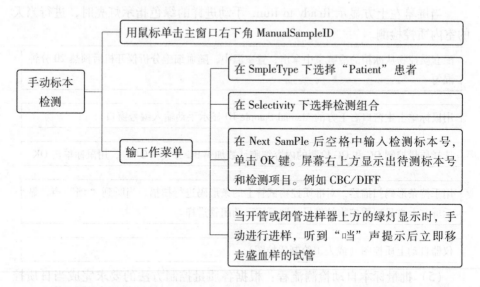

手动标本检测 —— 用鼠标单击主窗口右下角 ManualSampleID

手动标本检测 —— 输工作菜单：
- 在 SmpleType 下选择 "Patient" 患者
- 在 Selectivity 下选择检测组合
- 在 Next SamPle 后空格中输入检测标本号，单击 OK 键。屏幕右上方显示出待测标本号和检测项目。例如 CBC/DIFF
- 当开管或闭管进样器上方的绿灯显示时，手动进行进样，听到 "当" 声提示后立即移走盛血样的试管

（7）试剂更换：

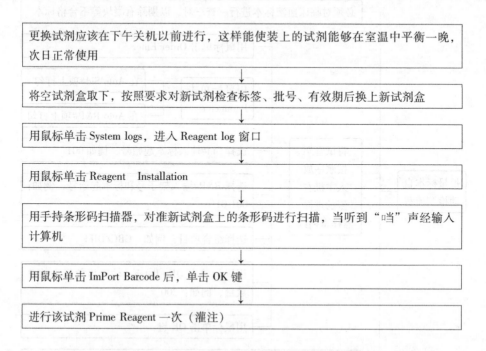

更换试剂应该在下午关机以前进行，这样能使装上的试剂能够在室温中平衡一晚，次日正常使用

↓

将空试剂盒取下，按照要求对新试剂检查标签、批号、有效期后换上新试剂盒

↓

用鼠标单击 System logs，进入 Reagent log 窗口

↓

用鼠标单击 Reagent　Installation

↓

用手持条形码扫描器，对准新试剂盒上的条形码进行扫描，当听到 "当" 声经输入计算机

↓

用鼠标单击 ImPort Barcode 后，单击 OK 键

↓

进行该试剂 Prime Reagent 一次（灌注）

（8）关机程序：

关机保养：每天下午下班前在 "Hydrulics" 功能下作以下操作：

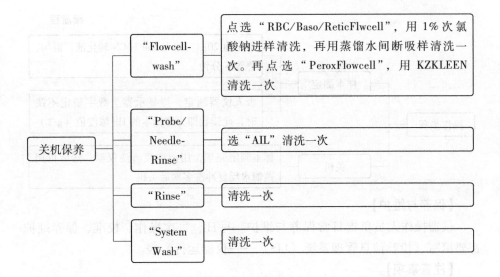

关机：点选"log on/off"再点选"shutDown NT"，待画面出现：

Shut down computer

It is noe safe to turn off your computer

然后关主机→计算机电源→显示器电源→UPS。

2. XK-2 血红蛋白仪标准操作程序

【试剂和器具】

HiCN 转化液、Hb 质控液、HCB 标准液。

【操作步骤】

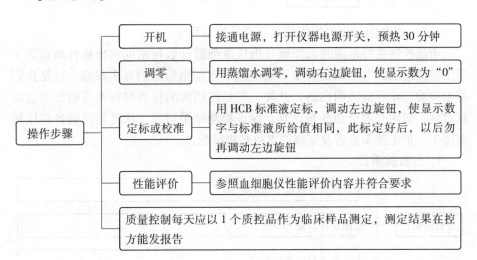

续流程

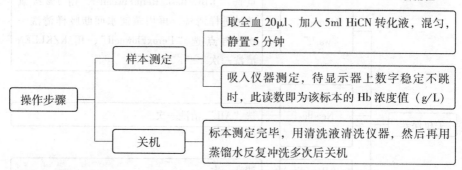

操作步骤 —— 样本测定 —— 取全血 20μl、加入 5ml HiCN 转化液，混匀，静置 5 分钟

吸入仪器测定，待显示器上数字稳定不跳时，此读数即为该标本的 Hb 浓度值（g/L）

关机 —— 标本测定完毕，用清洗液清洗仪器，然后再用蒸馏水反复冲洗多次后关机

【保养与维护】

仪器操作人员负责日常保养与维护。每日、每次操作、校准、保养维护都要填写《检验信息管理系统（LIS）——仪器运行》表。

【注意事项】

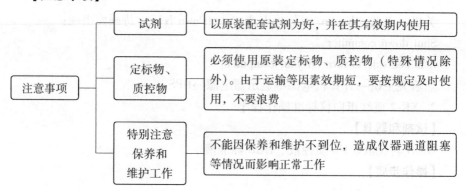

注意事项 —— 试剂 —— 以原装配套试剂为好，并在其有效期内使用

定标物、质控物 —— 必须使用原装定标物、质控物（特殊情况除外）。由于运输等因素效期短，要按规定及时使用，不要浪费

特别注意保养和维护工作 —— 不能因保养和维护不到位，造成仪器通道阻塞等情况而影响正常工作

（二）血细胞分析仪使用的全面质量控制程序

质量控制在控范围的血细胞分析仪血细胞计数精密度和准确性均远高于手工显微镜法，但不能代替手工显微镜下对细胞形态的真实观察，这是我们每个检验工作者应该明白的。此外，越是高档次的仪器对标本等的要求也就越苛刻，必须开展全面质量管理，保证检测结果可靠。这希望得到各临床科室医生、护士甚至患者及家属的支持和积极配合。

1. 分析前质控

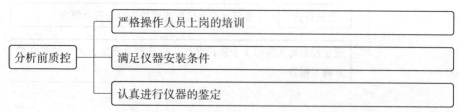

分析前质控 —— 严格操作人员上岗的培训

满足仪器安装条件

认真进行仪器的鉴定

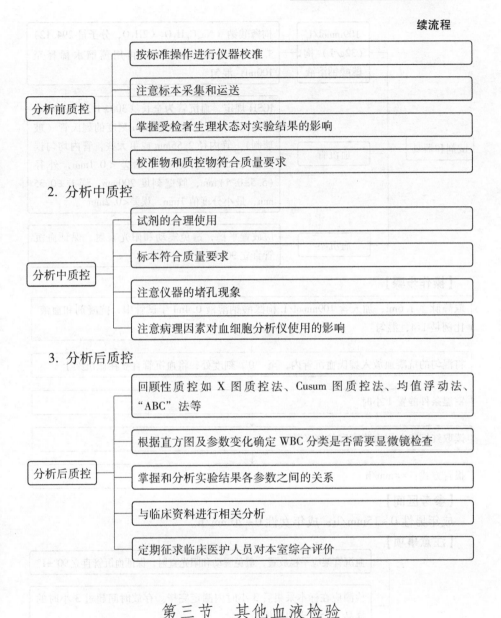

续流程

分析前质控
- 按标准操作进行仪器校准
- 注意标本采集和运送
- 掌握受检者生理状态对实验结果的影响
- 校准物和质控物符合质量要求

2. 分析中质控

分析中质控
- 试剂的合理使用
- 标本符合质量要求
- 注意仪器的堵孔现象
- 注意病理因素对血细胞分析仪使用的影响

3. 分析后质控

分析后质控
- 回顾性质控如 X 图质控法、Cusum 图质控法、均值浮动法、"ABC" 法等
- 根据直方图及参数变化确定 WBC 分类是否需要显微镜检查
- 掌握和分析实验结果各参数之间的关系
- 与临床资料进行相关分析
- 定期征求临床医护人员对本室综合评价

第三节　其他血液检验

一、红细胞沉降率测定

1. 魏氏法

【试剂和器具】

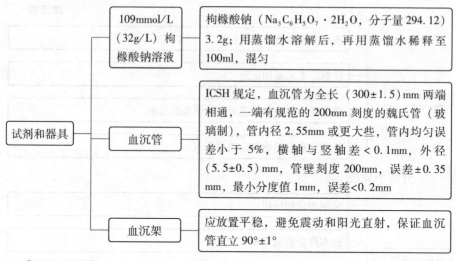

【操作步骤】

取静脉血 1.6ml，加入含 109mmol/L 枸橼酸钠溶液 0.4ml 于试管中，抗凝剂和血液比例是 1∶4，混匀

将混匀的抗凝血放入魏氏血沉管内，至"0"刻度处，将血沉管直立在血沉架上

室温条件静置 1 小时

读取红细胞上层血浆高度的毫米数

报告方式：××mm/h

【参考区间】

成年男性 0～15mm/h；成年女性 0～20mm/h。

【注意事项】

注意事项	血沉管架应平稳放置，避免震动和阳光直射，保证血沉管直立 90°±1°
	检测应在标本采集后 3 小时内测定完毕。存放时间超过 3 小时的样品，会出现假性增高
	抗凝剂与血液之比为 1∶4，抗凝剂与血液比例要准确并立即混匀。抗凝剂应每周配制 1 次，置冰箱中保存，室温保存不超过 2 周
	应注意血细胞比容对 ESR 的影响，CLSI 参考方法严格要求调节 Hct≤0.35，以消除 Hct 对 ESR 的影响

2. 动态血沉分析仪法

【试剂和器具】

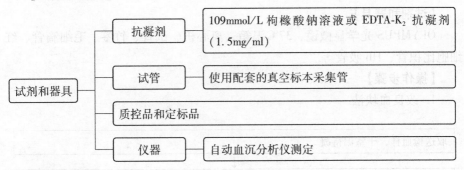

【操作步骤】

预先设定仪器的扫描时间和报告方式

↓

在特制的小试管内加入 0.4ml 枸橼酸钠抗凝剂，准确抽取 1.6ml 静脉血加入上述试管内，加盖，颠倒混匀

↓

放入仪器的测定空位，仪器立即开始初始扫描。按照设定，仪器会定时扫描、自动打印血沉结果和 H-t 曲线

【参考区间】

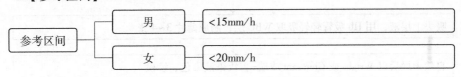

【注意事项】

采集足够量的血液标本

抗凝血标本应在室温条件下（18~25℃），2 小时内测定。在测定期内温度不可上下波动，稳定在 ±1℃ 之内。室温过高时血沉加快，可以按温度系数校正。室温过低时血沉减慢，无法校正

存放时间超过 3 小时的样品，结果会有假性增加

严格按照厂家说明书进行室内质控、定标及仪器操作

应注意血细胞比容对 ESR 的影响，CLSI 参考方法严格要求调节 $Hct \leq 0.35$，以消除 Hct 对 ESR 的影响

二、红斑狼疮细胞检验

【试剂和器具】

OLYMPUS 光学显微镜、37℃温箱、离心机、试管、竹签、毛细滴管、红细胞比积管、Hb 吸管等。

【操作步骤】

1. 改良血块法

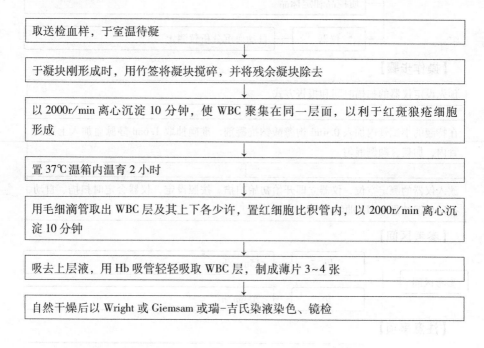

取送检血样，于室温待凝

于凝块刚形成时，用竹签将凝块搅碎，并将残余凝块除去

以 2000r/min 离心沉淀 10 分钟，使 WBC 聚集在同一层面，以利于红斑狼疮细胞形成

置 37℃温箱内温育 2 小时

用毛细滴管取出 WBC 层及其上下各少许，置红细胞比积管内，以 2000r/min 离心沉淀 10 分钟

吸去上层液，用 Hb 吸管轻轻吸取 WBC 层，制成薄片 3~4 张

自然干燥后以 Wright 或 Giemsam 或瑞-吉氏染液染色、镜检

2. 传统方法

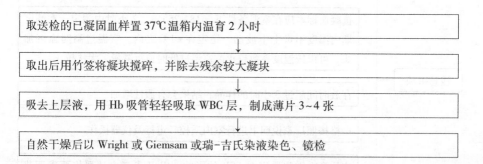

取送检的已凝固血样置 37℃温箱内温育 2 小时

取出后用竹签将凝块搅碎，并除去残余较大凝块

吸去上层液，用 Hb 吸管轻轻吸取 WBC 层，制成薄片 3~4 张

自然干燥后以 Wright 或 Giemsam 或瑞-吉氏染液染色、镜检

【参考区间】

正常人阴性。

三、一氧化碳血红蛋白定性试验

【试剂和器具】

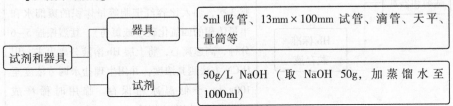

试剂和器具
- 器具　5ml 吸管、13mm×100mm 试管、滴管、天平、量筒等
- 试剂　50g/L NaOH（取 NaOH 50g，加蒸馏水至 1000ml）

【操作步骤】

取试管 2 支，各加蒸馏水 3~5 的 ml，一管加患者血液 3 滴，另一管加正常人对照血 3 滴，混匀。此时，如患者血中有 HbCO，则血液呈樱桃红色

↓

每管各加 50g/L NaOH 1 滴，轻轻混合，正常对照管呈绿褐色；如患者血液中有 HbCO，则溶血液仍呈樱桃红色，为阳性；如与正常对照色泽一致则为阴性

【参考区间】
正常人阴性。
【注意事项】
观察结果要及时，否则樱红色容易褪色。

第四节　溶血性贫血检验

一、溶血性贫血的筛选试验

（一）血浆游离血红蛋白
【试剂和器具】

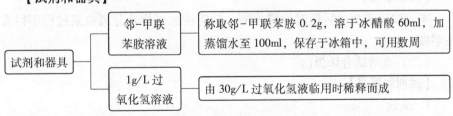

试剂和器具
- 邻-甲联苯胺溶液　称取邻-甲联苯胺 0.2g，溶于冰醋酸 60ml，加蒸馏水至 100ml，保存于冰箱中，可用数周
- 1g/L 过氧化氢溶液　由 30g/L 过氧化氢液临用时稀释而成

续流程

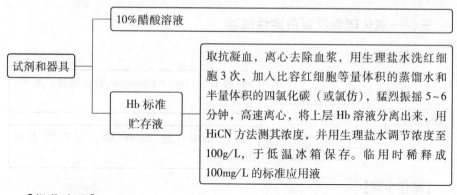

【操作步骤】

Hb 标准应用液 0.02ml 置于标准管内；受检血浆 0.02ml 置于测定管内；蒸馏水 0.02ml 置于空白管内

↓

邻-甲联苯胺溶液及 1g/L 过氧化氢溶液各 1.0ml 依次分别加入标准管、测定管及空白管内，充分混匀，静置 10 分钟

↓

标准管、测定管、空白管内分别加入 10% 醋酸溶液 10ml 混合，放置 10 分钟

↓

用 435nm 进行比色，以空白管调零，读取各管吸光度

【计算】

$$血浆游离血红蛋白(mg/L) = \frac{测定管吸光度}{标准管吸光度} \times 100 \ (mg/L)$$

【参考区间】

<40mg/L。

【注意事项】

本试验应于溶血后即时取样检测，且应注意采样及分离血浆过程不得发生溶血。

（二）血清结合珠蛋白

【试剂和器具】

1. 试剂

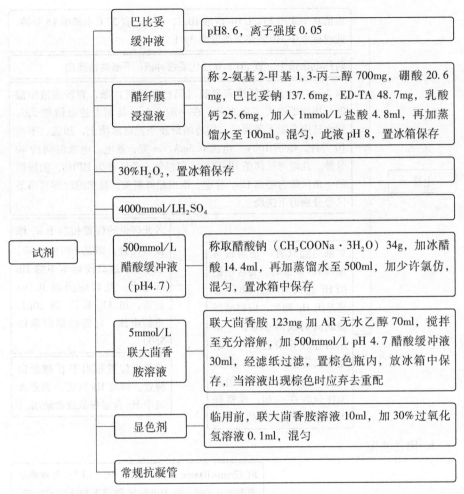

试剂

- 巴比妥缓冲液 — pH8.6，离子强度 0.05
- 醋纤膜浸湿液 — 称 2-氨基 2-甲基 1,3-丙二醇 700mg，硼酸 20.6mg，巴比妥钠 137.6mg，ED-TA 48.7mg，乳酸钙 25.6mg，加入 1mmol/L 盐酸 4.8ml，再加蒸馏水至 100ml。混匀，此液 pH 8，置冰箱保存
- 30%H$_2$O$_2$，置冰箱保存
- 4000mmol/LH$_2$SO$_4$
- 500mmol/L 醋酸缓冲液（pH4.7）— 称取醋酸钠（CH$_3$COONa·3H$_2$O）34g，加冰醋酸 14.4ml，再加蒸馏水至 500ml，加少许氯仿，混匀，置冰箱中保存
- 5mmol/L 联大茴香胺溶液 — 联大茴香胺 123mg 加 AR 无水乙醇 70ml，搅拌至充分溶解，加 500mmol/L pH 4.7 醋酸缓冲液 30ml，经滤纸过滤，置棕色瓶内，放冰箱中保存，当溶液出现棕色时应弃去重配
- 显色剂 — 临用前，联大茴香胺溶液 10ml，加 30%过氧化氢溶液 0.1ml，混匀
- 常规抗凝管

2. 器具

试管、加样器、吸管、天平、量筒、离心机、电泳槽、分光光度计、水浴箱、冰箱等。

【操作步骤】

1. Hb 溶液的制备与标化　取新鲜抗凝血液，离心后去血浆，以 10 倍体积的生理盐水洗涤 RBC 3~4 次，最后一次应尽量吸去盐水部分，再加相当于 RBC 压积 2~3 倍的蒸馏水，加 1 体积四氯化碳，用力振摇 10 秒，静置片刻，3000r/min 离心 5 分钟，吸出上层清亮的 Hb 液。然后，按照 ICSH 推荐的 HiCN 方法测定 Hb 溶液的准确浓度，再用蒸馏水稀释成 33g/L 的 HGD 溶液。

2. 电泳

血清 0.1ml 加 33g/L Hb 溶液 10μl，混匀，置 37℃ 水箱中 15 分钟。此时标本中 Hb 的终末浓度为 3g/L

两侧电泳槽中，置 pH 8.6 巴比妥缓冲液. 平衡两槽液面

电泳

取 2cm×8cm 醋酸纤维素薄膜（简称醋纤膜）条，置浸湿液中湿润，用滤纸吸去多余水分。在一端 2.5cm 处加上述血清约 5μl，待血清完全吸入薄膜后，即将醋纤膜条置电泳槽上，加盖，平衡 10 分钟，电压 100V，电流 0.5mA/cm 宽，通电。电泳时间约 40 分钟。此时可见两条 Hb 区带，阳极的一条区带为 HPHb，阴极侧的一条区带为游离 Hb。停电，取出醋纤膜条，趁潮湿时即将两条区带分别剪下洗脱

如果遇到只有一条肉眼可见的 Hb 区带时，要区别是因 HP 过高而所加 Hb 不够还是因 Hp 阙如，应将醋纤膜纵向剪成两小条，一条用丽春红 S 染色，另一条用联大茴香胺显色剂显色，然后把两小条醋纤膜仍按原样合并在一起，观察联大茴香胺显色区带的位置

若此区带的位置相当于 α_2 球蛋白位置，即是 HPHb 区带，表示 HP 过高使标本中的 Hb 部结合，此时应另取 0.1ml 血清，加 33g/L Hb 液 20μl，重新电泳，计算结果时乘以 5500

若此带位置相当于 β 球蛋白位置，即是 Hb 区带，表示血清中 Hp 含量极低或者缺如

3. 比色测定

比色测定

洗脱
取 12mm×100mm 试管，编号 "C 与 F"，各准确加蒸馏水 1.0ml，将 HPHb 区带剪下放入 "C" 管，游离 Hb 区带剪下放入 "F" 管，浸泡 30 分钟。混匀，移去醋纤膜条（如果不能及时显色测定，洗脱液置冰箱内，至少 24 小时内百分比值保持不变）

显色
另取 16mm×150mm 试管，编号 "C" "F" 及 "对照"，"C" "F" 两管各加相应的洗脱液 0.2ml，"对照" 管加蒸馏水 0.2ml。各管中加显色剂 1ml，混匀，置 37℃ 水箱中准确 10 分钟。取出，加 4mmol/L 硫酸各 4ml，充分混匀

比色
分光光度计，波长 530nm，1cm 光径比色杯，以对照管调零，分别读取 "C" 与 "F" 管的吸光度 Ac 与 AF

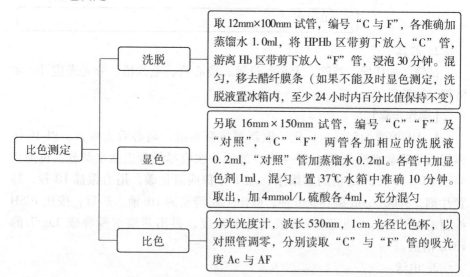

【计算】

$$Hp(mg\ Hb/L)= \frac{Ac}{Ac+Af} \times 3000$$

【参考区间】

164 名健康成人的测定结果，血清 Hp 含量为 731±420mg（2s）/L。其中男 54 人，Hp 含量 742±360mg（2g）/L；女 110 人，Hp 含量 726±372mg（2s）/L。

【注意事项】

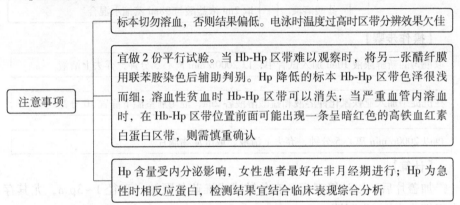

注意事项
- 标本切勿溶血，否则结果偏低。电泳时温度过高时区带分辨效果欠佳
- 宜做 2 份平行试验。当 Hb-Hp 区带难以观察时，将另一张醋纤膜用联苯胺染色后辅助判别。Hp 降低的标本 Hb-Hp 区带色泽很浅而细；溶血性贫血时 Hb-Hp 区带可以消失；当严重血管内溶血时，在 Hb-Hp 区带位置前面可能出现一条呈暗红色的高铁血红素白蛋白区带，则需慎重确认
- Hp 含量受内分泌影响，女性患者最好在非月经期进行；Hp 为急性时相反应蛋白，检测结果宜结合临床表现综合分析

（三）高铁血红素白蛋白

【试剂和器具】

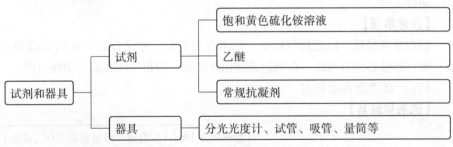

试剂和器具
- 试剂
  - 饱和黄色硫化铵溶液
  - 乙醚
  - 常规抗凝剂
- 器具
  - 分光光度计、试管、吸管、量筒等

【操作步骤】

取 3ml 新鲜血浆于一试管中，上面覆盖 1cm 厚的乙醚

↓

加 1/10 量的饱和黄色硫化铵溶液振荡混合使其分层

用分光光度计在 558nm 波长处检查

【计算】

在 558nm 波长处出现强的吸收光带为阳性。

【参考区间】

正常人血清中无高铁血红素白蛋白。

（四）尿含铁血黄素

【试剂和器具】

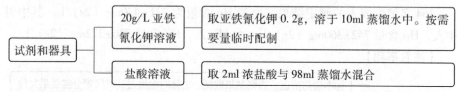

【操作步骤】

取混匀的新鲜尿液 10ml 加入试管中，以 2000r/min 离心 5 分钟，弃去上清液

在沉淀中加入亚铁氰化钾溶液和盐酸溶液各 2ml，混匀后室温下静置 10 分钟

再以 2000r/min 离心 5 分钟，弃去上清液，取沉淀物滴片

【计算】

加盖片后，以油镜观察：有分散或成堆蓝色颗粒（直径 1~3μm，尤其存在于细胞内），为阳性。

【参考区间】

阴性。

【注意事项】

宜取患者晨尿，以提高阳性率；标本在放置时，建议以封口膜封口以免污染。所有器材必须不含铁，否则造成假阳性结果。分析中同时应作阴性对照。

（五）红细胞寿命测定

【试剂和器具】

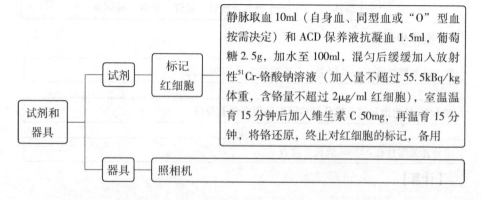

【操作步骤】

将上述标记红细胞全血或红细胞悬液注入患者静脉，24 小时后于对侧肘静脉采血 2.5ml；以后每隔 3～5 天采血一次，直到血标本放射性减少到第一次采血的一半以下。

【参考区间】

25～32 天。

【注意事项】

注意事项 ── 整个过程严格无菌操作，避免输血防止标记红细胞稀释

├── 铬是潜在的毒性物质，过量将产生氧化血红蛋白，抑制红细胞呼吸。必须控制用量

二、红细胞膜缺陷的检验

（一）红细胞渗透脆性试验

【试剂和器具】

10g/L 氯化钠贮存液：精确称取经 100℃烘干、且在干燥器中密闭保存的分析纯氯化钠 1.000g，置 100ml 容量瓶中，加适量蒸馏水溶解后，再加蒸馏水至刻度。

【操作步骤】

取清洁干燥小试管 14 支，各管加蒸馏水和 10g/L 氯化钠溶液

↓

用干燥灭菌注射器取被检者静脉血 1ml，针头斜面向上，平执注射器，通过针头在每管加入 1 滴全血，轻轻摇匀；以同样方法取正常人血加于正常对照组试管

↓

将各管静置室温中 2 小时，从高浓度开始观察全部 14 管溶血现象

表 2-8-2 氯化钠溶液稀释表

试管号	1	2	3	4	5	6	7	8	9	10	11	12	13	14
蒸馏水（滴）	20	19	18	17	16	15	14	13	12	11	10	9	8	7
10g/L NaCl（滴）	5	6	7	8	9	10	11	12	13	14	15	16	17	18
氯化钠浓度（g/L）	2.0	2.4	2.8	3.2	3.6	4.0	4.4	4.8	5.2	5.6	6.0	6.4	6.8	7.2

【计算】

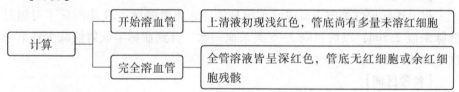

计算 ┬ 开始溶血管 —— 上清液初现浅红色，管底尚有多量未溶红细胞

　　 └ 完全溶血管 —— 全管溶液皆呈深红色，管底无红细胞或余红细胞残骸

【参考区间】

开始溶血 3.8~4.6g/L。

完全溶血 2.8~3.2g/L。

【注意事项】

注意事项 ┬ 每次检测均应有正常对照，正常对照与被检者氯化钠浓度相差0.4g/L，即有诊断价值。在乳白色背景下观察、判断完全溶血管，必要时可离心后观察。黄疸患者开始溶血管不易观察，严重贫血患者红细胞太少，皆可用等渗盐水将红细胞洗涤后再配成50%红细胞悬液进行试验

　　　 ├ 氯化钠必须干燥、称量精确，用前要新鲜配制。所用器材必须清洁干燥

　　　 └ 不能用枸橼酸盐或双草酸盐作抗凝，以免增加离子强度，影响溶液的渗透压

（二）红细胞孵育渗透脆性试验

【试剂和器具】

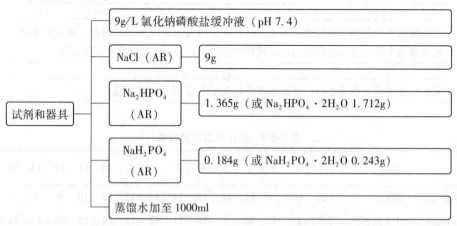

试剂和器具 ┬ 9g/L 氯化钠磷酸盐缓冲液（pH 7.4）

　　　　　 ├ NaCl（AR）—— 9g

　　　　　 ├ Na₂HPO₄（AR）—— 1.365g（或 $Na_2HPO_4 \cdot 2H_2O$ 1.712g）

　　　　　 ├ NaH₂PO₄（AR）—— 0.184g（或 $NaH_2PO_4 \cdot 2H_2O$ 0.243g）

　　　　　 └ 蒸馏水加至1000ml

此氯化钠磷酸盐缓冲液的氯化钠浓度为 9g/L，但其渗透压相当于 10g/L 氯化钠溶液。

【操作步骤】

> 取肝素抗凝静脉血 2ml，分为 2 份，1 份立即试验；另 1 份加塞在 37℃温育 24 小时后再做试验

⬇

> 将氯化钠磷酸盐缓冲液稀释成不同浓度

> 每管加肝素抗凝血 0.05ml，轻轻颠倒混匀，放置室温（20℃左右）30 分钟

> 分别将各管混匀 1 次，然后离心取上清，用分光光度计波长 540nm，以 9g/L 氯化钠磷酸盐缓冲液调零，测定各溶血管上清液的吸光度

表 2-8-3　氯化钠磷酸盐缓冲液稀释表

试管号	1	2	3	4	5	6	7	8	9	10	11	12	13
9g/L NaCl	4.2	3.7	3.5	3.2	3.0	2.7	2.5	2.2	2.0	1.7	1.5	1.0	0.5
缓冲液（ml）	5	5	0	5	0	5	0	5	0	5	0	0	0
蒸馏水（ml）	0.7	1.2	1.5	1.7	2.0	2.2	2.5	2.7	3.0	3.2	3.5	4.0	4.5
缓冲液（ml）	5	5	0	5	0	5	0	5	0	5	0	0	0
NaCl（g/L）	8.5	7.5	7.0	6.5	6.0	5.5	5.0	4.5	4.0	3.5	3.0	2.0	1.0

【计算】

1. 溶血百分率

以 1.0g/L NaCl 完全溶血管的吸光度为 100%，从各管的吸光度计算出相应氯化钠浓度的溶血百分率。

$$溶液百分率(\%) = \frac{测定管吸光度}{完全溶血管吸光度} \times 100$$

2. 红细胞中间脆性（MCF）

以溶血百分率为纵坐标、氯化钠浓度为横坐标作溶血曲线图，即为红细胞盐水渗透脆性曲线。在曲线上，50%溶血的氯化钠浓度为红细胞中间脆性。

【参考区间】

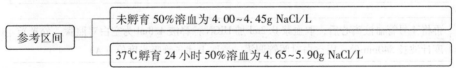

参考区间	未孵育 50%溶血为 4.00~4.45g NaCl/L
	37℃孵育 24 小时 50%溶血为 4.65~5.90g NaCl/L

【注意事项】

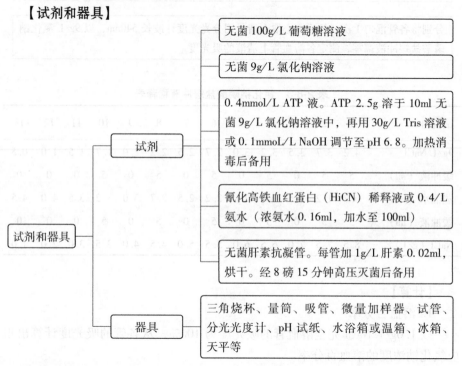

注意事项
- 所用的试剂及试管应先消毒，试管应加塞；每次试验应做正常对照
- 试剂 pH 及温度必须恒定，pH 改变 0.1 或温度改变 5℃，均可使结果改变 0.01%

（三）红细胞自身溶血试验及纠正试验

【试剂和器具】

试剂和器具
- 试剂
  - 无菌 100g/L 葡萄糖溶液
  - 无菌 9g/L 氯化钠溶液
  - 0.4mmol/L ATP 液。ATP 2.5g 溶于 10ml 无菌 9g/L 氯化钠溶液中，再用 30g/L Tris 溶液或 0.1mmoL/L NaOH 调节至 pH 6.8。加热消毒后备用
  - 氰化高铁血红蛋白（HiCN）稀释液或 0.4/L 氨水（浓氨水 0.16ml，加水至 100ml）
  - 无菌肝素抗凝管。每管加 1g/L 肝素 0.02ml，烘干。经 8 磅 15 分钟高压灭菌后备用
- 器具
  - 三角烧杯、量筒、吸管、微量加样器、试管、分光光度计、pH 试纸、水浴箱或温箱、冰箱、天平等

【操作步骤】

取 4 支小试管（每管加 1g/L 肝素 0.02ml，高压灭菌后烘干），测定管编 1、2、3、4 号

↓

取静脉血 4.0ml，分别加入各试管内 1.0ml

↓

在 1、2、3 号管中加入试剂，置 37℃温育后分离血浆制备各测定管；4 号管即放 4℃冰箱内保存，制备"全溶血对照管"

↓

再将 4 号管血液离心后，取血浆 0.2ml 加 HiCN 稀释液 4.8ml 为空白对照管。分光光度计波长 540nm 处，用空白对照管调零，读取上述各管吸光度值（A）

表 2-8-4　自身溶血试验及其纠正试验操作表

管号	1	2	3	4（全溶血对照）
肝素凝血（ml）	1.0	1.0	1.0	1.0
100g/L 葡萄糖（ml）	0.05	—	—	—
0.4mol/L ATP（ml）		0.05		—
9g/L NaCl（ml）	—	—	0.05	—
	加塞于 37℃ 温育 48 小时后做血细胞比容测定			4℃冷藏
另取 4 支试管	1	2	3	4
孵育后血浆（ml）	0.2	0.2	0.2	0.1（全血）
HiCN 稀释液（ml）	4.8	4.8	4.8	9.9

【计算】

$$测定管溶血率(\%)=\frac{测定管吸光度 \times (1 - 红细胞比容)}{全溶血对照管吸光度 \times 4} \times 100$$

式中分子是将测定管 A 值乘以血浆比容，换算成稀释到全血量时的吸光度。式中分母乘 4 是溶血对照管稀释 100 倍、测定管稀释 25 倍的系数。若溶血明显，A 值过大，可增加稀释倍数。

【参考区间】

正常人血液在无菌条件下孵育 48 小时后，溶血率<4.0%；加葡萄糖或 ATP 后，溶血率<0.6%。

【注意事项】

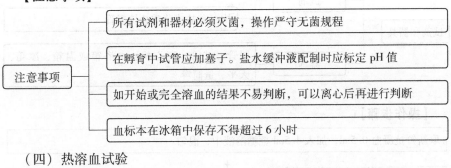

注意事项
- 所有试剂和器材必须灭菌，操作严守无菌规程
- 在孵育中试管应加塞子。盐水缓冲液配制时应标定 pH 值
- 如开始或完全溶血的结果不易判断，可以离心后再进行判断
- 血标本在冰箱中保存不得超过 6 小时

（四）热溶血试验

【试剂和器具】

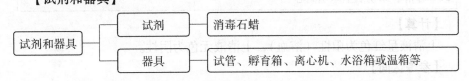

试剂和器具
- 试剂：消毒石蜡
- 器具：试管、孵育箱、离心机、水浴箱或温箱等

【操作步骤】

将无菌操作取得的静脉血，取下针头后，缓缓地沿管壁注入消毒小试管中，避免产生气泡

↓

加少许消毒石蜡油覆盖，置37℃孵育箱保温24小时，取出离心沉淀

【计算】

观察上清液颜色，如出现溶血为阳性。

【参考区间】

正常人为阴性。

【注意事项】

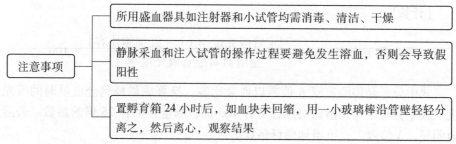

注意事项
- 所用盛血器具如注射器和小试管均需消毒、清洁、干燥
- 静脉采血和注入试管的操作过程要避免发生溶血，否则会导致假阳性
- 置孵育箱24小时后，如血块未回缩，用一小玻璃棒沿管壁轻轻分离之，然后离心，观察结果

（五）蔗糖水溶血实验

【试剂和器具】

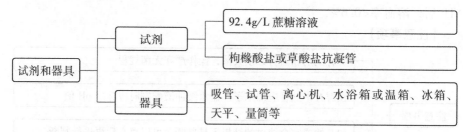

试剂和器具
- 试剂
  - 92.4g/L 蔗糖溶液
  - 枸橼酸盐或草酸盐抗凝管
- 器具
  - 吸管、试管、离心机、水浴箱或温箱、冰箱、天平、量筒等

【操作步骤】

取新鲜抗凝血0.5ml，加入4.5ml蔗糖溶液中，混匀

↓

37℃孵箱中30分钟后取出离心

【计算】

上清液呈红色为阳性（溶血），上清液无色为阴性。

【参考区间】

正常人为阴性。

【注意事项】

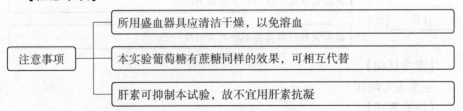

注意事项
- 所用盛血器具应清洁干燥，以免溶血
- 本实验葡萄糖有蔗糖同样的效果，可相互代替
- 肝素可抑制本试验，故不宜用肝素抗凝

（六）酸溶血试验

【试剂和器具】

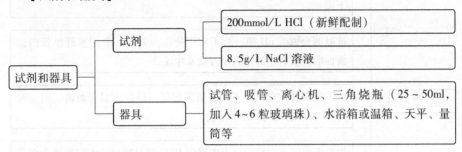

试剂和器具
- 试剂
  - 200mmol/L HCl（新鲜配制）
  - 8.5g/L NaCl 溶液
- 器具
  - 试管、吸管、离心机、三角烧瓶（25～50ml，加入 4～6 粒玻璃珠）、水浴箱或温箱、天平、量筒等

【操作步骤】

取试管 1 支，加 8.5g/L NaCl 溶液 5～6ml，再加患者血 0.5ml（10 余滴），混匀，离心弃去上清液。如此重复洗涤 RBC 2 次（脱纤维蛋白血 RBC 洗涤 3 次），最后配成 50%RBC 悬液

↓

将自然凝固的正常血样分离血清（最好采用多人混合新鲜血清，以保证有足够的补体）。按操作"1"制备正常人 RBC 悬液

↓

按表 2-8-5 操作后置 37℃水浴中 1 小时

表 2-8-5　酸溶血试验操作表

加入物	试验管	对照管
正常人血清（ml）	0.5	0.5
患者 50%RBC 悬液（ml）	0.025	—
正常人 50%RBC 悬液（ml）	—	0.025
0.2mol/L HCl（ml）	0.05	—

【计算】

| 计算 | 试验管溶血、对照管不溶血为阳性 |
| | 试验管和对照管都不溶血为阴性 |

【参考区间】

正常人为阴性。

【注意事项】

注意事项	血清酸化后试管必须塞紧，否则二氧化碳逸出，可使血清酸度下降
	抗凝剂会影响 pH 值，故不宜用抗凝血浆，一般用脱纤维蛋白血或抽取血液后立即注入生理盐水中洗涤
	为了保证补体充足，正常血清须新鲜，最好用混合血清，但正常对照 RBC 必须用"O"型血
	如患者曾经多次输血，血中异常 RBC 相对减少，本试验可为弱阳性或阴性
	球形 RBC 在酸化血清内可呈假阳性

（七）冷溶血试验

【试剂和器具】

| 试剂和器具 | 试剂 | 补体制备：抽取豚鼠心脏血液 2~4ml，分离血清，保存于冰箱，临用时以生理盐水做 1:10 稀释 |
| | 器具 | 试管、吸管、离心管、三角烧瓶（25~50ml，加入 4~6 粒玻璃珠）、水浴箱或温箱、冰箱等 |

【操作步骤】

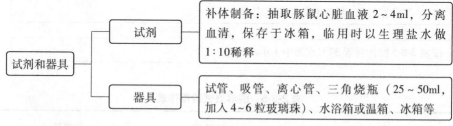

用生理盐水洗涤 RBC 3 次，最后制成 50%RBC 悬液

↓

按表 2-8-6 滴加各液，经培育后 1000r/min 离心 5 分钟观察溶血现象

表2-8-6　冷溶血试验操作表

试管号	血清 0.5ml	RBC 悬液 0.05ml	补体（ml）	孵育温度、时间	阳性结果
1	患者	患者	0.05	2℃、30 分钟	溶血
2	患者	正常人	0.05	2℃、30 分钟	溶血
3	正常人	正常人	0.05	2℃、30 分钟	不溶血
4	患者灭能血清	患者	0.05	37℃、2 小时	不溶血
5	正常人	患者	0.05	37℃、2 小时	不溶血
6	患者	患者	生理盐水 0.05	37℃、2 小时	不溶血
7	患者	患者	生理盐水 0.05	2℃、30 分钟	不溶血
8	患者	正常人	生理盐水 0.05	2℃、30 分钟	不溶血

注：患者血清先置56℃灭能30分钟

【计算】

若第 1、第 2 管溶血，其余管不溶血为阳性。

【参考区间】

正常人为阴性。

【注意事项】

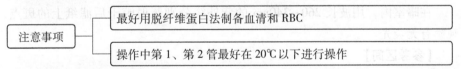

注意事项 ── 最好用脱纤维蛋白法制备血清和 RBC
── 操作中第 1、第 2 管最好在 20℃ 以下进行操作

三、红细胞酶缺陷的检验

（一）葡萄糖-6-磷酸脱氢酶

1. 葡萄糖-6-磷酸脱氢酶荧光斑点试验

【试剂和器具】

混合试剂的成分与配方如下：

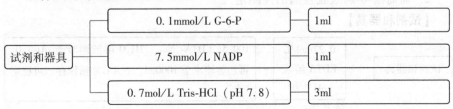

试剂和器具 ── 0.1mmol/L G-6-P ── 1ml
── 7.5mmol/L NADP ── 1ml
── 0.7mol/L Tris-HCl（pH 7.8） ── 3ml

续流程

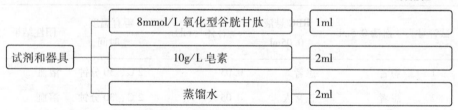

试剂和器具	8mmol/L 氧化型谷胱甘肽	1ml
	10g/L 皂素	2ml
	蒸馏水	2ml

此混合试剂分装后置 20℃保存，可稳定数月。

【操作步骤】

标本采集：EDTA-Na₂ ACD 或肝素抗凝全血，若置 4℃保存，可稳定 1 周。亦可用肝素化毛细管从手指或足跟采取末梢血液

↓

取 12mm×75mm 试管 3 支，标明患者、正常对照和阳性对照。向各管加入混合试剂 200μl

↓

向各管分别加入患者、正常和阳性的抗凝全血 20μl，混匀后置 25℃室温中

↓

在反应 0 分钟（混匀后立即吸出）、5 分钟和 10 分钟时，分别从各管吸出反应液 1 滴，加于新华 1 号滤纸上，使充分干燥

【计算】

在暗室内，用波长 260～340nm 的紫外线分别照射晾干后滤纸上的斑点，观察有无荧光。

【参考区间】

5 分钟和 10 分钟斑点出现荧光，而 10 分钟斑点荧光最强。

【注意事项】

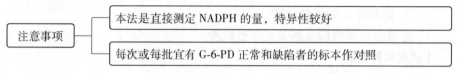

| 注意事项 | 本法是直接测定 NADPH 的量，特异性较好 |
| | 每次或每批宜有 G-6-PD 正常和缺陷者的标本作对照 |

2. 葡萄糖-6-磷酸脱氢酶活性测定

【试剂和器具】

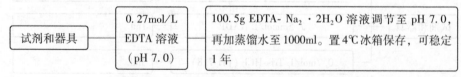

| 试剂和器具 | 0.27mol/L EDTA 溶液（pH 7.0） | 100.5g EDTA- Na₂ · 2H₂O 溶液调节至 pH 7.0，再加蒸馏水至 1000ml。置 4℃冰箱保存，可稳定 1 年 |

续流程

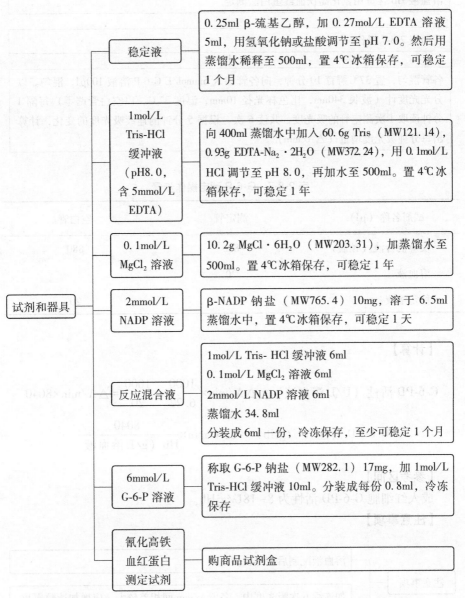

| | 稳定液 | 0.25ml β-巯基乙醇，加 0.27mol/L EDTA 溶液 5ml，用氢氧化钠或盐酸调节至 pH 7.0。然后用蒸馏水稀释至 500ml，置 4℃冰箱保存，可稳定 1 个月 |

1mol/L Tris-HCl 缓冲液（pH8.0，含 5mmol/L EDTA）：向 400ml 蒸馏水中加入 60.6g Tris（MW121.14），0.93g EDTA-Na$_2$·2H$_2$O（MW372.24），用 0.1mol/L HCl 调节至 pH 8.0，再加水至 500ml。置 4℃冰箱保存，可稳定 1 年

0.1mol/L MgCl$_2$ 溶液：10.2g MgCl·6H$_2$O（MW203.31），加蒸馏水至 500ml。置 4℃冰箱保存，可稳定 1 年

2mmol/L NADP 溶液：β-NADP 钠盐（MW765.4）10mg，溶于 6.5ml 蒸馏水中，置 4℃冰箱保存，可稳定 1 天

反应混合液：
1mol/L Tris-HCl 缓冲液 6ml
0.1mol/L MgCl$_2$ 溶液 6ml
2mmol/L NADP 溶液 6ml
蒸馏水 34.8ml
分装成 6ml 一份，冷冻保存，至少可稳定 1 个月

6mmol/L G-6-P 溶液：称取 G-6-P 钠盐（MW282.1）17mg，加 1mol/L Tris-HCl 缓冲液 10ml。分装成每份 0.8ml，冷冻保存

氰化高铁血红蛋白测定试剂：购商品试剂盒

试剂和器具

【操作步骤】

溶血液制备新鲜抗凝血，离心去除上清及白细胞层，用 4℃冷生理盐水洗涤 2 次，每次离心去上清时，务必吸去剩余的白细胞层，再加冷生理盐水配成含血细胞比容为 30% 的红细胞悬液，置冰水浴中备用。用时以蒸馏水做 25 倍稀释制备溶血液

溶血液 Hb 含量用氰化高铁血红蛋白法测定

↓

按照表 2-8-7 操作

↓

各管混匀，置 37℃孵育 10 分钟，向各管加入 6mmol/L G-6-P 溶液 100μl，混匀。以分光光度计（波长 340nm，比色杯光径 10mm，温度 37℃，以空白管调零）每隔 1 分钟读取 1 次测定管的吸光度，共读 6 次。根据 5 分钟的连续吸光度的变化，计算出每分钟吸光度增量（△A/min）

表 2-8-7　G-6-P 测定操作步骤

试剂名称（μl）	测定管	空白管
反应混合液（预温）	880	880
溶血液	20	
稳定溶液		20

【计算】

$$G\text{-}6\text{-}PD \text{ 活性（U/L 溶血液）} = \triangle A/\min \times \frac{1000}{6.22} \times \frac{1000}{20} = \triangle A/\min \times 8040$$

$$G\text{-}6\text{-}PD \text{ 活性（U/gHb）} = \triangle A/\min \times \frac{8040}{Hb（g/L 溶血液）}$$

【参考区间】

成人红细胞 G-6-PD 活性为 8~18U/g Hb。

【注意事项】

注意事项 ─┬─ 溶血液配制后应尽快测定

　　　　　└─ 如连续 6 次吸光度中，各△A/min 间相差较大，应增加读数次数，直至连续 5 次△A/min 读数间接近为止

（二）丙酮酸激酶（PK）

1. 丙酮酸激酶荧光斑点试验

【试剂和器具】

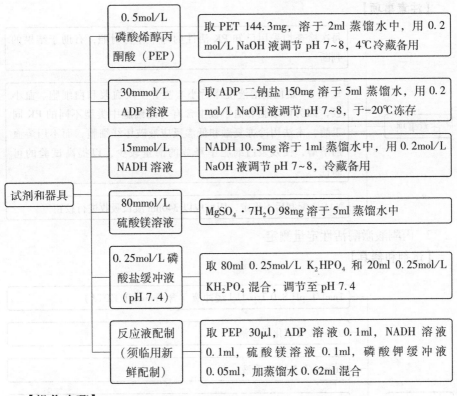

试剂和器具

0.5mol/L 磷酸烯醇丙酮酸（PEP）	取 PET 144.3mg，溶于 2ml 蒸馏水中，用 0.2 mol/L NaOH 液调节 pH 7~8，4℃冷藏备用
30mmol/L ADP 溶液	取 ADP 二钠盐 150mg 溶于 5ml 蒸馏水，用 0.2 mol/L NaOH 液调节 pH 7~8，于-20℃冻存
15mmol/L NADH 溶液	NADH 10.5mg 溶于 1ml 蒸馏水中，用 0.2mol/L NaOH 液调节 pH 7~8，冷藏备用
80mmol/L 硫酸镁溶液	$MgSO_4 \cdot 7H_2O$ 98mg 溶于 5ml 蒸馏水中
0.25mol/L 磷酸盐缓冲液（pH 7.4）	取 80ml 0.25mol/L K_2HPO_4 和 20ml 0.25mol/L KH_2PO_4 混合，调节至 pH 7.4
反应液配制（须临用新鲜配制）	取 PEP 30μl，ADP 溶液 0.1ml，NADH 溶液 0.1ml，硫酸镁溶液 0.1ml，磷酸钾缓冲液 0.05ml，加蒸馏水 0.62ml 混合

【操作步骤】

取肝素抗凝血 2ml 用 9g/L 氯化钠溶液洗涤 3 次后配成 20%的红细胞悬液

将红细胞悬液在-20℃以下冷冻，让红细胞完全溶解成 Hb 液

取 Hb 液 20μl，和反应液 200μl 充分混合后，先取一小滴在 1 号滤纸上点一小斑点，37℃温育，分别在 25 分钟、35 分钟、45 分钟、60 分钟时，再在滤纸上点其他斑点

晾干后在波长 365nm 紫外光灯下观察斑点的荧光

【计算】

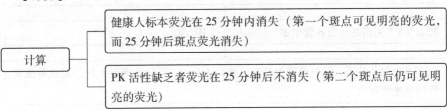

计算

	健康人标本荧光在 25 分钟内消失（第一个斑点可见明亮的荧光，而 25 分钟后斑点荧光消失）
	PK 活性缺乏者荧光在 25 分钟后不消失（第二个斑点后仍可见明亮的荧光）

【注意事项】

注意事项

- 每次检查均采用已知 PK 活性的标本作为对照，有助于结果的判断
- 每次 9%氯化钠溶液洗涤后小心吸弃上层血浆和白细胞、血小板，因为白细胞和血小板中含有与红细胞中类型不同的 PK 同工酶，本法用冷冻复融和低渗反应液破坏红细胞，而不用溶血剂溶解，使残余白细胞中释放的酶量较少，以提高试验的可靠性
- NADH 配制后不稳定，用前应以 340nm 波长吸收进行校正

2. 丙酮酸激酶活性定量测定

【试剂和器具】

试剂和器具

- 1mol/L pH 8.0 Tris-Hcl 缓冲液（含 5mmol/L EDTA）
- 0.1mol/L 氯化镁溶液
- 2mmol/L NADH 溶液
- 30mmol/L ADP 溶液
- 60U/ml LDH 酶溶液
- 10mol/L 果糖-1,6-二磷酸（FOP）溶液
- 50mmol/L PEP 溶液

【操作步骤】

- 1:20 Hb 液。同前所述。用时以冰蒸馏水做 20 倍稀释，即为溶血液。用氰化血红蛋白法测定溶血液中血红蛋白浓度，冰浴备用
- 按表 2-8-8 列出的量在各管中加入试剂和被检 Hb 液
- 在 37%恒温条件下，以对照管为基准，波长 340nm，每分钟测定 1 次，记录各测定管的吸光度变化

表 2-8-8　丙酮酸激酶活性定量测定方法

加入物（μl）	对照	高 PEP 浓度	低 PEP 浓度	低 PEP 浓度+FDP
Tris-Hcl 缓冲液	100	100	100	100
MgCl₂	100	100	100	100
NADH	100	100	100	100
ADP	50	20	20	
LDH	100	100	100	
FOP				50
1:20 Hb 液	20	20	20	20
蒸馏水	380	330	455	405
37℃温育 10 分钟				
PEP 溶液	100	100	5	5

【计算】

$$PK 活性(U/gHb) = 100 \times \triangle A \times Vc/Hb \times 6.22 \times V_h$$

式中，$\triangle A$：每分钟的吸光度变化；Vc：测定体系中的总体积，本实验为 1ml；Hb：Hb 液的血红蛋白浓度；6.22：1mmol/L 的 NDAPH 在 340nm 的吸光系数；V_h：加入 Hb 液的量，本试验为 20μl。

【参考区间】

健康成人 PK 活性：（15.0±1.99）U/gHb；低 PEP 浓度时健康人红细胞 PK 活性：（14.9±3.71）U/g Hb；低 PEP 浓度加 FDP 刺激后健康人红细胞 PK 活性：（43.5±2.46）U/g Hb。

【注意事项】

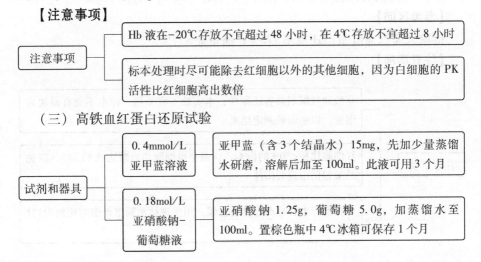

注意事项 —— Hb 液在-20℃存放不宜超过 48 小时，在 4℃存放不宜超过 8 小时

标本处理时尽可能除去红细胞以外的其他细胞，因为白细胞的 PK 活性比红细胞高出数倍

（三）高铁血红蛋白还原试验

试剂和器具

0.4mmol/L 亚甲蓝溶液 —— 亚甲蓝（含 3 个结晶水）15mg，先加少量蒸馏水研磨，溶解后加至 100ml。此液可用 3 个月

0.18mol/L 亚硝酸钠-葡萄糖液 —— 亚硝酸钠 1.25g，葡萄糖 5.0g，加蒸馏水至 100ml。置棕色瓶中 4℃冰箱可保存 1 个月

续流程

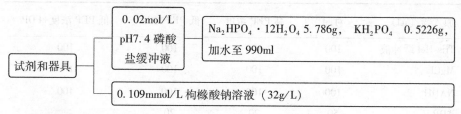

【操作步骤】

取枸橼酸钠抗凝血 3ml，1000r/min 离心 5 分钟，调节血细胞与血浆之比为 1∶1，加入葡萄糖 20mg，轻轻混匀

吸取 1ml 血，加入预先加有亚甲蓝溶液和亚硝酸钠-葡萄糖液各 0.05ml 的试管中，轻轻来回摇动 12 次（使血液与空气充分接触），置 37℃ 水浴箱 3 小时

温育后混匀，取血 0.1ml 加于 10ml 磷酸盐缓冲液中，混匀作为测定管 A

另取未温育管血 0.1ml，加入 10ml 磷酸盐缓冲液中，混匀作为空白管 B

于 2 分钟后在 635nm 波长下比色，测得 A、B 管吸光度 A。然后在 B 管中加入亚硝酸钠—葡萄糖液 0.05ml，混匀，5 分钟后比色，作为 T 管

【计算】

$$高铁血红蛋白还原率(\%) = 1 - (A_A - A_B / A_T - A_B) \times 100\%$$

【参考区间】

健康人高铁血红蛋白还原率 >75%；脐带血 >77%。

【注意事项】

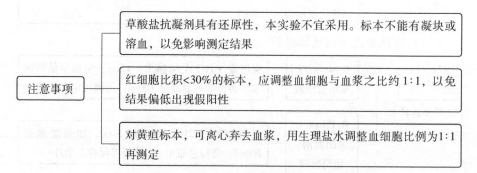

续流程

| 注意事项 | 在急性溶血后由于衰老的红细胞已破坏，而新生的红细胞含有较多的酶，试验结果可能正常，遇此情况，应在3~4周后复查 |
| | 本试验简单易行，敏感性较高，但特异性稍差，如果存在 HbH、UHb、NADH-MetHb 还原酶缺乏、高脂血症、巨球蛋白血症或标本不新鲜等，可出现假阳性 |

四、血红蛋白异常的检验

（一）血红蛋白电泳

【试剂和器具】

1. 试剂

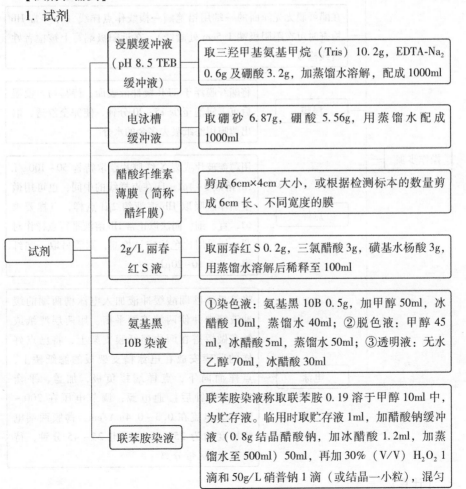

试剂	浸膜缓冲液（pH 8.5 TEB 缓冲液）	取三羟甲基氨基甲烷（Tris）10.2g，EDTA-Na$_2$ 0.6g 及硼酸 3.2g，加蒸馏水溶解，配成 1000ml
	电泳槽缓冲液	取硼砂 6.87g，硼酸 5.56g，用蒸馏水配成 1000ml
	醋酸纤维素薄膜（简称醋纤膜）	剪成 6cm×4cm 大小，或根据检测标本的数量剪成 6cm 长、不同宽度的膜
	2g/L 丽春红 S 液	取丽春红 S 0.2g，三氯醋酸 3g，磺基水杨酸 3g，用蒸馏水溶解后稀释至 100ml
	氨基黑 10B 染液	①染色液：氨基黑 10B 0.5g，加甲醇 50ml，冰醋酸 10ml，蒸馏水 40ml；②脱色液：甲醇 45ml，冰醋酸 5ml，蒸馏水 50ml；③透明液：无水乙醇 70ml，冰醋酸 30ml
	联苯胺染液	联苯胺染液称取联苯胺 0.19 溶于甲醇 10ml 中，为贮存液。临用时取贮存液 1ml，加醋酸钠缓冲液（0.8g 结晶醋酸钠，加冰醋酸 1.2ml，加蒸馏水至 500ml）50ml，再加 30%（V/V）H$_2$O$_2$ 1 滴和 50g/L 硝普钠 1 滴（或结晶一小粒），混匀

2. 器具

器具
- 直流稳压电源和微型电泳槽
- 分光光度计和吸光度扫描仪

【操作步骤】

操作步骤

Hb 溶液的制备
取抗凝血 2ml，按照"血浆游离血红蛋白测定"中"Hb 标准贮存液"（四氯化碳法）制备待检 Hb 溶液；或在试管中加入蒸馏水 5 滴和全血 2 滴，振荡后静置 30 分钟，使红细胞破坏后即为 Hb 溶液（微量法）

在醋纤膜无光泽面的一端用铅笔画一横线作点样线（作异常 Hb 检查时可在距阴极端 1.5cm 处画线）。在近阳极端写上被检者姓名或检号

浸膜
将醋纤膜浮于 TEB 缓冲液表面，待其均匀浸湿后沉下浸泡至少 15~20 分钟，使完全浸透，取出薄膜用滤纸吸去多余的水分

点样
用薄盖玻片或废 X 线胶片蘸取待检 50~100g/L Hb 溶液 3~4μl，印在点样线的中间，也可用微量加样器吸取 Hb 溶液约 2μl 点样，点样要求匀、直、细。同法以正常 Hb 溶液平行点样作对照。如采用比色法定量检测，则需另取一醋纤膜，点样 10~20μl

电泳
将等量硼砂硼酸缓冲液加入电泳槽两端的缓冲液槽内并使两端液面平衡。用两层滤纸或纱布做桥搭在两边醋纤膜支架上，将已点好样的薄膜安放在电泳槽支架板的滤纸桥上，点样面向下，点样端接负极，加盖，平衡 5~10 分钟后接通电源，调节电压在 200~250V，电流在 0.3~0.4mA/cm，薄膜两端电势梯度约为 25V/cm，通电 25~45 分钟，待各类 Hb 区带分离

【计算】

直接比色法

以 Hb A_2 定量测定为例。分别剪出膜条中的 Hb A 和 Hb A_2 区带，放入 2 支试管中。Hb A 管中加蒸馏水 20ml，Hb A_2 管中加蒸馏水 4ml。浸泡 30 分钟，不时摇动。待血红蛋白完全洗脱下来后，混匀，用分光光度计（波长 413nm）读取吸光度（蒸馏水校正零点），以下式计算出结果

$$HbA_2(\%)=\frac{HbA_2吸光度}{HbA 吸光度\times5+HbA_2吸光度}\times100$$

计算

染色后比色法

以异常 Hb 定量为例。将经氨基黑染色的各 Hb 区带剪下，分别置入带塞试管中，加入 0.4mol/L NaOH 液：Hb A 管 4ml、Hb A_2 管 2ml、异常 Hb 管 2ml 或酌情减少（如用 1ml 比色，计算时吸光度值除以 2）；另剪一块与 A2 区带面积相同的空白薄膜，加 0.4mol/L NaOH 液 2ml 为空白对照。其间不时摇动试管，在室温中洗脱 15～20 分钟，待各区带色泽完全洗脱至碱液中。再以空白管调零，在 600nm 下用分光光度计分别测定各管的吸光度，按下列公式算出各异常 Hb 的百分比

异常 Hb（%）=

$$\frac{异常 Hb 吸光度}{(HbA 吸光度\times2)+HbA_2吸光度+异常 Hb 吸光度}\times100$$

扫描法

将经染色处理后彻底干燥的薄膜浸入透明液中浸泡 15～20 分钟，取出立即小心地平贴在玻板上阴干即成透明标本；②将已染色透明干燥的醋纤膜放在吸光度仪上扫描；③自动分辨并显示 Hb 区带吸光度，定量分析各区带的 Hb 含量

【参考区间】

参考区间

Hb 区带电泳未发现异常 Hb 区带

HbA₂ 定量正常成人为 1.05%～3.12%

【注意事项】

注意事项

血红蛋白电泳一般采用微量法制备标本，宜稀释 1～2 倍，这样会使区带更为清晰、整齐；Hb A 与 Hb A_2 之间应距离 6mm 以上的空白区域。定量分析应以四氯化碳法制备血红蛋白溶液，点样量约 10μl。对于中度或重度贫血的病例，点样量应增大至 20μl，以提高检测结果准确度。血红蛋白溶液置于 4℃保存不能超过 1 周。冷冻时可保存几个月，但不宜反复冻融，否则将导致变性

续流程

	点样量要适当，也不要达到膜的边缘引起拖尾。过多则分辨不清；染色液不易染透，染色色带容易脱落。过少 Hb A$_2$（或异常 Hb 区带）吸光度太低，影响准确性
注意事项	要避免 Hb 以外的标本污染醋纤膜。浸膜时应漂浮在浸膜液中缓缓浸透，避免产生气泡
	严格控制缓冲液离子强度、染液质量和浓度、染色时间、漂洗次数以及电泳时电流、电压和时间等，电泳槽中的缓冲液不能长期使用，否则可影响电泳的分析结果
	每次试验均应加入已知正常标本和异常标本，分别做阴性对照和阳性对照
	室温低时染色时间应延长。气温高时洗脱时间不宜过长，否则洗脱碱液蓝色渐褪，并逐步变为紫红色。洗脱后要尽快比色，超过半小时可能因逐渐褪色而影响结果

（二）抗碱血红蛋白

【试剂和器具】

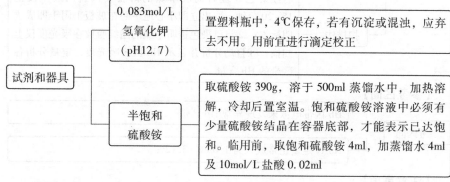

试剂和器具	0.083mol/L 氢氧化钾（pH12.7）	置塑料瓶中，4℃保存，若有沉淀或混浊，应弃去不用。用前宜进行滴定校正
	半饱和硫酸铵	取硫酸铵 390g，溶于 500ml 蒸馏水中，加热溶解，冷却后置室温。饱和硫酸铵溶液中必须有少量硫酸铵结晶在容器底部，才能表示已达饱和。临用前，取饱和硫酸铵 4ml，加蒸馏水 4ml 及 10mol/L 盐酸 0.02ml

【操作步骤】

血红蛋白液的制备与血红蛋白电泳检测相同，用四氯化碳法制备

↓

取大试管 1 支，加 0.083mol/L 氢氧化钾溶液 3.2ml、血红蛋白液 0.2ml，立即混匀，碱化 1 分钟，然后立即加入半饱和硫酸铵 6.8ml，混匀后用优质滤纸过滤，所得滤液为甲液

↓

另取试管 1 支，加蒸馏水 5ml 及血红蛋白液 0.02ml，混匀后为乙液

↓

甲液和乙液均用蒸馏水作空白管，用分光光度计 540nm 波长分别测定吸光度

【计算】

$$抗碱血红蛋白(\%)=\frac{甲液吸光度}{乙液吸光度}\times\frac{51}{251}\times100$$

式中 51 和 251 分别为甲、乙血红蛋白液的稀释倍数。

【参考区间】

成人 1.0%~3.1%；新生儿 55%~85%，2~4 个月后逐渐下降，1 岁左右接近成人水平。

【注意事项】

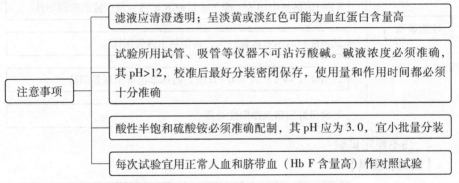

注意事项
- 滤液应清澄透明；呈淡黄或淡红色可能为血红蛋白含量高
- 试验所用试管、吸管等仪器不可沾污酸碱。碱液浓度必须准确，其 pH>12，校准后最好分装密闭保存，使用量和作用时间都必须十分准确
- 酸性半饱和硫酸铵必须准确配制，其 pH 应为 3.0，宜小批量分装
- 每次试验宜用正常人血和脐带血（Hb F 含量高）作对照试验

（三）不稳定血红蛋白过筛试验

1. 异丙醇试验

【试剂和器具】

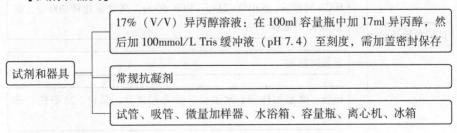

试剂和器具
- 17%（V/V）异丙醇溶液：在 100ml 容量瓶中加 17ml 异丙醇，然后加 100mmol/L Tris 缓冲液（pH 7.4）至刻度，需加盖密封保存
- 常规抗凝剂
- 试管、吸管、微量加样器、水浴箱、容量瓶、离心机、冰箱

【操作步骤】

Hb 溶液制备同 Hb 电泳

↓

取 2ml 17%异丙醇溶液，置有塞试管中，37℃水浴预热数分钟后

↓

加入 0.2ml Hb 溶液，加塞混匀，计时观察，同时作正常对照

【计算】

若放在 37℃水浴中，5 分钟出现混浊，40 分钟之内出现沉淀，则为阳性。

【参考区间】

6 个月后小儿和成人均为阴性；1 个月内婴儿可出现阳性。

【注意事项】

注意事项	异丙醇溶液浓度（17%）及温度（37℃）要严格控制，pH 不得低于 7.2
	标本要新鲜，保存过久出现高铁 Hb，可形成假阳性，必要时可在 8 滴 Hb 溶液中加入 1 滴 20g/L KCN 溶液，减少或消除假阳性
	试剂配制后不宜放置过久，否则易出现假阴性
	高 HbF（>4%）及 G-6-PD 缺乏的标本也可出现假阳性
	每次最好用脐血作阳性对照

2. 热不稳定试验

【试剂和器具】

试剂和器具	100mmol/L Tris 缓冲液（pH 7.4）：称 Tris 1.21g，加 100mmol/L HCl 40ml，加蒸馏水至 100ml
	HiCN 稀释液：NaHCO 218g，KCN 50mg，高铁氰化钾 200mg，加蒸馏水 1000ml
	常规抗凝剂
	试管、微量加样器、水浴格、分光光度计、量筒、离心机、冰箱等

【操作步骤】

Hb 溶液制备同 Hb 电泳

↓

Hb 液 0.5ml，加 Tris 缓冲液 5ml，混合

↓

取 2 支试管，各加上述液 2ml，第一管（对照管）放冰箱，第二管（测定管）放 50℃水浴 2 小时后，将第二管 3000r/min 离心 20 分钟

每管取 0.1ml 上清液，各加 5ml 氰化高铁 Hb 稀释液，混合，分光光度计于 540nm 波长处，用空白管（为 0.1ml Tris 液，加 5ml 氰化高铁 Hb 稀释液）调零报各管吸光度

【计算】

$$不稳定 \, Hb(\%) = \frac{对照管吸光度 - 测定管吸光度}{对照管吸光度} \times 100\%$$

【参考区间】

正常不超过 5%。

【注意事项】

Hb 液新鲜配制，低温保存。

（四）红细胞镰变试验

【试剂和器具】

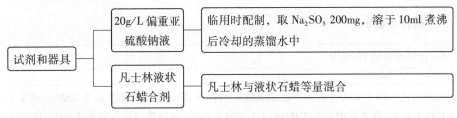

试剂和器具 —— 20g/L 偏重亚硫酸钠液 —— 临用时配制，取 Na_2SO_5 200mg，溶于 10ml 煮沸后冷却的蒸馏水中

凡士林液状石蜡合剂 —— 凡士林与液状石蜡等量混合

【操作步骤】

在清洁载玻片上滴加被检鲜血 1 滴，加偏重亚硫酸钠液 1 滴，混匀

加盖片，避免气泡，用凡士林液状石蜡合剂封固，置 37℃温箱

同时用正常人血作对照

【计算】

　　在温育 15 分钟、30 分钟、60 分钟、120 分钟及 24 小时后分别用高倍镜观察，有镰状红细胞形成则为阳性。

【参考区间】

阴性。

【注意事项】

注意事项 ┬ 在温育中不能干涸，必要时可将玻片放在垫有浸湿纱布的平皿内温育

　　　　 └ 必须连续观察 24 小时，如均无镰变时才能报告阴性

（五）血红蛋白 S 溶解度试验

【试剂和器具】

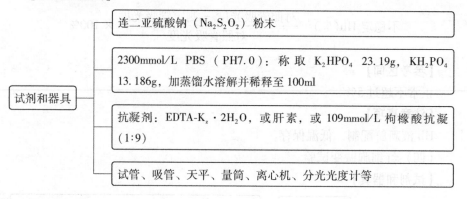

试剂和器具 ┬ 连二亚硫酸钠（$Na_2S_2O_2$）粉末

　　　　　 ├ 2300mmol/L PBS（PH7.0）：称取 K_2HPO_4 23.19g，KH_2PO_4 13.186g，加蒸馏水溶解并稀释至 100ml

　　　　　 ├ 抗凝剂：EDTA-K_2·$2H_2O$，或肝素，或 109mmol/L 枸橼酸抗凝（1:9）

　　　　　 └ 试管、吸管、天平、量筒、离心机、分光光度计等

【操作步骤】

Hb 溶液制备同 Hb 电泳

↓

在甲、乙、丙 3 支试管中各加连二亚硫酸钠粉末 20mg。在甲管中加入 2300mmol/L PBS 1.8ml，在乙管中加入 2300mmol/L PBS 4.8ml，在丙管中加蒸馏水 4.8ml，使连二亚硫酸钠粉末溶解

↓

在甲管中加入溶血液 0.2ml，混匀，放置室温 15 分钟后过滤

↓

取上述甲管滤液 0.2ml，加入乙管中，此为测定管（此时，溶血液为 250 倍稀释）

↓

同时，向丙管加入溶血液 0.02ml，混匀，即 250 倍稀释，作为对照管

↓

用分光光度计，在波长 428nm 处进行比色，以蒸馏水调零，读取对照管及测定管的吸光度

【计算】

$$可溶性 Hb(\%) = \frac{测定管吸光度}{对照管吸光度} \times 100\%$$

$$HbS（\%）= 100\% - 可溶性 Hb\%$$

【参考区间】

正常人 HbA 的可溶性为 88%~100%。

【注意事项】

```
              ┌─ 高脂血症、多发性骨髓瘤、冷球蛋白血症等病例可出现假阳性。
              │  近期大量输血、新生儿及 6 个月以下婴儿可出现假阴性
注意事项 ──────┤
              │  不同的异常 Hb 的溶解度不同，几种杂合子异常 Hb 的溶解度依次
              └─ 为 HbA>HbG>HbS。因此，单纯溶解度降低还不足以诊断 HbS，
                 必须结合其他检查
```

（六）血红蛋白 C 试验

【试剂和器具】

```
              ┌─ 30g/L NaCl 溶液
              │
试剂和器具 ────┤  Wright 染液
              │
              └─ 显微镜、试管、加样器、玻片、温箱等
```

【操作步骤】

```
按常规制成血片，用瑞氏染液染色
            │
另推制较厚血片，使其自然慢干，瑞氏染色
            │
取 30g/L NaCl 溶液 0.1ml 于试管中，加血 1 滴，37℃孵育 4~12 小时，取出制成血
片。或加 2 滴 30g/L NaCl 于玻片上，再加血 1 滴，混匀，加盖片，用凡士林石蜡封
闭，放温箱 1 小时左右取出，显微镜观察
```

【计算】

见六角形及棒状结晶体者为阳性。

【参考区间】

正常人为阴性。

【注意事项】

严格按皮肤采血法取血、涂片和染色。

第五节　血栓与止血检验

一、血管壁与内皮细胞功能检验

（一）出血时间（BT）

【试剂和器具】

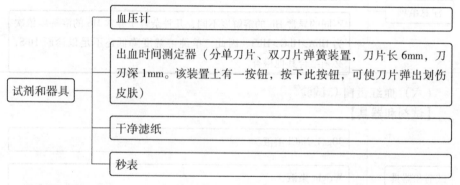

【操作步骤】

将血压计袖带缚于上臂并加压。成人压力维持在 5.3kPa（40mmHg），儿童压力维持在 2.6kPa（20mmHg）

↓

在肘前窝下两横指处常规消毒，轻轻绷紧皮肤，将出血时间测定器自然贴于皮肤表面，然后按下测定器上的按钮并启动秒表

每隔 30 秒，用滤纸轻轻吸取流出的血液，直至出血停止，按停秒表，秒表所记录的时间即为 BT

【参考区间】

（6.9±2.1）分钟。

（二）毛细血管脆性试验（CFT）

【试剂和器具】

血压计。

【操作步骤】

在前臂曲侧肘弯下 4cm 处，画一直径为 5cm 的圆

↓

用血压计袖带缚于该侧上臂，先测定血压，然后使血压计的压力维持在收缩压和舒张压之间（一般为 90mmHg），持续 8 分钟后，解除压力

↓

约 2 分钟后观察圆内新的出血点数

【参考区间】

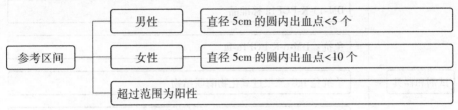

参考区间
- 男性 —— 直径 5cm 的圆内出血点<5 个
- 女性 —— 直径 5cm 的圆内出血点<10 个
- 超过范围为阳性

（三）血浆血管性血友病因子抗原性（vWF：Ag）

【试剂和器具】

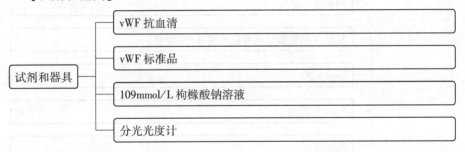

试剂和器具
- vWF 抗血清
- vWF 标准品
- 109mmol/L 枸橼酸钠溶液
- 分光光度计

【操作步骤】

制作标准曲线

↓

标本测定：取待检血浆 25μl，加 vWF 抗血清 1.0ml，置 37℃ 中水浴 15 分钟后，在 340nm 处测定 A 值（以 vWF 抗血清调零）

↓

根据标准曲线，得出待检标本的结果

【参考区间】

50%~150%

（四）去甲基-6-酮-前列腺素

【试剂和器具】

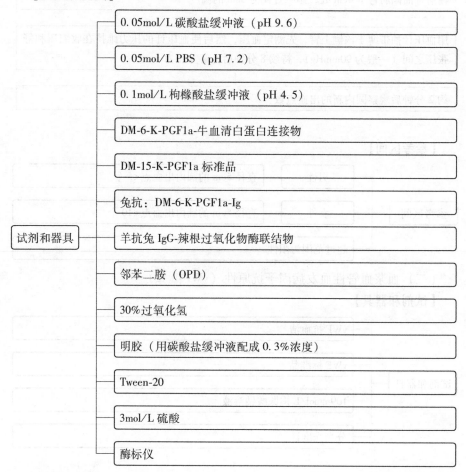

试剂和器具
- 0.05mol/L 碳酸盐缓冲液（pH 9.6）
- 0.05mol/L PBS（pH 7.2）
- 0.1mol/L 枸橼酸盐缓冲液（pH 4.5）
- DM-6-K-PGF1a-牛血清白蛋白连接物
- DM-15-K-PGF1a 标准品
- 兔抗：DM-6-K-PGF1a-Ig
- 羊抗兔 IgG-辣根过氧化物酶联结物
- 邻苯二胺（OPD）
- 30%过氧化氢
- 明胶（用碳酸盐缓冲液配成 0.3%浓度）
- Tween-20
- 3mol/L 硫酸
- 酶标仪

【操作步骤】

用碳酸盐缓冲液将 DM-6-K-PGF1a-BSA 作一定稀释后包被酶标反应板。用 0.3%明胶封闭。加入标准品（倍比稀释成 12.5~1600pg/ml 浓度）或待测标本、抗 DM-6-K-PGF1a-IgG 在 37℃温育 2 小时。洗涤后再加酶标第二抗体在 37℃反应 2 小时，以 OPD 过氧化氢为基质显色 20 分钟，加 3mol/L 硫酸中止反应，在酶标仪上测定 490nm 处的吸光度值。

【参考区间】

（17.9±7.2）pg/ml。

（五）血栓调节蛋白（TM）

【试剂和器具】

试剂和器具 ┬─ TM 试剂盒

└─ γ-计数仪

【操作步骤】

操作步骤 ┬─ 标本采集：全血 9 份加 2%EDTA-Na 21 份（或 129mmol/L 枸橼酸钠 1 份）抗凝，1500r/min 离心 10 分钟，以分离血浆

└─ 将 200μl 抗人 TM 单抗包被液加入聚苯乙烯放免小杯，4℃过夜，用洗涤液 A 洗 3 次。将待测标本（或 TM 标准液）0.25ml 与等量缓冲液 A 混合，每小杯加入 200μl 稀释标本（空白管加入 200μl 缓冲液 A），37℃水浴 2 小时，用洗涤液 A 洗 3 次，加入 200μl ^{125}I-抗人 TM 抗体，37℃水浴 2 小时再用洗涤液 B 洗 6 次，γ 计数仪测放射活性

【参考区间】

20~35μg/L。

（六）内皮素-1（ET-1）

【试剂和器具】

试剂和器具 ┬─ 兔抗内皮素-1 抗体

├─ 内皮素-1 标准品

├─ 包被液：同 TM 检测。抗人 TM 单克隆（或多克隆）抗体包被液是将抗人 TM 单抗用 100mmol/L 碳酸盐缓冲液（pH9.5）稀释至 10μg/ml

├─ 缓冲液：50mmol/L PBS（含 0.1%BSA）

├─ 洗涤液显色底物及基质液缓冲液同 TM 检测

├─ 过氧化物酶标记的抗内皮素-1 抗体

├─ 邻苯二胺（OPD）

├─ 3000mmol/L H_2SO_4

└─ 酶标仪、酶标反应板、洗板机、加样器、试管、吸管、离心机、冰箱、分析天平、量筒等

【操作步骤】

用包被液将抗 ET-1 抗体配成 5μg/ml，以 200μl 包被每孔，置 4℃过夜

↓

用洗涤液洗过 3 次后甩干，将标准品用缓冲液配成 2ng/ml、1ng/ml、0.25ng/ml、0.2ng/ml、0.125ng/ml、0.0625ng/ml、0.031ng/ml、0.016ng/ml 8 个浓度；将受检标本做 5 倍稀释后分别加入反应孔中，每孔 100μl

↓

在上述反应板中，再加入按工作浓度稀释的过氧化物酶标记的抗 ET-1 抗体（100μl/孔），置 4℃ 10 小时或过夜

↓

洗涤 6 次后甩干，每孔加邻苯二胺显色液（10mg/15ml）100μl 置室温 20 分钟，用 3000mmol/L H_2SO_4 终止反应后，在酶标仪 492nm 上读出吸光度值

↓

制成回归曲线（方程），计算受检者 ET-1 浓度，最后结果需乘以 5

【参考区间】

ET-1≤8ng/L。

二、血小板功能与抗体检验

（一）血小板黏附试验（PAdT）

【试剂和器具】

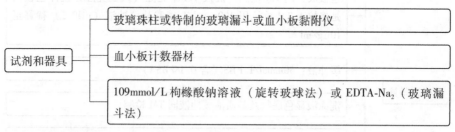

试剂和器具 ── 玻璃珠柱或特制的玻璃漏斗或血小板黏附仪

── 血小板计数器材

── 109mmol/L 枸橼酸钠溶液（旋转玻球法）或 EDTA-Na_2（玻璃漏斗法）

【操作步骤】

1. 玻璃珠柱法

将针头及塑料针筒分别连接于玻璃珠柱两端塑料管上。玻璃珠柱上有标线将其分为 4 段

↓

肘静脉常规消毒后行静脉穿刺。当血液接触玻璃珠时启动秒表，血液通过玻柱上每一段时间为 5 秒，共 20 秒。再以同样的速度抽血，当血液充满塑料管即可将针头从肘静脉中拔出

取下针头、针筒后分别取玻璃珠柱后、前塑料管中的血做血小板计数试验

↓

计算血小板黏附率：

血小板黏附率（%）＝黏附前血小板数－黏附后血小板数/黏附前血小板数×100%

2. 旋转玻球法

用塑料针筒静脉采血 2.7ml，置于含有 109mmol/L 枸橼酸钠 0.3ml 的塑料试管中轻轻地混匀

↓

即刻取血 1.5ml 置于 12ml 的球形玻璃瓶中，将瓶固定于血小板黏附仪的转盘上，以 3r/min 的速度转动 15 分钟

↓

从球形瓶和试管中分别取血 1ml（即黏附后血、黏附前血）置于两个大试管中，然后各加 109mmol/L 枸橼酸钠 19ml，颠倒混匀三次，室温静置 2 小时

↓

取上清液的中层标本，加入血小板计数板中直接计数

↓

计算血小板黏附率：

血小板黏附率（%）＝黏附前血小板数－黏附后血小板数/黏附前血小板数×100%

3. 玻璃漏斗法

用塑料针筒静脉采血 1.5ml

↓

即刻将血滴入玻璃滤器内，将滤过后的最初 4 滴血收集在 0.5mg，EDTA-Na$_2$ 的试管中混匀，计数血小板数（即为黏附后血小板数）

↓

取针筒中剩余的血 4 滴，收集在含 0.5mg EDTA-Na$_2$ 的试管中混匀，计数血小板数（即为黏附前血小板数）

↓

计算血小板黏附率：

血小板黏附率（%）＝黏附前血小板数－黏附后血小板数/黏附前血小板数×100%

【参考区间】

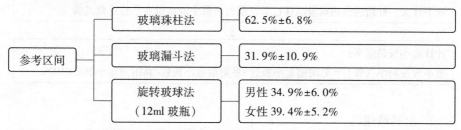

参考区间	玻璃珠柱法	62.5%±6.8%
	玻璃漏斗法	31.9%±10.9%
	旋转玻球法（12ml 玻瓶）	男性 34.9%±6.0% 女性 39.4%±5.2%

（二）血小板聚集试验（PAgT）

【试剂和器具】

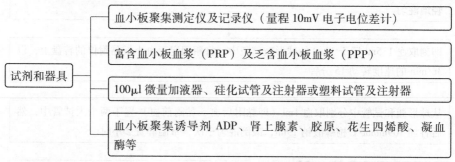

试剂和器具	血小板聚集测定仪及记录仪（量程 10mV 电子电位差计）
	富含血小板血浆（PRP）及乏含血小板血浆（PPP）
	100μl 微量加液器、硅化试管及注射器或塑料试管及注射器
	血小板聚集诱导剂 ADP、肾上腺素、胶原、花生四烯酸、凝血酶等

【操作步骤】

用硅化注射器从肘静脉顺利取血 4.5ml，注入含有 0.5ml 109mmol/L 枸橼酸钠的硅化或塑料离心管中，充分混匀

PRP（富含血小板血浆）的制备：以 1000r/min 离心 10 分钟，小心取出上层血浆，计数血小板并调至 $(100\sim200)\times10^9/L$

PPP（乏含血小板血浆）的制备将剩余血液以 3000r/min 离心 20 分钟，上层较为透明的液体即为 PPP，其血小板一般低于 $(10\sim20)\times10^9/L$

将 PRP 标本置于仪器比浊管内（体积视聚集仪而定），放入测定孔内并调节透光度为 10，并加搅拌磁棒，在 37℃预热 3 分钟

打开记录仪走纸开关，描记 10 秒的 PRP 基线，随后在 PRP 中加入诱导剂，同时开始搅拌（1000r/min），测定时间为 6~10 分钟，记录走纸速度一般为 2cm/min，记录聚集波形

【参考区间】

参考区间

浓度 $6×10^6$ mol/L 的 ADP 时 MAR 为（35.2±13.5）%，坡度为（63.9±22.2）度

浓度 $4.5×10^5$ mol/L 的肾上腺素可引起双相聚集曲线，此时第一相 MAR 为（20.3±4.8）%；坡度（61.9±32.9）度

【注意事项】

注意事项

避免反复穿刺而将组织液抽到注射器内，或将气泡混入。组织液可使少量凝血酶形成而引起血小板聚集

实验应在采血后 3 小时内完成。时间过长会降低血小板的聚集强度或速度

采血后的标本应放在 15~25℃ 的室温下为宜，低温会使血小板激活、黏附、聚集能力增加或有自发性聚集，故切忌放入冰箱

EDTA 由于螯合 Ca^{2+} 作用强，使 ADP 不能引起血小板聚集，因此忌用 EDTA 作为抗凝剂

红细胞混入、溶血及血浆脂类等因素可降低悬液透光度，掩盖了血小板聚集的变化。因此，采血当天也应禁饮牛奶、豆浆和脂肪性食品

阿司匹林抑制血小板聚集作用可持续 1 周，故采血前 1 周内不应服用此类药物

接触血小板的玻璃器皿如未经硅化，可影响血小板凝集力，甚至使原来正常者出现异常结果

诱导剂的种类和浓度对血小板聚集结果有影响，因此临床判断时应该注明所用诱导剂的浓度，以便进行对比。各实验室应有自己的参考值

（三）血浆 β 血小板球蛋白（β-TG）和血小板第四因子（PF4）

【试剂和器具】

试剂和器具

测定 β-TG ELISA 试剂盒

测定 PF_4 ELISA 试剂盒

酶标仪

【操作步骤】

具体操作详见试剂盒说明书，并严格按说明书步骤操作。

【参考区间】

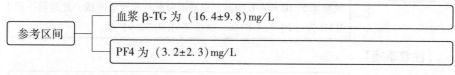

参考区间 —— 血浆 β-TG 为 （16.4±9.8）mg/L

PF4 为 （3.2±2.3）mg/L

（四）血栓烷 B_2（TXB_2）

【试剂和器具】

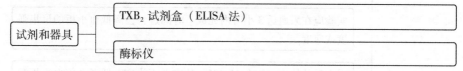

试剂和器具 —— TXB_2 试剂盒（ELISA 法）

酶标仪

【操作步骤】

详见试剂盒说明书。

【参考区间】

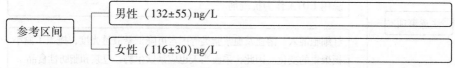

参考区间 —— 男性 （132±55）ng/L

女性 （116±30）ng/L

【注意事项】

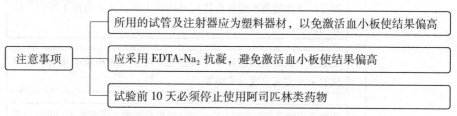

注意事项 —— 所用的试管及注射器应为塑料器材，以免激活血小板使结果偏高

应采用 $EDTA-Na_2$ 抗凝，避免激活血小板使结果偏高

试验前 10 天必须停止使用阿司匹林类药物

（五）血小板膜表面相关抗体（PAIg）和相关补体（PAC）

【试剂和器具】

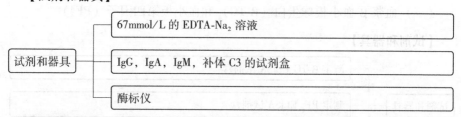

试剂和器具 —— 67mmol/L 的 $EDTA-Na_2$ 溶液

IgG，IgA，IgM，补体 C3 的试剂盒

酶标仪

【操作步骤】

操作详见说明书。

【参考区间】

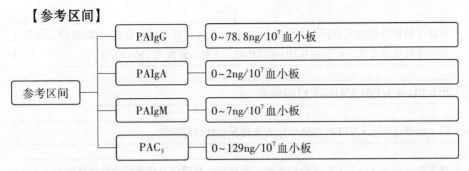

参考区间
- PAIgG —— 0~78.8ng/10^7血小板
- PAIgA —— 0~2ng/10^7血小板
- PAIgM —— 0~7ng/10^7血小板
- PAC$_3$ —— 0~129ng/10^7血小板

(六) 血小板表面颗粒膜蛋白-140 (GMP-140)

【试剂和器具】

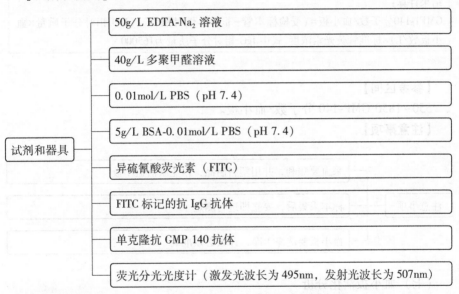

试剂和器具
- 50g/L EDTA-Na$_2$ 溶液
- 40g/L 多聚甲醛溶液
- 0.01mol/L PBS (pH 7.4)
- 5g/L BSA-0.01mol/L PBS (pH 7.4)
- 异硫氰酸荧光素 (FITC)
- FITC 标记的抗 IgG 抗体
- 单克隆抗 GMP 140 抗体
- 荧光分光光度计 (激发光波长为495nm, 发射光波长为507nm)

【操作步骤】

常规静脉采血后, 用50g/L EDTA-Na$_2$ 9:1 抗凝, 800r/min 离心 10 分钟, 吸取上层血浆即为富血小板血浆 (PRP)

↓

在 PRP 中加入等量的 40g/L 多聚甲醛, 混匀, 室温放置 30 分钟

↓

用 5g/L BSA-0.01mol/L PBS 洗涤血小板 3 次。最后用血小板洗涤液将血小板浓度调整在 $1.0×10^{12}$/L

↓

取血小板悬液 1ml, 加入单克隆抗 GMP140 抗体, 使悬液浓度为 5μg/ml。混匀后, 置室温 30 分钟, 然后用洗涤液洗涤 2 次。最后加 2ml 洗涤液制备成血小板悬液

在血小板悬液中加入 10μl FITC 标记的抗 IgG 抗体。混匀后，置室温 20 分钟，然后用洗涤液洗涤 2 次。最后加 0.01mol/LPBS，使血小板数为 250×10⁹/L

用 0.01mol/L PBS 配制标准 FITC 溶液

用未加单克隆抗 GMP140 抗体管作为非特异性结合对照管

在荧光分光光度计上测定受检标本管、非特异性对照管及标准管的荧光强度

结果计算：
GMF1-140分子数/血小板＝(受检标本管－非特异性对照管)/(IgG 相对分子质量×血小板数/L)×标准管荧光素浓度。式中 IgG 相对分子质量为165000

【参考区间】

550~1850 GMP-140 分子数/血小板。

【注意事项】

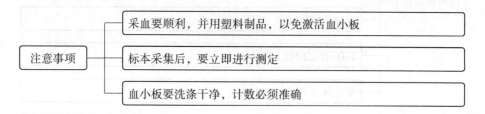

注意事项
- 采血要顺利，并用塑料制品，以免激活血小板
- 标本采集后，要立即进行测定
- 血小板要洗涤干净，计数必须准确

（七）血小板活化分析

【操作步骤】

操作详见说明书。

【参考区间】

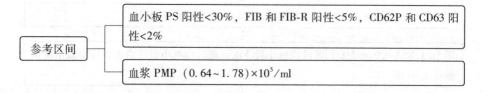

参考区间
- 血小板 PS 阳性<30%，FIB 和 FIB-R 阳性<5%，CD62P 和 CD63 阳性<2%
- 血浆 PMP（0.64~1.78)×10⁵/ml

（八）血块收缩试验（CRT）

【试剂和器具】

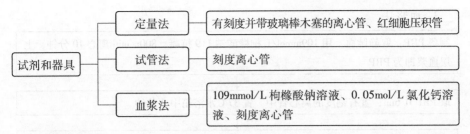

【操作步骤】

1. 定量法

取一定量静脉血作红细胞压积（Hct），然后计算出血浆比积 P（P＝1－Hct）

取静脉血 5ml，沿管壁缓缓注入有刻度的离心管中，将中央带有长 14cm 玻璃棒（下段呈槌形）的软木塞塞于管口，置 37℃ 水浴箱中

1 小时后，将玻璃棒连同血块取出，并将血块置管壁轻轻挤压，然后将试管 3000r/min 离心 5 分钟，去除管底有形成分即为析出的血清量

计算结果：
　　血块收缩率(%)＝［血清量(s)/全血量(B)×血浆压积(P)］×100%

2. 试管法

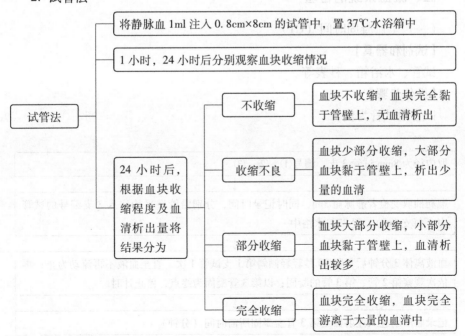

3. 血浆法

制备 PRP：取静脉血，用 109mmol/L 枸橼酸钠 1:9 抗凝，800r/min 离心 10 分钟，上层血浆即为 PRP

↓

取 PRP 0.6ml，置有刻度的离心管中。置 37℃ 水浴箱中 3 分钟

↓

加 0.2ml 的 0.05mol/L 氯化钙（或 20U/ml 凝血酶液），混匀后置 37℃ 水浴箱中

↓

2 小时后取出试管用竹签去除血浆凝块，观察析出血清量

↓

计算：血块收缩率（%）= 析出血清量/PRP 量×100%

【参考区间】

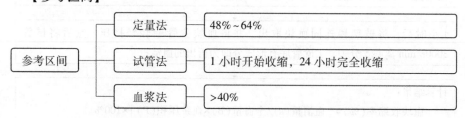

参考区间
- 定量法　　48%～64%
- 试管法　　1 小时开始收缩，24 小时完全收缩
- 血浆法　　>40%

三、凝血系统的检验

（一）全血凝固时间（CT）

【试剂和器具】

试管、水浴箱、秒表等。

【操作步骤】

以普通试管为例。

取内径为 8mm 试管 3 支，编号①、②、③

↓

顺利抽取受检者静脉血 3ml，同时记录时间，分别沿管壁平均注入 3 支编号的试管内（每支 1ml），置 37℃ 水浴中

↓

血液离体 3 分钟后每隔 30 秒轻轻倾斜第 1 支试管 1 次，直至血液不再流动为止；再依次观察第 2 管、第 3 管的凝固；以第 3 管凝固为终点，停止计时

↓

记录血液刚进入注射器至第 3 管血凝固所需时间（分钟）

【参考区间】

普通玻璃试管法需 5～12 分钟；涂硅试管法 15～30 分钟；塑料试管法 10～20 分钟；ACT 法 1.14～2.05 分钟。

【注意事项】

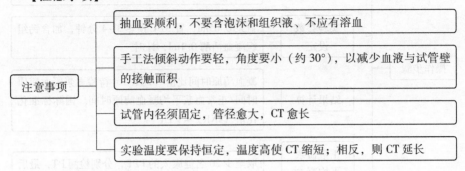

注意事项
- 抽血要顺利，不要含泡沫和组织液、不应有溶血
- 手工法倾斜动作要轻，角度要小（约 30°），以减少血液与试管壁的接触面积
- 试管内径须固定，管径愈大，CT 愈长
- 实验温度要保持恒定，温度高使 CT 缩短；相反，则 CT 延长

（二）活化凝血时间（ACT）

【试剂和器具】

试剂和器具
- 4%白陶土-脑磷脂的混悬液
- ACT 测定仪

【操作步骤】

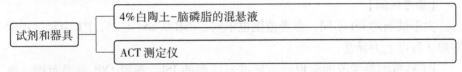

在含白陶土-脑磷脂混悬液 0.2ml 的小试管中注入受检者全血 0.5ml，轻轻混匀
↓
插入 ACT 测定仪，观察凝固时间

【参考区间】

（1.70±0.76）分钟。

（三）血浆凝血酶原时间（PT，一期法）

【试剂和器具】

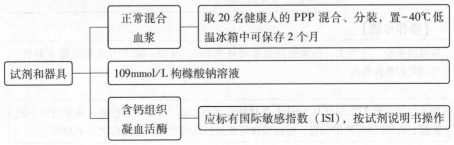

试剂和器具
- 正常混合血浆：取 20 名健康人的 PPP 混合、分装，置-40℃低温冰箱中可保存 2 个月
- 109mmol/L 枸橼酸钠溶液
- 含钙组织凝血活酶：应标有国际敏感指数（ISI），按试剂说明书操作

【操作步骤】

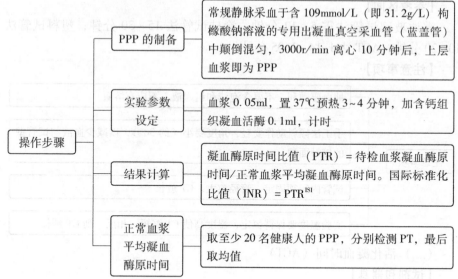

操作步骤

- PPP 的制备：常规静脉采血于含 109mmol/L（即 31.2g/L）枸橼酸钠溶液的专用出凝血真空采血管（蓝盖管）中颠倒混匀，3000r/min 离心 10 分钟后，上层血浆即为 PPP
- 实验参数设定：血浆 0.05ml，置 37℃预热 3~4 分钟，加含钙组织凝血活酶 0.1ml，计时
- 结果计算：凝血酶原时间比值（PTR）＝待检血浆凝血酶原时间/正常血浆平均凝血酶原时间。国际标准化比值（INR）＝PTR^{ISI}
- 正常血浆平均凝血酶原时间：取至少 20 名健康人的 PPP，分别检测 PT，最后取均值

【参考区间】

由于试剂的 ISI 不同，参考范围也不同。INR 0.85~1.15，PT 为超过正常对照 3 秒以上为异常。

PT 秒数的参考范围应根据不同批号试剂的 ISI，参照 INR 参考范围，通过公式 $INR = PTR^{ISI}$ 计算而得。

（四）活化部分凝血活酶时间（APTT）

【试剂和器具】

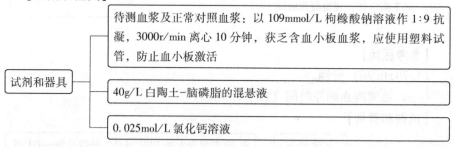

试剂和器具

- 待测血浆及正常对照血浆：以 109mmol/L 枸橼酸钠溶液作 1:9 抗凝，3000r/min 离心 10 分钟，获乏含血小板血浆，应使用塑料试管，防止血小板激活
- 40g/L 白陶土-脑磷脂的混悬液
- 0.025mol/L 氯化钙溶液

【操作步骤】

取待测血浆、白陶土、脑磷脂的混悬液各 0.1ml，混匀，置 37℃水浴温育 3 分钟，其间轻轻摇荡数次

↓

加入经预温至 37℃的 0.025mol/L 氯化钙溶液 0.1ml，立即开启秒表，置水浴中不断振摇，约 30 秒时取出试管，观察出现纤维蛋白丝的时间，重复两次取平均值

↓

同时按上法测定正常对照

【参考区间】

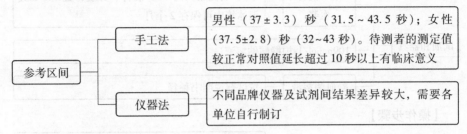

参考区间 ── 手工法 ── 男性（37±3.3）秒（31.5~43.5秒）；女性（37.5±2.8）秒（32~43秒）。待测者的测定值较正常对照值延长超过10秒以上有临床意义

参考区间 ── 仪器法 ── 不同品牌仪器及试剂间结果差异较大，需要各单位自行制订

（五）纤维蛋白原（Fg）（冯克劳斯法）

【试剂和器具】

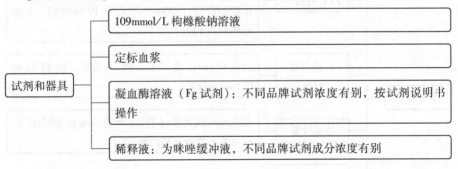

试剂和器具 ── 109mmol/L枸橼酸钠溶液

试剂和器具 ── 定标血浆

试剂和器具 ── 凝血酶溶液（Fg试剂）：不同品牌试剂浓度有别，按试剂说明书操作

试剂和器具 ── 稀释液：为咪唑缓冲液，不同品牌试剂成分浓度有别

【操作步骤】

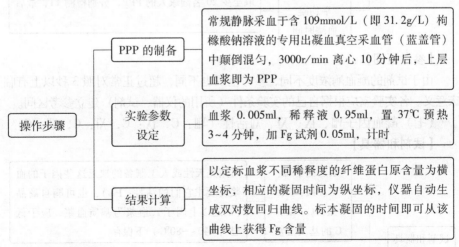

操作步骤 ── PPP的制备 ── 常规静脉采血于含109mmol/L（即31.2g/L）枸橼酸钠溶液的专用出凝血真空采血管（蓝盖管）中颠倒混匀，3000r/min离心10分钟后，上层血浆即为PPP

操作步骤 ── 实验参数设定 ── 血浆0.005ml，稀释液0.95ml，置37℃预热3~4分钟，加Fg试剂0.05ml，计时

操作步骤 ── 结果计算 ── 以定标血浆不同稀释度的纤维蛋白原含量为横坐标，相应的凝固时间为纵坐标，仪器自动生成双对数回归曲线。标本凝固的时间即可从该曲线上获得Fg含量

【参考区间】

2~4g/L。

（六）血浆凝血酶原时间（TT）

【试剂和器具】

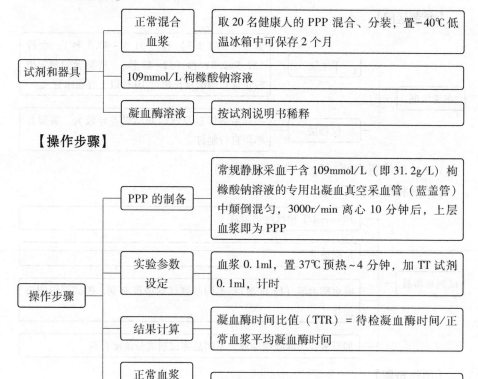

试剂和器具
- 正常混合血浆 —— 取 20 名健康人的 PPP 混合、分装，置-40℃ 低温冰箱中可保存 2 个月
- 109mmol/L 枸橼酸钠溶液
- 凝血酶溶液 —— 按试剂说明书稀释

【操作步骤】

操作步骤
- PPP 的制备 —— 常规静脉采血于含 109mmol/L（即 31.2g/L）枸橼酸钠溶液的专用出凝血真空采血管（蓝盖管）中颠倒混匀，3000r/min 离心 10 分钟后，上层血浆即为 PPP
- 实验参数设定 —— 血浆 0.1ml，置 37℃ 预热~4 分钟，加 TT 试剂 0.1ml，计时
- 结果计算 —— 凝血酶时间比值（TTR）= 待检凝血酶时间/正常血浆平均凝血酶时间
- 正常血浆平均凝血酶时间 —— 取至少 20 名健康人的 PPP，分别检测 TT，最后取均值

【参考区间】

由于试剂的凝血酶浓度不同，参考范围也不同，超过正常对照 3 秒以上有临床意义。各实验室应根据自己的实验条件（所用的仪器、试剂）建立参考区间。

（七）凝血因子Ⅷ、Ⅸ、Ⅺ、Ⅻ活性（Ⅷ：C，Ⅸ：C，Ⅺ：C，Ⅻ：C）

【试剂和器具】

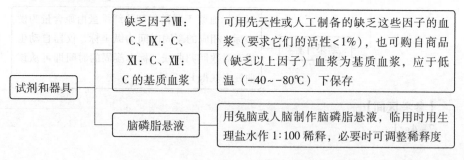

试剂和器具
- 缺乏因子Ⅷ：C、Ⅸ：C、Ⅺ：C、Ⅻ：C 的基质血浆 —— 可用先天性或人工制备的缺乏这些因子的血浆（要求它们的活性<1%），也可购自商品（缺乏以上因子）血浆为基质血浆，应于低温（-40~-80℃）下保存
- 脑磷脂悬液 —— 用兔脑或人脑制作脑磷脂悬液，临用时用生理盐水作 1∶100 稀释，必要时可调整稀释度

续流程

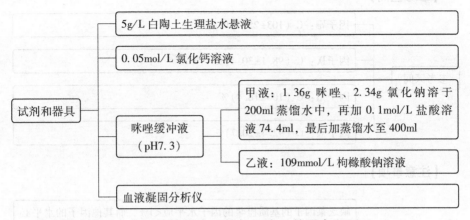

试剂和器具
- 5g/L 白陶土生理盐水悬液
- 0.05mol/L 氯化钙溶液
- 咪唑缓冲液（pH7.3）
  - 甲液：1.36g 咪唑、2.34g 氯化钠溶于 200ml 蒸馏水中，再加 0.1mol/L 盐酸溶液 74.4ml，最后加蒸馏水至 400ml
  - 乙液：109mmol/L 枸橼酸钠溶液
- 血液凝固分析仪

咪唑缓冲液可在临用前将甲液 5 份与乙液 1 份混合即可。

【操作步骤】

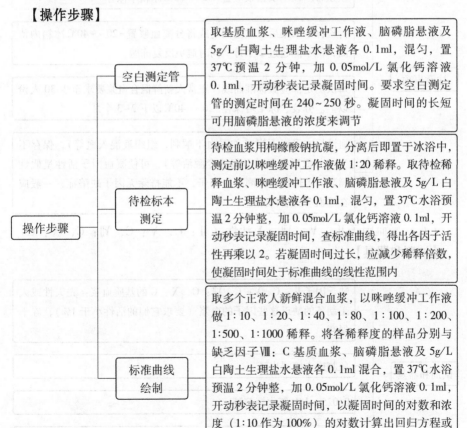

操作步骤

- 空白测定管：取基质血浆、咪唑缓冲工作液、脑磷脂悬液及 5g/L 白陶土生理盐水悬液各 0.1ml，混匀，置 37℃ 预温 2 分钟，加 0.05mol/L 氯化钙溶液 0.1ml，开动秒表记录凝固时间。要求空白测定管的测定时间在 240~250 秒。凝固时间的长短可用脑磷脂悬液的浓度来调节

- 待检标本测定：待检血浆用枸橼酸钠抗凝，分离后即置于冰浴中，测定前以咪唑缓冲工作液做 1:20 稀释。取待检稀释血浆、咪唑缓冲工作液、脑磷脂悬液及 5g/L 白陶土生理盐水悬液各 0.1ml，混匀，置 37℃ 水浴预温 2 分钟整，加 0.05mol/L 氯化钙溶液 0.1ml，开动秒表记录凝固时间，查标准曲线，得出各因子活性再乘以 2。若凝固时间过长，应减少稀释倍数，使凝固时间处于标准曲线的线性范围内

- 标准曲线绘制：取多个正常人新鲜混合血浆，以咪唑缓冲工作液做 1:10、1:20、1:40、1:80、1:100、1:200、1:500、1:1000 稀释。将各稀释度的样品分别与缺乏因子Ⅷ:C 基质血浆、脑磷脂悬液及 5g/L 白陶土生理盐水悬液各 0.1ml 混合，置 37℃ 水浴预温 2 分钟整，加 0.05mol/L 氯化钙溶液 0.1ml，开动秒表记录凝固时间，以凝固时间的对数和浓度（1:10 作为 100%）的对数计算出回归方程或以稀释液（或活性）为横坐标，凝固时间为纵坐标，在双对数曲线纸上绘制标准曲线

【参考区间】

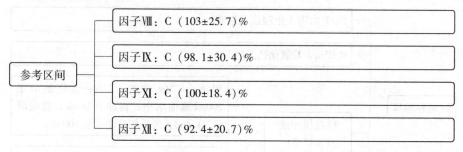

参考区间
- 因子Ⅷ：C（103±25.7）%
- 因子Ⅸ：C（98.1±30.4）%
- 因子ⅩⅠ：C（100±18.4）%
- 因子ⅩⅡ：C（92.4±20.7）%

【注意事项】

注意事项
- 缺乏某因子的基质血浆的因子水平应<1%，而其他因子的水平必须正常。该基质血浆应置-40~-80℃冰箱中保存
- 待检标本采集后应立即测定或将分离血浆置-20~-40℃冰箱内待测，但不能超过2个月。同时避免反复冻融
- 每次测定都应做标准曲线。正常人新鲜混合血浆要求至少30人份以上。分装、冻干可保存-20~-40℃以下2~3个月
- 血液标本采集不当（如采血不顺利，组织液混入血等），保存不当（如低温保存时引起的冷激活等），可使凝血因子活性呈假性增高。若输血后检测凝血因子，不能排除无因子缺陷症，一般应在输血7天后再测定

（八）凝血因子Ⅱ、Ⅴ、Ⅶ、Ⅹ活性（Ⅱ：C，Ⅴ：C，Ⅶ：C，Ⅹ：C）

【试剂和器具】

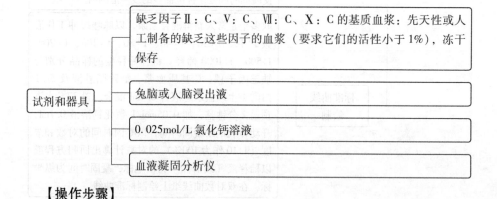

试剂和器具
- 缺乏因子Ⅱ：C、Ⅴ：C、Ⅶ：C、Ⅹ：C的基质血浆：先天性或人工制备的缺乏这些因子的血浆（要求它们的活性小于1%），冻干保存
- 兔脑或人脑浸出液
- 0.025mol/L氯化钙溶液
- 血液凝固分析仪

【操作步骤】

> 取至少 30 人份正常人的血浆混合，以 10 倍稀释作为 100%，然后进行倍比稀释成 50%，25%，12.5%，6.25%

↓

> 按上述操作，分别测定各稀释度的凝固时间（秒）

> 将所测凝固时间（秒）为纵坐标，正常人混合血浆不同水平因子的活性（%）作横坐标，在双对数纸上绘出标准曲线或建立回归方程

【计算】

受检血浆所测得的凝固时间，通过标准曲线或回归方程，得出相当于正常人因子活性的百分比，将该值乘以 2，即为受检血浆凝血因子活性的水平（%）。

【参考区间】

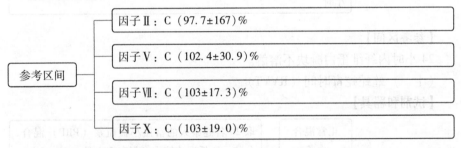

因子 Ⅱ：C（97.7±167）%

因子 Ⅴ：C（102.4±30.9）%

因子 Ⅶ：C（103±17.3）%

因子 Ⅹ：C（103±19.0）%

（九）凝血因子抗原性

【试剂和器具】

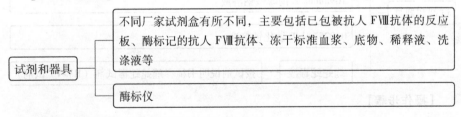

不同厂家试剂盒有所不同，主要包括已包被抗人 FⅧ抗体的反应板、酶标记的抗人 FⅧ抗体、冻干标准血浆、底物、稀释液、洗涤液等

酶标仪

【操作步骤】

操作详见说明书。

【参考区间】

不同厂家试剂凝血因子抗原性参考范围略有差异，各实验室应根据所用的试剂建立自己的参考范围。各凝血因子的抗原性参考范围大致均在 100%左右。

（十）纤维蛋白稳定因子（ⅩⅢ）定性

【试剂和器具】

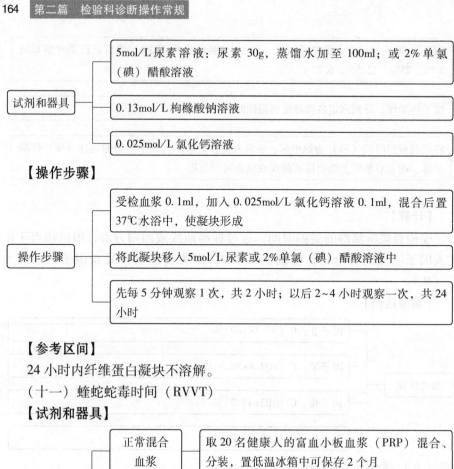

试剂和器具 ── 5mol/L 尿素溶液：尿素 30g，蒸馏水加至 100ml；或 2% 单氯（碘）醋酸溶液

0.13mol/L 枸橼酸钠溶液

0.025mol/L 氯化钙溶液

【操作步骤】

操作步骤 ── 受检血浆 0.1ml，加入 0.025mol/L 氯化钙溶液 0.1ml，混合后置 37℃ 水浴中，使凝块形成

将此凝块移入 5mol/L 尿素或 2% 单氯（碘）醋酸溶液中

先每 5 分钟观察 1 次，共 2 小时；以后 2~4 小时观察一次，共 24 小时

【参考区间】

24 小时内纤维蛋白凝块不溶解。

（十一）蝰蛇蛇毒时间（RVVT）

【试剂和器具】

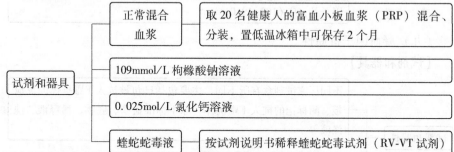

试剂和器具 ── 正常混合血浆 ── 取 20 名健康人的富血小板血浆（PRP）混合、分装，置低温冰箱中可保存 2 个月

109mmol/L 枸橼酸钠溶液

0.025mol/L 氯化钙溶液

蝰蛇蛇毒液 ── 按试剂说明书稀释蝰蛇蛇毒试剂（RV-VT 试剂）

【操作步骤】

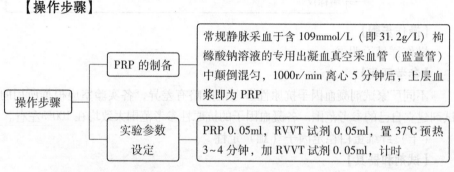

操作步骤 ── PRP 的制备 ── 常规静脉采血于含 109mmol/L（即 31.2g/L）枸橼酸钠溶液的专用出凝血真空采血管（蓝盖管）中颠倒混匀，1000r/min 离心 5 分钟后，上层血浆即为 PRP

实验参数设定 ── PRP 0.05ml，RVVT 试剂 0.05ml，置 37℃ 预热 3~4 分钟，加 RVVT 试剂 0.05ml，计时

续流程

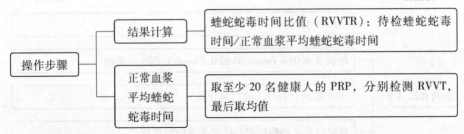

【参考区间】

正常对照为 13~14 秒，超过正常对照 3 秒以上者即为异常。

（十二）凝血酶原片段 1+2（F_{1+2}）

【试剂和器具】

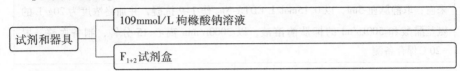

【操作步骤】

详见试剂盒说明书。

【参考区间】

$(0.67±0.19)$ mol/L。

（十三）纤维蛋白肽 A（FPA）

【试剂和器具】

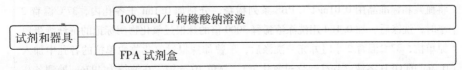

【操作步骤】

详见试剂盒说明书。

【参考区间】

$(1.2±0.8)$ μg/L。

（十四）可溶性纤维蛋白单体复合物

【试剂和器具】

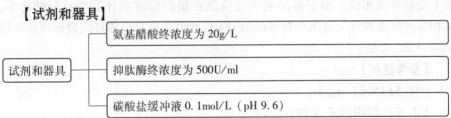

续流程

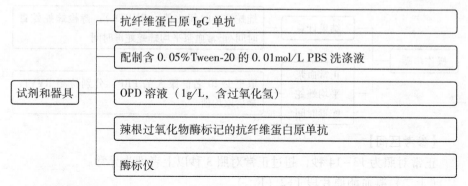

【操作步骤】

采血：取静脉血 5ml，以 0.15mol/L EDTA-Na$_2$ 作 1:9 抗凝，并加终浓度为 20g/L 的氨基醋酸和 500U/ml 的抑肽酶溶液，以 3000r/min 离心 15 分钟，制备血浆，置 -20℃保存备测

↓

用 0.1mol/L 的碳酸盐缓冲液（pH 9.6）将抗纤维蛋白原 IgG 单抗稀释成 10mg/L，加 0.1ml 于酶标板各孔中，置 4℃过夜

↓

经含 0.05%Tween-20 的 0.01mol/LPBS 洗涤后，再于各孔内加入 1%BSA0.2ml 封闭，于 37℃温育 2 小时

↓

将血浆和标准品用 0.01mol/L PBS 系列稀释，分别加 0.1ml 于各孔内，37℃温育 2 小时，洗涤后，加 0.1ml 用洗涤液稀释 3000 倍的辣根过氧化物酶标记的抗纤维蛋白原单抗，37℃温育 2 小时并充分洗涤后，于曾加辣根过氧化物酶单抗的各孔中加入 0.2ml 的 OPD 溶液（1g/L，含过氧化氢），显色 10 分钟，在波长为 492nm 处测各孔吸光度值

【计算】

以标准品各浓度值为横坐标，相应的吸光度值为纵坐标，在半对数坐标纸上绘制标准曲线。根据样品的吸光度值占最高标准点计数的百分结合率，从相应的标准曲线上查出稀释样品的 sFMC 数值，再乘以稀释倍数即得血浆样品的 sFMC 含量。

【参考区间】

（48.5±15.6）mg/L。

（十五）组织因子（TF）

【试剂和器具】

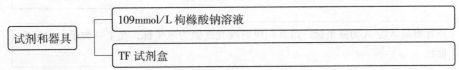

试剂和器具
- 109mmol/L 枸橼酸钠溶液
- TF 试剂盒

【操作步骤】

详见试剂盒说明书。

【参考区间】

30~220ng/L。

四、抗凝血系统检验

（一）抗凝血酶活性（AT：A，发色底物法）

【试剂和器具】

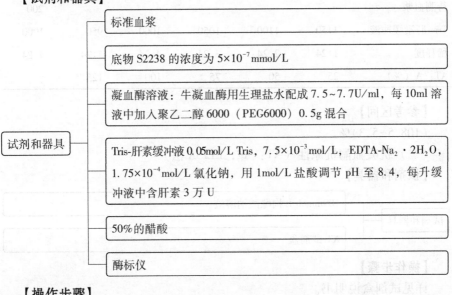

试剂和器具
- 标准血浆
- 底物 S2238 的浓度为 5×10^{-7} mmol/L
- 凝血酶溶液：牛凝血酶用生理盐水配成 7.5~7.7U/ml，每 10ml 溶液中加入聚乙二醇 6000（PEG6000）0.5g 混合
- Tris-肝素缓冲液 0.05mol/L Tris，7.5×10^{-3} mol/L，EDTA-Na$_2$·2H$_2$O，1.75×10^{-4} mol/L 氯化钠，用 1mol/L 盐酸调节 pH 至 8.4，每升缓冲液中含肝素 3 万 U
- 50% 的醋酸
- 酶标仪

【操作步骤】

将标准血浆及待测血浆按表 2-8-9 做一系列稀释
↓
将一系列稀释的标准血浆及待测标本与 Tris-肝素缓冲液混合，于 37℃温育 5 分钟
↓
加过量的凝血酶 50μl，混匀，37℃放置 30 秒
↓
加底物 150μl，混匀，37℃精确温育 30 秒
↓

加 50%的醋酸终止反应后，在 405nm 下测吸光度值

↓

以标准品 AT：A 为横坐标，以其相应的吸光度值为纵坐标，在半对数纸上作标准曲线

↓

根据受检者标本的吸光度值在标准曲线上查出其 AT：A，若标本预先经过稀释必须乘以稀释倍数

表 2-8-9　发色底物法检测 AT：A 标准管稀释

	管 1	管 2	管 3	管 4	管 5	受检管
标准血浆	50	100	150	200	250	－
待测血浆	－	－	－	－	－	200
Tris-肝素缓冲液	1150	1100	1050	1000	950	1000
稀释度	1:24	2:24	3:24	4:24	5:24	4:24
AT：A（%）	25	50	75	100	125	?

【参考区间】

（108.5±5.3）%。

（二）抗凝血酶抗原性（AT：Ag，ELISA 法）

【试剂和器具】

试剂和器具
- 109mmol/L 枸橼酸钠溶液
- AT 试剂盒

【操作步骤】

详见试剂盒说明书。

【参考区间】

（290±30.2）mg/L。

（三）蛋白 C 活性（PC：A，发色底物法）

【试剂和器具】

试剂和器具
- 缓冲液 A：0.04mol/L 巴比妥缓冲液，pH 7.4
- Protac 激活液：每瓶 3U，加缓冲液 A 3ml，分装，置-20℃保存，使用时稀释成 0.15U/ml

续流程

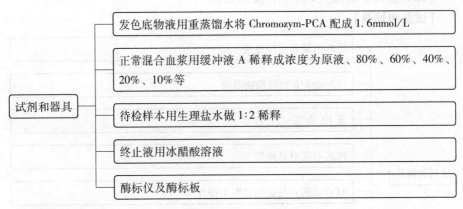

试剂和器具

- 发色底物液用重蒸馏水将 Chromozym-PCA 配成 1.6mmol/L
- 正常混合血浆用缓冲液 A 稀释成浓度为原液、80%、60%、40%、20%、10%等
- 待检样本用生理盐水做 1:2 稀释
- 终止液用冰醋酸溶液
- 酶标仪及酶标板

【操作步骤】

将待测已稀释样本 25μl 加入酶标板孔中，同时也将 6 个不同稀释度正常混合血浆各 25μl 分别加入各孔内，在上述待测样本及标准管各孔加入激活液 100μl，置 37℃ 水浴温育 8 分钟

↓

再加入发色底物 chromozym-PCA 100μl，混匀，置 37℃ 水浴中继续温育 10 分钟，使其充分显色

↓

以缓冲液 A 为空白管，酶标仪 405nm 读出多孔的 A 值

↓

以正常人混合血浆的各稀释孔的 A 值为纵坐标，相应的 PC：A 含量为横坐标作出标准曲线。待测样本查标准曲线，结果乘以 2

【参考区间】

（100.24±13.18）%。

（四）蛋白 C 抗原性（PC：Ag，ELISA 法）

【试剂和器具】

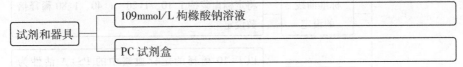

试剂和器具

- 109mmol/L 枸橼酸钠溶液
- PC 试剂盒

【操作步骤】

详见试剂盒说明书。

【参考区间】

3.0~5.2mg/L。

（五）蛋白S活性（PS：A，凝固法）

【试剂和器具】

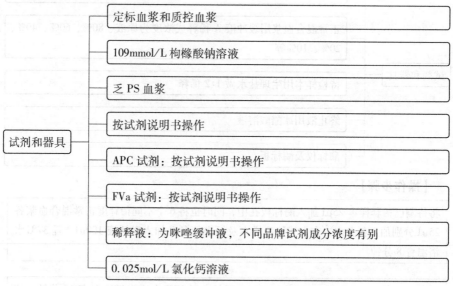

试剂和器具
- 定标血浆和质控血浆
- 109mmol/L枸橼酸钠溶液
- 乏PS血浆
- 按试剂说明书操作
- APC试剂：按试剂说明书操作
- FVa试剂：按试剂说明书操作
- 稀释液：为咪唑缓冲液，不同品牌试剂成分浓度有别
- 0.025mol/L氯化钙溶液

【操作步骤】

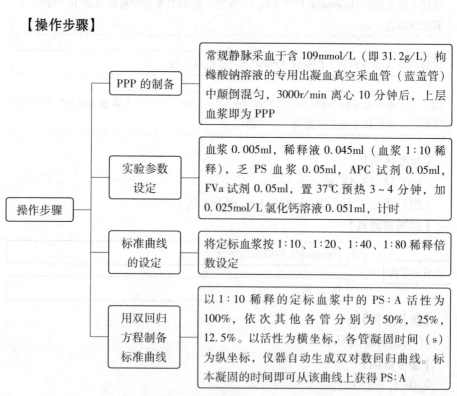

操作步骤

PPP的制备：常规静脉采血于含109mmol/L（即31.2g/L）枸橼酸钠溶液的专用出凝血真空采血管（蓝盖管）中颠倒混匀，3000r/min离心10分钟后，上层血浆即为PPP

实验参数设定：血浆0.005ml，稀释液0.045ml（血浆1:10稀释），乏PS血浆0.05ml，APC试剂0.05ml，FVa试剂0.05ml，置37℃预热3～4分钟，加0.025mol/L氯化钙溶液0.051ml，计时

标准曲线的设定：将定标血浆按1:10、1:20、1:40、1:80稀释倍数设定

用双回归方程制备标准曲线：以1:10稀释的定标血浆中的PS：A活性为100%，依次其他各管分别为50%，25%，12.5%。以活性为横坐标，各管凝固时间（s）为纵坐标，仪器自动生成双对数回归曲线。标本凝固的时间即可从该曲线上获得PS：A

【参考区间】

89%～110%。

（六）血浆总蛋白S（TPS，ELISA法）

【试剂和器具】

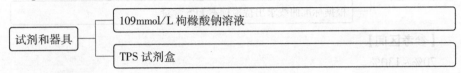

试剂和器具 ── 109mmol/L 枸橼酸钠溶液

　　　　　 └─ TPS 试剂盒

【操作步骤】

详见试剂盒说明书。

【参考区间】

（19.0～26.8）mg/L。

（七）血浆游离蛋白S（FPS，免疫比浊法）

【试剂和器具】

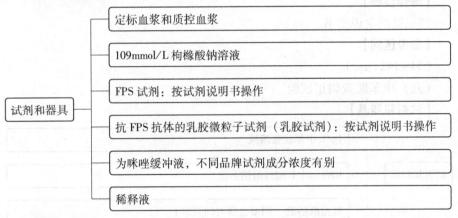

试剂和器具 ── 定标血浆和质控血浆

　　　　　 ── 109mmol/L 枸橼酸钠溶液

　　　　　 ── FPS 试剂：按试剂说明书操作

　　　　　 ── 抗 FPS 抗体的乳胶微粒子试剂（乳胶试剂）：按试剂说明书操作

　　　　　 ── 为咪唑缓冲液，不同品牌试剂成分浓度有别

　　　　　 └─ 稀释液

【操作步骤】

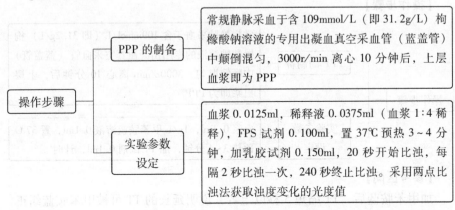

操作步骤 ── PPP 的制备 ── 常规静脉采血于含 109mmol/L（即 31.2g/L）枸橼酸钠溶液的专用出凝血真空采血管（蓝盖管）中颠倒混匀，3000r/min 离心 10 分钟后，上层血浆即为 PPP

　　　　 └─ 实验参数设定 ── 血浆 0.0125ml，稀释液 0.0375ml（血浆 1:4 稀释），FPS 试剂 0.100ml，置 37℃预热 3～4 分钟，加乳胶试剂 0.150ml，20 秒开始比浊，每隔 2 秒比浊一次，240 秒终止比浊。采用两点比浊法获取浊度变化的光度值

续流程

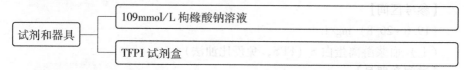

操作步骤 ── 标准曲线信息，5%、30%、50%、70%、100%、150%、100% 为基础点

　　　　　── 根据标准曲线求出待检标本 FPS 含量

【参考区间】

70%~130%。

（八）组织因子途径抑制物（TFPI，ELISA 法）

【试剂和器具】

试剂和器具 ── 109mmol/L 枸橼酸钠溶液

　　　　　── TFPI 试剂盒

【操作步骤】

详见试剂盒说明书。

【参考区间】

（54~142）μg/L。

（九）甲苯胺蓝纠正试验

【试剂和器具】

试剂和器具 ── 1g/L 甲苯胺蓝溶液

　　　　　── 109mmol/L 枸橼酸钠溶液

　　　　　── 凝血酶溶液（同凝血酶时间测定）

【操作步骤】

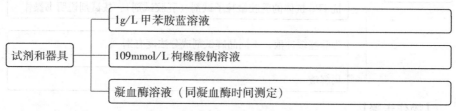

操作步骤 ── PPP 的制备 ── 常规静脉采血于含 109mmol/L（即 31.2g/L）枸橼酸钠溶液的专用出凝血真空采血管（蓝盖管）中颠倒混匀，3000r/min 离心 10 分钟后，上层血浆即为 PPP

　　　　　── 实验参数设定 ── 血浆 0.1ml，1g/L 甲苯胺蓝溶液 0.1ml，置 37℃ 预热 3~4 分钟，加 TT 试剂 0.1ml，计时

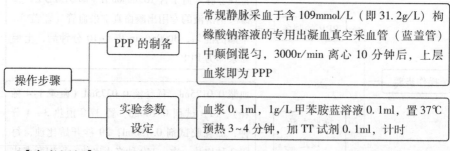

【参考区间】

加甲苯胺蓝后，TT 缩短 5 秒以上者，说明延长的 TT 可被甲苯胺蓝纠正。

（十）血浆低分子肝素浓度（LMWH，凝固法）

【试剂和器具】

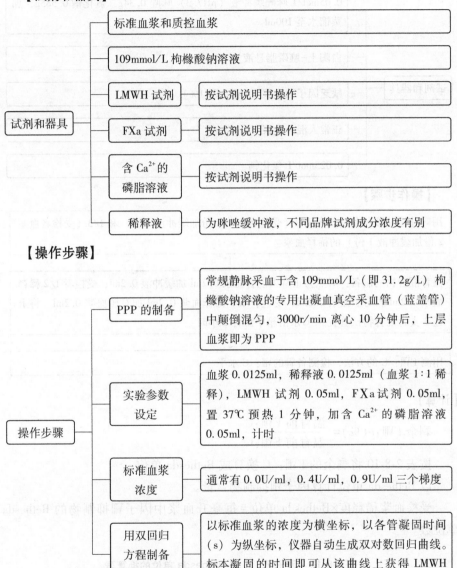

试剂和器具	标准血浆和质控血浆	
	109mmol/L 枸橼酸钠溶液	
	LMWH 试剂	按试剂说明书操作
	FXa 试剂	按试剂说明书操作
	含 Ca^{2+} 的磷脂溶液	按试剂说明书操作
	稀释液	为咪唑缓冲液，不同品牌试剂成分浓度有别

【操作步骤】

操作步骤	PPP 的制备	常规静脉采血于含 109mmol/L（即 31.2g/L）枸橼酸钠溶液的专用出凝血真空采血管（蓝盖管）中颠倒混匀，3000r/min 离心 10 分钟后，上层血浆即为 PPP
	实验参数设定	血浆 0.0125ml，稀释液 0.0125ml（血浆 1:1 稀释），LMWH 试剂 0.05ml，FXa 试剂 0.05ml，置 37℃ 预热 1 分钟，加含 Ca^{2+} 的磷脂溶液 0.05ml，计时
	标准血浆浓度	通常有 0.0U/ml，0.4U/ml，0.9U/ml 三个梯度
	用双回归方程制备标准曲线	以标准血浆的浓度为横坐标，以各管凝固时间（s）为纵坐标，仪器自动生成双对数回归曲线。标本凝固的时间即可从该曲线上获得 LMWH 浓度

【参考区间】

健康人用本法检测 LMWH 浓度为 0。根据抗凝治疗的强度不同，本检测值有相应变化。本法检测 LMWH 的范围是 0~2.0U/ml。

（十一）血浆因子Ⅷ抑制物

【试剂和器具】

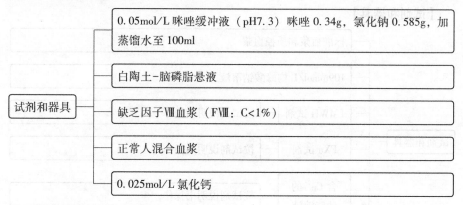

【操作步骤】

用咪唑缓冲液制备受检者 1/2（受检者血浆 1 份加缓冲液 1 份）和 1/3（受检者血浆2 份加缓冲液 1 份）的稀释血浆

↓

温育混合物的制备：对照为正常人混合血浆 0.2ml 加缓冲液 0.2ml；受检者 1/2 稀释血浆 0.2ml 加对照血浆 0.2ml；受检者 1/3 稀释血浆 0.2ml 加对照血浆 0.2ml。将上述 3 支含混合物试管置 37℃水浴箱中温育 2 小时

↓

用测 FⅧ：C 的方法，检测各管的Ⅷ：C 水平

【计算】

$$剩余 FⅧ:c(\%) = \frac{温育前 FⅧ:C}{温育前 FⅧ:C}$$

按表 2-8-10 将剩余的 FⅧ：C 换算成 Bethesda 单位。

以 Bethesda 单位计算因子Ⅷ抑制物含量。

受检血浆稀释度×Bethesda 单位＝每毫升血浆中因子Ⅷ抑制物的 Bethesda单位数。

表 2-8-10 因子Ⅷ：C 与 Bethesda 单位的换算表

剩余因子Ⅷ：C（%）	血浆抗体含量（单位）	剩余因子Ⅷ：C（%）	血浆抗体含量（单位）	剩余因子Ⅷ：C（%）	血浆抗体含量（单位）
97	0.05	61	0.70	40	1.35
93	0.10	59	0.75	38	1.40

剩余因子	血浆抗体含量	剩余因子	血浆抗体含量	剩余因子	血浆抗体含量
90	0.15	57	0.80	37	1.45
87	0.20	55	0.85	35	1.50
84	0.25	53	0.90	34	1.55
81	0.30	51	0.95	33	1.60
78	0.35	50	1.00	32	1.65
75	0.40	48	1.05	30	1.70
73	0.45	46	1.10	29	1.75
70	0.50	45	1.15	28	1.80
68	0.55	43	1.20	27	1.85
66	0.60	42	1.25	26	1.90
64	0.65	41	1.30	25	2.00

举例：对照温育混合的因子Ⅷ：C＝55%

受检血浆与正常（1/2）对照血浆混合的因子Ⅷ：C＝35%

剩余因子Ⅷ：C＝35/55×100%＝64%

从表2-10中查得，64%剩余因子Ⅷ为0.65Bethesda单位。

稀释度×单位＝因子Ⅷ抑制单位值

1×0.65＝0.65. BethesdaU/ml 血浆

【参考区间】

正常人体内无抑制物。

（十二）狼疮抗凝物质（LAC，凝固法）

【试剂和器具】

```
                 ┌─── LAC 过筛试剂盒
试剂和器具 ───────┤
                 └─── LAC 确认试剂盒
```

【操作步骤】

```
将 LAC 过筛试剂及 LAC 确认试剂各用 2ml 去离子蒸馏水溶解，置室温 30 分钟，颠
倒混匀后备用
                              ↓
将 LAC 过筛试剂及 LAC 确认试剂置于 37℃水浴中预温 1 分钟
                              ↓
```

取 2 个试管，各加 0.2ml 缺乏血小板的被检血浆，37℃预温 1 分钟

↓

LAC 过筛试验，待检试管中加预温的 LAC 过筛试剂 0.2ml，启动秒表，记录血浆凝固时间。若做 LAC 确认试验，待检试管中则加预温的 LAC 确认试剂，体积为 0.2ml，启动秒表，记录血浆凝固时间

↓

正常人血浆同时进行上述检测

【计算】

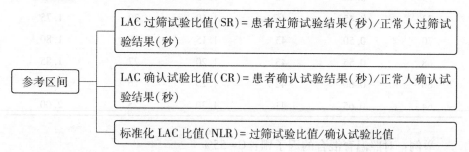

参考区间

LAC 过筛试验比值（SR）= 患者过筛试验结果（秒）/正常人过筛试验结果（秒）

LAC 确认试验比值（CR）= 患者确认试验结果（秒）/正常人确认试验结果（秒）

标准化 LAC 比值（NLR）= 过筛试验比值/确认试验比值

【参考区间】

NLR：正常人：<1.2；>2.0 为强阳性；1.5~2.0 为中度阳性；1.2~1.5 为弱阳性。

【注意事项】

本试验对狼疮抗凝物检测的敏感性和特异性均较高。检测系统内磷脂的含量至关重要。要求待检血浆中尽量祛除血小板成分。在常规离心获得乏血小板血浆后，可以将所得的血浆吸取 2/3，再次 3000r/min 离心 10 分钟，取后次所得血浆的上 1/3 用于检测。这样，可以避免剩余血小板磷脂参与反应，导致对检测结果的影响。

（十三）凝血酶-抗凝血酶复合物（TAT，ELISA 法）

【试剂和器具】

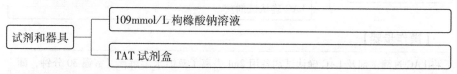

试剂和器具

109mmol/L 枸橼酸钠溶液

TAT 试剂盒

【操作步骤】

详见试剂盒说明书。

【参考区间】

（1.45±0.4）μg/L。

五、纤维蛋白溶解系统检验

（一）血浆硫酸鱼精蛋白副凝固时间（3P）试验
【试剂和器具】

试剂和器具
- 109mmol/L 枸橼酸钠溶液
- 10g/L 硫酸鱼精蛋白溶液（pH 6.5），分装小管，置-20℃中备用（可用1%硫酸鱼精蛋白注射液替代）

【操作步骤】

操作步骤
- PPP 的制备：常规静脉采血于含 109mmol/L（即 31.2g/L）枸橼酸钠溶液的专用出凝血真空采血管（蓝盖管）中颠倒混匀，3000r/min 离心 10 分钟后，上层血浆即为 PPP
- 取 0.5ml PPP 放入试管中，置37℃水浴中 3 分钟
- 加 10g/L 硫酸鱼精蛋白溶液 0.05ml，混匀，置37℃水浴中 15 分钟，立即观察结果
- 阴性对照试验：取 0.5ml PPP 放入试管中，置37℃水浴中 15 分钟，观察结果

【计算】

计算
- 阴性：血浆清晰不变，无不溶解物产生
- 阳性：血浆中出现细或粗颗粒沉淀，或有纤维蛋白丝（网）或有胶冻形成

【参考区间】
健康人为阴性。

（二）血浆 D-二聚体（D-D，免疫比浊法）
【试剂和器具】

试剂和器具
- 已包被抗体的酶标板
- 酶标抗体
- 酶抗体反应助剂，使用前与酶标抗体等量混合

续流程

试剂和器具
- 样品稀释液
- D-二聚体标准品
- 洗涤液
- 底物邻苯二胺，临用前加底物缓冲液 2ml、蒸馏水 3ml，加 30%过氧化氢溶液 4μl
- 底物缓冲液
- 30%过氧化氢溶液
- 终止液
- 酶标仪

【操作步骤】

操作步骤 — 标准曲线绘制（一）
- 标准品用样品稀释液 0.5ml 精确复溶
- 将已包被有抗体的酶标板揭去封口膜后，倾去保护液并用洗涤液洗涤 1 次，甩干
- 在酶标板的右侧两排孔 11A～H、12A～H 中，11A、12A、11B、12B 加标准品各 100μl。用样品稀释液（各孔 100μl），从 11B、12B 开始按倍比稀释法进行连续稀释（每一稀释度都是双孔）至 11H、12H，每孔最终体积为 100μl，37℃温育 1.5 小时
- 甩去液体，用洗涤液洗 4 次
- 加酶标记 D-二聚体单抗，每孔 100μl，温育 30 分钟
- 甩去酶标抗体，洗涤 4 次，拍干

续流程

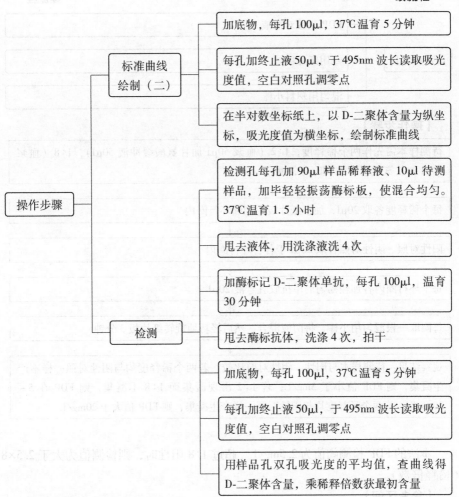

操作步骤

标准曲线绘制（二）
- 加底物，每孔 100µl，37℃温育 5 分钟
- 每孔加终止液 50µl，于 495nm 波长读取吸光度值，空白对照孔调零点
- 在半对数坐标纸上，以 D-二聚体含量为纵坐标，吸光度值为横坐标，绘制标准曲线

检测
- 检测孔每孔加 90µl 样品稀释液、10µl 待测样品，加毕轻轻振荡酶标板，使混合均匀。37℃温育 1.5 小时
- 甩去液体，用洗涤液洗 4 次
- 加酶标记 D-二聚体单抗，每孔 100µl，温育 30 分钟
- 甩去酶标抗体，洗涤 4 次，拍干
- 加底物，每孔 100µl，37℃温育 5 分钟
- 每孔加终止液 50µl，于 495nm 波长读取吸光度值，空白对照孔调零点
- 用样品孔双孔吸光度的平均值，查曲线得 D-二聚体含量，乘稀释倍数获最初含量

【参考区间】

0~0.256mg/L。

（三）纤维蛋白（原）降解产物（FDP，免疫比浊法）

【试剂和器具】

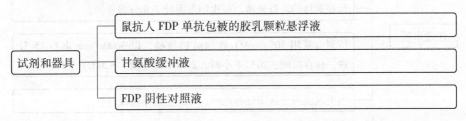

试剂和器具
- 鼠抗人 FDP 单抗包被的胶乳颗粒悬浮液
- 甘氨酸缓冲液
- FDP 阴性对照液

续流程

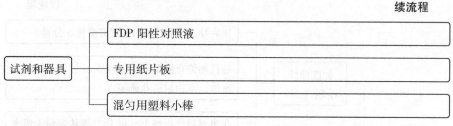

【操作步骤】

待测样本需先作两个稀释度，1:2（血浆 50μl 加甘氨酸缓冲液 50μl），1:8（血浆 50μl 加甘氨酸缓冲液 350μl），混合

↓

每个稀释度各取 20μl，加于纸片板的相邻环行圈内

↓

阳性对照、阴性对照各取 20μl 于各自环行圈内

↓

每个环行圈内各加经摇匀的单抗胶乳悬液 20μl

↓

每圈取一根混匀用小棒，将两液混合，然后轻巧地旋转纸片板 3 分钟

↓

观察结果：待测样本与阳性、阴性对照比较，若两个稀释度均与阴性对照一样不产生凝集，则 FDP 值小于 5mg/L；若 1:2 出现凝集而 1:8 不凝集，则 FDP 在 5~20mg/L；若两个稀释度均与阳性对照一样产生凝集，则 FDP 值大于 20mg/L

本法的 FDP 检测阈值为 2.5mg/L。超过 1:8 阳性时，则检测值为大于 2.5×8（稀释倍数）。

【参考区间】

小于 5mg/L。

【注意事项】

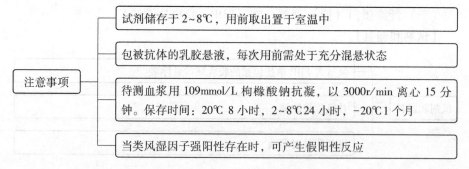

（四）组织型纤溶酶原激活剂活性（t-PA：A，发色底物法）

【试剂和器具】

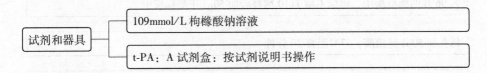

试剂和器具

- 109mmol/L 枸橼酸钠溶液
- t-PA：A 试剂盒：按试剂说明书操作

【操作步骤】

具体操作详见试剂盒说明书，并严格按说明书步骤操作。

【参考区间】

（1.9±0.71）U/ml。

（五）组织型纤溶酶原激活剂抗原性（t-PA：Ag，ELISA 法）

【试剂和器具】

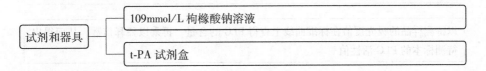

试剂和器具

- 109mmol/L 枸橼酸钠溶液
- t-PA 试剂盒

【操作步骤】

详见试剂盒说明书。

【参考区间】

（1~12）μg/L。

（六）纤溶酶原活性（PLG：A，发色底物法）

【试剂和器具】

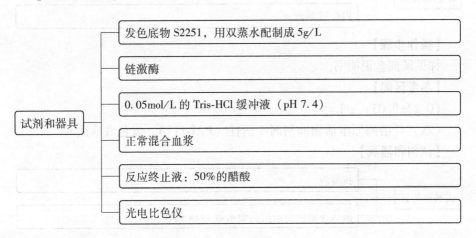

试剂和器具

- 发色底物 S2251，用双蒸水配制成 5g/L
- 链激酶
- 0.05mol/L 的 Tris-HCl 缓冲液（pH 7.4）
- 正常混合血浆
- 反应终止液：50%的醋酸
- 光电比色仪

【操作步骤】

将正常混合血浆用缓冲液进行 1:10、1:20、1:40、1:80 稀释，各稀释度取 50μl 加入 96 孔的酶标板中，将标本做 1:10 稀释后加 50μl 于酶标板中

↓

每孔加 50μl 链激酶，37℃温育 30 分钟

每孔加发色底物 20μl 及缓冲液 100μl，置于微量振荡器上混合片刻

37℃温育 1 小时，加 50%醋酸 50μl 终止反应

酶标仪上读取 405nm 的吸光度值

↓

以标准品中 PLG 的活性做横坐标（1:10 正常人混合血浆为 100%活性），以 405nm 吸光度值作为纵坐标在半对数纸上绘制标准曲线

以待测样品的吸光度值在标准曲线上查得 PLG 的含量，再乘以稀释倍数，从而得出待测标本的 PLG 活性值

【参考区间】

（85.55±27.83）%。

（七）纤溶酶原抗原性（PLG：Ag，ELISA 法）

【试剂和器具】

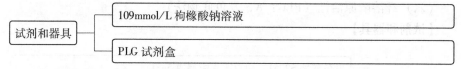

试剂和器具 ── 109mmol/L 枸橼酸钠溶液

── PLG 试剂盒

【操作步骤】

详见试剂盒说明书。

【参考区间】

（0.22±0.03）g/L。

（八）纤溶酶原激活物抑制剂-1 活性（PAI-1：A，发色底物法）

【试剂和器具】

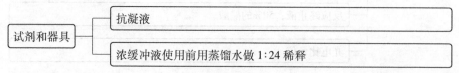

试剂和器具 ── 抗凝液

── 浓缓冲液使用前用蒸馏水做 1:24 稀释

续流程

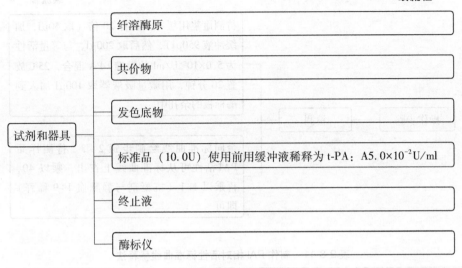

【操作步骤】

操作步骤 — **标准曲线绘制**

取活性为 5.0×10^{-2} U/ml t-PA 5001μl，加等量缓冲液混匀，使 t-PA 活性为 2.5×10^{-2} U/ml。此时 PAI-l 相对活性为 0 任意单位（arbitrary，AU）。任意单位，为 PAI-1 活性单位，其定义为在 25℃，20 分钟内抑制 1.0U t-PA 的 PAI 酶量，即为 1.0AU，按表 2-11 加入到平底酶标板上

各用缓冲液 2ml 将发色底物、共价物、纤溶酶原溶解，然后予以混合，混合后加入上述孔中，每孔 100μl，将板置湿盒中保温约 150~180 分钟（或 3 号孔 405nm 吸光度值为 0.8 左右）

在酶标仪上检测各孔 405nm 吸光度值，用 1 号孔调零点（或在检测后减去该孔的值）

以 405nm 吸光度值为纵坐标，PAI 相对活性为横坐标，绘制标准曲线

试剂和器具：
- 纤溶酶原
- 共价物
- 发色底物
- 标准品（10.0U）使用前用缓冲液稀释为 t-PA：A5.0×10⁻² U/ml
- 终止液
- 酶标仪

续流程

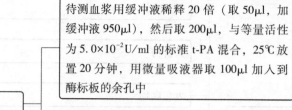

操作步骤 — 检测

> 待测血浆用缓冲液稀释 20 倍（取 50μl，加缓冲液 950μl），然后取 200μl，与等量活性为 5.0×10^{-2}U/ml 的标准 t-PA 混合，25℃ 放置 20 分钟，用微量吸液器取 100μl 加入到酶标板的余孔中

> 余同标准曲线绘制步骤 2～3。待测样品 PAI 活性可从标准曲线上查出，乘以 40，再乘以 1.1（抗凝剂与静脉血 1:9 稀释）即可

表 2-8-11　制作 PAI 相对活性标准曲线稀释法

	孔 1	孔 2	孔 3	孔 4	孔 5	孔 6
t-PA 标准品（μl）	0	20	40	60	80	100
缓冲液（μl）	100	80	60	40	20	0
PAI 相对活性（AU/ml）	0.025	0.020	0.015	0.010	0.005	0

【参考区间】

0.1～1AU/ml。

（九）纤溶酶原激活物抑制剂-1 抗原性（PAI-1：Ag，ELISA 法）

【试剂和器具】

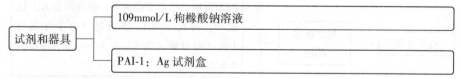

试剂和器具
- 109mmol/L 枸橼酸钠溶液
- PAI-1：Ag 试剂盒

【操作步骤】

详见试剂盒说明书。

【参考区间】

4～43μg/L。

（十）α_2-纤溶酶抑制剂活性（α_2-PI：A，发色底物法）

【试剂和器具】

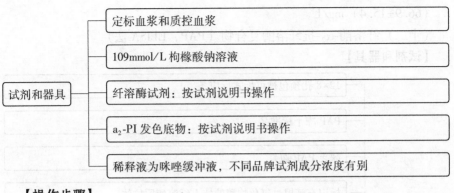

试剂和器具
- 定标血浆和质控血浆
- 109mmol/L 枸橼酸钠溶液
- 纤溶酶试剂：按试剂说明书操作
- a_2-PI 发色底物：按试剂说明书操作
- 稀释液为咪唑缓冲液，不同品牌试剂成分浓度有别

【操作步骤】

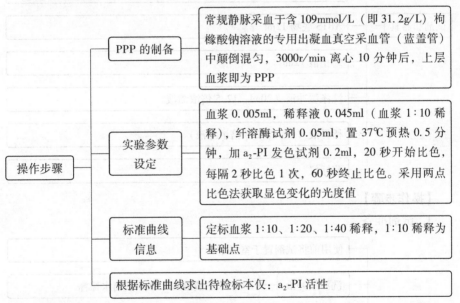

操作步骤

| PPP 的制备 | 常规静脉采血于含 109mmol/L（即 31.2g/L）枸橼酸钠溶液的专用出凝血真空采血管（蓝盖管）中颠倒混匀，3000r/min 离心 10 分钟后，上层血浆即为 PPP |

实验参数设定：血浆 0.005ml，稀释液 0.045ml（血浆 1:10 稀释），纤溶酶试剂 0.05ml，置 37℃预热 0.5 分钟，加 a_2-PI 发色试剂 0.2ml，20 秒开始比色，每隔 2 秒比色 1 次，60 秒终止比色。采用两点比色法获取显色变化的光度值

标准曲线信息：定标血浆 1:10、1:20、1:40 稀释，1:10 稀释为基础点

根据标准曲线求出待检标本仅：a_2-PI 活性

【参考区间】

95.6%±12.8%。

（十一）α_2-纤溶酶抑制剂抗原性（α_2-PI:Ag，ELISA 法）

【试剂和器具】

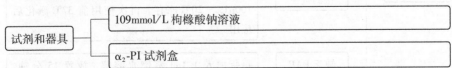

试剂和器具
- 109mmol/L 枸橼酸钠溶液
- α_2-PI 试剂盒

【操作步骤】

详见试剂盒说明书。

【参考区间】

（66.9±15.4）mg/L。

（十二）纤溶酶-α_2-抗纤溶酶复合物（PAP，ELISA 法）

【试剂和器具】

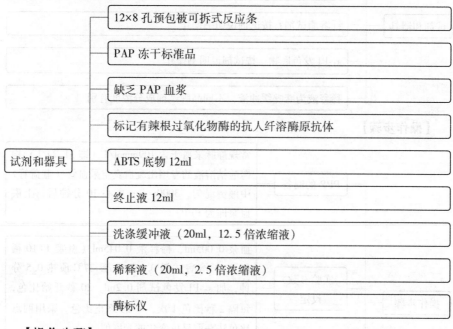

试剂和器具
- 12×8 孔预包被可拆式反应条
- PAP 冻干标准品
- 缺乏 PAP 血浆
- 标记有辣根过氧化物酶的抗人纤溶酶原抗体
- ABTS 底物 12ml
- 终止液 12ml
- 洗涤缓冲液（20ml，12.5 倍浓缩液）
- 稀释液（20ml，2.5 倍浓缩液）
- 酶标仪

【操作步骤】

1. 试剂准备

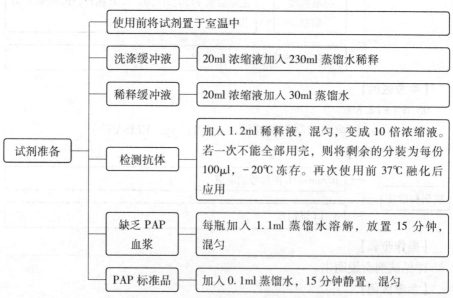

试剂准备
- 使用前将试剂置于室温中
- 洗涤缓冲液 —— 20ml 浓缩液加入 230ml 蒸馏水稀释
- 稀释缓冲液 —— 20ml 浓缩液加入 30ml 蒸馏水
- 检测抗体 —— 加入 1.2ml 稀释液，混匀，变成 10 倍浓缩液。若一次不能全部用完，则将剩余的分装为每份 100μl，−20℃ 冻存。再次使用前 37℃ 融化后应用
- 缺乏 PAP 血浆 —— 每瓶加入 1.1ml 蒸馏水溶解，放置 15 分钟，混匀
- PAP 标准品 —— 加入 0.1ml 蒸馏水，15 分钟静置，混匀

续流程

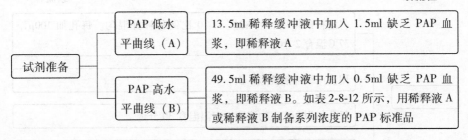

表 2-8-12　标准曲线制作

试管	标准品浓度	体积	加入
A	150ng/ml	0.010ml 标准品	0.99ml 稀释液
B	75ng/ml	从试管 A 中取 0.5ml	0.5ml 稀释液
C	37.5ng/ml	从试管 B 中取 0.5ml	0.5ml 稀释液
D	18.75ng/ml	从试管 C 中取 0.5ml	0.5ml 稀释液
E	9.50ng/ml	从试管 D 中取 0.5ml	0.5ml 稀释液
	0.0ng/ml	无	0.5ml 稀释液

2. 标本制备　全血用 0.129mol/L 枸橼酸钠 1∶9 抗凝［含有终浓度为 2000kU/ml 抑肽酶和 20mmol/L 的苯甲脒］，4℃条件下，5000×g 离心 10 分钟，90 分钟内收集血浆，−70℃冻存，使用前 37℃快速融化。患者血浆用稀释液 A 作 1∶10 稀释（低水平 PAP）或者用稀释液 B 作 1∶100 稀释（高水平 PAP）进行检测。

3. 检测

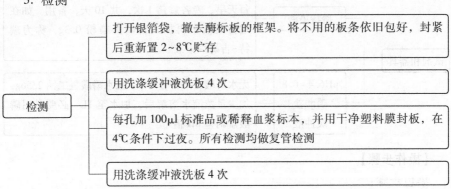

续流程

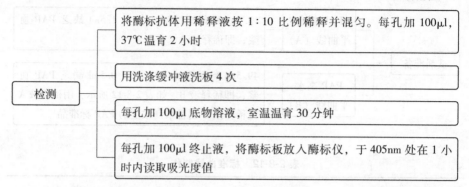

检测
- 将酶标抗体用稀释液按 1:10 比例稀释并混匀。每孔加 100μl，37℃温育 2 小时
- 用洗涤缓冲液洗板 4 次
- 每孔加 100μl 底物溶液，室温温育 30 分钟
- 每孔加 100μl 终止液，将酶标板放入酶标仪，于 405nm 处在 1 小时内读取吸光度值

4. 标准曲线绘制　以吸光度平均值与对应的 PAP 标准品浓度绘制标准曲线。稀释标本 PAP 浓度可从标准曲线上直接查到，此值乘以稀释倍数，即可获得患者血浆中 PAP 的浓度。标准曲线应每次制备。

【参考区间】

0~150ng/ml。

第六节　骨髓细胞学检验

一、骨髓涂片检验

（一）骨髓涂片染色

【试剂和器具】

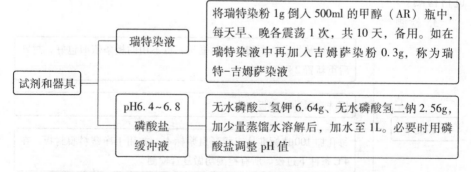

试剂和器具
- 瑞特染液：将瑞特染粉 1g 倒入 500ml 的甲醇（AR）瓶中，每天早、晚各震荡 1 次，共 10 天，备用。如在瑞特染液中再加入吉姆萨染粉 0.3g，称为瑞特–吉姆萨染液
- pH6.4~6.8 磷酸盐缓冲液：无水磷酸二氢钾 6.64g，无水磷酸氢二钠 2.56g，加少量蒸馏水溶解后，加水至 1L。必要时用磷酸盐调整 pH 值

【操作步骤】

染色步骤：

将染色液滴加至涂片上，覆盖血膜固定 15~30 秒

↓

滴加 2~3 倍量的磷酸盐缓冲液并混匀，染色 25 分钟左右

↓

流水冲洗、晾干镜检

【注意事项】

注意事项

- 取骨髓小粒多、血膜制备良好的骨髓涂片 2~4 张染色
- 染色时间可根据片中有核细胞数量、室温等适当调节
- 涂片冲洗前，片上染液不要倒掉，将片子直接放在流水下冲洗，冲洗时间应长，以免染液沉积在血膜上
- 预留几张未染色的涂片，以备细胞化学染色用

（二）骨髓涂片观察

骨髓涂片观察

低倍镜观察

- 判断骨髓涂片的质量，包括涂片的厚薄、骨髓小粒多少、油滴、染色等
- 骨髓中有核细胞的多少可以反映出骨髓增生程度，见表 2-8-13
- 计数全片巨核细胞数量
- 全片观察有无体积较大或成堆分布的异常细胞如骨髓转移癌细胞、戈谢细胞、尼曼-匹克细胞，尤其应注意观察血膜尾部、上缘、下缘及头部

油镜观察

- 在有核细胞计数、分类前，应先观察各系的增生程度、大致形态和比例等情况，得出初步的诊断意见
- 进行细胞分类、计数及细胞形态的观察，由于涂片中巨核细胞数较少，一般不列入骨髓有核细胞分类的百分比之内，而单独对巨核细胞计数和分类。通常计数全片巨核细胞数并分类一定数量巨核细胞
- 再一次对全片观察（也可用高倍镜），注意其他部位分裂象细胞、非造血细胞及有否异常细胞等情况，全片细胞分类情况与分类区域是否一致，必要时应单独快速计数或重新计数

表 2-8-13 骨髓增生程度分级及标准

分 级	有核细胞数 一个高倍镜视野	有核细胞 成熟红细胞	常见疾病
增生极度活跃	>100	1:1	各种白血病
增生明显活跃	50~100	1:10	各种白血病、增生性贫血
增生活跃	20~50	1:20	正常骨髓、各型贫血
增生减低	5~10	1:50	造血功能低下
增生极度减低	<5	1:200	再生障碍性贫血

（三）结果计算

计算各系细胞的总百分比及各期细胞百分比。一般情况下，百分比是指所有有核细胞（ANc）百分比。在某些白血病中，还需计算出非红系细胞（NEc）百分比，NEc 是指不包括有核红细胞、淋巴细胞、浆细胞、肥大细胞、巨噬细胞的骨髓有核细胞百分比。

结果计算
- 计算粒红比值：指各阶段粒细胞百分率总和与各阶段有核红细胞百分率总和之比
- 计算各期巨核细胞百分比或各期巨核细胞的个数

（四）登记

对各种骨髓标本（含血涂片）进行登记，并长期保存（至少5年）。同时保存骨髓申请单、报告单。

（五）骨髓涂片检查注意事项

骨髓涂片检查注意事项
- 细胞分类、计数时应选择厚薄均匀、细胞结构清楚、红细胞呈淡红色、背景干净的部位，一般在体尾交界处
- 计数应有一定次序，避免出现某些视野重复计数的现象。一般可从右到左、从上到下，呈"S"形走势
- 计数的细胞为除巨核细胞、破碎细胞、分裂象以外的其他有核细胞，巨核细胞需单独进行计数和分类
- 一般至少计数 200 个有核细胞；增生明显活跃以上者则应计数 400~500 个有核细胞

续流程

由于细胞形态多变，观察时不能抓住某一、二个特点及非特异性特征就轻易地做出肯定或否定的判断

血细胞的发育是一个连续不断的过程，只是为了便于识别，将它们人为地划分为若干阶段。实际上常会遇到一些细胞既具有上一阶段的某些特征，又有下一阶段的某些特征；由于是向成熟方向发育，一般将这种细胞归入下一阶段

个别界于两个系统之间的细胞难以判断时，可采用大数归类法

对于急性白血病等患者，细胞分类计数应在细胞化学染色后再进行

急性白血病时，各系统原始细胞虽各有特征，但有时极为相似，很难鉴别，这时应注意观察伴随出现的幼稚细胞、成熟细胞，并与其比较，推测原始细胞的归属。同时应结合细胞化学染色、外周血细胞的形态特点等

有时可见到难以识别的细胞，可参考涂片上其他细胞后做出判断，如仍不能确定可归入"分类不明"细胞，但不宜过多，若有一定数量，则应通过细胞化学染色、集体读片或会诊等方法弄清细胞类型

骨髓取材好的涂片中应有较多骨髓小粒，显微镜有较多骨髓特有细胞，中性杆状核粒细胞/分叶核粒细胞比值大于外周血，有核细胞数大于外周血有核细胞数。骨髓稀释分为两种：①如抽吸骨髓液时混进血液，称为骨髓部分稀释；②如抽出的骨髓液实际上就是血液，称为骨髓完全稀释

骨髓涂片检查注意事项

骨髓涂片中血小板减少也可以是人为造成的。如果患者血小板数量正常的骨髓涂片出现凝固现象，则显微镜呈条索状，其间存在一些有核细胞和大量聚集的血小板，而其他部位血小板明显减少或不见。所以涂片中血小板少的患者，应排除标本凝固的可能性

二、骨髓细胞化学染色

（一）过氧化物酶染色

【试剂和器具】

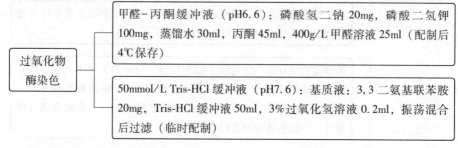

过氧化物
酶染色

> 甲醛-丙酮缓冲液（pH6.6）：磷酸氢二钠 20mg，磷酸二氢钾 100mg，蒸馏水 30ml，丙酮 45ml，400g/L 甲醛溶液 25ml（配制后 4℃保存）

> 50mmol/L Tris-HCl 缓冲液（pH7.6）：基质液：3,3 二氨基联苯胺 20mg，Tris-HCl 缓冲液 50ml，3%过氧化氢溶液 0.2ml，振荡混合后过滤（临时配制）

【操作步骤】

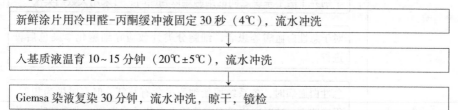

> 新鲜涂片用冷甲醛-丙酮缓冲液固定 30 秒（4℃），流水冲洗

> 入基质液温育 10~15 分钟（20℃±5℃），流水冲洗

> Giemsa 染液复染 30 分钟，流水冲洗，晾干，镜检

【结果计算】

阳性产物为棕黄色颗粒。"－"为胞质中无阳性颗粒；"±"为胞质中细小阳性颗粒；"+"为胞质中阳性颗粒较粗大，常呈局限性分布；"++"为阳性颗粒粗大密集，约占胞质的 1/2~2/3；"+++"为阳性颗粒粗大几乎布满胞质；"++++"为阳性颗粒呈团块状，充满胞质，可覆盖核上。

一般，粒系和单核系细胞 POX 阳性，并与细胞成熟有关，故早期原始粒细胞和原始单核细胞可呈阴性反应，而分化好的原始粒细胞及其以下阶段细胞随细胞成熟而阳性反应增强。衰老中性粒细胞阳性强度减弱。嗜酸性粒细胞阳性，嗜碱性粒细胞阴性。单核系细胞为弱阳性反应。淋巴细胞、有核红细胞和巨核细胞阴性。

（二）苏丹黑 B 染色

【试剂和器具】

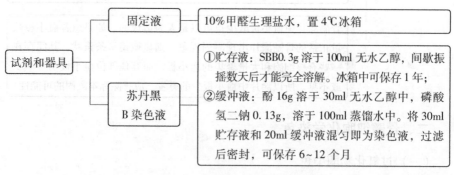

试剂和器具

固定液

> 10%甲醛生理盐水，置 4℃冰箱

苏丹黑 B 染色液

> ①贮存液：SBB0.3g 溶于 100ml 无水乙醇，间歇振摇数天后才能完全溶解。冰箱中可保存 1 年；
> ②缓冲液：酚 16g 溶于 30ml 无水乙醇中，磷酸氢二钠 0.13g，溶于 100ml 蒸馏水中。将 30ml 贮存液和 20ml 缓冲液混匀即为染色液，过滤后密封，可保存 6~12 个月

续流程

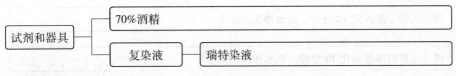

【操作步骤】

骨髓涂片在甲醛生理盐水中蒸汽固定 5~10 分钟，流水冲洗 3~5 分钟，晾干

浸入苏丹黑染色液中，37℃水浴 30~50 分钟。取出立即用 70%酒精漂洗约 10 秒，流水冲洗

用瑞特染液复染 20~30 分钟，流水冲洗，晾干镜检

【结果计算】

苏丹黑染色阳性反应的细胞类型、反应强度与 MPO 基本一致。

【注意事项】

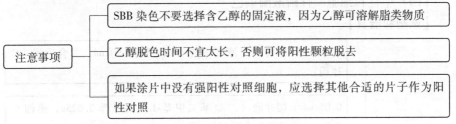

（三）过碘酸 Schiff（糖原）染色

【试剂和器具】

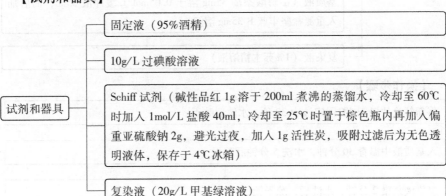

【操作步骤】

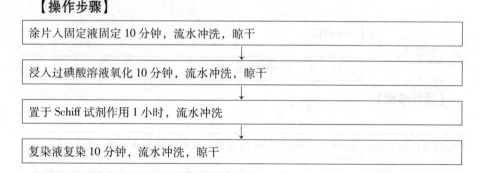

涂片入固定液固定 10 分钟，流水冲洗，晾干

↓

浸入过碘酸溶液氧化 10 分钟，流水冲洗，晾干

↓

置于 Schiff 试剂作用 1 小时，流水冲洗

↓

复染液复染 10 分钟，流水冲洗，晾干

【结果计算】

胞质中出现红色或紫红色颗粒沉积或弥散者为阳性。正常细胞中，糖原含量原始粒细胞低，但随细胞成熟而逐渐增加。中性粒细胞和嗜酸性粒细胞的 PAS 阳性颗粒可被淀粉酶水解。嗜碱性粒细胞的 PAS 阳性颗粒不能被淀粉酶水解为糖胺聚糖。单核细胞糖原含量较少，呈细粒状。淋巴细胞糖原常凝聚成颗粒或块状。巨核细胞和血小板含有丰富的糖原，PAS 反应呈粗大的紫色颗粒或团块。正常红系细胞不含糖原。

（四）中性粒细胞碱性磷酸酶染色

【试剂和器具】

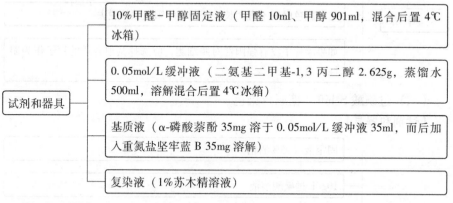

试剂和器具

- 10%甲醛-甲醇固定液（甲醛 10ml、甲醇 901ml，混合后置 4℃冰箱）
- 0.05mol/L 缓冲液（二氨基二甲基-1,3 丙二醇 2.625g，蒸馏水 500ml，溶解混合后置 4℃冰箱）
- 基质液（α-磷酸萘酚 35mg 溶于 0.05mol/L 缓冲液 35ml，而后加入重氮盐坚牢蓝 B 35mg 溶解）
- 复染液（1%苏木精溶液）

【操作步骤】

将新鲜涂片浸于 4℃固定液中 30 秒，水洗后晾干

↓

入基质液中温育 30 分钟，水洗 5 分钟后晾干

↓

复染液复染 2 分钟，水洗后，晾干镜检

【结果计算】

中性粒细胞胞质内出现灰褐色至深黑色颗粒状或片状沉淀为阳性反应。

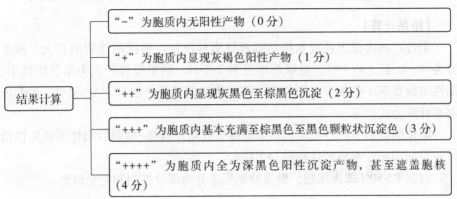

结果计算

- "-" 为胞质内无阳性产物（0分）
- "+" 为胞质内显现灰褐色阳性产物（1分）
- "++" 为胞质内显现灰黑色至棕黑色沉淀（2分）
- "+++" 为胞质内基本充满至棕黑色至黑色颗粒状沉淀色（3分）
- "++++" 为胞质内全为深黑色阳性沉淀产物，甚至遮盖胞核（4分）

【参考区间】

参考区间阳性率为30%~70%，阳性细胞积分为35~100分。积分为各阳性细胞分值百分比的乘积之和。

（五）α-醋酸萘酚酯酶染色

【试剂和器具】

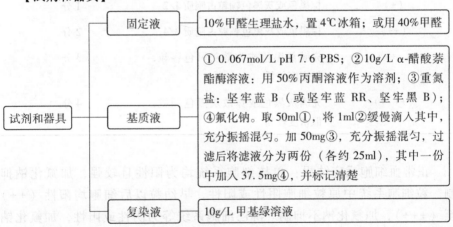

试剂和器具

- 固定液：10%甲醛生理盐水，置4℃冰箱；或用40%甲醛
- 基质液：① 0.067mol/L pH 7.6 PBS；②10g/L α-醋酸萘酯酶溶液：用50%丙酮溶液作为溶剂；③重氮盐：坚牢蓝 B（或坚牢蓝 RR、坚牢黑 B）；④氟化钠。取 50ml①，将 1ml②缓慢滴入其中，充分振摇混匀。加 50mg③，充分振摇混匀，过滤后将滤液分为两份（各约 25ml），其中一份中加入 37.5mg④，并标记清楚
- 复染液：10g/L甲基绿溶液

【操作步骤】

将甲醛生理盐水滴加在 2 张新鲜骨髓涂片上固定 5 分钟或用甲醛蒸汽固定 5~10 分钟后，流水冲洗，晾干

↓

将 2 张涂片分别放入两份基质液中（一份 α-NAE 染色，另一份抑制试验），置 37℃ 水浴 60 分钟，流水冲洗

↓

甲基绿溶液复染 5~10 分钟，流水冲洗，晾干镜检

【结果计算】

阳性产物为棕黑色或灰黑色弥漫性颗粒沉淀。根据阳性物质有无、多少分为（-）至（++++），分级标准见表 2-8-14。结果报告形式为染色阳性率、阳性指数及 NaF 抑制率。阳性率、阳性指数的计算方法同 NAP 染色，NaF 抑制率计算公式如下。

氟化钠抑制率(%)=［（抑制前阳性率或阳性指数-抑制后阳性率或阳性指数)/抑制前阳性率或阳性指数］×100%

抑制率>50% 即为抑制，根据抑制程度分为部分抑制和完全抑制。

表 2-8-14　α-NAE 染色结果分级及阳性指数

结果分级	特　点	阳性指数
（-）	无棕黑色或灰黑色颗粒	0 分
（+）	棕黑色或灰黑色颗粒占胞质 1/2	1 分
（++）	棕黑色或灰黑色颗粒占胞质 3/4	2 分
（+++）	充满灰黑色或弥散灰黑色颗粒，但密度较低	3 分
（++++）	充满灰黑色或弥散灰黑色颗粒，但密度较高	4 分

正常血细胞反应结果：单核细胞系均为阳性且较强，加氟化钠抑制。粒细胞系中原粒细胞阴性或阳性，早幼粒以后细胞均阳性（++）至（+++），加氟化钠不抑制。淋巴细胞系统等为阴性或阳性，加氟化钠不抑制。

【注意事项】

注意事项

- 如果涂片中没有阳性对照细胞，应选择其他合适的片子作为对照
- 每一步反应完毕，应直接在自来水下冲洗，而不是将液体倒掉后冲洗，以免杂质沉积

（六）醋酸 AS-D 萘酚酯酶染色

【试剂和器具】

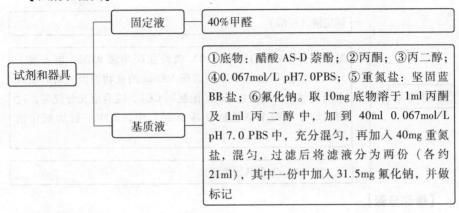

试剂和器具	固定液	40%甲醛
	基质液	①底物：醋酸 AS-D 萘酚；②丙酮；③丙二醇；④0.067mol/L pH7.0PBS；⑤重氮盐：坚固蓝 BB 盐；⑥氟化钠。取 10mg 底物溶于 1ml 丙酮及 1ml 丙二醇中，加到 40ml 0.067mol/L pH 7.0 PBS 中，充分混匀，再加入 40mg 重氮盐，混匀，过滤后将滤液分为两份（各约 21ml），其中一份中加入 31.5mg 氟化钠，并做标记

【操作步骤】

取 2 张新鲜骨髓涂片用甲醛蒸汽固定 5~10 分钟，流水冲洗，晾干

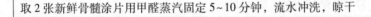

将 2 张涂片分别放入两份基质液中（一份 NAS-DAE 染色，另一份抑制试验），置 37℃温育 1 小时，流水冲洗，晾干

中性红溶液复染 30~60 秒，流水冲洗，晾干镜检

【结果计算】

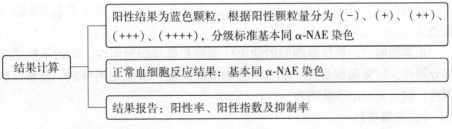

结果计算	阳性结果为蓝色颗粒，根据阳性颗粒量分为（−）、（+）、（++）、（+++）、（++++），分级标准基本同 α-NAE 染色
	正常血细胞反应结果：基本同 α-NAE 染色
	结果报告：阳性率、阳性指数及抑制率

【注意事项】

注意事项	如果涂片中没有阳性对照细胞，应选择其他合适的片子作为对照
	每一步反应完毕，应直接在自来水下冲洗，而不是将液体倒掉后冲洗，以免杂质沉积

（七）α-丁酸萘酚酯酶染色
【试剂和器具】

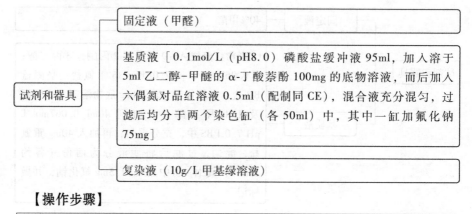

试剂和器具

固定液（甲醛）

基质液［0.1mol/L（pH8.0）磷酸盐缓冲液 95ml，加入溶于 5ml 乙二醇-甲醚的 α-丁酸萘酚 100mg 的底物溶液，而后加入六偶氮对品红溶液 0.5ml（配制同 CE），混合液充分混匀，过滤后均分于两个染色缸（各 50ml）中，其中一缸加氟化钠 75mg］

复染液（10g/L 甲基绿溶液）

【操作步骤】

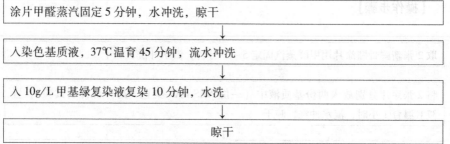

涂片甲醛蒸汽固定 5 分钟，水冲洗，晾干

↓

入染色基质液，37℃温育 45 分钟，流水冲洗

↓

入 10g/L 甲基绿复染液复染 10 分钟，水洗

↓

晾干

【结果计算】
　　阳性产物为定位于胞质的不溶性棕红色或棕红色沉淀。NBE 属于碱性非特异性酯酶，阳性产物的色泽还视重氮盐而不同，若用坚牢蓝 BB 盐为蓝色。
　　正常细胞中，单核系细胞的幼单核细胞和单核细胞阳性，原始单核细胞部分阳性，巨噬细胞阳性。单核系细胞阳性反应可被氟化钠抑制。粒系细胞阴性，但可见细小点状阳性。

【注意事项】
　　涂片新鲜和基质液配制即时应用，是保证染色良好的前提。基质液含酯量高，37℃水浴后要连续冲洗 3 分钟左右，保持涂片背景干净。在染色中，同时选用前 1~2 天骨髓检查未见明显变化和临床无可疑血液病的骨髓涂片标本或前几天检查而保存的阳性白血病标本作为质控对照。在镜检中，更需要注意标本中自身质控对照的细胞是否应该阳性或阴性。
　　（八）氯乙酸 ASD（CE）萘酚酯酶染色

【试剂和器具】

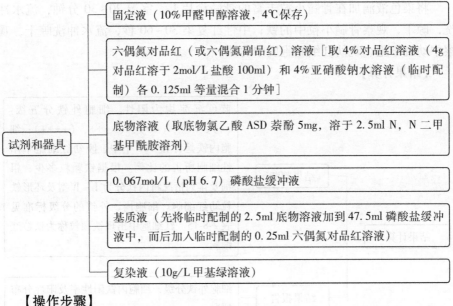

试剂和器具

- 固定液（10%甲醛甲醇溶液，4℃保存）
- 六偶氮对品红（或六偶氮副品红）溶液［取 4%对品红溶液（4g对品红溶于 2mol/L 盐酸 100ml）和 4%亚硝酸钠水溶液（临时配制）各 0.125ml 等量混合 1 分钟］
- 底物溶液（取底物氯乙酸 ASD 萘酚 5mg，溶于 2.5ml N，N 二甲基甲酰胺溶剂）
- 0.067mol/L（pH 6.7）磷酸盐缓冲液
- 基质液（先将临时配制的 2.5ml 底物溶液加到 47.5ml 磷酸盐缓冲液中，而后加入临时配制的 0.25ml 六偶氮对品红溶液）
- 复染液（10g/L 甲基绿溶液）

【操作步骤】

将涂片入固定液固定 30 秒，或蒸汽固定 5 分钟，流水冲洗，晾干

↓

入基质液于染色湿盒 37℃温育 1 小时，流水冲洗

↓

入复染液 5 分钟，流水冲洗，晾干

【结果计算】

阳性产物为红色颗粒或弥散性沉淀，定位于胞质酶活性处。

正常细胞，粒系细胞阳性。原始粒细胞多呈不同程度的阳性反应，早期原始粒细胞可呈阴性反应，早幼粒细胞至成熟中性全呈阳性反应，但酶活性不随细胞的成熟而增强。

（九）铁染色

【试剂和器具】

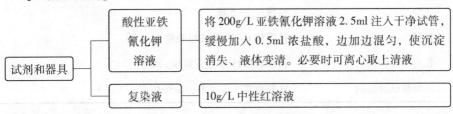

试剂和器具

- 酸性亚铁氰化钾溶液：将 200g/L 亚铁氰化钾溶液 2.5ml 注入干净试管，缓慢加入 0.5ml 浓盐酸，边加边混匀，使沉淀消失、液体变清。必要时可离心取上清液
- 复染液：10g/L 中性红溶液

【操作步骤】

将染色液滴加在骨髓小粒丰富的骨髓涂片上，室温 20～30 分钟，流水冲洗，晾干，观察骨髓小粒中的铁；中性红复染 30～60 秒，流水冲洗晾干，观察中幼红细胞、晚幼红细胞胞质中的铁。

【结果计算】

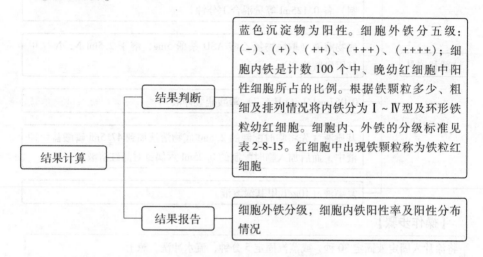

结果计算 ┬─ 结果判断 ── 蓝色沉淀物为阳性。细胞外铁分五级：(－)、(＋)、(＋＋)、(＋＋＋)、(＋＋＋＋)；细胞内铁是计数 100 个中、晚幼红细胞中阳性细胞所占的比例。根据铁颗粒多少、粗细及排列情况将内铁分为 I～Ⅳ型及环形铁粒幼红细胞。细胞内、外铁的分级标准见表 2-8-15。红细胞中出现铁颗粒称为铁粒红细胞

└─ 结果报告 ── 细胞外铁分级，细胞内铁阳性率及阳性分布情况

表 2-8-15　铁染色结果的分级标准

细胞外铁	特　点
(－)	无蓝色颗粒
(＋)	有少量铁颗粒和铁小珠
(＋＋)	有多量铁颗粒和铁小珠
(＋＋＋)	有许多铁颗粒和铁小珠，有少量铁小块
(＋＋＋＋)	有极多铁颗粒和铁小珠，有许多铁小块
细胞内铁	特点
I 型	铁颗粒 1～2 颗
Ⅱ 型	铁颗粒 3～5 颗
Ⅲ 型	铁颗粒 6～10 颗或粗颗粒 1～4 颗
Ⅳ 型	铁颗粒 ≥11 颗或粗颗粒 >15 颗
环形粒幼红细胞	铁颗粒在 5 颗以上，围绕核周 1/3 以上

【参考区间】

细胞外铁：（+）～（++），其中约 2/3 为（++）。

细胞内铁：阳性率 19%~44%，以 I 型为主，少数为 II 型。应建立自己实验室的参考区间。

【注意事项】

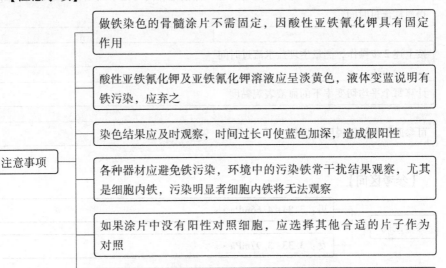

注意事项

做铁染色的骨髓涂片不需固定，因酸性亚铁氰化钾具有固定作用

酸性亚铁氰化钾及亚铁氰化钾溶液应呈淡黄色，液体变蓝说明有铁污染，应弃之

染色结果应及时观察，时间过长可使蓝色加深，造成假阳性

各种器材应避免铁污染，环境中的污染铁常干扰结果观察，尤其是细胞内铁，污染明显者细胞内铁将无法观察

如果涂片中没有阳性对照细胞，应选择其他合适的片子作为对照

每一步反应完毕，应直接在自来水下冲洗，而不是将液体倒掉后冲洗，以免杂质沉积

第七节 临床血液流变学检验

一、血液黏度测定

（一）毛细管黏度计测定法

【试剂和器具】

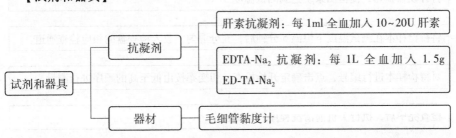

试剂和器具

抗凝剂

肝素抗凝剂：每 1ml 全血加入 10~20U 肝素

EDTA-Na₂ 抗凝剂：每 1L 全血加入 1.5g ED-TA-Na₂

器材

毛细管黏度计

【操作步骤】

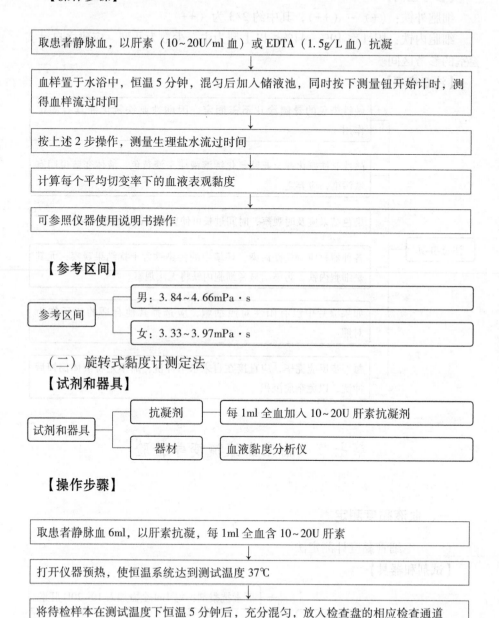

取患者静脉血，以肝素（10~20U/ml 血）或 EDTA（1.5g/L 血）抗凝

血样置于水浴中，恒温 5 分钟，混匀后加入储液池，同时按下测量钮开始计时，测得血样流过时间

按上述 2 步操作，测量生理盐水流过时间

计算每个平均切变率下的血液表观黏度

可参照仪器使用说明书操作

【参考区间】

参考区间 ── 男：3.84~4.66mPa·s
　　　　　── 女：3.33~3.97mPa·s

（二）旋转式黏度计测定法

【试剂和器具】

试剂和器具 ── 抗凝剂 ── 每 1ml 全血加入 10~20U 肝素抗凝剂
　　　　　　── 器材 ── 血液黏度分析仪

【操作步骤】

取患者静脉血 6ml，以肝素抗凝，每 1ml 全血含 10~20U 肝素

打开仪器预热，使恒温系统达到测试温度 37℃

将待检样本在测试温度下恒温 5 分钟后，充分混匀，放入检查盘的相应检查通道

对待检样本进行编号，点击确定开始检查，切变率按由低至高的顺序进行测量

检查完毕后，执行关机前清洗程序、关机程序

可参照仪器使用说明书操作。

【参考区间】

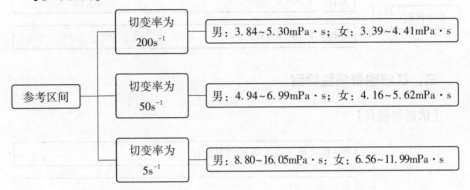

参考区间
- 切变率为 200s^{-1} → 男：3.84~5.30mPa·s；女：3.39~4.41mPa·s
- 切变率为 50s^{-1} → 男：4.94~6.99mPa·s；女：4.16~5.62mPa·s
- 切变率为 5s^{-1} → 男：8.80~16.05mPa·s；女：6.56~11.99mPa·s

二、血浆黏度测定

【试剂和器具】

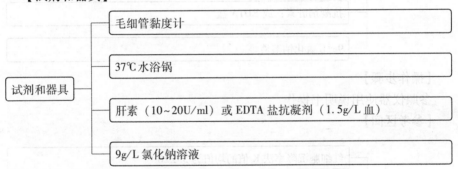

试剂和器具
- 毛细管黏度计
- 37℃水浴锅
- 肝素（10~20U/ml）或 EDTA 盐抗凝剂（1.5g/L 血）
- 9g/L 氯化钠溶液

【操作步骤】

空腹采集抗凝静脉血
↓
将全血样本以离心力 2300 Q×g 离心 10 分钟，吸取上层血浆备检
↓
将血浆置于 37℃水浴 5 分钟，混匀后加入贮液池，同时按下测定按钮，仪器测得血浆通过毛细管的时间（T）
↓
按步骤"3"测定 9g/L 氯化钠溶液通过毛细管的时间（T_0）
↓
根据公式 $\eta = \eta_0 \rho T / \rho_0 T_0$ 计算血浆黏度

【参考区间】

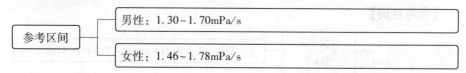

参考区间 ┬ 男性：1.30~1.70mPa/s
　　　　 └ 女性：1.46~1.78mPa/s

三、红细胞聚集性检测

【试剂和器具】

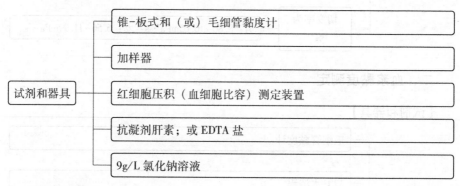

试剂和器具 ┬ 锥-板式和（或）毛细管黏度计
　　　　　 ├ 加样器
　　　　　 ├ 红细胞压积（血细胞比容）测定装置
　　　　　 ├ 抗凝剂肝素；或 EDTA 盐
　　　　　 └ 9g/L 氯化钠溶液

【操作步骤】

参照仪器使用说明书操作。

【参考区间】

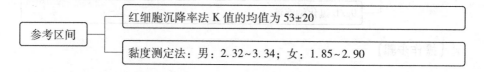

参考区间 ┬ 红细胞沉降率法 K 值的均值为 53±20
　　　　 └ 黏度测定法：男：2.32~3.34；女：1.85~2.90

四、红细胞变形性检测

（一）黏性检测法

【试剂和器具】

用旋转式黏度计或毛细管黏度计。

【操作步骤】

应用黏性检测法估计红细胞变形性，可利用黏性方程求出参数 TK 值。用旋转式或毛细管黏度计测量血液在高切变率下的黏度值，用毛细管黏度计测量血浆黏度，利用下列黏性方程计算 TK 值：

$$\eta_r = (1 - TKG)^{-2.5}$$

$$TK = (\eta_r^{0.4} - 1) \times \eta_r^{0.4} C$$

式中，η_r：相对黏度（是全血黏度与血浆黏度的比值）。T：Taylor 因子。K：红细胞群聚集指数。C：红细胞体积浓度（常以 Hct 代替）。

利用 TK 值可间接估计红细胞的变形性，正常状态下 TK 值约 0.9，TK 值愈大表明红细胞变形性愈差。

红细胞变形性还可以由获得的黏度值计算红细胞刚性指数（IR）：

$$IR = \frac{\eta_b - \eta_p}{\eta_p} \times \frac{1}{Hct}$$

式中，η_b：全血黏度。η_p：血浆黏度。Hct：血细胞比容。IR 值愈大，表明红细胞变形愈差。

【参考区间】

$180s^{-1}$ 为小于 1.00。

（二）微孔滤过法

【试剂和器具】

红细胞滤过仪，主要由滤膜、负压发生系统和控温三大部分组成。

【操作步骤】

将血液以 2000r/min 离心 10 分钟，弃去血浆及红细胞柱表面的血浆黄层，以 PBS 洗涤 3 次，每次洗后以 2000r/min 离心 5 分钟，弃去上清液

↓

压紧的红细胞按 1:9（V/V）加到 PBS 中配成浓度 10% 的悬浮液备用

↓

在加样前使储气瓶内保持 0.98kPa 或 1.96kPa 负压，分别吸取悬浮介质（PBS）和细胞悬浮液加入到带刻度的样品池内，分别测量在负压作用下流过滤膜的时间 t_0 和 t_s，计算红细胞的滤过指数（IF）

↓

参照本实验室使用的仪器说明书操作

【参考区间】

参考区间	微孔滤过法全血滤过法：0.29±0.10
	红细胞悬浮液滤过法：0.98±0.08

五、细胞表面电荷检测

【试剂和器具】

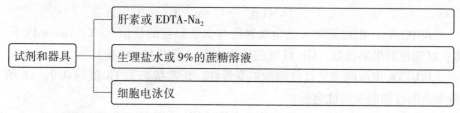

试剂和器具 —— 肝素或 EDTA-Na$_2$

生理盐水或 9%的蔗糖溶液

细胞电泳仪

【操作步骤】

可参照电泳仪器使用说明书操作。

红细胞悬浮液的配制:取静脉血,以肝素抗凝(10~20U/ml 血)或 EDTA-Na$_2$(1.5g/L 血)抗凝,以 2000r/min 离心 10 分钟,取出血浆存于小试管内,随后加入 1 滴血使其中红细胞浓度达到 10^4 个/微升左右备用,也可用生理盐水或 9%的蔗糖溶液作悬浮介质。但是由于生理盐水离子强度大、导电性强,电泳池内工作电流大,易生热而影响测量结果

将稀释的红细胞悬浮液装入方形玻管内,两端套好琼脂管,装入电泳管架的槽内,然后置于显微镜台上并插入电极

接通电源,通过倒向开关变换两电极的极性,利用微标尺测量细胞在电场作用下泳动一定距离(s)所需时间(t),仪器自动记录 20 个细胞在两个方向泳动时间的平均值(t),并会自动给出红细胞的电泳动度(EPM)和细胞表面电荷密度。

【参考区间】

14.6~18.2 秒。

第八节 红细胞血型血清学检验

一、ABO 血型检验

(一)ABO 血型鉴定

1. 试管法

【试剂和器具】

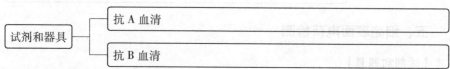

试剂和器具 —— 抗 A 血清

抗 B 血清

续流程

试剂和器具 —┬— 2%~5%的 A₁型，B 型红细胞盐水悬液

└— 如果需要，可增加抗 A，B 试剂和 A₂ 血型红细胞

【操作步骤】

（1）正定型：检测红细胞上的 A 或 B 抗原。

加 1 滴抗 A 到一支洁净试管中并标记

↓

加 1 滴抗 B 到一支洁净试管中并标记

↓

如果需要，可选做加 1 滴抗 A，B 在第三支试管，并标记

↓

向每一试管滴加 1 滴 2%~5%的待检红细胞悬液

↓

轻轻混匀，按照校准速度和时间离心，通常（900~1000）×g 离心 15 秒

↓

轻轻重悬细胞后，检查凝集情况

↓

观察、解释、记录试验结果，并与血清（血浆）试验结果对照

（2）反定型

检测血清或血浆中的抗体。

取 2 支洁净试管，分别标记 A₁ 和 B，分别向其中滴加 2~3 滴血清或血浆

↓

加 1 滴 A₁ 型试剂红细胞到标记 A₁ 的试管

↓

加 1 滴 B 型试剂红细胞到标记 B 的试管

↓

如果需要，加 1 滴 A₂ 试剂红细胞到一支已加入 2~3 滴血清或血浆的试管中，并做好标记

↓

轻轻混合试管内容物，按照校准速度和时间离心，通常（900~1000）×g 离心 15 秒

↓

```
┌─────────────────────────────────────────────────────────────┐
│ 检查是否有溶血现象：然后轻轻重悬细胞扣，检查凝集情况          │
└─────────────────────────────────────────────────────────────┘
                              ↓
┌─────────────────────────────────────────────────────────────┐
│ 观察、解释、记录试验结果，并与红细胞试验结果对照              │
└─────────────────────────────────────────────────────────────┘
```

【结果计算】

```
          ┌── 细胞试验中的凝集以及血清或血浆试验中的溶血或凝集均为阳性结果

          ├── 细胞重悬后表现为均匀的细胞悬液是阴性结果

          ├── 凝集强度判断标准参见表 2-8-16

 结果计算 ─┼── ABO 定型的血清或血浆试验以及红细胞试验的解释见表 2-8-17

          ├── 如果红细胞定型试验与血清定型试验结果不一致，应通过进一步
          │    试验解决，然后才给出 ABO 血型结果

          ├── 混合视野凝集的情况，应进一步找出原因：例如是否混合血样标
          │    本，近期有无输血史，是否白血病急性期或者 ABO 亚型等

          └── 按表 2-8-17 报告受检者红细胞 ABO 血型
```

表 2-8-16　凝集反应解释

肉眼观察所见	凝集强度	评分 Score
一个结实的凝集块	4+	12
数个大的凝集块	3+	10
中等大小的凝块，背景清晰	2+	8
小的凝集块，背景浑浊（颗粒状，但确定成块）	1+	5
非常细小的凝集，背景浑浊（细小颗粒状）	1+w	4
几乎看不见的凝集，背景浑浊	W+或+/−	2
没有凝集	0	0
凝集和不凝集的细胞同时存在，混合视野	mf	
完全溶血	H	
部分溶血，还有一些红细胞	PH	

表 2-8-17　ABO 血型常规定型

抗体试剂+待检红细胞反应 (红细胞定型)			待检血清+试剂红细胞反应 (血清定型)			解释
抗 A	抗 B	抗 A, B（可选）	A 细胞	B 细胞	ABO 血型	
+	-	+	-	+	A	
-	+	+	+	-	B	
-	-	-	+	+	O	
+	+	+	-	-	AB	

【注意事项】

注意事项

红细胞试验中抗体试剂与待测红细胞产生 3+~4+的凝集为阳性反应。血清与试剂红细胞的反应经常较弱。血清试验可以在室温孵育 5~15 分钟以增强弱凝集反应，观察结果时既要看有无凝集，更要注意凝集强度，有助于弱凝集的发现

试管法定型反应快，需时短，特别是紧急输血时，可立即离心观察结果；通过离心增强凝集，可发现亚型和较弱的抗原-抗体反应，结果准确可靠，是 ABO 定型的常规方法

2. 玻片法

【试剂和器具】

玻片法

抗 A

抗 B

【操作步骤】

加 1 滴抗 A 到一洁净的玻璃片或白瓷板凹孔中，并做好标记

↓

加 1 滴抗 B 到一洁净的玻璃片或白瓷板凹孔中，并做好标记

向以上玻片上或白瓷板凹孔中的每一种试剂中分别加 1 滴充分混匀的待检红细胞悬液

↓

充分混合抗体试剂和细胞，用搅拌棒将混合物均匀分散

↓

不断地从一边到另一边轻轻倾斜转动玻片或白瓷板，持续大概 2 分钟。在此期间不要将玻片或瓷板放在热的表面上

↓

读取，解释并记录所有玻片或白瓷板凹孔中的结果

【结果计算】

结果计算
- 任何 ABO 定型试剂与红细胞反应表现强凝集都是阳性结果
- 在反应 2 分钟末红细胞仍呈现均匀悬液是阴性结果
- 弱阳性或可疑结果应使用试管法进一步确认

【注意事项】

注意事项
- 玻片法可能存在感染性标本暴露的风险，需注意防范
- 玻片法可作为 ABO 血型初筛或复检
- 玻片法定型简单，不需离心设备，适合大规模血型普查，但该法反应时间较长，不适合急诊定型
- 玻片法不适合检测血清或血浆中的抗体，故不适用于抗体鉴定和交叉配血
- 玻片法不适合检测 ABO 亚型。亚型红细胞抗原与抗体的凝集反应慢、凝集强度弱，可能导致定型有误
- 我国输血技术操作规程要求玻片法正反定型均做，而美国血库协会（AABB）操作手册中玻片法仅用于正定型

3. 柱凝集法
【试剂和器具】

试剂和器具
- ABO 试剂红细胞
- 柱凝集血型卡

【操作步骤】

配制好检测样本的红细胞悬液和试剂红细胞悬液。通常用于柱凝集试验的红细胞悬液浓度比试管法低，比如可选用1%或0.8%的红细胞盐水悬液50μl，个别新生儿卡中选用5%的红细胞盐水悬液10μl

↓

在正定型的柱凝集检测管中分别加入样本的红细胞悬液

↓

在反定型的柱凝集检测管中先加入反定型红细胞悬液再加入检测样本的血清或血浆

↓

在专用柱凝集离心机中离心

↓

判读并记录凝集反应结果

【结果计算】

根据红细胞在凝胶柱内的反应情况解释凝集强度。出现凝集和（或）溶血结果为阳性，不凝集为阴性。

表 2-8-18　柱凝集法反应强度解释

反应强度	红细胞在凝胶内的反应情况
4+	红细胞全部位于凝胶表面
3+	大部分红细胞位于凝胶表面，少部分位于凝胶中上部
2+	大部分红细胞位于凝胶中部，少部分位于凝胶中下部
1+	红细胞位于凝胶中下近底部
+/-	绝大部分红细胞沉积在管尖底部，极少部分位于凝胶中近底部
Dcp	同时存在两群细胞，分别位于凝胶表面和管尖底部，即混合视野凝集
H	红细胞复合物部分或完全消失，柱内液体为均匀透明红色，即发生溶血
-	红细胞全部沉积在管尖底部

4. 微孔板法
【试剂和器具】

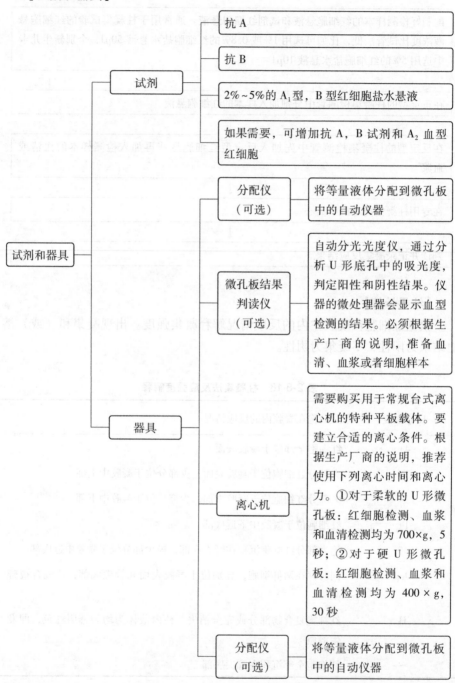

【操作步骤】

操作步骤

检测红细胞
- 在干净 U 形微孔板的两孔中分别加入 1 滴抗 A 和 1 滴抗 B，如果需要，在第 3 孔中加入抗 A，B
- 在含有血型检测试剂的孔中，分别加入 1 滴 2%～5%红细胞生理盐水悬液
- 温和地轻拍微孔板壁，混匀红细胞和试剂
- 用合适的条件离心微孔板
- 轻拍微孔板，或者使用机械摇板器，或者将板放置一定角度，使液体流动，以重悬红细胞
- 判读，解释，记录结果。将结果和血浆或血清结果进行比较

检测血浆或血清
- 在每孔中加入 1 滴待测血浆或血清
- 在 U 形微孔板含有血浆或血清的每孔中分别加入 1 滴 2%～5%A_1 和 B 型试剂红细胞悬液。如果选择检测 A_2，将 A_2 红细胞加到第 3 孔内
- 温和地轻拍微孔板壁，混匀各组分
- 用合适的条件离心微孔板
- 轻拍微孔板，或者使用机械摇板器，或者将板放置一定角度，使液体流动，以重悬红细胞
- 判读，解释，记录结果。将结果和红细胞结果进行比较

【注意事项】

为加强弱的血浆或血清的反应，微孔板可以在室温孵育 5~10 分钟，然后重复离心、判读、记录的过程。

（二）A_1 和 A_2 亚型鉴定

【试剂和器具】

试剂和器具
- 抗 A1 试剂
- 3%~5%A_1 和 A_2 型试剂红细胞悬液
- 受检者 3%~5%红细胞悬液
- 受检者血浆

【操作步骤】

操作步骤
- 取 4 支小试管，分别标记为测定管、阴性对照管、阳性对照管和自身对照管
- 测定管：加入抗 A_1 试剂和受检者红细胞悬液各 1 滴。阴性对照管：加入抗 A_1 试剂和 A_2 红细胞悬液各 1 滴。阳性对照管：加入抗 A_1 试剂和 A_1 红细胞悬液各 1 滴。自身对照管：加入受检者血浆和受检者红细胞悬液各 1 滴，混匀
- 1000r/min 离心 1 分钟或 3400r/min 离心 15 秒
- 轻轻摇动试管，肉眼观察有无凝集或溶血现象。如肉眼未见凝集及溶血，则将反应物倒于玻片上，于低倍镜下观察结果
- 结果判断。在阴阳性对照结果符合预期且自身对照管不出现凝集及溶血现象的前提下，若测定管出现凝集则判为 A_1 型（含 A_{int}），不凝集者应增加 4℃凝集试验和 4℃吸收加 56℃放散试验，若上述两试验结果仍为阴性则判为 A_2 型

二、Rh 血型检验

（一）Rh 血型定型

1. 试管法

【试剂和器具】

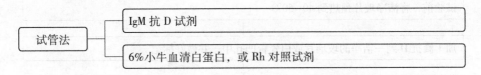

试管法
- IgM 抗 D 试剂
- 6%小牛血清白蛋白，或 Rh 对照试剂

【操作步骤】

加 1 滴抗 D 到一洁净试管，并做好标记

↓

加 1 滴 6%小牛血清白蛋白，或试剂厂商提供的 Rh 对照试剂到第 2 个洁净试管中，并标记

↓

分别加 1 滴 2%~5%红细胞悬液到每支试管中

↓

轻轻混合，通常（900~1000）×g 离心 15 秒

↓

轻轻重悬细胞扣，检查凝集

↓

评价反应强度，记录试验管和对照管的试验结果

【结果计算】

结果计算
- 抗 D 管凝集，对照管不凝集表明红细胞是 RhD 阳性
- 对照管和抗 D 管均阴性，说明待测红细胞是 RhD 阴性结果。此时如果检测的是患者标本则可以认为是 RhD 阴性。但根据多数国际行业协会的标准，要求对献血者血样和孕妇血样需做进一步确认试验，以排除弱 RhD 抗原的存在
- 对照管凝集则试验无效，可能需要移除红细胞上的 IgM 或 IgG 抗体

2. 玻片法

【试剂和器具】

适合用于玻片法的低蛋白抗 D 试剂。

【操作步骤】

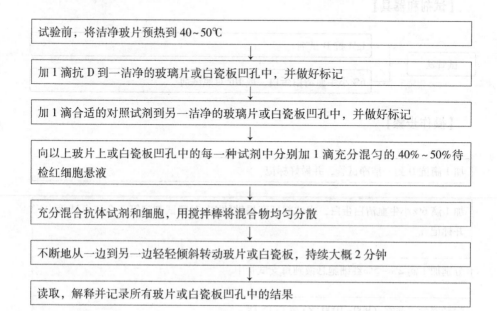

试验前，将洁净玻片预热到 40~50℃

↓

加 1 滴抗 D 到一洁净的玻璃片或白瓷板凹孔中，并做好标记

↓

加 1 滴合适的对照试剂到另一洁净的玻璃片或白瓷板凹孔中，并做好标记

↓

向以上玻片上或白瓷板凹孔中的每一种试剂中分别加 1 滴充分混匀的 40%~50% 待检红细胞悬液

↓

充分混合抗体试剂和细胞，用搅拌棒将混合物均匀分散

↓

不断地从一边到另一边轻轻倾斜转动玻片或白瓷板，持续大概 2 分钟

↓

读取，解释并记录所有玻片或白瓷板凹孔中的结果

【结果计算】

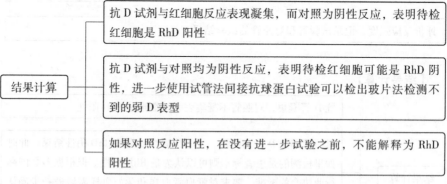

结果计算

抗 D 试剂与红细胞反应表现凝集，而对照为阴性反应，表明待检红细胞是 RhD 阳性

抗 D 试剂与对照均为阴性反应，表明待检红细胞可能是 RhD 阴性，进一步使用试管法间接抗球蛋白试验可以检出玻片法检测不到的弱 D 表型

如果对照反应阳性，在没有进一步试验之前，不能解释为 RhD 阳性

【注意事项】

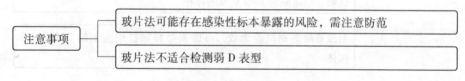

注意事项

玻片法可能存在感染性标本暴露的风险，需注意防范

玻片法不适合检测弱 D 表型

3. 微孔板法

【试剂和器具】

只使用获得许可，能用于微孔板检测的抗D试剂。参照生产厂商的说明，使用特定的试剂、仪器及正确的操作。

【操作步骤】

在干净的微孔板孔中加入1滴抗D试剂。如果该试剂需要使用Rh对照，在第2孔中加入1滴Rh对照

在每孔中加入1滴2%~5%生理盐水红细胞悬液

轻轻拍打平板的边沿，混匀各组分

根据生产厂商的说明，使用合适的条件离心平板

轻拍微孔板，或者使用机械摇板器，或者将板放置一定角度，使液体流动，以重悬红细胞

检测凝集，判读、解释、记录实验结果

为加强弱反应，将阴性结果的样本在37℃，孵育15~30分钟

根据生产厂商的说明，使用合适的条件离心平板

轻拍微孔板，或者使用机械摇板器，或者将板放置一定角度，使液体流动，以重悬红细胞

检测凝集，判读、解释、记录实验结果

【结果计算】

结果计算

抗D孔中出现凝集，同时，对照组中是均匀的悬液，说明该红细胞是D阳性

抗D孔和对照孔中均未出现凝集。来自患者的样本可以被定为D阴性

对于献血者的样本以及来自母亲产生Rh免疫球蛋白的婴儿样本，需进一步检测是否具有弱D抗原

4. 柱凝集法

【试剂和器具】

已加抗 D 试剂的柱凝集血型卡。

【操作步骤】

> 配制好检测样本的红细胞悬液和试剂红细胞悬液。通常用于柱凝集试验的红细胞悬液浓度比试管法低，比如可选用 1% 或 0.8% 的红细胞盐水悬液 50μl，个别新生儿卡中选用 5% 的红细胞盐水悬液 10μl

↓

> 在柱凝集卡的 RhD 检测管中分别加入样本的红细胞悬液

↓

> 在专用柱凝集离心机中离心

↓

> 判读并记录凝集反应结果

【结果计算】

根据红细胞在凝胶柱内的反应情况解释凝集强度。出现凝集和（或）溶血结果为阳性，不凝集为阴性。

（二）弱 D 血型鉴定

【试剂和器具】

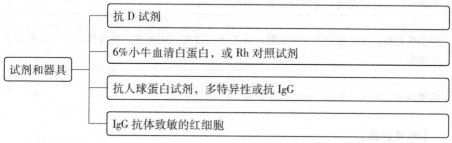

试剂和器具 ——
- 抗 D 试剂
- 6% 小牛血清白蛋白，或 Rh 对照试剂
- 抗人球蛋白试剂，多特异性或抗 IgG
- IgG 抗体致敏的红细胞

【操作步骤】

试验流程应使用合适的对照。

> 加 1 滴抗 D 到一洁净的试管中，并做好标记

↓

> 加 1 滴 6% 小牛血清白蛋白，或试剂厂商提供的 Rh 对照试剂作为对照试剂到第二个洁净试管中，并标记

↓

向每支试管加 1 滴 2%~5%的红细胞生理盐水悬液

↓

混匀并孵育测试管和对照管，通常在 37℃孵育 15~30 分钟

↓

孵育后可以离心并轻轻重悬细胞扣，检查凝集

↓

用生理盐水至少洗涤细胞 3 遍。每次洗涤，通常（900~1000）×g，离心 1 分钟。弃上清

↓

倒扣吸干剩余上清液后，加 1 滴或 2 滴抗人球蛋白试剂，或根据试剂制造商的要求加抗人球蛋白试剂

↓

轻轻混匀，并以校准的速度和时间离心，通常（900~1000）×g 离心 15 秒

↓

轻轻重悬，检查凝集强度并记录结果

↓

加入 IgG 致敏的质控红细胞以确认阴性抗球蛋白试验的有效性

【结果计算】

结果计算

- 抗 D 管凝集，对照管没有凝集，表明红细胞是 D 阳性。将结果报告成 D 阳性，或者 D 变异型

- 抗 D 管和对照管均没有凝集，则提示被检红细胞上无 D 抗原表达，是 D 阴性

- 允许使用待检红细胞的直接抗球蛋白试验作为对照，但是在间接抗人球蛋白试验过程中，最好使用一种 Rh 或白蛋白对照试剂，可以排除所有试剂成分造成的假阳性

- 对照管在任何阶段出现凝集，则试验无效。先从红细胞上移除 IgG 抗体可能对试验是有帮助的

三、其他血型检验

（一）MN 血型定型

【试剂和器具】

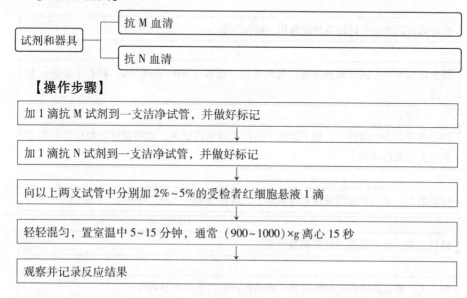

【操作步骤】

加 1 滴抗 M 试剂到一支洁净试管，并做好标记

↓

加 1 滴抗 N 试剂到一支洁净试管，并做好标记

↓

向以上两支试管中分别加 2%~5% 的受检者红细胞悬液 1 滴

↓

轻轻混匀，置室温中 5~15 分钟，通常（900~1000）×g 离心 15 秒

↓

观察并记录反应结果

【结果计算】

待检红细胞仅与抗 M 试剂凝集，与抗 N 不凝集，判断为 MM 血型；与抗 M 不凝集，仅与抗 N 试剂发生凝集，判断为 NN 血型；红细胞既与抗 M 凝集，也与抗 N 凝集判定为 MN 血型。

（二）P1Pk 血型定型

【试剂和器具】

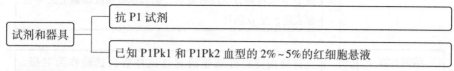

【操作步骤】

加 1 滴抗 P1 分型试剂到一支洁净试管，并标记为受检者

↓

加 1 滴抗 P1 试剂到一支洁净试管，并标记为 P1Pk1 对照

↓

加 1 滴抗 P1 试剂到第三支洁净试管，并标记为 P1Pk2 对照

↓

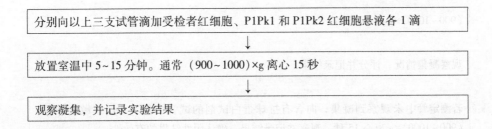

分别向以上三支试管滴加受检者红细胞、P1Pk1 和 P1Pk2 红细胞悬液各 1 滴

↓

放置室温中 5~15 分钟。通常（900~1000）×g 离心 15 秒

↓

观察凝集，并记录实验结果

【结果计算】

P1Pk1 对照管凝集，P1Pk2 对照管不凝集；受检红细胞凝集者为 P1Pk1 表型；P1Pk1 对照应管凝集，P1Pk2 对照管不凝集；受检红细胞不凝集者为 P1Pk2 表型。

四、血型血清学检验

（一）抗人球蛋白试验

1. 直接抗球蛋白试验

【试剂和器具】

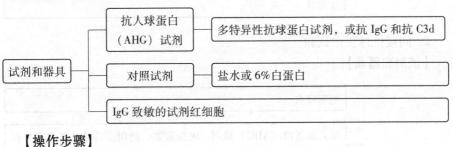

试剂和器具
- 抗人球蛋白（AHG）试剂 —— 多特异性抗球蛋白试剂，或抗 IgG 和抗 C3d
- 对照试剂 —— 盐水或 6% 白蛋白
- IgG 致敏的试剂红细胞

【操作步骤】

将 EDTA 抗凝的血样用生理盐水配制成 2%~5% 的红细胞

↓

向测定管和对照管中分别加入 1 滴 2%~5% 红细胞悬液

↓

生理盐水洗涤 3~4 次，最后一次洗涤，除尽上清液

↓

立即向测定管中加入抗人球蛋白试剂 1 滴，向对照管中加入 1 滴盐水或 6% 白蛋白，混匀

↓

（900~1000）×g 离心 15 秒

↓

观察凝集情况，评分并记录结果

↓

若测定管中未观察到凝集，向含有抗球蛋白试剂的试管中加入 IgG 致敏红细胞，（900~1000）×g 离心 15 秒，观察并记录结果，确认阴性结果的有效性

【结果计算】

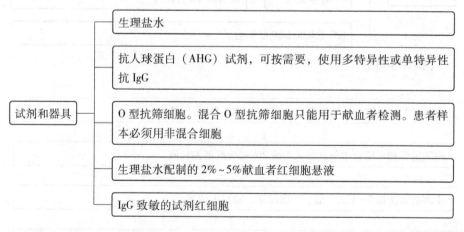

结果计算

立即离心测定管出现凝集，而盐水或 6% 白蛋白对照管未出现凝集，直接抗球蛋白试验（DAT）为阳性

如果盐水或 6% 白蛋白对照管在离心后出现凝集，则实验结果无效

如果实验过程中未观察到凝集，加入 IgG 致敏红细胞后发生凝集，则 DAT 为阴性。如果 IgG 致敏细胞不凝集，阴性结果无效，需重复实验

2. 间接抗球蛋白试验
【试剂和器具】

试剂和器具

生理盐水

抗人球蛋白（AHG）试剂，可按需要，使用多特异性或单特异性抗 IgG

O 型抗筛细胞。混合 O 型抗筛细胞只能用于献血者检测。患者样本必须用非混合细胞

生理盐水配制的 2%~5% 献血者红细胞悬液

IgG 致敏的试剂红细胞

【操作步骤】

向正确标记的试管中加 2 滴血清或血浆

↓

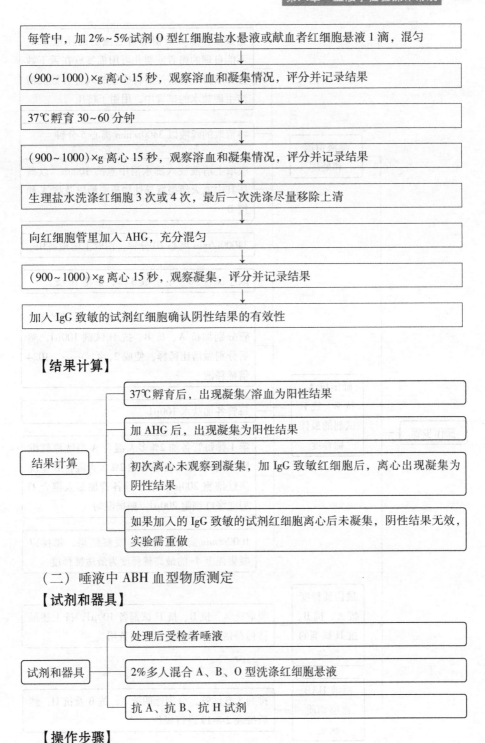

每管中，加 2%~5% 试剂 O 型红细胞盐水悬液或献血者红细胞悬液 1 滴，混匀

↓

(900~1000)×g 离心 15 秒，观察溶血和凝集情况，评分并记录结果

↓

37℃ 孵育 30~60 分钟

↓

(900~1000)×g 离心 15 秒，观察溶血和凝集情况，评分并记录结果

↓

生理盐水洗涤红细胞 3 次或 4 次，最后一次洗涤尽量移除上清

↓

向红细胞管里加入 AHG，充分混匀

↓

(900~1000)×g 离心 15 秒，观察凝集，评分并记录结果

↓

加入 IgG 致敏的试剂红细胞确认阴性结果的有效性

【结果计算】

结果计算 —
- 37℃ 孵育后，出现凝集/溶血为阳性结果
- 加 AHG 后，出现凝集为阳性结果
- 初次离心未观察到凝集，加 IgG 致敏红细胞后，离心出现凝集为阴性结果
- 如果加入的 IgG 致敏的试剂红细胞离心后未凝集，阴性结果无效，实验需重做

（二）唾液中 ABH 血型物质测定

【试剂和器具】

试剂和器具 —
- 处理后受检者唾液
- 2% 多人混合 A、B、O 型洗涤红细胞悬液
- 抗 A、抗 B、抗 H 试剂

【操作步骤】

操作步骤
- 唾液留取和处理
  - 嘱被检者漱口后留取自然流出的唾液 2ml。不能自理的患者或婴儿可用棉签放在舌下数分钟取得唾液，然后将棉签放入含有数滴清洁生理盐水的试管中，用钳子挤压
  - 将留取的唾液以 3400r/min 离心 5 分钟
  - 吸取上清液放入沸水浴中煮沸 10min，以破坏其中能灭活型特异性物质的酶以及抗 A 和抗 B
  - 34000r/min 离心 10 分钟，留取上清液备用
- 确定抗 A、抗 B、抗 H 试剂的最佳稀释度
  - 取小试管 30 支，分成 3 排，每排 10 支
  - 每管各加生理盐水 100μl，第 1~3 排的第 1 管分别加抗 A、抗 B、抗 H 试剂 100μl，然后分别做倍比稀释，使成 2, 4, ……, 1024 倍稀释液
  - 每管各加盐水 100μl
  - 第 1 排每管各加 2% 多人混合 A 型洗涤红细胞 200μl；第 2 排各管加 2% 多人混合 B 型洗涤红细胞 200μl；第 3 排各管加多人混合 O 型洗涤红细胞 200μl，振摇混匀
  - 1000r/min 离心 1 分钟，观察结果，每排以凝集强度 4+ 的最高稀释度为最适稀释度
- 最佳稀释度抗 A、抗 B、抗 H 试剂的制备
  - 吸取抗 A、抗 B、抗 H 试剂各 100μl，按上述最佳稀释倍数稀释进行稀释后备用
- 唾液 HAB 血型物质测定
  - 排列 3 支试管，分别标明抗 A、抗 B 及抗 H，然后按表 2-8-19 进行操作

表 2-8-19 血型物质测定操作步骤

反应物	抗 A 管	抗 B 管	抗 H 管
处理后受检者唾液（滴）	1	1	1
最适稀释度抗 A 试剂（滴）	1		
最适稀释度抗 B 试剂（滴）		1	
最适稀释度抗 H 试剂（滴）			1
	混匀，置室温中和 5 分钟		
A 型洗涤红细胞悬液	2		
B 型洗涤红细胞悬液		2	
O 型洗涤红细胞悬液			2
以 1000r/min 离心 1 分钟，观察结果			

【结果计算】

分泌型和非分泌型唾液 HAB 血型物质测定结果见表 2-8-20。

表 2-8-20 分泌型和非分泌型唾液 HAB 血型物质测定结果

表 型	抗 A 管	抗 B 管	抗 H 管
非分泌型	4+	4+	4+
A 型分泌型	–	4+	1~4+
B 型分泌型	4+	–	1~3+
O 型分泌型	4+	4+	–
AB 型分泌型	–	–	1~3+

（三）吸收试验

【试剂和器具】

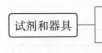

试剂和器具 ── 待吸收的血清或血浆

（自体或异源）红细胞，应有待吸收抗体所对应的抗原

【操作步骤】

盐水洗涤红细胞至少 3 次

↓

红细胞末次洗涤后，（800~1000）×g 离心至少 5 分钟，尽量除尽上清液。残余盐水可用滤纸条吸尽

↓

混匀适量体积的压积红细胞和血清，在适宜的温度下孵育 30~60 分钟

孵育过程中，定时混匀血清和细胞

↓

红细胞（800~1000)×g 离心 5 分钟。如有条件，在孵育温度下离心，防止抗体从红细胞膜上解离

↓

将上清液（被吸收的血清）转移至干净的试管。如要放散液，保留红细胞

↓

取部分吸收后的血清反应，和保留的未用过的吸收红细胞反应，以检查是否所有抗体都被吸收

【结果计算】

如果吸收后血清仍有活性，证明抗体未被完全吸收；如果血清不反应，证明抗体被完全吸收。

（四）放散试验

1. 二磷酸氯喹放散法

【试剂和器具】

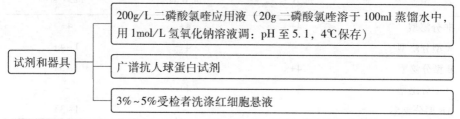

试剂和器具 —— 200g/L 二磷酸氯喹应用液（20g 二磷酸氯喹溶于 100ml 蒸馏水中，用 1mol/L 氢氧化钠溶液调：pH 至 5.1，4℃保存）

广谱抗人球蛋白试剂

3%~5%受检者洗涤红细胞悬液

【操作步骤】

取 1 支试管，加入受检者洗涤后压积红细胞 0.2ml 和二磷酸氯喹应用液 0.8ml，混匀

↓

置室温孵育 30 分钟

↓

另取 1 支试管，加红细胞悬液和广谱抗人球蛋白试剂各 1 滴，混匀

↓

1000r/min 离心 1 分钟

↓

立即肉眼及低倍镜下观察凝集结果。如肉眼及显微镜下均无凝集现象，表明红细胞上 IgG 类抗体已放散完全。如显微镜下仍有凝集现象，表明红细胞上 IgG 类抗体尚未放散完全，此时需延迟孵育时间并重复上述试验（但总的孵育时间不宜超过 2 小时，否则会引起溶血和抗原丢失）

2. 热放散法

【试剂和器具】

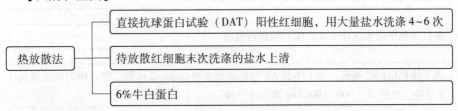

热放散法 ─┬─ 直接抗球蛋白试验（DAT）阳性红细胞，用大量盐水洗涤4~6次

　　　　　├─ 待放散红细胞末次洗涤的盐水上清

　　　　　└─ 6%牛白蛋白

【操作步骤】

在13mm×100mm的试管中，加等体积洗涤后的压积红细胞和6%牛白蛋白，混匀

↓

56℃，孵育10分钟。孵育期间，定时摇动试管

↓

(900~1000)×g离心2~3分钟

↓

立即转移上清放散液至一新试管，和红细胞末次洗涤的盐水上清平行试验

【注意事项】

对于冷抗体，红细胞应用冷盐水洗涤，防止结合的抗体在放散前解离。

3. 乙醚放散法

【试剂和器具】

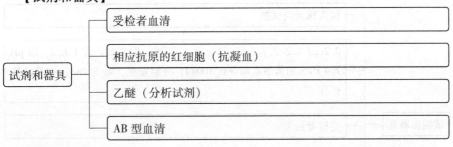

试剂和器具 ─┬─ 受检者血清

　　　　　　├─ 相应抗原的红细胞（抗凝血）

　　　　　　├─ 乙醚（分析试剂）

　　　　　　└─ AB型血清

【操作步骤】

取具有相应抗原的抗凝血，离心后吸去血浆，加大量生理盐水，洗涤3次，离心，取压积红细胞备用

↓

将适量的受检者血清和压积红细胞混匀后，放在适当的温度中1小时，在此期间要摇匀1~2次

↓

(800~1000)×g 离心 5 分钟，将上清液吸出另放 1 管，鉴定上清液中的抗体，以判断待检血清除被吸收的抗体外，是否还有其他血型抗体

将红细胞用盐水洗涤 3 次，离心压积红细胞

取 1 体积压积红细胞，加 1 体积 AB 型血清或生理盐水、2 体积乙醚，用力颠倒振摇 1 分钟，然后以（900~1000）×g 离心 3 分钟

离心后即分成 3 层，最上层是乙醚，中层是红细胞基质，下层是具有抗体的放散液，其色深红

用清洁的吸管吸出放散液。若有浑浊，可再离心 1 次

将放散液放置 37℃水浴中 10 分钟，除尽乙醚

(900~1000)×g 离心 2 分钟，取上层深红色放散液鉴定抗体

（五）IgG 抗 A（抗 B）测定

1. 间接抗人球蛋白法

【试剂和器具】

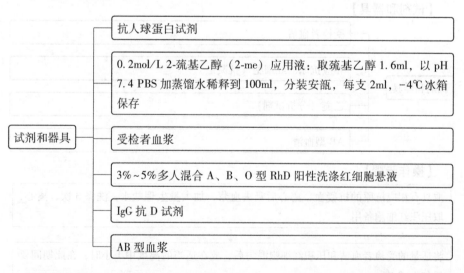

试剂和器具
- 抗人球蛋白试剂
- 0.2mol/L 2-巯基乙醇（2-me）应用液：取巯基乙醇 1.6ml，以 pH 7.4 PBS 加蒸馏水稀释到 100ml，分装安瓿，每支 2ml，-4℃冰箱保存
- 受检者血浆
- 3%~5% 多人混合 A、B、O 型 RhD 阳性洗涤红细胞悬液
- IgG 抗 D 试剂
- AB 型血浆

【操作步骤】

受检者血浆 2-me 裂解处理 ── 取 1 支试管，加入受检者血浆和 2-me 各 1ml，密封试管口部，37℃水浴 1 小时（或室温过夜）

操作步骤

IgG 类抗 A、抗 B 筛查

- 取 6 支试管，分别标记为 A 管、B 管、O 管、自身对照管、阴性对照管和阳性对照管

- A 管、B 管、O 管和自身对照管各加 2-me 裂解处理后受检者血浆 2 滴，依次对应加入多人混合 A、B、O 型 RhD 阳性红细胞悬液 1 滴，混匀。阴性对照管：分别加 AB 型血浆 2 滴和 O 型 RhD 阳性红细胞悬液 1 滴。阳性对照管：分别加 IgG 抗 D 试剂 2 滴和 O 型 RhD 阳性红细胞悬液 1 滴

- 37℃水浴 1 小时

- 用大量生理盐水洗涤 3 次，弃上清液

- 加抗人球蛋白试剂 2 滴，混匀

- 1000r/min 离心 1 分钟或 3400r/min 离心 15 秒

- 轻轻摇动试管，肉眼观察有无凝集或溶血现象。如肉眼未见凝集及溶血，则将反应物倒于玻片上，于低倍镜下观察结果

- 结果判定：在 O 管和自身对照管均无凝集及溶血且阴阳性对照结果符合预期的前提下，若 A，B 管出现凝集，则判定受检者血浆中存在 IgG 类抗 A、抗 B 而不存在 ABO 以外血型系统 IgG 类不规则抗体和自身抗体

- 筛查试验阳性的标本可进一步做效价测定

2. 微柱凝胶/玻璃珠-抗人球蛋白法

【试剂和器具】

试剂和器具

- 微柱凝胶/玻璃珠抗人球蛋白卡

- 0.2mol/L 2-巯基乙醇应用液：取巯基乙醇 1.6ml，以 pH 7.4 PBS 加蒸馏水稀释到 100ml，分装安瓿，每支 2ml，40℃冰箱保存

续流程

试剂和器具	受检者血浆
	0.8%多人混合 A，B，O 型 RhD 阳性洗涤红细胞悬液
	IgG 抗 D 试剂
	AB 型血浆

【操作步骤】

操作步骤

受检者血浆 2-me 裂解处理 —— 取 1 支试管，加入受检者血浆和 2-me 各 1ml，密封试管口部，37℃水浴 1 小时或室温过夜

IgG 类抗 A、抗 B 筛查 ——

抗人球蛋白卡预离心，在卡上分别标明 A、B、O、自身对照、阴性对照和阳性对照柱，掀掉铝箔

在 A，B，O 和自身对照柱内各加入受检者血浆 25μl，依次对应加入多人混合 A，B，O 型 RhD 阳性红细胞悬液和受检者红细胞悬液 50μl。阴性对照柱：分别加入 AB 型血浆 25μl 和多人混合 O 型 RhD 阳性红细胞悬液 50μl。阳性对照柱：分别加入 IgG 抗 D 试剂 25μl 和多人混合 O 型 RhD 阳性红细胞悬液 50μl

将反应卡置 37℃孵育 15 分钟，转入卡式专用离心机离心

肉眼观察凝集或溶血情况

结果判断：在 O 管和自身对照管均无凝集及溶血且阴阳性对照结果符合预期的前提下，若 A、B 管出现凝集则判定受检者血浆中存在 IgG 类抗 A、抗 B 而不存在 ABO 以外血型系统 IgG 类不规则抗体和 IgG 类自身抗体

筛查试验阳性的标本可进一步作效价测定

第九章

体液及脱落细胞学检验操作常规

第一节 尿液检验

一、尿液标本的收集、保存与处理

（一）尿液收集

1. 标本留取时间

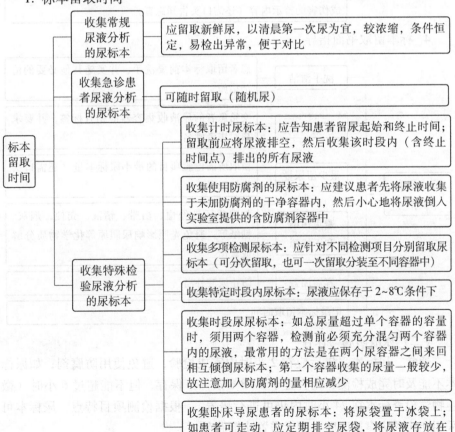

收集常规尿液分析的尿标本 —— 应留取新鲜尿，以清晨第一次尿为宜，较浓缩，条件恒定，易检出异常，便于对比

收集急诊患者尿液分析的尿标本 —— 可随时留取（随机尿）

收集计时尿标本：应告知患者留尿起始和终止时间；留取前应将尿液排空，然后收集该时段内（含终止时间点）排出的所有尿液

收集使用防腐剂的尿标本：应建议患者先将尿液收集于未加防腐剂的干净容器内，然后小心地将尿液倒入实验室提供的含防腐剂容器中

收集多项检测尿标本：应针对不同检测项目分别留取尿标本（可分次留取，也可一次留取分装至不同容器中）

收集特定时段内尿标本：尿液应保存于2~8℃条件下

收集时段尿尿标本：如总尿量超过单个容器的容量时，须用两个容器，检测前必须充分混匀两个容器内的尿液，最常用的方法是在两个尿容器之间来回相互倾倒尿标本；第二个容器收集的尿量一般较少，故注意加入防腐剂的量相应减少

收集卧床导尿患者的尿标本：将尿袋置于冰袋上；如患者可走动，应定期排空尿袋，将尿液存放在2~8℃条件下

2. 标本收集容器　应清洁，无渗漏、无颗粒；制备容器的材料与尿液成分不发生反应；容器和盖均无干扰物质附着，如清洁剂等；容器的容积一般应≥50ml，收集 24 小时尿标本的容器的容积应为 3L 左右：容器口为圆形，直径应≥4cm；容器底部应较宽，适于稳定放置；容器盖应安全、密闭性好而又易于开启；推荐使用一次性容器；收集微生物检查标本容器应干燥无菌。

3. 标本容器标识　尿标本容器的标签材料应具有置于冰箱后仍能粘牢的特性；应在容器上粘贴标签，不可只粘贴于容器盖上；标签提供的信息应至少包含：

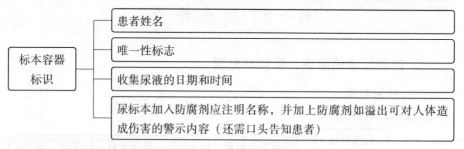

4. **标本留取书面指导**

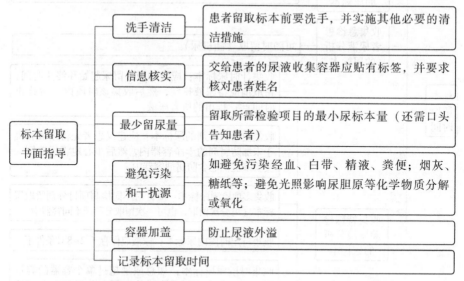

（二）尿液防腐与保存

通常，尿标本采集后应在 2 小时内完成检验，避免使用防腐剂；如尿标本不能及时完成检测，则宜置于 2~8℃条件下保存，但不能超过 6 小时（微生物学检查标本在 24 小时内仍可进行培养）。根据检测项目特点，尿标本可采用相应的防腐剂防腐，而无需置冰箱保存。

选择适当的防腐剂。有多种防腐剂适用于该分析时，应选择危害性最小的防腐剂。常用尿液防腐方法见表 2-9-1。

表 2-9-1　常用尿液防腐方法

类型	说　明	用　途
甲醛	每 0.1L 尿加入 400g/L 甲醛 0.5ml	用于管型、细胞检查；甲醛具还原性，不适于尿糖等化学成分检查
硼酸	每升尿加入约 10g 硼酸	在 24 小时内可抑制细菌生长，可有尿酸盐沉淀。用于蛋白质、尿酸、5-羟吲哚乙酸、羟脯氨酸、皮质醇、雌激素、类固醇等检查；不适于 pH 检查
甲苯	每 0.1L 尿加入 0.5ml 甲苯	用于尿糖、尿蛋白检查
盐酸	每升尿加入 10ml 浓盐酸	用于钙、磷酸盐、草酸盐、尿 17 酮类固醇、17 羟类固醇、肾上腺素、儿茶酚胺等检查；因可破坏有形成分，沉淀溶质及杀菌，故不能用于常规筛检
碳酸钠	24 小时尿中加入约 4g 碳酸钠	用于卟啉、尿胆原检查；不能用于常规筛检
麝香	每 0.1L 尿加入 0.1g 麝香	用于有形成分检查

（三）检验后尿液标本的处理

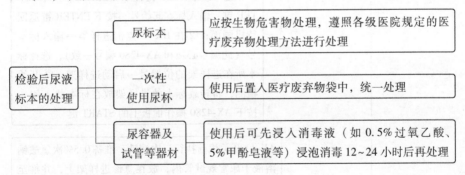

二、尿液沉渣自动化仪器分析

（一）流式全自动尿液有形成分分析

【试剂和器具】

仪器配套的相关试剂，主要是鞘液和染色液，采用菲啶与羧花氰对有形成分进行染色。

【操作步骤】

操作步骤

开机：打开电源，先打开信息处理装置（IPU），再打开主机，分析系统执行自动冲洗程序后，仪器转为待机状态。如 UF1000i 与 AX-4280 尿干化学组合的流水线，其开机顺序是先打开 AX-4280 干化学分析仪，再打开 UF1000i 信息处理装置（IPU），最后打开 UF 仪器主机，分析系统执行自动冲洗程序后，仪器转为待机状态

标本检测：

单机标本检测：取新鲜尿液约 4ml，置尿液标本试管中，进行自动模式分析。若使用条码分析，必须将条码标签贴在正确的位置。标本试管放入试管架时，应确认从试管架的纵向槽口可以看见条码标签。如果不用条码标签，则必须在进行分析前手动输入标本编号。确认仪器处于 Ready 状态，ReadyLED 信号亮起。编号：在 IPU 中点击进样器→输入标本号，选择标本所在进样架的位置号→启动进样架开始检测

流水线标本检测：以 UF1000i 与 AX-4280 组合的流水线为例：①先于 AX-4280 按下仪器上的 No. 键一按下 "－" 键显示 NORMAI→按下 EN-TER 键，输入标本起始号→按下 ENTER 键返回待机画面；②在 IPU 中点击进样器→输入标本号（此编号必须和 AX-4280 编号一致），选择标本所在进样架的位置号→启动进样架；③开始检测，将转载标本的进样架放在标本载入侧→按下 AX-4280 操作面板上的 START 键

关机：AX-4280 关机前执行一次清洗，准备 0.5% 次氯酸钠溶液于尿常规试管内，放在急诊进样架上，并推至进样口，依次按下仪器上的 WASH 按钮和 ENTER 按钮，仪器进行自动清洗。清洗完毕后，按下绿色的关机按键切断电源。UF-1000i，先点击菜单键，然后双击关机程序，等待自动冲洗程序结束后按下关机键切断电源，此过程无需专用清洗液

（二）动态粒子成像尿液有形成分分析

【操作步骤】

> 检查废液桶是否排空、鞘液是否足够：打开仪器背部电源开关和前面待机开关，点击右上角：Instrument（仪器）键进入仪器状态，点击 Logon（登录）输入用户名和密码

↓

> 确保系统状态为 On line（联机）后，将标本管放于标本架上置进样器右侧，按左上角的 start（开始）按钮进行检测

↓

> 关机时关闭仪器前面待机开关，点击屏幕右上角 Instrument. 键进入仪器状态，点击 Go off line（脱机）后点击 Maintenance（维护）菜单的 Shutdown（关机）键完成关机

（三）静止型尿液有形成分影像分析

【操作步骤】

非离心标本安放在试管架上，在操作菜单下选择开始，取样针将标本反复吹吸混合后，吸取一定量的混匀标本充入流动式计数池中，经过一定时间沉淀后开始进行扫描测定。

三、尿液常规的手工操作分析

（一）尿比密检验

【操作步骤】

> 充分混匀尿液后，沿管壁缓慢倒入小量筒或小量杯中，如有气泡，可用滴管或吸水纸吸去

↓

> 比密计放入杯中，使悬浮于中央，勿触及杯壁或杯底

↓

> 等比密计停稳后，读取与尿液凹面相切的刻度，即为被测尿液的比密

【参考区间】

正常成人随机尿标本 1.003~1.030，晨尿>1.020，新生儿 1.002~1.004。

（二）尿液常规化学检验

1. 尿液酸碱度检查（pH 值）

【试剂和器具】

溴麝香草酚蓝 0.1g，0.01mol/L 氢氧化钠溶液 16ml，研磨溶解，加蒸馏水至 250ml；也可取溴麝香草酚蓝 0.1g 溶于 20%乙醇 100ml 中。

【操作步骤】

在洁净玻片或试管内放少许尿样，加溴麝香草酚蓝试剂 1 滴，观察颜色变化。黄色为酸性，绿色为中性，蓝色为碱性。

【参考区间】

随机尿 pH4.6~8.0，多数标本为 5.5~6.5，平均为 6.0，正常尿可滴定酸度为 10~15mmol/L，20~40mmol/24h。

2. 尿糖定性试验（班氏法）

【试剂和器具】

取硫酸铜 17.3g，于 200ml 蒸馏水中研磨助溶；另取热蒸馏水 700ml，加枸橼酸钠 170g、无水碳酸钠 100g，用玻棒搅拌溶解，待冷却后将硫酸铜液慢慢加入，随加随搅拌，最后用蒸馏水稀释至 1L。

【操作步骤】

取试剂 1ml 于试管中加热至沸，若不变色，则可加入尿液 0.1ml，继续煮沸 1~2 分钟，冷却后观察结果。

3. 尿蛋白定性试验（醋酸加热法）

【试剂和器具】

5%醋酸溶液、50%醋酸溶液、饱和氯化钠溶液。

【操作步骤】

取尿液 5ml 于试管中，倾斜加热试管上部尿液，沸腾后滴加 5%醋酸溶液 3~4 滴，再煮沸并立即观察结果。

4. 尿酮体试验（Lange 法）

【试剂和器具】

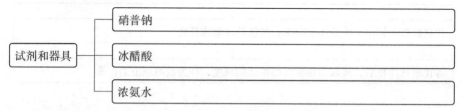

【操作步骤】

取新鲜尿液 5ml 于试管内，加硝普钠结晶粉末 250mg，加冰醋酸数滴混匀后，再加浓氨水 1~2ml，10 分钟内观察尿液与氨水交接面的颜色变化，观察紫色环的形成。

5. 尿胆红素定性试验（Harrison 法）

【试剂和器具】

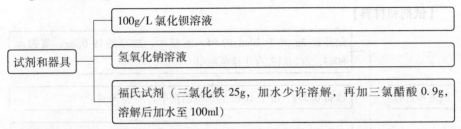

试剂和器具 ── 100g/L 氯化钡溶液

氢氧化钠溶液

福氏试剂（三氯化铁 25g，加水少许溶解，再加三氯醋酸 0.9g，溶解后加水至 100ml）

【操作步骤】

于 5ml 尿液中加入 3~5 滴氯化钡溶液，再加氢氧化钠 2 滴混匀，离心弃上清；于沉淀物中滴加数滴福氏试剂，观察沉淀物的颜色变化。

6. 尿胆原定性试验（Ehrlich 法）

【试剂和器具】

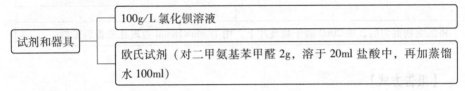

试剂和器具 ── 100g/L 氯化钡溶液

欧氏试剂（对二甲氨基苯甲醛 2g，溶于 20ml 盐酸中，再加蒸馏水 100ml）

【操作步骤】

取新鲜无胆红素尿液 5ml 于试管中，加欧氏试剂 0.5ml，静置 10 分钟，观察红色反应。

（三）尿液显微镜检验

1. 尿沉渣直接显微镜检验

【操作步骤】

取待检混匀尿液 10ml 于刻度离心管中，以相对离心力（RCF）400g 离心 5 分钟，弃上清液，保留 0.2ml 残留液备用

将沉淀物混匀后，取 20μl 滴于载玻片上，用 18mm×18mm 盖玻片覆盖后镜检。先用低倍镜（10×10）观察 20 个低倍视野（LP）的管型数，再用高倍镜（10×40）计数 10 个高倍视野（HP）的细胞数

【报告方式】

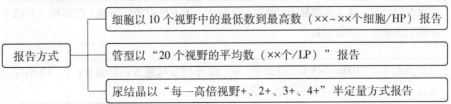

报告方式 ── 细胞以 10 个视野中的最低数到最高数（××~××个细胞/HP）报告

管型以 "20 个视野的平均数（××个/LP）" 报告

尿结晶以 "每一高倍视野+、2+、3+、4+" 半定量方式报告

2. 尿沉渣染色检验

【试剂和材料】

试剂和材料 —
- 结晶紫 3g 溶于 20ml 的 95% 酒精中，加草酸铵 0.8g、蒸馏水 80ml，混匀后贮存于棕色瓶中
- 沙黄 0.25g，溶于 10ml 的 95% 酒精中，加水 90ml
- S-M 应用液。取（1）液 3 份与（2）液 97 份混匀，过滤后贮存于棕色瓶中，可用 3 个月

【操作步骤】

- 取待检混匀尿液 10ml 于刻度离心管中，以相对离心力（RcF）400g 离心 5 分钟，弃上清液，保留 0.2ml 残留液，加 S-M 应用液 1 滴混合，染色 3 分钟
- 将沉淀物混匀后，取 20ml 滴于载玻片上，用 18mm×18mm 盖玻片覆盖后镜检

【报告方式】

报告方式 —
- 细胞以 10 个视野中的最低数到最高数（××～×× 个细胞/HP）报告
- 管型以"20 个视野的平均数（×× 个/LP）"报告
- 尿结晶以"每一高倍视野+、2+、3+、4+"半定量方式报告

3. 尿沉渣艾迪氏计数

【操作步骤】

- 测量 12 小时尿量并记录
- 取混匀尿液 10ml 于刻度离心管中（如有结晶则微加热或加弱酸除之），低速离心 10 分钟，弃上清液留取 1ml 尿液
- 将沉淀物混匀，充入血细胞计数池内，计数十个大方格内的红细胞、白细胞（包括小圆上皮细胞）和管型数
- 计算公式 N=（1000×C×V）/10 式中，N：12 小时尿细胞数或管型数；V：12 小时尿量（ml）；C：10 大方格的细胞或管型数

【参考区间】

健康人 12 小时尿 RBC<50 万，WBC（包括小圆上皮细胞）<100 万，管型<5000。

四、尿液特殊化学检验

（一）尿液本-周蛋白（热沉淀法）检验

【试剂和材料】

试剂和材料 ——— 200g/L 磺基水杨酸溶液

2mol/L 醋酸盐缓冲溶液（pH4.9±0.1）：取醋酸钠（$CH_3COONa \cdot 3H_2O$）17.5g，加冰醋酸 4.1ml，再加蒸馏水至 100ml，调 pH 至 4.9

【操作步骤】

操作步骤 ——— 先用磺基水杨酸法做尿蛋白定性试验：如试验阴性，则可认为尿标本中本-周蛋白阴性；如试验阳性，则继续以下试验

取清晰透明的尿液 4ml 于试管中，再加入醋酸盐缓冲溶液 1ml，混匀后，放置 56℃水浴中 15 分钟。如有浑浊或出现沉淀，再将试管放入沸水中，煮沸 3 分钟，观察试管中浑浊或沉淀的变化，如浑浊变清、浑浊减弱或沉淀减少，均提示本周蛋白阳性。若煮沸后，浑浊增加或沉淀增多，表明此尿液中还有其他蛋白质。此时，应将试管从沸水中取出，立即过滤；如滤液开始透明，温度下降后浑浊，再煮沸时又透明，提示本周蛋白为阳性

（二）尿液血红蛋白检验

【试剂和材料】

10g/L 邻甲联苯胺溶液（在 100ml 等量混合的冰醋酸无水乙醇中加入邻甲联苯胺 1g）；3%过氧化氢醋酸溶液（以 2 倍体积的冰醋酸将 3%过氧化氢稀释）。

【操作步骤】

取尿液 4 滴于试管中，加 10g/L 邻甲联苯胺 2~3 滴混匀，再加过氧化氢醋酸溶液 1~2 滴混合后，观察是否显蓝色来判断结果。

（三）尿液肌红蛋白检验

【试剂和材料】

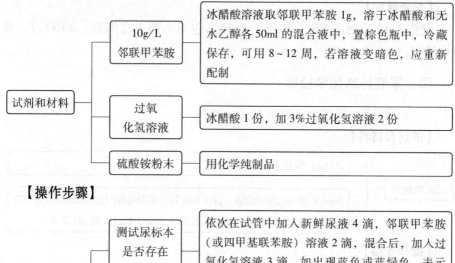

	10g/L 邻联甲苯胺	冰醋酸溶液取邻联甲苯胺 1g，溶于冰醋酸和无水乙醇各 50ml 的混合液中，置棕色瓶中，冷藏保存，可用 8~12 周，若溶液变暗色，应重新配制
试剂和材料	过氧化氢溶液	冰醋酸 1 份，加 3%过氧化氢溶液 2 份
	硫酸铵粉末	用化学纯制品

【操作步骤】

	测试尿标本是否存在血红素	依次在试管中加入新鲜尿液 4 滴，邻联甲苯胺（或四甲基联苯胺）溶液 2 滴，混合后，加入过氧化氢溶液 3 滴，如出现蓝色或蓝绿色，表示尿中存在 Hb 和（或）Mb
操作步骤	尿硫酸铵沉淀反应	尿液离心或过滤使透明；吸取上清液 5ml，加入硫酸铵粉末 2.8g，使之溶解混合（饱和度达 80%），静置 5 分钟，用滤纸过滤；取滤液按上述操作步骤"1"重复测试是否存在血红素，如呈蓝色，则表示尿，Mb 阳性，如不显蓝色，则表示血红素已被硫酸铵沉淀，为尿 Hb 阳性

（四）尿液含铁血黄素（Rous 法）检验

【试剂和材料】

20g/L 亚铁氰化钾溶液、3%盐酸溶液。

【操作步骤】

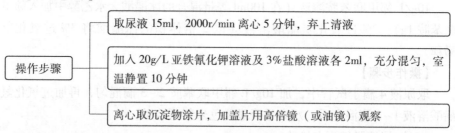

操作步骤	取尿液 15ml，2000r/min 离心 5 分钟，弃上清液
	加入 20g/L 亚铁氰化钾溶液及 3%盐酸溶液各 2ml，充分混匀，室温静置 10 分钟
	离心取沉淀物涂片，加盖片用高倍镜（或油镜）观察

【结果计算】

阳性：可见分散或成堆蓝色闪光颗粒。

（五）尿液脂肪检验

【试剂和材料】

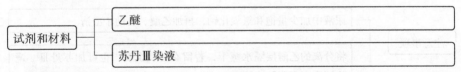

试剂和材料 ──┬── 乙醚
　　　　　　　└── 苏丹Ⅲ染液

【操作步骤】

取尿液 5ml 于试管中，加乙醚 2ml 振摇混匀，使脂肪溶于乙醚。静置片刻后离心 5 分钟，取乙醚与尿液交界面层涂片，加苏丹Ⅲ染液 1 滴，镜检观察结果。

【结果计算】

阳性：脂肪小滴呈红色。

（六）乳糜尿检验

【试剂和材料】

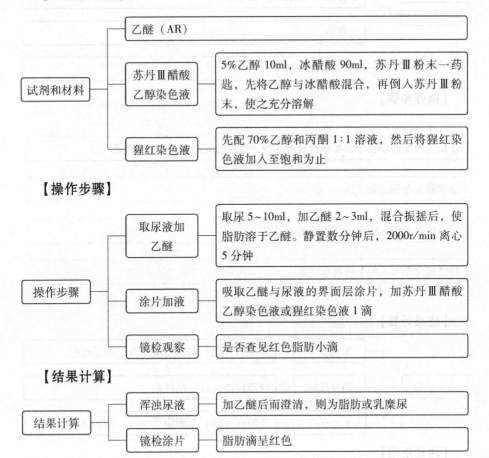

试剂和材料	乙醚（AR）	
	苏丹Ⅲ醋酸乙醇染色液	5%乙醇 10ml，冰醋酸 90ml，苏丹Ⅲ粉末一药匙，先将乙醇与冰醋酸混合，再倒入苏丹Ⅲ粉末，使之充分溶解
	猩红染色液	先配 70%乙醇和丙酮 1:1 溶液，然后将猩红染色液加入至饱和为止

【操作步骤】

操作步骤	取尿液加乙醚	取尿 5~10ml，加乙醚 2~3ml，混合振摇后，使脂肪溶于乙醚。静置数分钟后，2000r/min 离心 5 分钟
	涂片加液	吸取乙醚与尿液的界面层涂片，加苏丹Ⅲ醋酸乙醇染色液或猩红染色液 1 滴
	镜检观察	是否查见红色脂肪小滴

【结果计算】

结果计算	浑浊尿液	加乙醚后而澄清，则为脂肪或乳糜尿
	镜检涂片	脂肪滴呈红色

【注意事项】

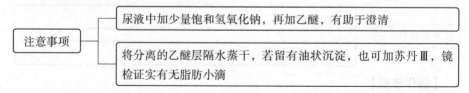

注意事项 ——
- 尿液中加少量饱和氢氧化钠，再加乙醚，有助于澄清
- 将分离的乙醚层隔水蒸干，若留有油状沉淀，也可加苏丹Ⅲ，镜检证实有无脂肪小滴

五、尿液其他检验

（一）尿液妊娠试验

【试剂和材料】

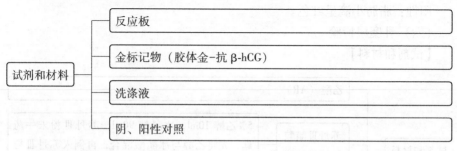

试剂和材料 ——
- 反应板
- 金标记物（胶体金-抗 β-hCG）
- 洗涤液
- 阴、阳性对照

【操作步骤】

于反应板滤器小孔中滴加新鲜尿液 5 滴，待尿液完全渗入后去除滤器

↓

立即滴加金标记物 3 滴

↓

待液体完全渗入膜下，滴加洗液 1~2 滴

↓

待洗液完全渗入膜下后观察结果

【结果计算】

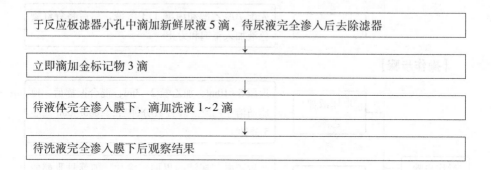

结果计算 ——
- 阳性反应 —— 质控点（线）和测定点（线）均呈红色
- 阴性反应 —— 仅质控点（线）呈红色
- 无效反应 —— 质控点（线）和测定点（线）均不显色

【注意事项】

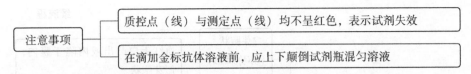

（二）尿液三杯试验

【操作步骤】

取尿杯3个，分别标明①，②，③，第"②"杯大些。嘱患者连续排尿，分别收集于3个杯中。第①、第③杯各留尿10ml，其余大部分留于第②杯。标本留取后立即送检，分别观察③杯尿液的外观（见表2-9-2），并进行显微镜检查。收集尿液时要连续排尿，中间不可间断。

表2-9-2　尿三杯试验的鉴别诊断

第①杯	第②杯	第③杯	初步诊断
有弥散脓液存在	清晰	清晰	急性尿道炎（前尿道）
有脓液存在	清晰	清晰	亚急性或慢性尿道炎
有弥散脓液存在	同第①杯	同第①杯	尿道以上的泌尿系统感染
清晰	清晰	有弥散脓液	前列腺炎、精囊炎
有脓液存在	清晰	有弥散脓液	尿道炎和前列腺炎

（三）尿液红细胞形态检验

1. 显微镜玻片过筛法

取中段尿（或晨尿第二次尿）10ml，倒入锥型一次性刻度离心管中，1500r/min 水平离心10分钟，弃上清液留取0.25ml尿沉渣，混匀后取一滴于载玻片上，用18mm×18mm盖玻片覆盖，于高倍镜下观察红细胞形态。

2. 相差显微镜分析法

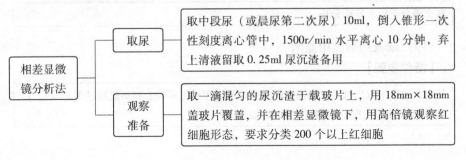

续流程

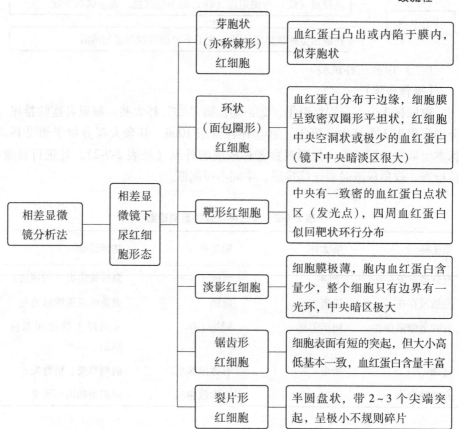

3. 血液分析仪法

【操作步骤】

取新鲜中段尿 10ml 倒入锥型一次性刻度离心管中，置 1500r/min 水平离心 10 分钟，弃去上清液 9.5ml，混匀后置高倍镜下观察。若 WBC>5 个/HP，RBC>30 个/HP 者，作为实验标本上机分析

↓

在血液分析仪上操作分析

（四）尿液药物滥用监测

【操作步骤】

从密封包装中取出试纸，将箭头所指一端插入尿样，尿液上界不能超过 MAX 线，15 秒后取出测试条平放于洁净干燥的表面上

↓

若是用检测卡，用吸管吸取尿样约100μl（3~4滴），滴入加样孔中

↓

观察检测区的显示结果，强阳性结果可在40秒内显色。要确定是弱阳性还是阴性，则需5分钟后观察显示结果，8分钟后显示结果无任何临床意义

（五）尿液渗量检查

【操作步骤】

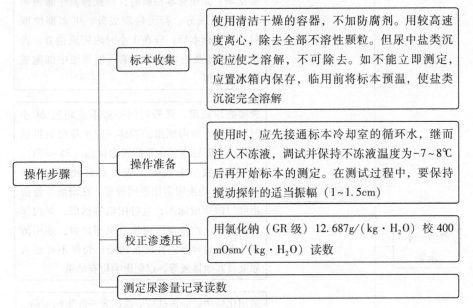

操作步骤
- 标本收集：使用清洁干燥的容器，不加防腐剂。用较高速度离心，除去全部不溶性颗粒。但尿中盐类沉淀应使之溶解，不可除去。如不能立即测定，应置冰箱内保存，临用前将标本预温，使盐类沉淀完全溶解
- 操作准备：使用时，应先接通标本冷却室的循环水，继而注入不冻液，调试并保持不冻液温度为-7~8℃后再开始标本的测定。在测试过程中，要保持搅动探针的适当振幅（1~1.5cm）
- 校正渗透压：用氯化钠（GR级）12.687g/(kg·H₂O) 校400 mOsm/(kg·H₂O) 读数
- 测定尿渗量记录读数

【参考区间】

尿液渗量一般为（600~1000）mOsm/(kg·H₂O)，24小时内最大范围为（40~1400）mOs/(kg·H₂O)，血浆渗量约为（275~305）mOsm/(kg·H₂O)，尿与血浆渗量之比为3:1~4.7:1。

第二节　粪　便　检　验

一、粪便标本的采集与处理

（一）粪便标本采集方法及注意事项

常规检验　——　采集粪便标本的方法因检查目的不同而有差别，如常规检验留取新鲜指头大小（约5g）即可，放入干燥、清洁、无吸水性的有盖容器内送检。不应采取尿壶、便盆中的粪便标本，因标本中混入尿液和消毒剂等，可破坏粪便的有形成分，混入植物、泥土、污水等，因腐生性原虫、真菌孢子、植物种子、花粉等易干扰检验结果。粪便标本检验时，应选择其中脓血黏液等病理成分，若无病理成分，可多部位取材。采集标本后，应在1小时内完成检查，否则可因pH及消化酶等影响，使粪便中细胞成分破坏分解

寄生虫检验　——　粪便必须新鲜，送检时间一般不宜超过24小时。如检查肠内原虫滋养体，应于排便后迅速送检，立即检查，冬季需采取保温（35~37℃）措施。血吸虫毛蚴孵化应留新鲜便，不少于30g。检查蛲虫卵需用透明胶带，在清晨排便前由肛门四周取标本，也可用棉签拭取，但均须立即镜检。检查寄生虫体及虫卵计数，须用洁净、干燥的容器，并防止污染；粪便不可混入尿液及其他体液等，以免影响检查结果

化学检验　——　采用化学法做隐血试验应嘱患者于收集标本前3天起禁食动物性和含过氧化物酶类食物（如萝卜、西红柿、韭菜、木耳、花菜、黄瓜、苹果、柑橘和香蕉等），并禁服铁剂和维生素C等，以免假阳性反应；连续检查3天，并选取外表及内层粪便；收集标本后须迅速送检，以免因长时间放置使隐血反应的敏感度降低。粪胆原定量检查应收集3天粪便，混合称量，从其中取出约20g送验；查胆汁成分的粪便标本不应在室温中长时间放置，以免阳性率减低

粪便标本采集

细菌检验　——　粪便标本应收集于灭菌有盖容器内，勿混入消毒剂及其他化学药品，并立即送检

（二）粪便标本检验后的处理

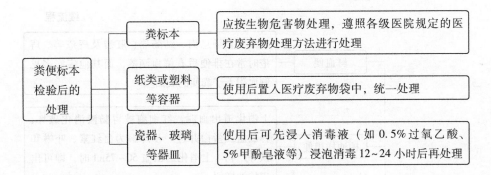

二、理学检验

（一）颜色检查

可根据观察所见报告，如黄色、灰白色、绿色、红色和柏油样等。

正常粪便因粪胆素而呈棕黄色，但可因饮食、药物或疾病影响而改变粪便颜色。灰白色见于钡餐后、服硅酸铝、阻塞性黄疸、胆汁减少或缺乏。绿色见于食用含叶绿素的蔬菜后及含胆绿素时。红色见于下消化道出血、食用西红柿、西瓜等。柏油样便见于上消化道出血等。酱色便常见于阿米巴痢疾、食用大量咖啡和巧克力等。

（二）性状检查

粪便性状视其情况可报告为：软、硬、糊、泡沫样、黏液样、胨状、脓血样、稀糊状、米泔样及乳凝块等。不同的粪便性状可反映其有不同的生理和病理样变。

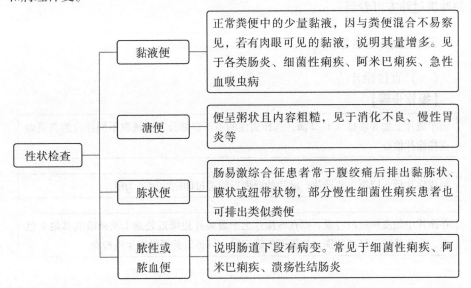

续流程

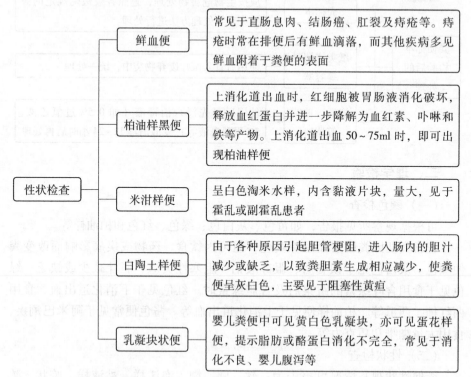

（三）寄生虫体检查

蛔虫、蛲虫、绦虫等较大虫体或其片段肉眼即可分辨，钩虫虫体须将粪便冲洗过筛方可看到。

三、显微镜检验

（一）直接涂片法
【操作步骤】

洁净玻片上加等渗盐水1~2滴，选择粪便的不正常部分，或挑取不同部位的粪便做直接涂片检查

↓

制成涂片后，应覆以盖玻片。涂片的厚度以能透过印刷物字迹为度

↓

在涂片中如发现疑似包囊，则在该涂片上于盖玻片边缘近处加1滴碘液或其他染色液，在高倍镜下仔细鉴别，如仍不能确定时，可另取粪便做寄生虫检查

↓

粪便脂肪由结合脂肪酸、游离脂肪酸和中性脂肪组成，经苏丹Ⅲ染液（将 1~2g 苏丹Ⅲ溶于 100ml 70%乙醇溶液）直接染色后镜检，脂肪呈较大的橘红色或红色球状颗粒，或呈小的橘红色颗粒。若显微镜下脂肪滴>60 个/HP 表明为脂肪泻

【结果计算】

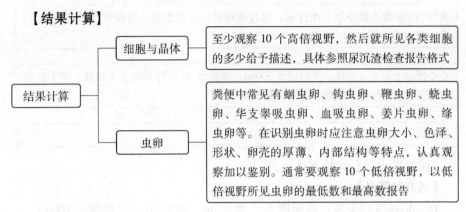

结果计算

细胞与晶体 —— 至少观察 10 个高倍视野，然后就所见各类细胞的多少给予描述，具体参照尿沉渣检查报告格式

虫卵 —— 粪便中常见有蛔虫卵、钩虫卵、鞭虫卵、蛲虫卵、华支睾吸虫卵、血吸虫卵、姜片虫卵、绦虫卵等。在识别虫卵时应注意虫卵大小、色泽、形状、卵壳的厚薄、内部结构等特点，认真观察加以鉴别。通常要观察 10 个低倍视野，以低倍视野所见虫卵的最低数和最高数报告

【注意事项】

注意事项

—— 应注意将植物纤维及其细胞与寄生虫、人体细胞相鉴别，并应注意有无肌纤维、结缔组织、弹力纤维、淀粉颗粒、脂肪小滴等。若大量出现，则提示消化不良或胰腺外分泌功能不全

—— 细胞中应该注意红细胞、白细胞、嗜酸性粒细胞（直接涂片干后用瑞氏染色）、上皮细胞和巨噬细胞等

（二）饱和盐水漂浮法

适用于检查钩虫卵、蛔虫卵及鞭虫卵。

【试剂和材料】

饱和盐水：食盐 400g 加水 1L，煮沸冷却。

【操作步骤】

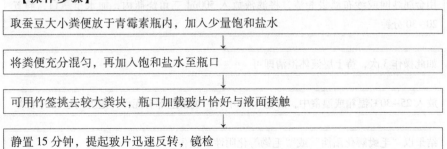

取蚕豆大小粪便放于青霉素瓶内，加入少量饱和盐水

将粪便充分混匀，再加入饱和盐水至瓶口

可用竹签挑去较大粪块，瓶口加载玻片恰好与液面接触

静置 15 分钟，提起玻片迅速反转，镜检

结果以"未找到虫卵"和"找到××虫卵"报告

（三）清水沉淀法
【操作步骤】

粪便约 20g 置小杯中加入少许水，用竹签捣碎，使成糊状，用纱布过滤除去粪渣，再加水 500ml 静置 20~30 分钟

↓

小心倾去上面 4/5 液体，再加清水 500ml，静置约 30 分钟再倾去上清液，留下底部沉渣混匀后，用吸管吸取，涂于玻片镜检

↓

结果以"未找到虫卵"和"找到××虫卵"报告

（四）原虫及包囊检查法
【试剂和器具】
Denaldson's 碘染液：碘化钾 5g，碘片 4g，加 9g/L 氯化钠溶液 100ml。
【操作步骤】

取大便少许，涂于滴有 9g/L 氯化钠溶液的玻片上，及时镜检各类原虫

↓

包囊可用 9g/L 氯化钠溶液检查，也可用碘染色的染液检查。包囊染色后，包囊壁、包囊体及细胞核均清晰可见

↓

结果以"找到××原虫或包囊"报告

（五）血吸虫卵沉淀孵化法
【操作步骤】

取新鲜标本约 30g，放入广口容器内，加入少量清水调匀成糊状

↓

用金属纱网或纱布滤去粪渣，将滤液放入 500ml 三角烧瓶内，加水至瓶口，静置20~30 分钟

↓

如此操作 3 次，待上层液体澄清即可

↓

放入 25~30℃温箱或温室中，孵化 4~6 小时，观察上部有无作一定方向运动的毛蚴

↓

结果以"毛蚴孵化阳性"或"毛蚴孵化阴性"报告

四、粪便化学及免疫学检验

（一）隐血试验

1. 化学法

【试剂和材料】

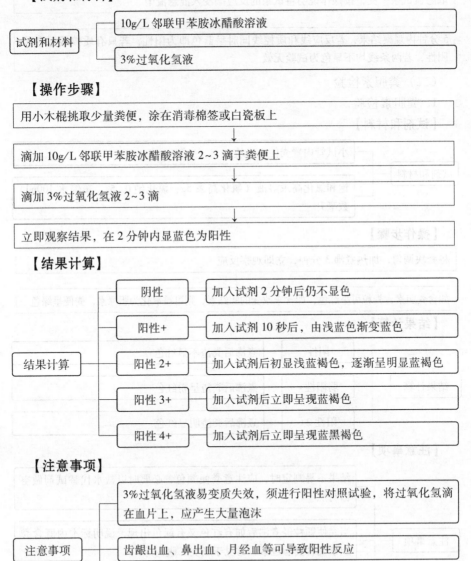

试剂和材料 —— 10g/L 邻联甲苯胺冰醋酸溶液

试剂和材料 —— 3%过氧化氢液

【操作步骤】

用小木棍挑取少量粪便，涂在消毒棉签或白瓷板上

↓

滴加 10g/L 邻联甲苯胺冰醋酸溶液 2~3 滴于粪便上

↓

滴加 3%过氧化氢液 2~3 滴

↓

立即观察结果，在 2 分钟内显蓝色为阳性

【结果计算】

结果计算	阴性	加入试剂 2 分钟后仍不显色
	阳性+	加入试剂 10 秒后，由浅蓝色渐变蓝色
	阳性 2+	加入试剂后初显浅蓝褐色，逐渐呈明显蓝褐色
	阳性 3+	加入试剂后立即呈现蓝褐色
	阳性 4+	加入试剂后立即呈现蓝黑褐色

【注意事项】

注意事项 —— 3%过氧化氢液易变质失效，须进行阳性对照试验，将过氧化氢滴在血片上，应产生大量泡沫

注意事项 —— 齿龈出血、鼻出血、月经血等可导致阳性反应

注意事项 —— 用具应加热处理（如试管、玻片、滴管等），以破坏污染的过氧化物酶

2. 免疫学检验法

【操作步骤】

取一试管或特制小塑料杯加入 1ml 蒸馏水，挑取粪便少许，调成混悬液

↓

取隐血试条一支，按操作说明将试条的反应端浸入混悬液中

↓

5 分钟内观察结果，若反应线和质控线同时呈蓝色即为阳性，若只有质控线呈色为阴性，若两条线均不显色为试验无效

（二）粪胆素检验

1. 粪胆素检验

【试剂和材料】

试剂和材料 —— 小试管内置粪便 1 小块

　　　　　 —— 饱和氯化高汞溶液（氯化高汞 5g、氯化钠 0.5g、蒸馏水 100ml）数毫升

【操作步骤】

将粪块调匀，加热煮沸 3 分钟，立即观察反应

↓

如含粪胆素，粪粒可呈红色，如含未改变的胆红素，则可被氧化为胆绿素，粪便呈绿色

【结果计算】

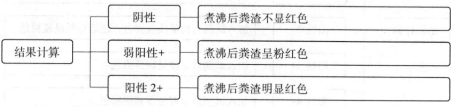

结果计算 —— 阴性 —— 煮沸后粪渣不显红色

　　　　 —— 弱阳性+ —— 煮沸后粪渣呈粉红色

　　　　 —— 阳性 2+ —— 煮沸后粪渣明显红色

【注意事项】

注意事项 —— 结果不易判定时，应注意粪便颜色，必要时以盐水代替试剂做空白对照

　　　　 —— 当粪便颗粒经煮沸后如有红色又有绿色出现，说明标本内既含粪胆素又含粪胆红素，常见于肠炎、腹泻等

　　　　 —— 肠道梗阻时，粪便中的粪胆素减少或消失；不全梗阻时，可呈阳性；完全梗阻时呈阴性

2. 粪胆原检验

【试剂和材料】

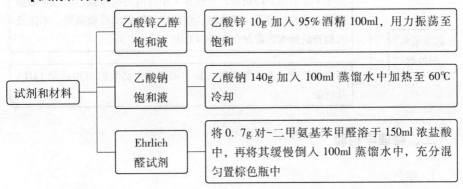

试剂和材料
- 乙酸锌乙醇饱和液：乙酸锌 10g 加入 95% 酒精 100ml，用力振荡至饱和
- 乙酸钠饱和液：乙酸钠 140g 加入 100ml 蒸馏水中加热至 60℃ 冷却
- Ehrlich 醛试剂：将 0.7g 对-二甲氨基苯甲醛溶于 150ml 浓盐酸中，再将其缓慢倒入 100ml 蒸馏水中，充分混匀置棕色瓶中

【操作步骤】

加 10ml 乙酸锌乙醇饱和液于一试管中，再加入约 2g 粪便，充分混匀过滤

↓

取滤液 2.5ml 于一试管中加入 Ehrlich 醛试剂 2.5ml

↓

15 分中后加入 5ml 乙酸钠饱和液，充分混匀观察结果

↓

加 Ehrlich 醛试剂后，将试管衬上白纸，从上到下观察出现粉红色者为阳性

【结果计算】

健康人为阴性，每 100g 粪便中粪胆原量为 75~350mg。低于或高于参考值可辅助诊断为梗阻性或溶血性黄疸。

第三节　脑脊液检验

一、标本采集与处理

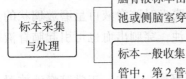

标本采集与处理
- 脑脊液标本由临床医生进行腰椎穿刺采集，必要时可从小脑延脑池或侧脑室穿刺获得。穿刺应顺利，避免将血液混入标本
- 标本一般收集 3 管，每管 1~2ml，第 1 管做细菌学检验留取在无菌管中，第 2 管做化学和免疫学检验，第 3 管做常规及细胞学检验

续流程

标本采集
与处理

标本采集后应立即送检，一般在 1 小时内完成检验，以防止细胞破坏、变性、自溶，糖分解、细菌溶解等影响检验结果。不能及时检查的标本，需保存于 2~4℃中

细胞学检查，为避免高蛋白标本的凝固。必要时可加适量 EDTA 盐抗凝

二、物理学检验

1. 颜色

（1）红色：多见于穿刺损伤出血、蛛网膜下腔出血或脑室出血等。如标本为血性，为区别病理性出血或穿刺损伤，应注意：

红色

将血性脑脊液离心沉淀（1500r/min），如上层液体呈黄色，隐血试验阳性，多为病理性出血，且出血时间已超过 4 小时，约 90% 患者为 12 小时内发生出血；如上层液体澄清无色，红细胞均沉管底，多为穿刺损伤或因病变所致新鲜出血

显微镜下红细胞皱缩，不仅见于陈旧性出血，在穿刺损伤引起出血时也可见到。因脑脊液渗透压较血浆高所致

（2）黄色：除陈旧性出血外，脑脊髓肿瘤所致脑脊液滞留时，也可呈黄色；黄疸患者（血清胆红素 $171~257\mu mol/L$）脑脊液也可呈黄色，但前者呈黄色透明胶冻状；橘黄色见于血液降解和进食大量胡萝卜素。

（3）米汤样：为白细胞增多，可见于各种化脓性细菌引起的脑膜炎。

（4）绿色：可见于铜绿假单胞菌、肺炎链球菌、化脓性链球菌引起的脑膜炎。

（5）褐色或黑色：黑色可见于侵犯脑膜的中枢神经系统黑色素瘤；褐色可见于脑出血的康复期。

2. 透明度　肉眼观察，以清晰、微浑、浑浊等描述报告。正常脑脊液清晰、透明。病理性微浑或浑浊多因细胞数增多（细胞数超过 $300\times10^6/L$）、蛋白质增加、细菌生长、异物等所致。结核性脑膜炎时脑脊液可呈磨玻璃状的微浑，化脓性脑膜炎时脑脊液呈脓性或块样浑浊，穿刺出血也可引起脑脊液轻度的浑浊。

3. 凝固性　肉眼观察，以有无薄膜、有无凝块等报告。正常脑脊液放置

24 小时，无薄膜、无凝块形成。当脑脊液蛋白质增多（>10g/L）即出现薄膜或凝块。化脓性脑膜炎时的脑脊液可在标本抽出后 1~2 小时出现块状凝固；结核性脑膜炎时的脑脊液，静置 12~24 小时后，可形成薄膜。蛛网膜下腔阻塞时的脑脊液可呈黄色胶冻状。

三、细胞计数

【操作步骤】

1. 直接计数法　混匀标本直接充液到计数池，根据形态分别计数一定范围内红细胞和白细胞，换算成 ＊＊×10^6/L。

2. 稀释计数法　如细胞数过多或血性标本，可用 9g/L 氯化钠溶液稀释一定倍数计数红细胞；或用白细胞稀释液稀释一定倍数计数白细胞，结果应乘以稀释倍数，最后换算成 ＊＊×10^6/L。

所有有核细胞（包括内皮细胞）都记在白细胞计数内。

对新鲜无凝固的血性脑脊液标本可进行血液分析仪细胞计数，此法简单、快速，但受标本中的一些微粒、杂质等的影响，结果不准确，一般较少用。

【参考区间】

健康人脑脊液无红细胞，白细胞数极少。

正常白细胞范围：成人（0~8）×10^6/L，儿童（0~15）×10^6/L，新生儿（0~30）×10^6/L。

四、细胞分类计数

【操作步骤】

对白细胞计数增高的标本均应进行细胞分类。将脑脊液标本离心（1000~2000r/min，5 分钟），取沉淀物涂片，制成均匀薄膜，干燥后用瑞特或瑞特-吉姆萨染液染色，油镜下进行分类计数。脑脊液中可检到的细胞有各种血细胞、内皮细胞、腔壁细胞、肿瘤细胞等。脑脊液细胞分类报告方式同外周血白细胞分类。

【参考区间】

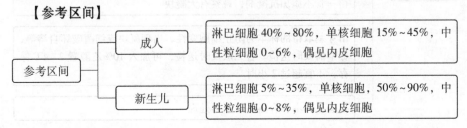

五、蛋白质定性（Pandy 试验）

【试剂和器具】

5% 酚溶液：取纯酚 25ml，加蒸馏水至 500ml，用力振摇，置 37℃温箱内 1~2 天，待完全溶解后，置棕色瓶内室温保存。

【操作步骤】

取试剂 2~3ml，置小试管内，用毛细滴管滴入脑脊液 1~2 滴，衬以黑背景，立即观察结果。

【结果计算】

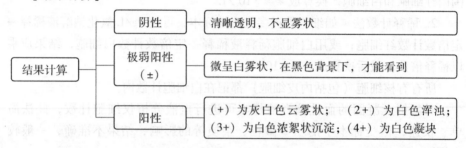

第四节   浆膜腔积液检验

一、标本的采集与处理

浆膜腔积液的采集由临床相关科室医生穿刺获得，放置引流的患者直接从引流管内接取，留取中段液体置于无菌容器内

常规检测及细胞学检查留取 2ml，化学分析留取 2ml，厌氧培养留取 1ml，检查抗酸杆菌则留取 10ml

为防止积液凝固，进行细胞涂片检查应加入 100g/L EDTA 钠盐或钾盐进行抗凝处理，每 0.1ml 抗凝剂可抗凝 6ml 浆膜腔积液；生化检查及 pH 测定采用肝素抗凝处理；除留取上述样本，还需另留一管不添加抗凝剂，观察有无凝块

由穿刺取得的标本为防止细胞变性、出现凝块或细菌破坏自溶等，标本需及时送检。若无法及时送检，可加入 10% 乙醇置 2~4℃保存，不宜超过 2 小时

检验后标本和容器均需消毒处理

二、理学检验

【试剂和器具】

比重计、折射仪、pH 试纸或 pH 计。

【操作步骤】

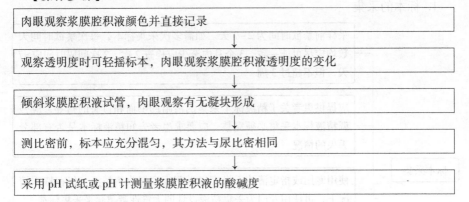

肉眼观察浆膜腔积液颜色并直接记录

观察透明度时可轻摇标本，肉眼观察浆膜腔积液透明度的变化

倾斜浆膜腔积液试管，肉眼观察有无凝块形成

测比密前，标本应充分混匀，其方法与尿比密相同

采用 pH 试纸或 pH 计测量浆膜腔积液的酸碱度

三、浆液黏蛋白试验（Rivalta 试验）

【试剂和器具】

量筒、冰醋酸和蒸馏水。

【操作步骤】

取 100ml 量筒，加蒸馏水 100ml，滴入冰醋酸 0.1ml，充分混匀（pH 3~5），静止数分钟，将积液靠近量筒液面逐滴轻轻滴下，在黑色背景下，观察白色雾状沉淀发生及其下降速度等。

【结果计算】

在滴下穿刺液后，如见浓厚白色云雾状沉淀很快地下降，而且形成较长的沉淀物，即 Rivalta 试验阳性；如产生白色浑浊不明显，下沉缓慢，并较快消失者为阴性反应。

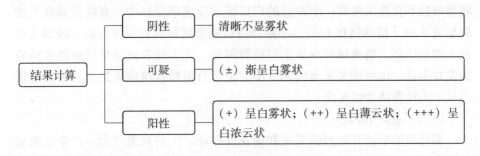

结果计算
- 阴性 —— 清晰不显雾状
- 可疑 —— （±）渐呈白雾状
- 阳性 —— （+）呈白雾状；（++）呈白薄云状；（+++）呈白浓云状

第五节 精液检验

一、标本的采集与处理

1. 标本的采集

标本采集 ──┐
采样前禁欲时间为 2~7 天。如需多次采集标本，每次禁欲时间天数均应尽可能一致。3 个月内至少应检查 2 次，2 次间隔时间应>7 天，但不超过 3 周

应提供患者关于精液标本采集的清晰的书面和口头的指导，应强调精液标本采集必须完整，应要求患者告知精液标本是否有部分丢失的情况

使用专用或指定清洁干燥广口带刻度容器收集精液。仅在特殊情况下，可使用专门为采集精液设计的无毒性避孕套来采集标本

容器应保持在 20~37℃环境中，并尽快送检。容器必须注明患者姓名和（或）识别号（标本号或条码），标本采集日期和时间

应将一次射精精液全部送检。如标本不完整，应在检验报告中注明

2. 标本的处理

收到标本记录留取时间后，应立即加盖保存于 37℃环境中观察液化时间。精液内可能含有 HBV、HIV 和疱疹病毒等，故精液和相关使用过的器材应按潜在生物危害物进行处理。

二、理学检验

（一）精液量

正常一次射精精液量约为 1.5~6.8ml。推荐采用称重法测量精液量；或将精液标本直接采集到一个改良的广口带刻度玻璃量杯中，直接从刻度上读取精液体积（精确到 0.1ml），不推荐将精液吸到移液管或注射器，或倒入量筒来测量体积。精液量减少见于射精管阻塞、先天性双侧输精管缺如或精囊腺发育不良，也可能是采集问题、不完全逆行射精或雄激素缺乏。精液量增多见于附性腺活动性炎症。

（二）气味与外观

刚射出的精液有强烈的栗花和楠花性腥味，由前列腺产生。正常精液呈

灰白色或乳白色，放置一段时间，自行液化的精液则呈半透明乳白色，久未射精者的精液可略显浅黄色。

（三）液化时间

精液射到收集容器后很快呈现典型的半固体凝胶的团块。通常，在室温或 37℃ 孵箱内几分钟内，精液开始液化（变得稀薄），精液标本在 15 分钟内常完全液化，很少超过 60 分钟。若液化时间超过 60 分钟则为异常，应作记录。正常液化的精液标本可能含有不液化的胶冻状颗粒，无任何临床意义。

（四）酸碱度

pH 应在液化后测量，最好在 30 分钟后，宜使用测量范围为 $6.0 \sim 10.0$ 的 pH 试纸来测量酸碱度。正常精液 pH 为 $7.2 \sim 8.0$（平均 7.8）。pH<7.0 并伴有精液量减少和精子数量少，可能存在射精管阻塞、先天性双侧输精管缺如或精囊腺发育不良。pH 增高不能提供有用的临床信息。

三、显微镜检验

（一）精子活力分析

1. 操作方法　取 1 滴液化混匀精液滴于载玻片上，加盖片，先在低倍镜下了解总体精子活力，然后在高倍镜下观察其活动率及活动力。

2. 精子活动率分析　在高倍镜下，随机观察 10 个不同视野内精子，计数活动及不活动精子数，算出活动精子百分比，即为精子活动率（活率）。

3. 精子活动力分析

【操作步骤】

取充分混匀精液标本 $10 \mu l$ 制片，在高倍视野下观察约 200 个精子，并进行分级，首先计数前向运动（PR）和非前向运动（NP）精子，随后在同一视野内计数不活动（IM）精子。

【结果计算】

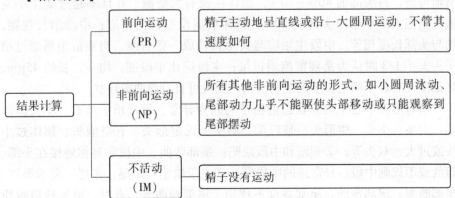

【参考区间】

精子总活动力（PR+NP）40%~78%，前向运动 32%~72%。

【注意事项】

此检查受许多因素影响，如精液离体时间、环境温度、液化程度等。因此，最好在排精后尽快检查，尽可能在 37℃ 环境中测定。

（二）精子形态分析

【检查方法】①方法一：制成新鲜湿片，用普通显微镜观察；②方法二：将精子固定，染色后用亮视野光学显微镜观察。

【试剂和器具】

改良巴氏染色液、Shorr 染色液、Diff-Quik 快速染色液：商品化染色液一般质量均佳，但实验室也可自行配制。

【操作步骤】

在载玻片上滴 1 滴精液，5~20μl，采用压片法或推片法制片

将涂片浸入 95% 酒精至少 15 分钟后做巴氏染色；或用 75% 酒精固定 60 分钟后做 Shorr 染色；或用 95% 甲醇固定 60 分钟后做 Diff-Quik 快速染色

在油镜下观察，至少计数 200 个精子，记录正常和异常精子的数量

【结果计算】

评估精子正常形态时应采用严格标准，精子包括头、颈、中段、主段和末段，而光镜下可认为精子是由头（和颈）和尾（中段和主段）组成。只有头和尾都正常的精子才认为是正常的。精子头的形状必须是椭圆形，顶体区清晰可辨，占头部的 40%~70%，顶体区没有大空泡，并且不超过 2 个小空泡，空泡大小不超过头部的 20%，顶体后区没有任何空泡；中段细长规则，约与头部长度相等，中段主轴应与头部长轴成一条直线，当残留胞质超过精子头大小 1/3 时认为是残留胞质过量；主段应比中段细，均一，长约 45μm，尾部应没有显示鞭毛折断的锐利折角，主段可自身卷曲成环状。

所有形态学处于临界状态的精子均列为异常。异常精子可有：①头部缺陷：大头、小头、锥形头、梨形头、圆头、无定形头、有空泡头、顶体过小头或过大、双头等；②颈段和中段缺陷：颈部弯曲、中段非对称地接在头部、粗的或不规则中段、异常细的中段等；③主段缺陷：短尾、多尾、发卡形尾、尾部断裂、尾部弯曲、尾部宽度不规则、尾部卷曲等，有时，可见残留胞质

过量现象。

【参考区间】

正常形态精子4%~44%（异常精子应少于20%，如超过20%为不正常）。

（三）精子计数

【试剂和器具】

精子稀释液：碳酸氢钠5g，40%甲醛溶液1ml，蒸馏水100ml，待完全溶解过滤后使用。

【操作步骤】

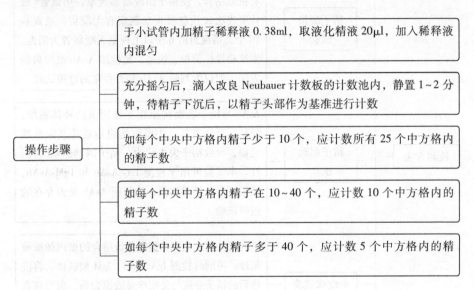

操作步骤

- 于小试管内加精子稀释液0.38ml，取液化精液20μl，加入稀释液内混匀
- 充分摇匀后，滴入改良Neubauer计数板的计数池内，静置1~2分钟，待精子下沉后，以精子头部作为基准进行计数
- 如每个中央中方格内精子少于10个，应计数所有25个中方格内的精子数
- 如每个中央中方格内精子在10~40个，应计数10个中方格内的精子数
- 如每个中央中方格内精子多于40个，应计数5个中方格内的精子数

【结果计算】

$$精子数 = \frac{计数结果}{计数中方格数} \times 25 \times \frac{1}{计数池高度} \times 20 \times 10^3 / ml$$

$$= \frac{计数结果}{技术中方格} \times \frac{1}{计数池高度} \times 5 \times 10^5 / ml$$

【参考区间】

精子计数（15~213）×10^6/ml；精子总数（39~802）×10^6，每次射精。

四、免疫学检验

（一）抗精子抗体（AsAb）测定

【检测方法】

	酶联免疫吸附试验	将精子抗原吸附到聚苯乙烯固相载体表面，其固相抗原可与标本中 AsAb 结合，并与加入的抗人 IgG 酶结合物起反应，形成抗原抗体—酶结合物免疫复合物。最终在酶底物作用下而显色。本法测定 AsAb 的敏感度高，特异性强，是目前国内临床上使用最多的 AsAb 检测方法
检测方法	精子凝集试验	血清、生殖道分泌物中存在的 AsAb 与精子膜固有抗原结合，使精子出现凝集现象。用试管-玻片凝集法或浅盘凝集法观察有无凝集，或观察10 个高倍视野由 6 个以上视眼无凝集者为阴性。本试验操作简单、快速，是检测 AsAb 最经典的方法，但仅为判断 AsAb 是否存在的过筛试验
	精子制动试验	AsAb 与精子表面抗原相互作用激活补体系统，使精子顶体破坏，中段细胞膜通透性及完整性受损，导致精子失去活力。精子制动值<2 为阴性。本试验可用于检测 IgG-AsAb 和 1gM-AsAb，结果可靠，特异性强，为判断 AsAb 是否存在的过筛试验
	免疫珠试验	它为用兔抗人免疫球蛋白共价结合的聚丙烯酰胺微球，可同时检测 IgA、IgG、IgM 型抗体。将洗涤后的精子悬液与免疫珠悬液混合后，免疫珠会黏附于表面有抗体的精子上。用相差显微镜观察，>20%的活动精子被免疫珠黏附时为阳性
	混合免疫球蛋白试验	用混匀未加处理的新鲜精液与包被人 IgG 的胶乳颗粒混合，再向混合液中加入特异的单克隆抗人 IgG 血清。在胶乳颗粒与活动精子之间形成混合凝集证明精子表面有 IgG 抗体存在。若>50%的活动精子与颗粒黏附表示可能为免疫性不育；10%~50%活动精子与颗粒黏附，为可疑免疫性不育

【操作步骤】

详见各方法的操作说明书。

【参考区间】

AsAb 阴性。

（二）精浆免疫抑制物质测定

【操作步骤】

SPIM 测定常用抗补体试验，MIM 测定一般采用单向免疫扩散试验。详见操作说明书。

【参考区间】

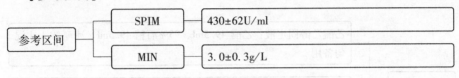

参考区间 —— SPIM —— 430±62U/ml

MIN —— 3.0±0.3g/L

第六节　前列腺液检验

一、标本采集

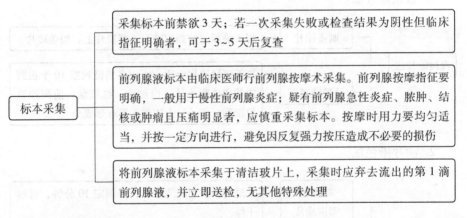

标本采集 —

采集标本前禁欲3天；若一次采集失败或检查结果为阴性但临床指征明确者，可于3~5天后复查

前列腺液标本由临床医师行前列腺按摩术采集。前列腺按摩指征要明确，一般用于慢性前列腺炎症；疑有前列腺急性炎症、脓肿、结核或肿瘤且压痛明显者，应慎重采集标本。按摩时用力要均匀适当，并按一定方向进行，避免因反复强力按压造成不必要的损伤

将前列腺液标本采集于清洁玻片上，采集时应弃去流出的第1滴前列腺液，并立即送检，无其他特殊处理

二、外观检验

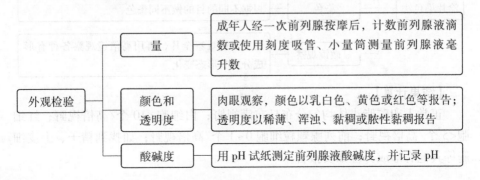

外观检验 —

量 —— 成年人经一次前列腺按摩后，计数前列腺液滴数或使用刻度吸管、小量筒测量前列腺液毫升数

颜色和透明度 —— 肉眼观察，颜色以乳白色、黄色或红色等报告；透明度以稀薄、浑浊、黏稠或脓性黏稠报告

酸碱度 —— 用 pH 试纸测定前列腺液酸碱度，并记录 pH

【结果计算】

正常前列腺液为数滴至 2ml 不等；呈乳白色、不透明、稀薄、有光泽；弱酸性，pH 为 6.3~6.5。

三、显微镜检验

【试剂和器具】

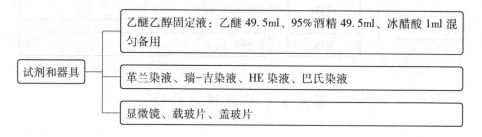

试剂和器具
- 乙醚乙醇固定液：乙醚 49.5ml、95%酒精 49.5ml、冰醋酸 1ml 混匀备用
- 革兰染液、瑞-吉染液、HE 染液、巴氏染液
- 显微镜、载玻片、盖玻片

【操作步骤】

1. 直接涂片法

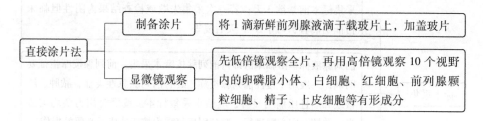

直接涂片法
- 制备涂片：将 1 滴新鲜前列腺液滴于载玻片上，加盖玻片
- 显微镜观察：先低倍镜观察全片，再用高倍镜观察 10 个视野内的卵磷脂小体、白细胞、红细胞、前列腺颗粒细胞、精子、上皮细胞等有形成分

2. 涂片染色法

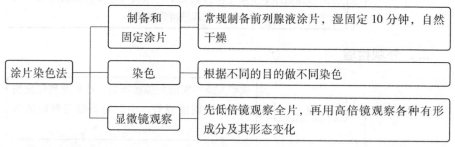

涂片染色法
- 制备和固定涂片：常规制备前列腺液涂片，湿固定 10 分钟，自然干燥
- 染色：根据不同的目的做不同染色
- 显微镜观察：先低倍镜观察全片，再用高倍镜观察各种有形成分及其形态变化

【结果计算】

正常人卵磷脂小体均匀分布且布满视野；白细胞<10 个/高倍视野；红细胞<5 个/高倍视野；前列腺颗粒细胞 0~1 个/高倍视野；如找到精子、上皮细胞等其他有形成分应如实报告。

第七节　阴道分泌物及脱落细胞检验

一、阴道分泌物检验

（一）阴道分泌物的湿片检验

【试剂和器具】

普通光学显微镜，9g/L 氯化钠溶液，10%KOH 溶液，载玻片，试管，涤纶女性专用拭子。

【操作步骤】

操作
步骤

用涤纶女性专用拭子取材。将取有阴道分泌物的 2 个拭子分别置于试管内，其中 1 管滴入 9g/L 氯化钠溶液 0.5~1.0ml

将阴道分泌物滴于精密 pH 试纸（pH 3.8~5.4），测试比色

胺试验：于阴道分泌物中滴加 2 滴 10%KOH 溶液，产生一种烂鱼肉样腥臭气味，这是由于胺遇碱释放氨所致

湿片镜检线索细胞。线索细胞的特点为较多的阴道鳞状上皮细胞上覆盖了各种呈短杆状、球状的厌氧菌、加德纳菌等，由于大量细菌的黏附以至细胞边缘模糊不清，胞质呈颗粒状、毛玻璃样。同时镜下可见少量白细胞或脓细胞，阴道乳酸杆菌缺少

阴道清洁度评估。多视野观察白细胞（或脓细胞）、上皮细胞、乳酸杆菌、杂菌的多少，评估阴道清洁度

镜检滴虫。显微镜观察到活动的滴虫呈梨形或麦粒状，大小约为白细胞的 2~3 倍，有鞭毛，借鞭毛和波动膜呈波状向前运动，周围的白细胞等被推移。对于虫体较少的病例，待涂片干燥后，经染色镜检，不仅可看到滴虫，还可看到并存的病原体，如念珠菌，借以发现和诊断混合性感染

直接涂片检查菌丝和孢子。加 10%KOH 溶液 1~2 滴混匀，低倍镜多视野观察菌丝体后，转高倍镜检略带淡绿色折光的假菌丝和卵圆形孢子。假菌丝的菌丝节间有明显的狭窄部，孢子往往集中于菌丝分隔处，偶可见到分隔的真菌丝，必要时涂片干燥后作革兰染色，油镜检查

【结果计算】

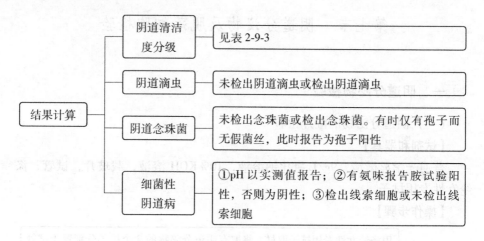

表 2-9-3 阴道清洁度分级

清洁度	上皮细胞	白细胞或脓细胞	阴道乳酸杆菌	杂菌
I	3+	0~5/HP	3+	无或少许
II	2+	6~15/HP	2+	+
III	+	16~30/HP	+	2+
IV	少许	>30/HP	无或少许	3+

【参考区间】

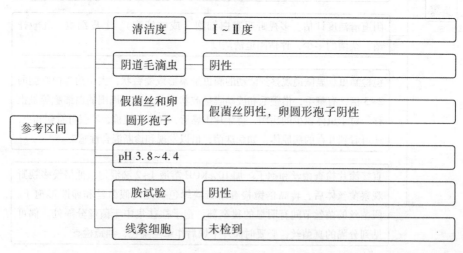

（二）阴道分泌物的代谢产物谱及预成酶谱干化学检验

【试剂和器具】

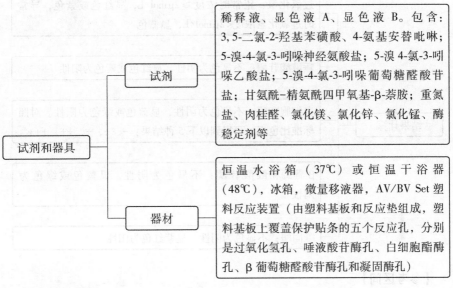

试剂和器具

试剂 —— 稀释液、显色液 A、显色液 B。包含：3,5-二氯-2-羟基苯磺酸、4-氨基安替吡啉；5-溴-4-氯-3-吲哚神经氨酸盐；5-溴 4-氯-3-吲哚乙酸盐；5-溴-4-氯-3-吲哚葡萄糖醛酸苷盐；甘氨酰-精氨酰四甲氧基-β-萘胺；重氮盐、肉桂醛、氯化镁、氯化锌、氯化锰、酶稳定剂等

器材 —— 恒温水浴箱（37℃）或恒温干浴器（48℃），冰箱，微量移液器，AV/BV Set 塑料反应装置（由塑料基板和反应垫组成，塑料基板上覆盖保护贴条的五个反应孔，分别是过氧化氢孔、唾液酸苷酶孔、白细胞酯酶孔、β 葡萄糖醛酸苷酶孔和凝固酶孔）

【操作步骤】

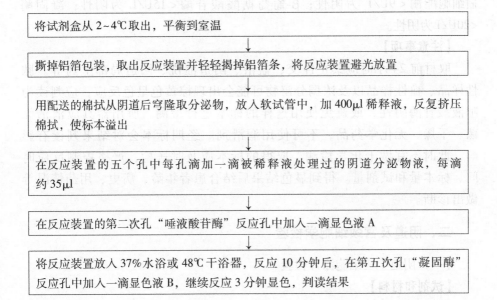

将试剂盒从 2~4℃取出，平衡到室温

↓

撕掉铝箔包装，取出反应装置并轻轻揭掉铝箔条，将反应装置避光放置

↓

用配送的棉拭从阴道后穹隆取分泌物，放入软试管中，加 400μl 稀释液，反复挤压棉拭，使标本溢出

↓

在反应装置的五个孔中每孔滴加一滴被稀释液处理过的阴道分泌物液，每滴约 35μl

↓

在反应装置的第二次孔"唾液酸苷酶"反应孔中加入一滴显色液 A

↓

将反应装置放入 37% 水浴或 48℃干浴器，反应 10 分钟后，在第五次孔"凝固酶"反应孔中加入一滴显色液 B，继续反应 3 分钟显色，判读结果

注：操作方法会因试剂盒的不同有所区别，具体以本实验室应用的材料说明书为准。

【结果计算】

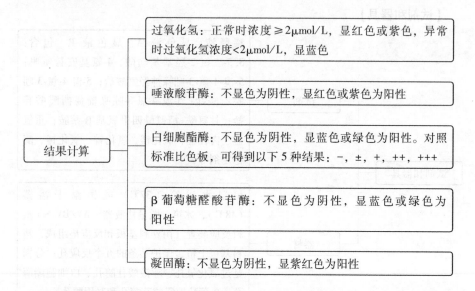

过氧化氢：正常时浓度 ≥ 2μmol/L，显红色或紫色，异常时过氧化氢浓度<2μmol/L，显蓝色

唾液酸苷酶：不显色为阴性，显红色或紫色为阳性

白细胞酯酶：不显色为阴性，显蓝色或绿色为阳性。对照标准比色板，可得到以下 5 种结果：-，±，+，++，+++

β 葡萄糖醛酸苷酶：不显色为阴性，显蓝色或绿色为阳性

凝固酶：不显色为阴性，显紫红色为阳性

结果计算

【参考区间】

正常时，过氧化氢浓度 ≥ 2mmol/L 为阴性；唾液酸苷酶<7U/L 为阴性；白细胞酯酶 < 9U/L 为阴性；β-葡萄糖醛酸苷酶 < 15U/L 为阴性；凝固酶<20U/L为阴性。

【注意事项】

取材前 24 小时应禁止性交、盆浴、阴道灌洗、阴道局部上药等。脓性样品、血性样品以及浓稠分泌物可能会出现棕黄色呈色反应，应判读为唾液酸苷酶阴性，或避免使用这样的标本进行检测。所用器具应清洁无菌、干燥、无化学药品，不可使用润滑剂。经期标本会对结果判读有影响，此时不宜做干化学检测。取得的标本应及时送检，严格控制反应时间、标本量和试剂量。得到显色结果后结合患者年龄、病史、用药情况等做出诊断。

二、阴道及宫颈细胞学检验

（一）阴道上皮细胞涂片检验

【试剂和材料】

清洁载玻片，95%酒精固定液，染色液，女用拭子等。

【操作步骤】

已婚妇女，窥器下轻轻刮取阴道 1/3 处侧壁上分泌物及细胞。未婚者用无菌女用拭子经 9g/L 氯化钠溶液浸湿后，伸入阴道侧壁上 1/3 处涂抹。取出拭子，横放玻片上向一个方向滚涂，均匀涂成薄片后，置于乙醇固定 40 分钟，染色，镜检细胞形态特征及染色情况。

（二）宫颈刮片检验

【试剂和器具】

小脚刮板、清洁载玻片、乙醇固定液、染色液。

【操作步骤】

轻轻擦净宫颈黏液，在宫颈外口鳞柱状上皮交接处，以宫颈外口为圆心，用木质小脚刮板轻轻刮取标本。近年来使用宫颈双取器可同时采取宫颈鳞柱状上皮交接处及宫颈管上皮两处的标本。在玻片上涂抹。固定、染色、封固后镜检细胞形态，分级报告。

（三）液基薄层细胞学检验

【试剂和器具】

标本采集器（宫颈刷）、细胞保存液、细胞检测制备仪、细胞分离膜杯（过滤膜管）、防脱载玻片。

【操作步骤】

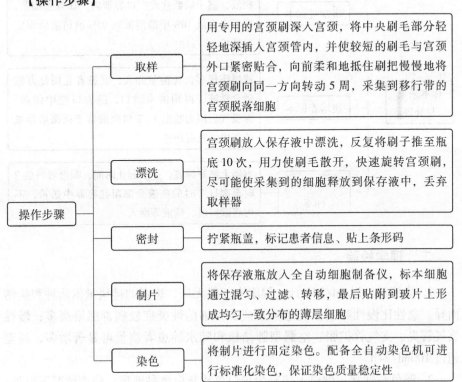

续流程

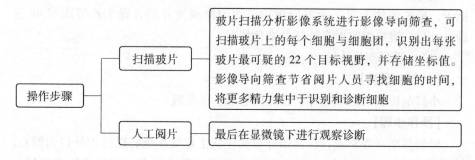

操作步骤 —— 扫描玻片 —— 玻片扫描分析影像系统进行影像导向筛查，可扫描玻片上的每个细胞与细胞团，识别出每张玻片最可疑的 22 个目标视野，并存储坐标值。影像导向筛查节省阅片人员寻找细胞的时间，将更多精力集中于识别和诊断细胞

操作步骤 —— 人工阅片 —— 最后在显微镜下进行观察诊断

第八节 痰 液 检 验

一、标本采集与处理

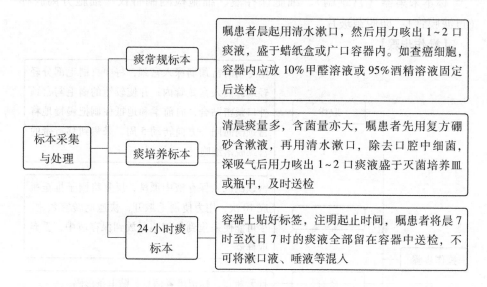

标本采集与处理 —— 痰常规标本 —— 嘱患者晨起用清水漱口，然后用力咳出 1~2 口痰液，盛于蜡纸盒或广口容器内。如查癌细胞，容器内应放 10% 甲醛溶液或 95% 酒精溶液固定后送检

标本采集与处理 —— 痰培养标本 —— 清晨痰量多，含菌量亦大，嘱患者先用复方硼砂含漱液，再用清水漱口，除去口腔中细菌，深吸气后用力咳出 1~2 口痰液盛于灭菌培养皿或瓶中，及时送检

标本采集与处理 —— 24 小时痰标本 —— 容器上贴好标签，注明起止时间，嘱患者将晨 7 时至次日 7 时的痰液全部留在容器中送检，不可将漱口液、唾液等混入

二、理学检验

1. 痰液量 以 ml/24h 计，健康人一般无痰，患者的排痰量依病种和病情而异。急性比慢性呼吸系统感染者痰少；细菌性炎症较病毒感染痰多；慢性支气管炎、支气管扩张、空洞型肺结核和肺水肿患者痰量可显著增多，甚至超过 100ml/24h。

2. 颜色及性状 健康人偶有少量白色或灰白色黏液痰。病理情况下可见：

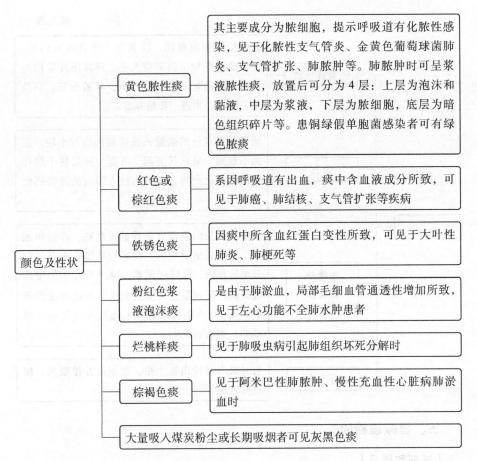

黄色脓性痰 — 其主要成分为脓细胞,提示呼吸道有化脓性感染,见于化脓性支气管炎、金黄色葡萄球菌肺炎、支气管扩张、肺脓肿等。肺脓肿时可呈浆液脓性痰,放置后可分为 4 层:上层为泡沫和黏液,中层为浆液,下层为脓细胞,底层为暗色组织碎片等。患铜绿假单胞菌感染者可有绿色脓痰

红色或棕红色痰 — 系因呼吸道有出血,痰中含血液成分所致,可见于肺癌、肺结核、支气管扩张等疾病

铁锈色痰 — 因痰中所含血红蛋白变性所致,可见于大叶性肺炎、肺梗死等

粉红色浆液泡沫痰 — 是由于肺淤血,局部毛细血管通透性增加所致,见于左心功能不全肺水肿患者

烂桃样痰 — 见于肺吸虫病引起肺组织坏死分解时

棕褐色痰 — 见于阿米巴性肺脓肿、慢性充血性心脏病肺淤血时

大量吸入煤炭粉尘或长期吸烟者可见灰黑色痰

3. 气味　健康人新咳出的少量痰液无气味。血性痰可带血腥气味。肺脓肿、支气管扩张合并感染患者的痰液常有恶臭。晚期肺癌患者的痰液可有特殊臭味。膈下脓肿与肺沟通时患者的痰液可有粪臭味。

4. 其他

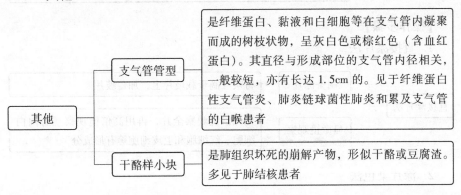

支气管管型 — 是纤维蛋白、黏液和白细胞等在支气管内凝聚而成的树枝状物,呈灰白色或棕红色(含血红蛋白)。其直径与形成部位的支气管内径相关,一般较短,亦有长达 1.5cm 的。见于纤维蛋白性支气管炎、肺炎链球菌性肺炎和累及支气管的白喉患者

干酪样小块 — 是肺组织坏死的崩解产物,形似干酪或豆腐渣。多见于肺结核患者

续流程

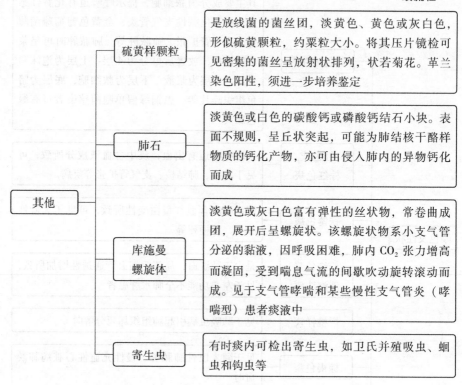

其他	硫黄样颗粒	是放线菌的菌丝团，淡黄色、黄色或灰白色，形似硫黄颗粒，约粟粒大小。将其压片镜检可见密集的菌丝呈放射状排列，状若菊花。革兰染色阳性，须进一步培养鉴定
	肺石	淡黄色或白色的碳酸钙或磷酸钙结石小块。表面不规则，呈丘状突起，可能为肺结核干酪样物质的钙化产物，亦可由侵入肺内的异物钙化而成
	库施曼螺旋体	淡黄色或灰白色富有弹性的丝状物，常卷曲成团，展开后呈螺旋状。该螺旋状物系小支气管分泌的黏液，因呼吸困难，肺内 CO_2 张力增高而凝固，受到喘息气流的间歇吹动旋转滚动而成。见于支气管哮喘和某些慢性支气管炎（哮喘型）患者痰液中
	寄生虫	有时痰内可检出寄生虫，如卫氏并殖吸虫、蛔虫和钩虫等

三、显微镜检验

【试剂和器具】

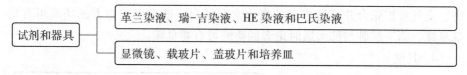

| 试剂和器具 | 革兰染液、瑞-吉染液、HE 染液和巴氏染液 |
| | 显微镜、载玻片、盖玻片和培养皿 |

【操作步骤】

1. 直接涂片法

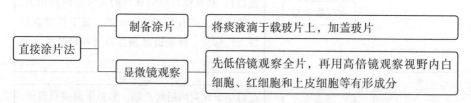

| 直接涂片法 | 制备涂片 | 将痰液滴于载玻片上，加盖玻片 |
| | 显微镜观察 | 先低倍镜观察全片，再用高倍镜观察视野内白细胞、红细胞和上皮细胞等有形成分 |

2. 涂片染色法

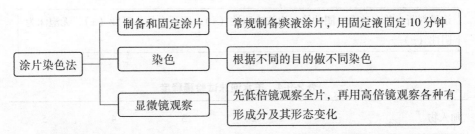

【结果计算】

正常情况下，痰液中无红细胞，可见少量上皮细胞、白细胞和肺泡巨噬细胞，如找到其他有形成分应如实报告。

第九节 羊水检验

一、标本采集

（一）羊水标本采集

由临床医生通过羊膜腔穿刺获得，一般一次采集 20~30ml，采集后立即送检。特殊情况如怀疑胎膜早破，应用一次性塑料滴头从阴道里吸取不少于 0.5ml 流出液放于试管送检，禁止用棉签蘸取送检。

（二）怀疑羊水栓塞时标本采集

除采集羊水外，还应从肺动脉插管（或深静脉）中采集 5~10ml EDTA-K$_2$ 抗凝血液，进行涂片染色镜检。

（三）羊水采集最佳时机

孕 16~20 周，此时胎儿小、羊水多（170~500ml），不易损及胎儿。诊断 Rh 溶血症，孕 26~36 周穿刺；诊断遗传性疾病，孕 16~20 周穿刺；评估胎儿成熟度，孕 35~42 周穿刺。

二、胎儿成熟度检验

（一）肺成熟度检验（泡沫试验）

【操作步骤】

取口径 12~14mm 的有塞尖底试管，按表 2-9-4 分别加入不同量的羊水和试剂

↓

塞紧试管塞，置试管架上垂直强力振荡 15 秒，静置 15 分钟后，观察各管液体空气界面有无泡沫形成

↓

结果判断：若有整个一圈的持久泡沫为阳性（＋），圈不全的为可疑（±），无泡沫为
阴性（－）

表2-9-4 羊水泡沫试验稀释度

加入物	1	2	3	4	5
羊水量	1.0	0.75	0.5	0.25	0.2
9g/L氯化钠溶液	－	0.25	0.5	0.75	0.8
95%酒精	1.0	1.0	1.0	1.0	1.0
羊水稀释度	1:1	1:1.3	1:2	1:4	1:5

【注意事项】

注意事项

羊水标本采集后，应立即进行试验，若不能及时试验，须4℃保存。试验既可用混匀的羊水，也可用离心后的羊水上清液。羊水与试剂用量准确是本试验的关键。试管要清洁干燥，内径应保持一致，酒精浓度要精确

羊水不宜长时间离心，以免将活性物质沉淀，致结果呈假阴性

若羊水中混有胎粪、血液，不宜使用

（二）皮肤成熟度检验

【操作步骤】

取羊水离心后的沉淀液滴于载玻片上，加1g/L尼罗盐溶液1滴混合，1~2分钟后加盖玻片，在火焰上缓缓加热（50~60℃），2~3分钟后置镜下观察。脂肪细胞呈无核橘黄色细胞。

【参考区间】

孕34周前羊水脂肪细胞≤1%，34~38周为1%~10%，38~40周为10%~15%，40周以后>50%。

（三）肝成熟度检验

【操作步骤】

取羊水5~10ml

用滤纸除去上皮细胞及胎脂，取滤液测吸光度

↓

使用 721 分光光度计测定吸光度，用蒸馏水调零，使用光径 1cm 的比色杯，于波长 450nm 处测定吸光度值

【参考区间】

<1.71μmol/L（$\triangle A_{450}$<0.02）。

第十节　体液脱落细胞学检验

一、浆膜腔积液脱落细胞学检验

【操作步骤】

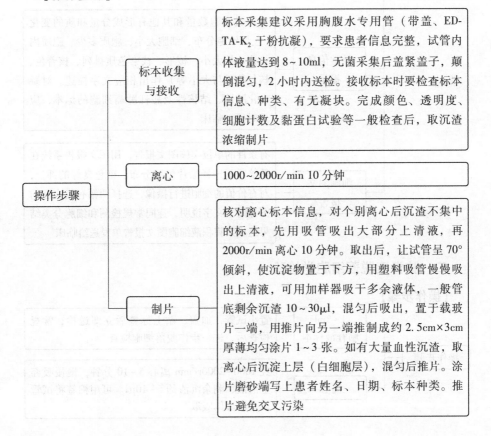

续流程

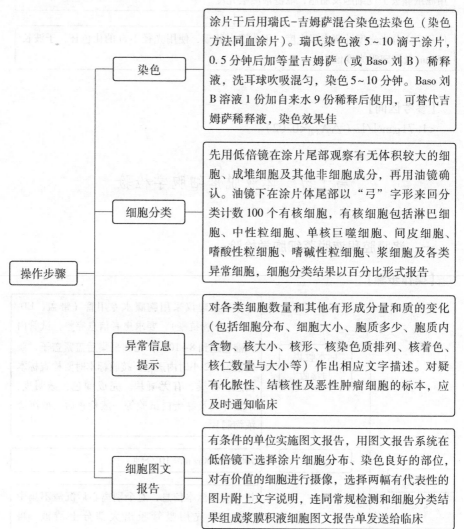

操作步骤	染色	涂片干后用瑞氏-吉姆萨混合染色法染色（染色方法同血涂片）。瑞氏染色液 5~10 滴于涂片，0.5 分钟后加等量吉姆萨（或 Baso 刘 B）稀释液，洗耳球吹吸混匀，染色 5~10 分钟。Baso 刘 B 溶液 1 份加自来水 9 份稀释后使用，可替代吉姆萨稀释液，染色效果佳
	细胞分类	先用低倍镜在涂片尾部观察有无体积较大的细胞、成堆细胞及其他非细胞成分，再用油镜确认。油镜下在涂片体尾部以"弓"字形来回分类计数 100 个有核细胞，有核细胞包括淋巴细胞、中性粒细胞、单核巨噬细胞、间皮细胞、嗜酸性粒细胞、嗜碱性粒细胞、浆细胞及各类异常细胞，细胞分类结果以百分比形式报告
	异常信息提示	对各类细胞数量和其他有形成分量和质的变化（包括细胞分布、细胞大小、胞质多少、胞质内含物、核大小、核形、核染色质排列、核着色、核仁数量与大小等）作出相应文字描述。对疑有化脓性、结核性及恶性肿瘤细胞的标本，应及时通知临床
	细胞图文报告	有条件的单位实施图文报告，用图文报告系统在低倍镜下选择涂片细胞分布、染色良好的部位，对有价值的细胞进行摄像，选择两幅有代表性的图片附上文字说明，连同常规检测和细胞分类结果组成浆膜积液细胞图文报告单发送给临床

二、脑脊液脱落细胞学检验

【操作步骤】

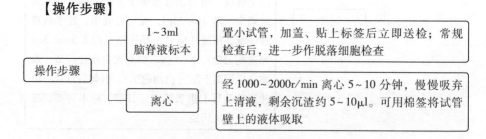

操作步骤	1~3ml 脑脊液标本	置小试管，加盖、贴上标签后立即送检；常规检查后，进一步作脱落细胞检查
	离心	经 1000~2000r/min 离心 5~10 分钟，慢慢吸弃上清液，剩余沉渣约 5~10μl。可用棉签将试管壁上的液体吸取

续流程

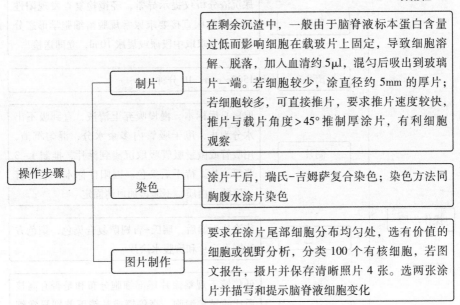

操作步骤 —

制片 —— 在剩余沉渣中，一般由于脑脊液标本蛋白含量过低而影响细胞在载玻片上固定，导致细胞溶解、脱落，加入血清约 5μl，混匀后吸出到玻璃片一端。若细胞较少，涂直径约 5mm 的厚片；若细胞较多，可直接推片，要求推片速度较快，推片与载片角度>45°推制厚涂片，有利细胞观察

染色 —— 涂片干后，瑞氏-吉姆萨复合染色；染色方法同胸腹水涂片染色

图片制作 —— 要求在涂片尾部细胞分布均匀处，选有价值的细胞或视野分析，分类 100 个有核细胞，若图文报告，摄片并保存清晰照片 4 张。选两张涂片并描写和提示脑脊液细胞变化

三、关节液穿刺脱落细胞学检验

【操作步骤】

标本制作要求用加约 10ml 积液到专用抗凝管中，加盖颠倒混匀后送检；该抗凝管为 15% EDTA-K$_2$ 溶液分散到管壁并烘干加盖备用

1000~2000r/min 离心 5~10 分钟慢慢吸弃上清液，剩余沉渣约 10~20μl，推片制作 1~4 张涂片

待涂片干后用瑞氏-吉姆萨复合染色

图片制作要求在涂片尾部细胞分布均匀处选有价值的细胞或视野，摄制并保存清晰照片 4 张。有条件的单位建议采用图文报告

四、尿液脱落细胞学检验

【操作步骤】

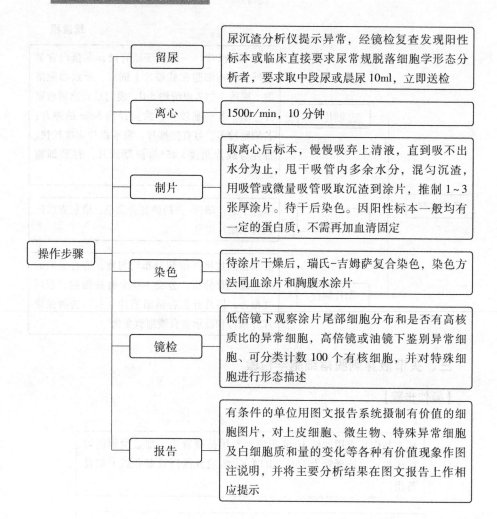

操作步骤

留尿 —— 尿沉渣分析仪提示异常，经镜检复查发现阳性标本或临床直接要求尿常规脱落细胞学形态分析者，要求取中段尿或晨尿 10ml，立即送检

离心 —— 1500r/min，10 分钟

制片 —— 取离心后标本，慢慢吸弃上清液，直到吸不出水分为止，甩干吸管内多余水分，混匀沉渣，用吸管或微量吸管吸取沉渣到涂片，推制 1~3 张厚涂片。待干后染色。因阳性标本一般均有一定的蛋白质，不需再加血清固定

染色 —— 待涂片干燥后，瑞氏-吉姆萨复合染色，染色方法同血涂片和胸腹水涂片

镜检 —— 低倍镜下观察涂片尾部细胞分布和是否有高核质比的异常细胞，高倍镜或油镜下鉴别异常细胞、可分类计数 100 个有核细胞，并对特殊细胞进行形态描述

报告 —— 有条件的单位用图文报告系统摄制有价值的细胞图片，对上皮细胞、微生物、特殊异常细胞及白细胞质和量的变化等各种有价值现象作图注说明，并将主要分析结果在图文报告上作相应提示

第十章

生物化学检验操作常规

第一节 蛋白质测定

一、血清总蛋白测定

（一）双缩脲法

自动化分析仪检测

【试剂和器具】

单试剂（双缩脲试剂）。

【操作步骤】

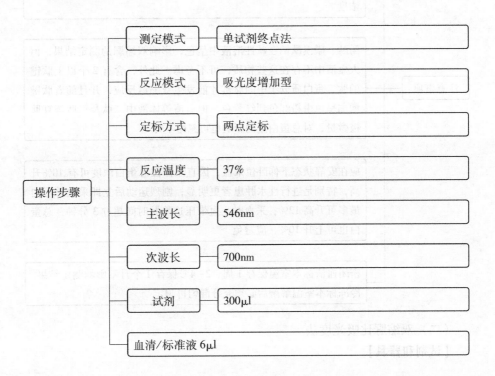

操作步骤		
	测定模式	单试剂终点法
	反应模式	吸光度增加型
	定标方式	两点定标
	反应温度	37%
	主波长	546nm
	次波长	700nm
	试剂	300μl
	血清/标准液 6μl	

续流程

```
┌──────────┐   ┌──────────────┐   ┌─────────────────────────────┐
│          │───│ 混合后读取吸光度为 A₁      │
│ 操作步骤  │   └──────────────┘
│          │   ┌──────────────┐   ┌─────────────────────────────┐
│          │───│  反应时间     │───│ 600 秒后读取吸光度为 A₂       │
└──────────┘   └──────────────┘   └─────────────────────────────┘
```

【结果计算】

$$血清总蛋白(g/L) = \frac{测定管\ A_2 - A_1}{标准管\ A_2 - A_1} \times 蛋白标准液浓度$$

【注意事项】

```
              ┌─────────────────────────────────────────────────┐
              │ 因血清中各种蛋白质的相对分子质量不同,所以血清总蛋白质浓 │
              │ 度只能用 g/L 表示,不能用 mol/L                    │
              └─────────────────────────────────────────────────┘
              ┌─────────────────────────────────────────────────┐
              │ 若能保证上述条件在稳定的标准化状态,可以不必每次做标准 │
              │ 管,而依据比吸光度法计算蛋白质浓度;或者配制系列浓度蛋白 │
              │ 标准液,绘制标准曲线,根据标准曲线方程计算样本的蛋白质 │
              │ 浓度                                             │
              └─────────────────────────────────────────────────┘
┌──────────┐  ┌─────────────────────────────────────────────────┐
│          │  │ 酚酞、磺溴酞钠在碱性溶液中呈色,影响双缩脲的测定结果,但 │
│ 注意事项  │  │ 人血清中不存在这些物质,可不考虑。此外,含有 2 个以上肽 │
│          │  │ 键的肽、蛋白质分子中的肽键才能发生双缩脲反应,并且随着肽键 │
│          │  │ 增加呈色由粉红色到红紫色。但血清等体液中二肽及三肽等寡肽 │
│          │  │ 极微量,对总蛋白量的影响也可忽略不计                │
└──────────┘  └─────────────────────────────────────────────────┘
              ┌─────────────────────────────────────────────────┐
              │ 应在安静状态下仰卧位采血,因直立体位总蛋白浓度可有 10%升 │
              │ 高,特别是进行性水肿患者更明显;剧烈运动后立即采血总蛋白 │
              │ 最多可升高 12%;采血时止血带压迫静脉时间超过 3 分钟,总蛋 │
              │ 白也可上升 10%,应避免                           │
              └─────────────────────────────────────────────────┘
              ┌─────────────────────────────────────────────────┐
              │ 密闭血清标本室温保存 1 周、2~4℃保存 1 个月不影响测定结果。 │
              │ 冷冻标本室温解融后必须充分混匀再测定              │
              └─────────────────────────────────────────────────┘
```

（二）双缩脲比吸光度法

【试剂和器具】

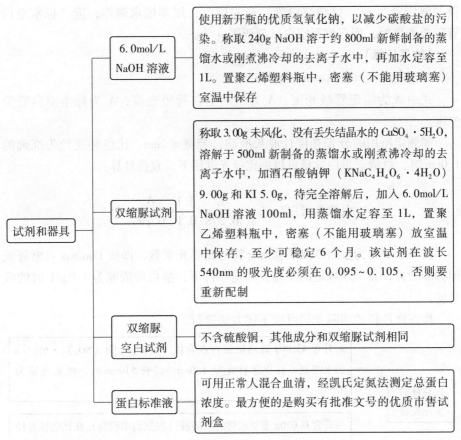

	6.0mol/L NaOH 溶液	使用新开瓶的优质氢氧化钠,以减少碳酸盐的污染。称取 240g NaOH 溶于约 800ml 新鲜制备的蒸馏水或刚煮沸冷却的去离子水中,再加水定容至 1L。置聚乙烯塑料瓶中,密塞(不能用玻璃塞)室温中保存
试剂和器具	双缩脲试剂	称取 3.00g 未风化、没有丢失结晶水的 $CuSO_4 \cdot 5H_2O$,溶解于 500ml 新制备的蒸馏水或刚煮沸冷却的去离子水中,加酒石酸钠钾($KNaC_4H_4O_6 \cdot 4H_2O$)9.00g 和 KI 5.0g,待完全溶解后,加入 6.0mol/L NaOH 溶液 100ml,用蒸馏水定容至 1L,置聚乙烯塑料瓶中,密塞(不能用玻璃塞)放室温中保存,至少可稳定 6 个月。该试剂在波长 540nm 的吸光度必须在 0.095~0.105,否则要重新配制
	双缩脲空白试剂	不含硫酸铜,其他成分和双缩脲试剂相同
	蛋白标准液	可用正常人混合血清,经凯氏定氮法测定总蛋白浓度。最方便的是购买有批准文号的优质市售试剂盒

【操作步骤】

按表 2-10-1 操作。

表 2-10-1 总蛋白双缩脲比吸光度法测定操作步骤

加入物	测定管	试剂空白管	标本空白管
待检血清（μl）	100	100	
蒸馏水（μl）		100	100
双缩脲试剂（ml）	5.0	5.0	
双缩脲空白试剂（ml）			5.0

各管迅速充分混匀后,置（25±1）℃水浴中保温 30 分钟。立即用经过校准的高级分光光度计,在波长 540nm,1.0cm 光径比色杯,读取各管吸光度。

读"测定管"及"试剂空白管"吸光度时，用蒸馏水调零；读"标本空白管"吸光度时，用双缩脲空白试剂调零。

【结果计算】

校正吸光度 $(A_c) = A_t - (A_r + A_s)$

式中 A_t 为测定管吸光度，A_r 为试剂空白管吸光度，A_s 为标本空白管吸光度。

如测定所用的分光光度计波长准确，带宽 $\leq 2nm$、比色杯光径为准确的 $1.0cm$ 时，血清总蛋白含量可根据比吸光度用下式直接计算：

$$血清总蛋白(g/L) = \frac{A_c}{0.298} \times \frac{5.1}{0.1} = \frac{A_c}{0.298} \times 51$$

式中 0.298 为蛋白质双缩脲络合物的比吸光系数，即按 Doumas 双缩脲试剂标准配方，在上述规定的反应及测定条件下，蛋白质浓度为 $1.0g/L$ 时的吸光度。

检查比色杯的实际光径可按下述方法进行。

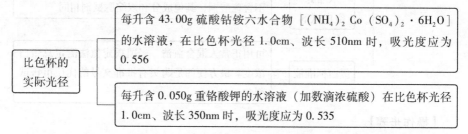

比色杯的实际光径
- 每升含 43.00g 硫酸钴铵六水化合物 $[(NH_4)_2 Co(SO_4)_2 \cdot 6H_2O]$ 的水溶液，在比色杯光径 1.0cm、波长 510nm 时，吸光度应为 0.556
- 每升含 0.050g 重铬酸钾的水溶液（加数滴浓硫酸）在比色杯光径 1.0cm、波长 350nm 时，吸光度应为 0.535

如测出的吸光度与上述不符，表示比色杯光径非 1.0cm，计算结果时需进行校正。校正系数 $F = A_s / A_m$。A_s 为钴盐的吸光度（0.556）或重铬酸钾的吸光度（0.535），A_m 为实测的吸光度。F 还可取两种溶液校正系数的均值。用下式计算：

$$血清总蛋白(g/L) = \frac{A_c}{0.298} \times 51 \times F$$

【参考区间】

成人血清总蛋白浓度（双缩脲常规法）；$65 \sim 85g/L$。

【注意事项】

由于本法的定量基础为比吸光度，因此，除准确配制试剂，严格控制反应条件外，对分光光度计的性能，包括波长、带宽，以及比色杯的光径、清洁等，必须保证在良好状态，并定期校正。否则会严重影响测定结果准确性。

二、血清白蛋白测定

（一）溴甲酚绿法

自动化分析仪检测

不同试剂盒及自动生化分析仪的参数设置可能不同，应坚持选用质量可靠的产品，严格按说明书操作。

【试剂和器具】

单试剂（BCG 试剂），白蛋白标准液（40.0g/L）。

【操作步骤】

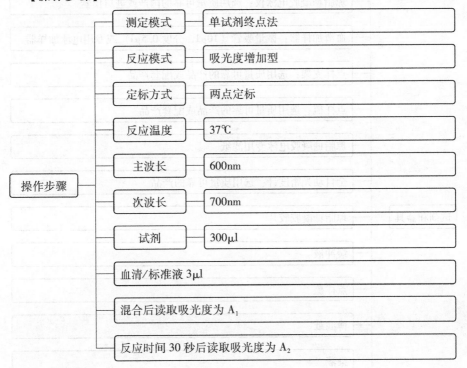

	测定模式	单试剂终点法
	反应模式	吸光度增加型
	定标方式	两点定标
	反应温度	37℃
操作步骤	主波长	600nm
	次波长	700nm
	试剂	300μl
	血清/标准液 3μl	
	混合后读取吸光度为 A_1	
	反应时间 30 秒后读取吸光度为 A_2	

【结果计算】

$$血清白蛋白(g/L) = \frac{测定管\ A_2 - A_1}{标准管\ A_2 - A_1} \times 白蛋白标准液浓度$$

（二）溴甲酚紫法

溴甲酚紫法除以 BCP 替代 BCG，缓冲液为 pH 为 4.9~5.2 的醋酸缓冲液，一般在加入 BCP 试剂后 1~2 分钟时读取吸光度外，其检测方法、方法性能及注意事项同溴甲酚绿法，并且两法的相关性高。由于该法反应体系的 pH 接近 α 球蛋白和 β 球蛋白的等电点，能一定程度减少这两种球蛋白的正电荷形成，抑制它们与阴离子染料 BCP 的非特异性反应，所以认为对测定白蛋白有相对较高的特异性。但 BCP 与动物血清 A_1b 的反应性较差，因此本法要求 A_1b 标准品及质控血清均应使用人源性的。

三、血清蛋白质电泳

（一）血清蛋白琼脂糖凝胶电泳
【试剂和器具】

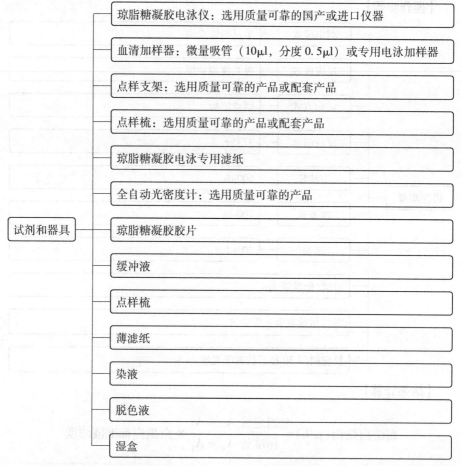

【操作步骤】
按仪器操作和试剂说明书进行。

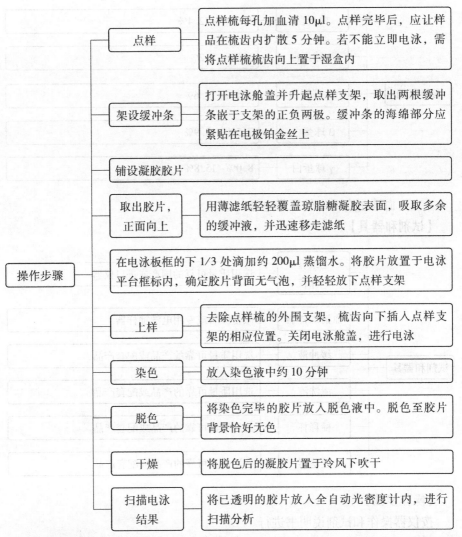

【结果计算】

通常血清蛋白琼脂糖电泳可获得从正极端起依次为白蛋白、α_1 球蛋白、α_2 球蛋白、β 球蛋白和 γ 球蛋白的 5 条区带。扫描法时，全自动光密度计可自动报告各组分蛋白占血清总蛋白的百分比。

根据同时测定的血清总蛋白浓度，可按下式计算出各区带蛋白的浓度：

各区带蛋白（g/L）＝各区带蛋白（%）×血清总蛋白（g/L）。

【参考区间】

成人血清蛋白琼脂糖凝胶电泳参考区间：

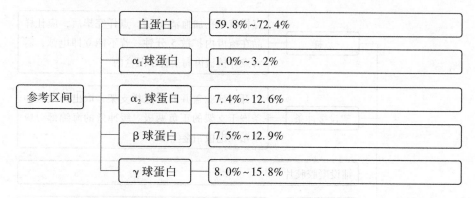

参考区间	白蛋白	59.8%~72.4%
	α₁球蛋白	1.0%~3.2%
	α₂球蛋白	7.4%~12.6%
	β球蛋白	7.5%~12.9%
	γ球蛋白	8.0%~15.8%

（二）血清蛋白毛细管区带电泳

【试剂和器具】

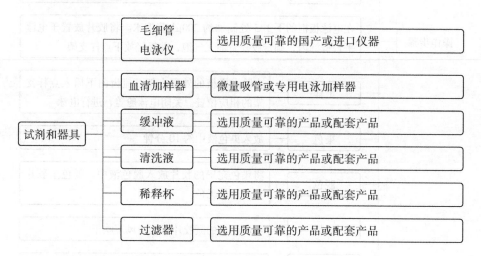

试剂和器具	毛细管电泳仪	选用质量可靠的国产或进口仪器
	血清加样器	微量吸管或专用电泳加样器
	缓冲液	选用质量可靠的产品或配套产品
	清洗液	选用质量可靠的产品或配套产品
	稀释杯	选用质量可靠的产品或配套产品
	过滤器	选用质量可靠的产品或配套产品

【操作步骤】

按仪器操作和试剂说明书进行。

采用 8 条毛细管通道并行运作，快速电泳分离的全自动、多任务处理的毛细管电泳系统。从连续进样到最后电泳结果传输全过程包括：标本识别、稀释、毛细管清洁、标本进样、电泳、检测、结果处理等全部自动完成，其中操作人员仅需分离血清上机，其余步骤均由仪器自动完成。

【结果计算】

系统自动将毛细管电泳仪测定的 6 条区带百分比转换成 5 条区带的百分比（β₁球蛋白和 β₂球蛋白百分比将合并为 β 球蛋白百分比）。

【参考区间】

成人血清蛋白毛细管区带电泳参考区间：

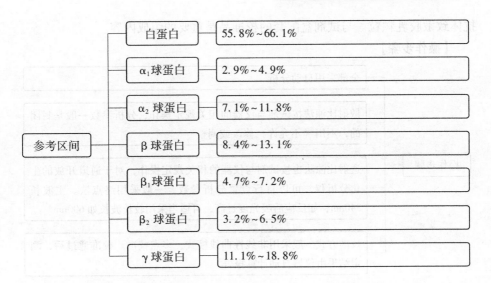

	白蛋白	55.8%~66.1%
	α₁ 球蛋白	2.9%~4.9%
	α₂ 球蛋白	7.1%~11.8%
参考区间	β 球蛋白	8.4%~13.1%
	β₁ 球蛋白	4.7%~7.2%
	β₂ 球蛋白	3.2%~6.5%
	γ 球蛋白	11.1%~18.8%

四、血清特定蛋白测定

（一）免疫比浊法（透射与散射）

【试剂和器具】

全部使用商品试剂盒，不同试剂盒成分可能存在差异，主要成分是特定抗体和促进免疫反应的辅助试剂如聚乙二醇（PEG）等。与试剂盒配套的校准品是重要的组成内容。

【操作步骤】

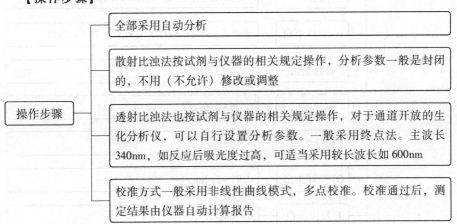

	全部采用自动分析
	散射比浊法按试剂与仪器的相关规定操作，分析参数一般是封闭的，不用（不允许）修改或调整
操作步骤	透射比浊法也按试剂与仪器的相关规定操作，对于通道开放的生化分析仪，可以自行设置分析参数。一般采用终点法。主波长340nm，如反应后吸光度过高，可适当采用较长波长如600nm
	校准方式一般采用非线性曲线模式，多点校准。校准通过后，测定结果由仪器自动计算报告

（二）胶乳增强的免疫比浊法（透射与散射）

【试剂和器具】

全部使用商品试剂盒，不同试剂盒成分可能存在差异，主要成分是特定抗体致敏胶乳颗粒。与试剂盒配套的校准品是重要的组成内容。

【操作步骤】

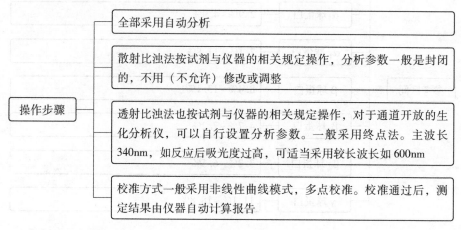

操作步骤
- 全部采用自动分析
- 散射比浊法按试剂与仪器的相关规定操作，分析参数一般是封闭的，不用（不允许）修改或调整
- 透射比浊法也按试剂与仪器的相关规定操作，对于通道开放的生化分析仪，可以自行设置分析参数。一般采用终点法。主波长340nm，如反应后吸光度过高，可适当采用较长波长如600nm
- 校准方式一般采用非线性曲线模式，多点校准。校准通过后，测定结果由仪器自动计算报告

【参考区间】

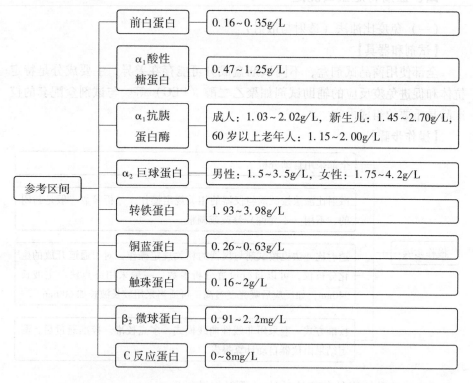

参考区间
前白蛋白	0.16~0.35g/L
α_1 酸性糖蛋白	0.47~1.25g/L
α_1 抗胰蛋白酶	成人：1.03~2.02g/L，新生儿：1.45~2.70g/L，60岁以上老年人：1.15~2.00g/L
α_2 巨球蛋白	男性：1.5~3.5g/L，女性：1.75~4.2g/L
转铁蛋白	1.93~3.98g/L
铜蓝蛋白	0.26~0.63g/L
触珠蛋白	0.16~2g/L
β_2 微球蛋白	0.91~2.2mg/L
C反应蛋白	0~8mg/L

五、脑脊液总蛋白测定

（一）邻苯三酚红钼络合显色法

【试剂和器具】

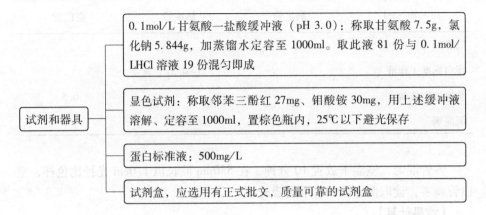

试剂和器具
- 0.1mol/L甘氨酸一盐酸缓冲液（pH 3.0）：称取甘氨酸 7.5g，氯化钠 5.844g，加蒸馏水定容至 1000ml。取此液 81 份与 0.1mol/L HCl 溶液 19 份混匀即成
- 显色试剂：称取邻苯三酚红 27mg、钼酸铵 30mg，用上述缓冲液溶解、定容至 1000ml，置棕色瓶内，25℃以下避光保存
- 蛋白标准液：500mg/L
- 试剂盒，应选用有正式批文，质量可靠的试剂盒

【操作步骤】

有供自动生化分析仪使用的本法配套试剂盒，多采用固定时间两点终点法，600nm 波长测定。应严格按照试剂盒及适用的自动生化分析仪说明书，结合本科室的 SOP 文件，设置各项参数进行检测。

【结果计算】

仪器可自动计算出样本蛋白质浓度。

（二）沉淀比浊法

【试剂和器具】

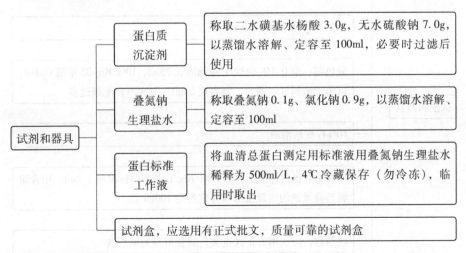

试剂和器具
- 蛋白质沉淀剂：称取二水磺基水杨酸 3.0g，无水硫酸钠 7.0g，以蒸馏水溶解、定容至 100ml，必要时过滤后使用
- 叠氮钠生理盐水：称取叠氮钠 0.1g、氯化钠 0.9g，以蒸馏水溶解、定容至 100ml
- 蛋白标准工作液：将血清总蛋白测定用标准液用叠氮钠生理盐水稀释为 500ml/L，4℃冷藏保存（勿冷冻），临用时取出
- 试剂盒，应选用有正式批文，质量可靠的试剂盒

【操作步骤】

按表 2-10-2 操作。

表 2-10-2　脑脊液总蛋白磺基水杨酸-硫酸钠沉淀比浊法操作步骤

加入物（ml）	测定管	标准管	空白管
脑脊液	0.5		
蛋白标准工作液		0.5	
叠氮钠生理盐水			0.5
沉淀剂	4.0	4.0	4.0

各管混匀，室温下放置 10 分钟，在 530nm 波长以 1.0cm 光径比色杯，空白管调零，读取测定管和标准管吸光度。

【结果计算】

$$脑脊液蛋白(mg/L) = \frac{测定管吸光度}{标准管吸光度} \times 蛋白标准液浓度$$

（三）染料结合法

【试剂和器具】

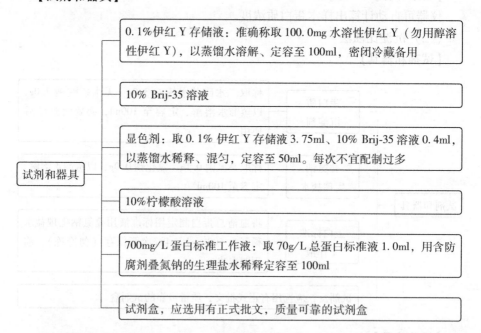

试剂和器具

- 0.1% 伊红 Y 存储液：准确称取 100.0mg 水溶性伊红 Y（勿用醇溶性伊红 Y），以蒸馏水溶解、定容至 100ml，密闭冷藏备用
- 10% Brij-35 溶液
- 显色剂：取 0.1% 伊红 Y 存储液 3.75ml、10% Brij-35 溶液 0.4ml，以蒸馏水稀释、混匀，定容至 50ml。每次不宜配制过多
- 10% 柠檬酸溶液
- 700mg/L 蛋白标准工作液：取 70g/L 总蛋白标准液 1.0ml，用含防腐剂叠氮钠的生理盐水稀释定容至 100ml
- 试剂盒，应选用有正式批文，质量可靠的试剂盒

【操作步骤】

按表 2-10-3 操作。

表 2-10-3 脑脊液总蛋白染料伊红 Y 结合法操作步骤

加入物	测定管	标准管	空白管
脑脊液（μl）	50		
蛋白标准工作液（μl）		50	
叠氮钠生理盐水（μl）			50
10%柠檬酸（μl）	100	100	100
显色剂（ml）	3.0	3.0	3.0

各管混匀，室温下放置 10 分钟，30 分钟内在 540nm 波长以 1.0cm 光径比色杯，空白管调零，读取测定管和标准管吸光度。

【结果计算】

$$脑脊液蛋白(mg/L) = \frac{测定管吸光度}{标准管吸光度} \times 蛋白标准液浓度$$

【参考区间】

成人腰池 CSF 总蛋白：150~450mg/L。

六、脑脊液白蛋白测定

【试剂和器具】

商品试剂盒。根据具体试剂，不同厂家有所不同，主要有：稀释液、反应液、抗体、校准液、质控血清。

【操作步骤】

根据具体仪器和试剂说明书进行操作。

【参考区间】

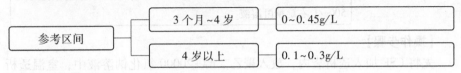

各实验室应建立自己的参考区间。

七、脑脊液免疫球蛋白 G 测定

【试剂和器具】

选用有正式批文、量值可溯源至人血清蛋白参考物 CRM470 的质量可靠产品。以 IgG 透射浊度法某试剂盒为例。试剂盒包括：

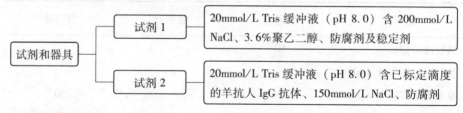

试剂和器具
- 试剂 1：20mmol/L Tris 缓冲液（pH 8.0）含 200mmol/L NaCl、3.6%聚乙二醇、防腐剂及稳定剂
- 试剂 2：20mmol/L Tris 缓冲液（pH 8.0）含已标定滴度的羊抗人 IgG 抗体、150mmol/L NaCl、防腐剂

【操作步骤】

不同实验室具体反应条件会因所用仪器和试剂而异，在保证方法可靠的前提下，应按仪器和试剂说明书设定测定条件，进行定标品、质控样品和样品分析。

【结果计算】

仪器自动根据系列稀释的 CSF 标准品浓度及对应的吸光度，以多点定标方式建立标准曲线或方程式，计算出样本中 IgG 浓度。

【参考区间】

成人腰池 csF IgG（免疫透射比浊法）参考区间：10～30mg/L（66.7～200nmol/L）。2 种单位间换算公式为 mg/L×6.67＝nmol/L

八、脑脊液寡克隆蛋白电泳

【试剂和器具】

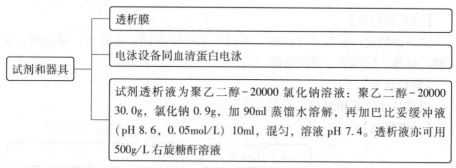

试剂和器具
- 透析膜
- 电泳设备同血清蛋白电泳
- 试剂透析液为聚乙二醇-20000 氯化钠溶液：聚乙二醇-20000 30.0g，氯化钠 0.9g，加 90ml 蒸馏水溶解，再加巴比妥缓冲液（pH 8.6，0.05mol/L）10ml，混匀，溶液 pH 7.4。透析液亦可用 500g/L 右旋糖酐溶液

【操作步骤】

先将 CSF 加入透析袋内，放入聚乙二醇-20000 氯化钠溶液中，室温透析 6～7 小时（如用 500g/L 的右旋糖酐溶液，2～4℃时需透析 15 小时）。透析时间按脑脊液蛋白含量调整，一般将脑脊液蛋白浓度浓缩至 10～15g/L，浓缩的脑脊液按血清蛋白电泳的方法进行电泳分析。

【参考区间】

前白蛋白 2%～6%，白蛋白 55%～65%，α_1 球蛋白 3%～8%，α_2 球蛋白

4% ~ 9%，β 球蛋白 10% ~ 18%，γ 球蛋白 4% ~ 13%。因使用电泳的方法不同而含量差异很大，也与脑脊液蛋白含量有关。

九、血清淀粉样蛋白 A 测定

【试剂和器具】
采用成套的商品试剂盒。

【操作步骤】

从室温平衡 20 分钟后的铝箔袋中取出所需板条，剩余板条用自封袋密封放回 4℃

↓

置校准品孔和标本孔，各孔加 500μl

↓

除空白孔外，校准品孔和标本孔中每孔加入辣根过氧化物酶（HRP）标记的检测抗体 100μl，用封板膜封住反应孔，37℃ 水浴箱或恒温箱温育 60 分钟

↓

弃去液体，吸水纸上扣干，每孔加满洗涤液，静置 1 分钟，弃洗涤液，吸水纸上扣干，如此重复洗板 5 次（也可用洗板机洗板）

↓

每孔加入底物 100μl，37℃ 避光孵育 15 分钟

↓

每孔加入终止液 50μl，15 分钟内在 450nm 波长处测定各孔的 OD 值

【结果计算】
以 SAA 校准品浓度为横坐标，相应吸光度值为纵坐标，绘制校准曲线。根据待测标本的吸光度值在校准曲线上查出其 SAA 浓度。

【参考区间】
正常人血清中 SAA 含量<10mg/L。

各实验室应对此参考值进行验证，或建立自己实验室的参考值。

【注意事项】

注意事项	采集血液后，及时分离血清待检。也可用 EDTA、枸橼酸盐或肝素抗凝的血浆
	如果标本收集后不及时检测，将血清（浆）标本按一次用量分装，冻存于-20℃，避免反复冻融，临检测前在室温下解冻并确保标本均匀地充分解冻

续流程

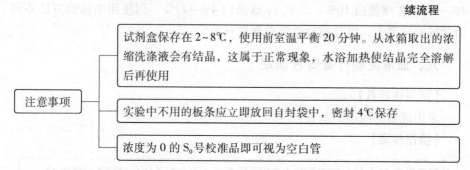

十、尿总蛋白测定

（一）双缩脲比色法

自动化分析仪检测。

【试剂和器具】

单试剂（双缩脲试剂）。

【操作步骤】

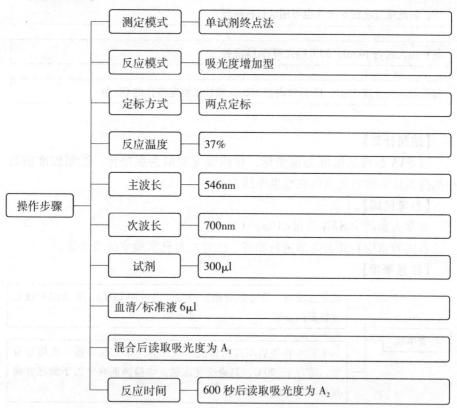

（二）丽春红 S 法

【试剂和器具】

三氯乙酸-丽春红 S 试剂原液称取丽春红 S 1.0g，溶解在 300g/L 三氯乙酸溶液 1000ml 中。

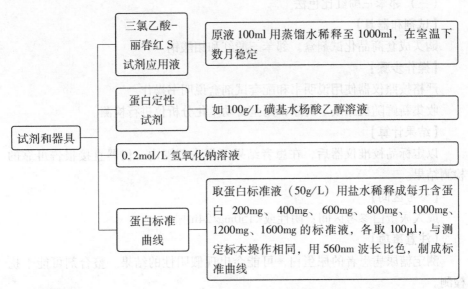

【操作步骤】

操作步骤

先作蛋白定性试验，估计尿液中蛋白质的浓度，依据蛋白浓度调整标本用量：①1g/L 以下时，标本用量为 100μl；②1~3g/L 时，标本用量为 50μl（测得值×2）；③3~10g/L 时，标本用量为 10μl（测得值×10）

取 12mm×100mm 的试管 1 支，按上述要求量加入标本，再加入三氯乙酸-丽春红 S 试剂 1.0ml，混匀后以 3500r/min 离心 10 分钟，将上清液缓缓倒出后，倒置于滤纸上数分钟，并用小滤纸条吸去附着于管壁的多余试剂（注意勿触及管底沉淀物）

加 0.2mol/L 氢氧化钠溶液 2.0ml 于沉淀物中，混合使沉淀溶解，用 560nm 波长测定吸光度，查标准曲线得蛋白含量

【参考区间】

成人尿蛋白参考区间：28.4~64.6mg/L。

【注意事项】

操作要求离心沉淀后上清液必须全部倾去，但不能损失沉淀物，否则可影响比色结果。标本蛋白含量在 0.1g/L 以下时，可用标本 1.0ml 加试剂原液 0.1ml，混匀，离心后弃去上清液，吸去管壁上多余试剂，加 0.2mmol/L 氢氧化钠溶液 2.0ml 检测。

（三）邻苯三酚红比色法

【试剂和器具】

购买成套商品化试剂盒。邻苯三酚红和钼酸钠。

【操作步骤】

严格按照仪器使用说明书和配套试剂盒说明书操作。

收集新鲜随机尿或定时尿，用全自动生化分析仪进行检测。

【结果计算】

以定标品校准仪器后，在患者结果可报告范围内，仪器直接报告可靠的检测结果。

【参考区间】

成人尿蛋白参考区间：阴性或<150mg/24h 尿。

【注意事项】

测定糖尿病患者的尿蛋白，可能会出现假阴性的结果。螯合剂可能干扰检测。

十一、尿蛋白电泳

【试剂和器具】

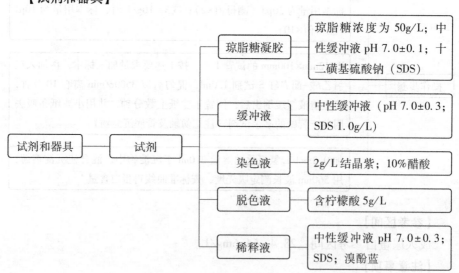

续流程

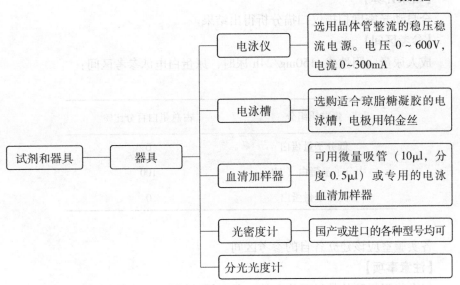

【操作步骤】

将缓冲液加入电泳槽内，调节两侧槽内的缓冲液，使其在同一水平面。

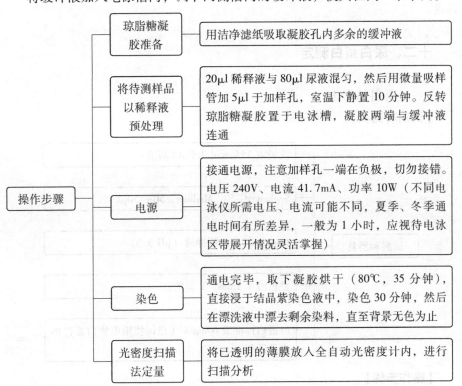

【结果计算】

全自动光密度扫描仪扫描分析得出结果。

【参考区间】

成人尿蛋白阴性或<150mg/24h 尿时，尿蛋白电泳参考区间：

蛋白质组分	占总蛋白百分比%
低分子量蛋白	0
中分子量蛋白（Alb）	100
高分子量蛋白	0

各实验室应该建立各自的参考区间。

【注意事项】

每次使用凝胶的数量可能不等，所以缓冲液经 10 次使用后，应将缓冲液弃去。电泳槽两侧的液面应保持同一水平，否则将会影响蛋白分子的泳动速度。

十二、尿白蛋白测定

（一）染料结合法

【试剂和器具】

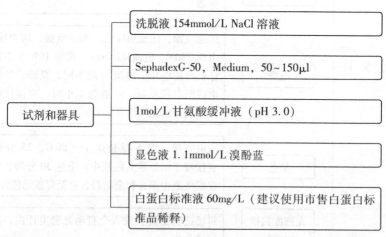

【操作步骤】

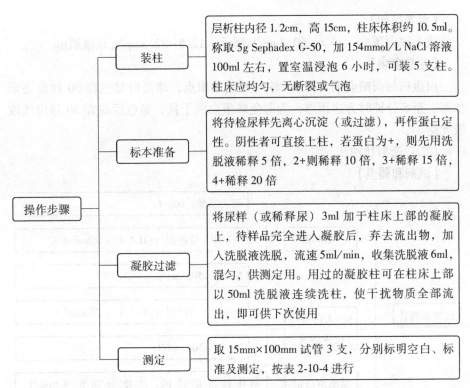

混匀后 30 秒内，用分光光度计波长 600nm，比色杯光径 10mm，以 154mmol/L NaCl 溶液调节吸光度至零点，读取各管吸光度。

表 2-10-4 尿白蛋白染料结合法手工测定操作步骤

加入物（ml）	测定管	标准管	空白管
尿样洗脱液	4.0		
白蛋白标准液		4.0	
154mmol/L NaCl			4.0
显色液	0.4	0.4	0.4

【结果计算】

$$尿液白蛋白（mg/L）=\frac{测定管吸光度-空白管吸光度}{标准管吸光度-空白管吸光度}×白蛋白标准液浓度×2$$

尿标本如果被稀释，结果应乘以稀释倍数。

【参考区间】

成人尿白蛋白：19.6~60.2mg/L 尿液；12.5~32.3mg/g 尿液肌酐。

【注意事项】

白蛋白与溴酚蓝混合后 30 秒内显色达顶点，球蛋白显色在 30 秒后逐渐加深，至 5 分钟时方达顶点，为避免球蛋白的干扰，显色后应在 30 秒内读取吸光度。

（二）透射比浊法

【试剂和器具】

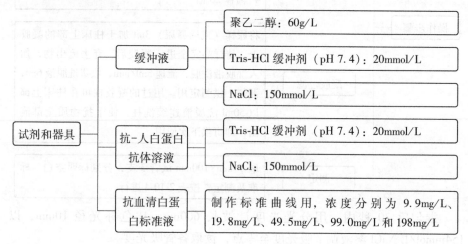

【操作步骤】

1. 以手工和半自动化分析仪为例，所有试剂和尿液标本，临用前都应平衡到室温。

2. 主要参数

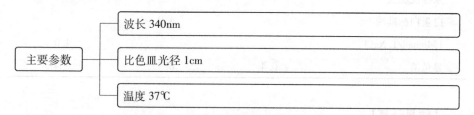

3. 按表 2-10-5 进行操作，充分混匀，盖上塑料膜，在 37℃ 保温 20 分钟；再次混匀，同样方法再读取各管最终吸光度为 A_2。

4. 标准曲线的绘制　以上述 5 种浓度的标准液，分别制作 5 个标准管，同上操作测定吸光度。

$$\triangle A\,标准 = A_2\,标准 - A_1\,标准 \times \frac{1.1}{1.2}$$

以△A样本查标准曲线，即可求得尿中白蛋白浓度。

表 2-10-5　尿白蛋白透射比浊法手工测定操作步骤

加入物	测定管	标准管	质控管
缓冲液（ml）	1.0	1.0	1.0
待检尿液（μl）	100		
标准液（μl）		100	
质控标本（μl）			100
充分混匀，波长 340nm，比色杯光径 1cm，蒸馏水调零，读取起始吸光度 A_1，然后加入：抗-人白蛋白抗体（μl）	100	100	100

【结果计算】

$$\triangle A\,样本 = A_2\,样本 - A_1\,样本 \times \frac{1.1}{1.2}$$

以△A样本查标准曲线，即可求得尿中白蛋白浓度。

【参考区间】

成人尿白蛋白：

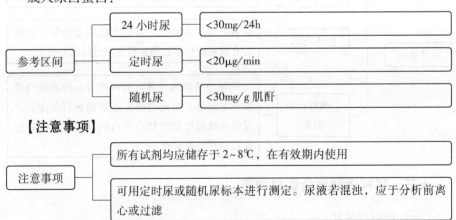

参考区间
- 24 小时尿 —— <30mg/24h
- 定时尿 —— <20μg/min
- 随机尿 —— <30mg/g 肌酐

【注意事项】

注意事项
- 所有试剂均应储存于 2~8℃，在有效期内使用
- 可用定时尿或随机尿标本进行测定。尿液若混浊，应于分析前离心或过滤

（三）散射比浊法

【试剂和器具】

尿白蛋白散射比浊法常采用与专门检测仪器设备配套的商品化试剂盒。主要包括但不限于以下成分：

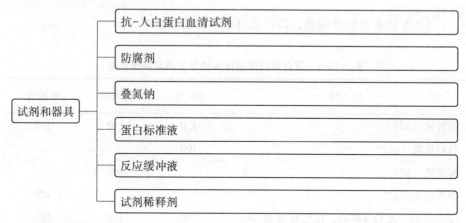

【操作步骤】

所有试剂和尿液标本，临用前都应平衡到室温。严格按照试剂说明书进行上机操作。

【结果计算】

仪器通过多点定标的方式建立参考曲线。

【参考区间】

成人尿白蛋白：<30mg/L。

【注意事项】

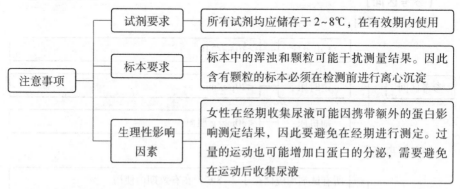

十三、尿视黄醇结合蛋白测定

（一）透射比浊法

【试剂和器具】

尿视黄醇结合蛋白透射比法试剂盒基本组成：

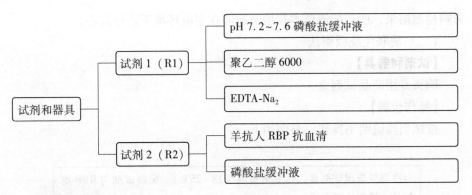

【操作步骤】

透射比浊法属于两点终点法，测定过程为尿液样本与 R1 混合，37℃孵育 5 分钟，读测第 1 点吸光度（A_1）；加入 R2，37℃孵育 5 分钟，读测第 2 点吸光度（A_2）；最后得到样本的吸光度 $A = A_2 - A_1$。主要反应条件如下：

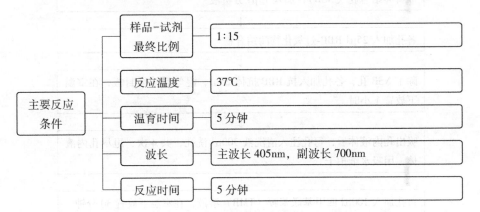

不同实验室具体反应条件会因所使用的仪器和试剂而异，在保证方法可靠的前提下，应按仪器和试剂说明书设定测定条件，进行定标品、质控样品和尿液样品分析。

【结果计算】

仪器通过多点定标的方式建立参考曲线。

【参考区间】

成人尿 RBP：<0.7mg/L。

【注意事项】

尿液 RBP 检测的标本可以是 24 小时尿液，也可以是随机尿。一般而言，收集 24 小时尿液进行 RBP 检测是比较常用和标准的做法。而随机尿 RBP 需要用尿肌酐进行校正。样品的浊度以及样本中含有的颗粒（细胞、结晶）会影响检测结果，所有尿液样本在检测前需在室温环境下进行离心。

（二）酶联免疫吸附法

【试剂和器具】

购买专用商品试剂盒。

【操作步骤】

按试剂盒说明书操作，举例如下：

> 自冷藏处取出试剂盒，恢复至室温（18~25℃）。配制试剂与 RBP 定标品；稀释待测血清

↓

> 加入待测尿液样本、不同浓度 RBP 定标品、分析液各 50μl 于相应的微孔中。其中加分析液的微孔作为最大结合孔（B0）。另设 2 孔作为非特异结合孔（NSB），加入 75μl 分析液

↓

> 各孔加入 25μl RBP-过氧化物酶结合物

↓

> 除了 NSB 孔，各孔加入抗 RBP 抗体 25μl，混匀后箔纸封板，在室温下放置 1 小时

↓

> 吸出孔内液体后，每孔注入清洗液 300μl 洗孔，共 4 次，甩尽孔内液体，用吸水纸拍干

↓

> 每孔加入 100μl 四甲基联苯胺（TMB）溶液，在室温下放置 30 分钟

↓

> 加终止液每孔 100μl，轻轻混匀，30 分钟内于酶标仪 450nm 波长测吸光度

【结果计算】

以 RBP 定标品浓度为横坐标，相应吸光度为纵坐标，制备标准曲线。待测样本中 RBP 浓度可根据所测吸光度从标准曲线得出。

【参考区间】

成人尿 RBP：<0.7mg/L。

【注意事项】

过期试剂不得使用；不同厂家、不同批号试剂不可混用。

第二节 糖代谢测定

一、葡萄糖测定

(一) 葡萄糖氧化酶-过氧化物酶法

【试剂和器具】

试剂主要活性成分包括：GOD、POD、色原性氧受体或铁氰化物、缓冲液、葡萄糖定标品等。

【操作步骤】

参照各分析仪器配套的用户指南及具体分析说明。不同实验室具体反应条件会因所使用的仪器和试剂而异，在保证方法可靠的前提下，应按仪器和实际说明书设定测定条件，进行定标品、质控品和样品分析。

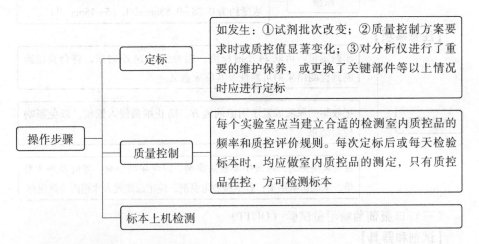

【结果计算】

全自动分析仪自动计算各样本的葡萄糖浓度。

单位换算公式：mg/dl×0.0555＝mmol/L。

(二) 己糖激酶法

【试剂和器具】

试剂基本组成成分为：pH 7.5 三乙醇胺盐酸缓冲液 50mmol/L，$MgSO_4$ 2.0mmol/L，ATP 2.0mmol/L，NADP 2.0mmol/L，HK ≥ 1500U/L，G-6-PD 2500U/L。最常见的葡萄糖 HK 法测定试剂盒多为液体双试剂型。

【操作步骤】

（以自动分析仪法为例）

基本分析参数（应根据试剂盒说明书设置参数，以下参数仅供参考）。

两点终点法或速率法。检测波长：340nm（主）/405nm（副）；样品量 2μl，R1 为 200μl，R2 为 50μl；反应方向上升；线性校准模式。

【结果计算】

$$GLU(mmol/L) = \triangle A_{测定} / \triangle A_{校准} \times c_{校准}(\triangle A = A_2 - A_1 \text{ 或 } \triangle A/min)$$

【参考区间】

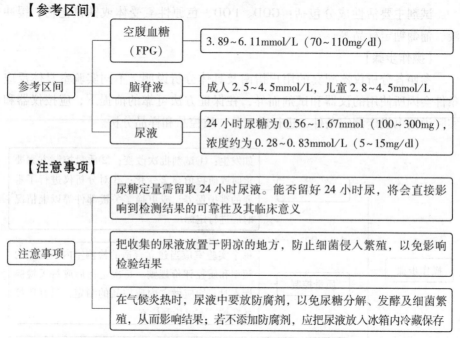

【注意事项】

（三）口服葡萄糖耐量试验（OGTT）

【试剂和器具】

【操作步骤】

试验前 3 天内，每日碳水化合物摄入量不少于 150g；试验前停用可能影响 OGTT 的药物如避孕药、利尿剂或苯妥英钠等 3~7 天

受试者空腹 8~10 小时后，在早上 7~9 时开始口服溶于 300ml 水的无水葡萄糖粉 75g（若用含 1 分子水的葡萄糖则为 82.5g）。儿童则予每千克体重 1.75g，总量不超过 75g。糖水在 5 分钟之内服完

从服糖第一口开始计时，于服糖前和服糖后 0.5 小时，1 小时，2 小时及 3 小时各抽血一次。测定 5 次血糖浓度

↓

试验期间，采集血液标本的同时收集尿液标本，做尿糖定性试验

↓

血液标本应尽早送检，将各次血糖和尿糖结果，以数据或曲线报告

↓

试验过程中，受试者不喝茶及咖啡，不吸烟，不做剧烈运动，但也无须绝对卧床

【参考区间】

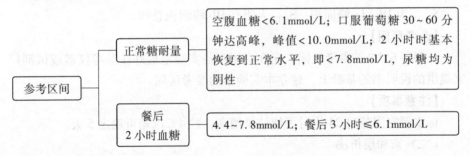

参考区间

正常糖耐量：空腹血糖<6.1mmol/L；口服葡萄糖 30~60 分钟达高峰，峰值<10.0mmol/L；2 小时时基本恢复到正常水平，即<7.8mmol/L，尿糖均为阴性

餐后 2 小时血糖：4.4~7.8mmol/L；餐后 3 小时≤6.1mmol/L

【注意事项】

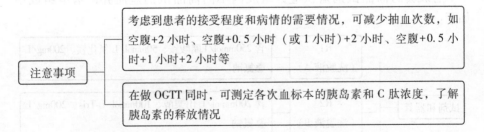

注意事项

考虑到患者的接受程度和病情的需要情况，可减少抽血次数，如空腹+2 小时、空腹+0.5 小时（或 1 小时）+2 小时、空腹+0.5 小时+1 小时+2 小时等

在做 OGTT 同时，可测定各次血标本的胰岛素和 C 肽浓度，了解胰岛素的释放情况

二、糖化血红蛋白测定

（一）离子交换层析法

【试剂和器具】

有成套的商品试剂盒供应，组成因不同商品试剂盒而异。

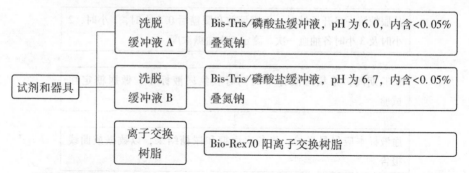

【操作步骤】

具体按仪器说明书要求操作。

【结果计算】

$$HbA1c(\%) = (S_{HbA1c}/S_{总Hb}) \times 100\%$$

S_{HbA1c}为 HbA1c 峰面积；$S_{总Hb}$为所有 Hb 峰面积总和。

【参考区间】

4.0%~6.1%的参考区间；而在应用中各实验室最好在参考仪器或试剂厂家提供的说明书的基础上，建立本实验室的参考区间。

【注意事项】

标本置室温超过 24 小时可使结果增高，贮 4℃ 冰箱可稳定 5 天。

（二）亲和层析法

【试剂和器具】

有成套的商品试剂盒供应，组成因不同商品试剂盒而异，基本组成中如下：

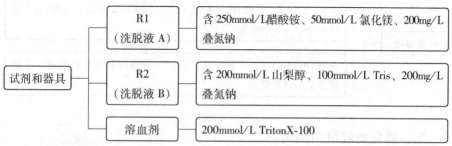

【操作步骤】

参照与试剂配套的仪器说明书进行操作。

（三）免疫比浊法

【试剂和器具】

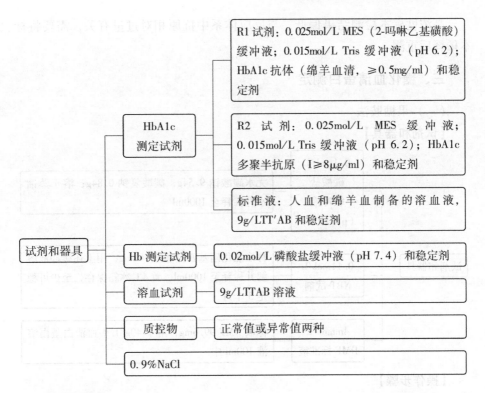

【操作步骤】

于小试管中，加溶血试剂 1ml，加入人 EDTA 或肝素抗凝血 10μl，轻轻旋涡混匀，避免形成气泡，待溶血液的颜色由红色变为棕绿色后（1~2 分钟）即可使用。此溶血液于 15~25℃可稳定 4 小时，2~8℃可稳定 24 小时

根据不同型号生化分析仪及配套试剂设定参数，测定 HbA₁浓度和测定 Hb 浓度。详细操作程序，必须根据仪器和配套试剂盒的说明书

【结果计算】

HbA1c 由仪器根据校准曲线自动得出。

$$HbA1c(\%) = HbA1c/Hb \times 100\%（Hb 由另法单独测定）$$

【参考区间】

4.0%~6.1%，各实验室应在参考仪器或试剂厂家提供的说明书的基础上，验证此参考区间，或建立本实验室的参考区间。

【注意事项】

高浓度标本检测结果偏低，与反应体系中抗原相对过量有关，需要将标本稀释后重测。

三、糖化血清蛋白测定

（一）果糖胺法

【试剂和器具】

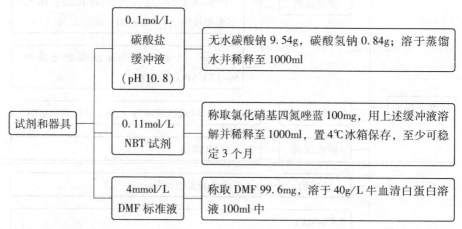

	0.1mol/L 碳酸盐缓冲液（pH 10.8）	无水碳酸钠 9.54g，碳酸氢钠 0.84g；溶于蒸馏水并稀释至 1000ml
试剂和器具	0.11mol/L NBT 试剂	称取氯化硝基四氮唑蓝 100mg，用上述缓冲液溶解并稀释至 1000ml，置 4℃冰箱保存，至少可稳定 3 个月
	4mmol/L DMF 标准液	称取 DMF 99.6mg，溶于 40g/L 牛血清白蛋白溶液 100ml 中

【操作步骤】

测定管加待检血清（血浆）0.1ml，空白管加蒸馏水 0.1ml，各管加 37℃预温的 NBT 试剂 4ml，混匀，置 37℃水浴 15 分钟，立即取出，流水冷却（低于 25℃）。冷却后 15 分钟内，用可见紫外分光光度计波长 550nm，比色杯光径 1.0cm，以空白管调零，读取测定管吸光度。从标准曲线查得测定结果。以果糖胺 "mmol/L" 报告。

【结果计算】

取 4mmol/L DMF 标准液，用牛血清白蛋白溶液（40g/L）稀释成 1mmol/L、2mmol/L、3mmol/L、4mmol/L，并以牛血清白蛋白溶液（40g/L）为空白，与测定管同样操作，读取各浓度 DMF 相应的吸光度。以 DMF 浓度为横坐标，吸光度为纵坐标，制成标准曲线。浓度在 4mmol/L 以内与吸光度呈线性关系，从标准曲线查得测定结果。

【参考区间】

成人果糖胺：1.65~2.15mmol/L。

（二）酮胺氧化酶法

【试剂和器具】

不同试剂盒的组成可能不完全相同，基本组成成分为：

試剂和器具
> R1 含有蛋白酶 K 786U/ml，过氧化物酶 60U/ml，EPPS 缓冲液 60mmol/L，醋酸钙 5mmol/L，hexacyanoferrateK 90μmol/L，醋酸铜 30μmol/L，红菲绕啉二硫酸 144μmol/L，TOOS 2.8mmol/L，胆汁酸 18g/L，聚氧化乙烯十三烷基醚 2.5mg/L

> R2 含有酮化氨基酸氧化酶 9U/ml，EPPS 缓冲液 50mmol/L，稳定剂 30g/L，EDTA 50mmol/L，4-氨基安替比林 10.5mmol/L

【操作步骤】

（以自动分析仪法为例）

基本分析参数（应根据试剂盒说明书设置参数）：

终点法。测定点 A_1 在 R2 加入前即刻，A_2 在 10 分钟反应时间终点时；主波长 540~600nm，副波长 700nm；样品量 3μl，R1 为 210μl，R2 为 70μl；反应方向为上升；校准模式为线性，一点校准。

【结果计算】

$$糖化白蛋白（μmol/L）= \triangle A_{测定} / \triangle A_{校准} \times c_{校准}$$
$$GA\% = 糖化白蛋白/白蛋白（GA/ALB）$$

白蛋白相对分子质量为 66458，可将白蛋白浓度单位（g/L）换算为 μmol/L。

【参考区间】

GA%：10.8%~17.1%。

四、血浆乳酸测定

1. 手工检测

【试剂和器具】

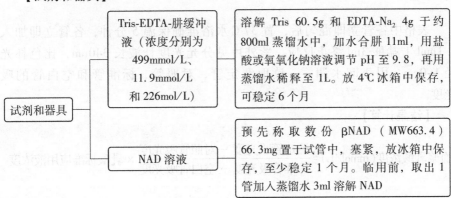

試剂和器具
> Tris-EDTA-肼缓冲液（浓度分别为 499mmol/L、11.9mmol/L 和 226mol/L）
> > 溶解 Tris 60.5g 和 EDTA-Na$_2$ 4g 于约 800ml 蒸馏水中，加水合肼 11ml，用盐酸或氧氧化钠溶液调节 pH 至 9.8，再用蒸馏水稀释至 1L。放 4℃ 冰箱中保存，可稳定 6 个月

> NAD 溶液
> > 预先称取数份 βNAD（MW663.4）66.3mg 置于试管中，塞紧，放冰箱中保存，至少稳定 1 个月。临用前，取出 1 管加入蒸馏水 3ml 溶解 NAD

续流程

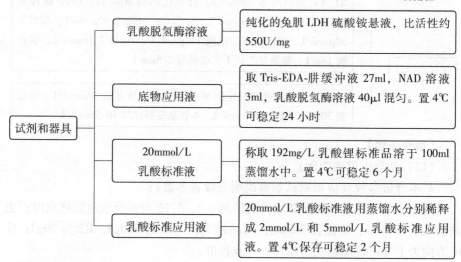

试剂和器具	乳酸脱氢酶溶液	纯化的兔肌 LDH 硫酸铵悬液，比活性约 550U/mg
	底物应用液	取 Tris-EDA-肼缓冲液 27ml，NAD 溶液 3ml，乳酸脱氢酶溶液 40μl 混匀。置 4℃ 可稳定 24 小时
	20mmol/L 乳酸标准液	称取 192mg/L 乳酸锂标准品溶于 100ml 蒸馏水中。置 4℃ 可稳定 6 个月
	乳酸标准应用液	20mmol/L 乳酸标准液用蒸馏水分别稀释成 2mmol/L 和 5mmol/L 乳酸标准应用液。置 4℃ 保存可稳定 2 个月

【操作步骤】

取 15mm×100mm 试管 3 支，分别编号为"测定管""标准管"及"空白管"，按表 2-10-7 进行操作。

表 2-10-7　乳酸测定操作步骤

加入物（μl）	测定管	对照管	标准管	空白管
血浆	10	10		
5mmol/L 乳酸标准液			10	
蒸馏水		500		10
底物应用液	500		500	500

表格中各管立即混匀后，置 37℃ 水浴准确保温 5 分钟，各管立即加入 0.1mol/L 盐酸 3ml 终止反应。紫外可见分光光度计波长 340nm，比色杯光径 1.0cm，用蒸馏水调零，读取测定管、对照管、标准管和空白管的吸光度。

【结果计算】

$$血浆乳酸浓度(mmol/L) = \frac{测定管吸光度 - 对照管吸光度}{标准管吸光度 - 空白管吸光度} \times 乳酸标准应用液浓度$$

2. 自动化分析仪检测

【试剂和器具】

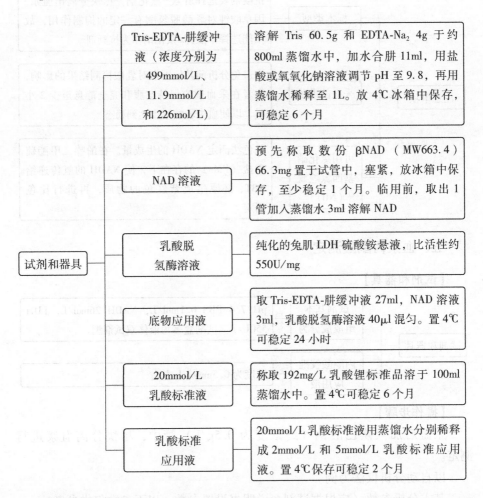

试剂和器具	Tris-EDTA-肼缓冲液（浓度分别为499mmol/L、11.9mmol/L和226mol/L）	溶解 Tris 60.5g 和 EDTA-Na₂ 4g 于约800ml 蒸馏水中，加水合肼 11ml，用盐酸或氢氧化钠溶液调节 pH 至 9.8，再用蒸馏水稀释至 1L。放 4℃ 冰箱中保存，可稳定 6 个月
	NAD 溶液	预先称取数份 βNAD（MW663.4）66.3mg 置于试管中，塞紧，放冰箱中保存，至少稳定 1 个月。临用前，取出 1 管加入蒸馏水 3ml 溶解 NAD
	乳酸脱氢酶溶液	纯化的兔肌 LDH 硫酸铵悬液，比活性约 550U/mg
	底物应用液	取 Tris-EDTA-肼缓冲液 27ml，NAD 溶液 3ml，乳酸脱氢酶溶液 40μl 混匀。置 4℃可稳定 24 小时
	20mmol/L 乳酸标准液	称取 192mg/L 乳酸锂标准品溶于 100ml 蒸馏水中。置 4℃ 可稳定 6 个月
	乳酸标准应用液	20mmol/L 乳酸标准液用蒸馏水分别稀释成 2mmol/L 和 5mmol/L 乳酸标准应用液。置 4℃ 保存可稳定 2 个月

【操作步骤】

不同实验室具体反应条件会因所使用的仪器和试剂而异，在保证方法可靠的前提下，应按仪器和试剂说明书设定测定条件，进行定标品、质控样品和血浆样品分析。

【结果计算】

$$血浆乳酸浓度(mmol/L) = \frac{测定管吸光度 - 对照管吸光度}{标准管吸光度 - 空白管吸光度} \times 乳酸标准应用液浓度$$

【注意事项】

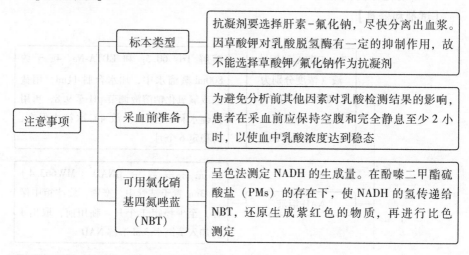

注意事项

- 标本类型 —— 抗凝剂要选择肝素-氟化钠，尽快分离出血浆。因草酸钾对乳酸脱氢酶有一定的抑制作用，故不能选择草酸钾/氟化钠作为抗凝剂
- 采血前准备 —— 为避免分析前其他因素对乳酸检测结果的影响，患者在采血前应保持空腹和完全静息至少2小时，以使血中乳酸浓度达到稳态
- 可用氯化硝基四氮唑蓝（NBT）—— 呈色法测定NADH的生成量。在酚嗪二甲酯硫酸盐（PMs）的存在下，使NADH的氢传递给NBT，还原生成紫红色的物质，再进行比色测定

五、血浆丙酮酸测定

【试剂和器具】

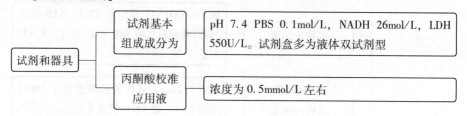

试剂和器具

- 试剂基本组成成分为 —— pH 7.4 PBS 0.1mol/L，NADH 26mol/L，LDH 550U/L。试剂盒多为液体双试剂型
- 丙酮酸校准应用液 —— 浓度为0.5mmol/L左右

【操作步骤】

采血后加入碘乙酸钠（终浓度为0.5g/L）管中，尽快分离血浆进行测定。

以自动分析仪法为例。

基本分析参数（应根据试剂盒说明书设置参数，以下参数仅供参考）：

连续监测法。测定区间：在R2加入后30秒开始连续监测60秒；主波长340nm，副波长405nm；反应温度：37℃；样品量25μl，R1为210μl，R2为70μl；反应方向下降；线性校准模式，一点校准，或因子模式。

【结果计算】

$$丙酮酸（mmol/L）=（测定 \triangle A/min）/（校准 \triangle A/min）\times C_s$$

【参考区间】

空腹休息状态下，静脉血丙酮酸浓度<0.1mmol/L。

【注意事项】

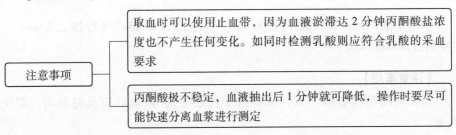

注意事项
- 取血时可以使用止血带，因为血液淤滞达2分钟丙酮酸盐浓度也不产生任何变化。如同时检测乳酸则应符合乳酸的采血要求
- 丙酮酸极不稳定，血液抽出后1分钟就可降低，操作时要尽可能快速分离血浆进行测定

六、血清β羟丁酸测定

（一）β羟丁酸脱氢酶法

【试剂和器具】

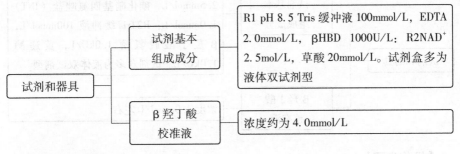

试剂和器具
- 试剂基本组成成分：R1 pH 8.5 Tris 缓冲液 100mmol/L，EDTA 2.0mmol/L，βHBD 1000U/L：R2NAD$^+$ 2.5mol/L，草酸 20mmol/L。试剂盒多为液体双试剂型
- β羟丁酸校准液：浓度约为 4.0mmol/L

【操作步骤】

新鲜血清（无抗凝剂或干扰素等），采血后应及时分离，避免溶血。

以自动分析仪法为例。

基本分析参数（应根据试剂盒说明书设置参数，以下参数仅供参考）：

速率法。

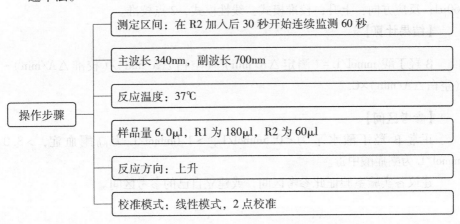

操作步骤
- 测定区间：在 R2 加入后 30 秒开始连续监测 60 秒
- 主波长 340nm，副波长 700nm
- 反应温度：37℃
- 样品量 6.0μl，R1 为 180μl，R2 为 60μl
- 反应方向：上升
- 校准模式：线性模式，2 点校准

【结果计算】

β 羟丁酸 mmol/L =（测定△A/min）−（空白△A/min）/（校准△A/min）−（空白△A/min）×C_S

【注意事项】

检测需用新鲜血清（无抗凝剂或干扰素等），采血后应及时分离，避免溶血。

（二）循环酶法

【试剂和器具】

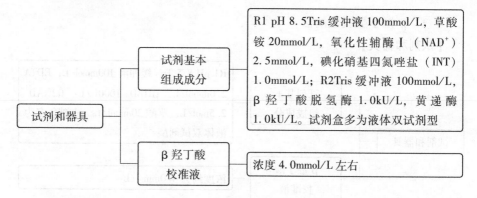

试剂和器具
- 试剂基本组成成分：R1 pH 8.5Tris 缓冲液 100mmol/L，草酸铵 20mmol/L，氧化性辅酶 I（NAD⁺）2.5mmol/L，碘化硝基四氮唑盐（INT）1.0mmol/L；R2Tris 缓冲液 100mmol/L，β 羟丁酸脱氢酶 1.0kU/L，黄递酶 1.0kU/L。试剂盒多为液体双试剂型
- β 羟丁酸校准液：浓度 4.0mmol/L 左右

【操作步骤】

基本分析参数（应根据试剂盒说明书设置参数，以下参数仅供参考）：

连续监测法。测定区间：在 R2 加入后 30 秒开始连续监测 60 秒；主波长 505nm，副波长 700nm；反应温度：37℃；样品量 25μl，R1 为 180μl，R2 为 60μl；反应方向：上升；校准模式：线性模式，2 点校准。

【结果计算】

β 羟丁酸 mmol/L =（测定△A/min）−（空白△A/min）/（校准△A/min）−（空白△A/min）×C_S

【参考区间】

正常 β 羟丁酸水平为 <0.5mmol/L，>1.0mmol/L 为高酮血症，>3.0mmol/L 为酮症酸中毒。

建议各实验室验证此参考区间，或建立自己的参考区间。

第三节 无机离子测定

一、钾和钠测定

(一) 离子选择电极法

【试剂和器具】

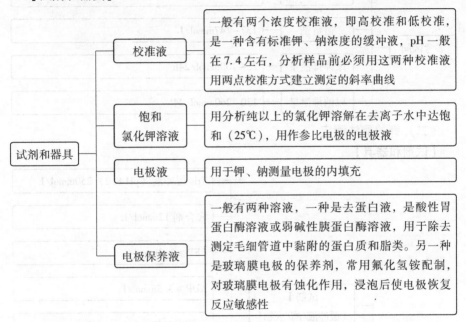

试剂和器具	校准液	一般有两个浓度校准液,即高校准和低校准,是一种含有标准钾、钠浓度的缓冲液,pH 一般在 7.4 左右,分析样品前必须用这两种校准液用两点校准方式建立测定的斜率曲线
	饱和氯化钾溶液	用分析纯以上的氯化钾溶解在去离子水中达饱和(25℃),用作参比电极的电极液
	电极液	用于钾、钠测量电极的内填充
	电极保养液	一般有两种溶液,一种是去蛋白液,是酸性胃蛋白酶溶液或弱碱性胰蛋白酶溶液,用于除去测定毛细管道中黏附的蛋白质和脂类。另一种是玻璃膜电极的保养剂,常用氟化氢铵配制,对玻璃膜电极有蚀化作用,浸泡后使电极恢复反应敏感性

【操作步骤】

由于仪器型号不一,使用方法也有所不同,一般要进行下列步骤。

开机程序:开启电源后,仪器自检,冲洗管道,等候电路稳定

↓

校准:可分为全自动液体循环自动校准和手工提供校准液校准,多数 ISE 直接法校准为前者,ISE 间接法校准为后者。每天开机首次校准一般均需做两点校准,即用高、低两种浓度的校准液做一次校准,得到其线性斜率。仪器都有规定的斜率范围,如果超出规定范围,出现校准失败,说明测量电极响应不佳或校准液浓度与理论值误差较大,或电极需要维护等

↓

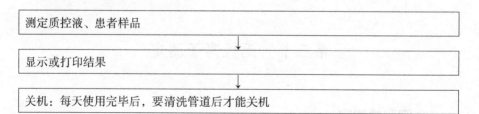

测定质控液、患者样品

↓

显示或打印结果

关机：每天使用完毕后，要清洗管道后才能关机

【参考区间】

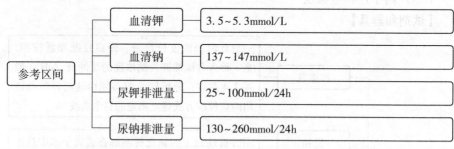

参考区间
- 血清钾 —— 3.5~5.3mmol/L
- 血清钠 —— 137~147mmol/L
- 尿钾排泄量 —— 25~100mmol/24h
- 尿钠排泄量 —— 130~260mmol/24h

（二）钾的酶法测定

【试剂和器具】

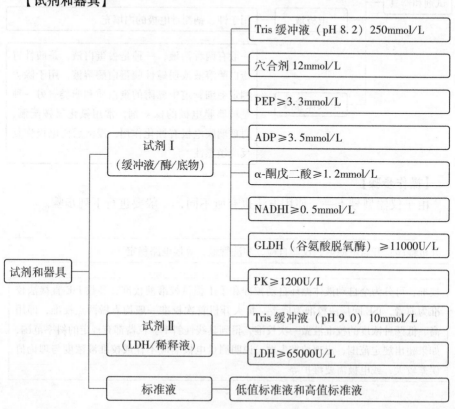

试剂和器具
- 试剂Ⅰ（缓冲液/酶/底物）
  - Tris 缓冲液（pH 8.2）250mmol/L
  - 穴合剂 12mmol/L
  - PEP ≥3.3mmol/L
  - ADP ≥3.5mmol/L
  - α-酮戊二酸 ≥1.2mmol/L
  - NADHI ≥0.5mmol/L
  - GLDH（谷氨酸脱氧酶）≥11000U/L
  - PK ≥1200U/L
- 试剂Ⅱ（LDH/稀释液）
  - Tris 缓冲液（pH 9.0）10mmol/L
  - LDH ≥65000U/L
- 标准液 —— 低值标准液和高值标准液

【操作步骤】

钾的酶法必须严格按照试剂盒说明书操作、下列主要参数与方法供参考：

血清样品与试剂Ⅰ混合，温育，加入试剂Ⅱ，迟滞一定时间后监测特定波长下的吸光度。主要反应条件如下：

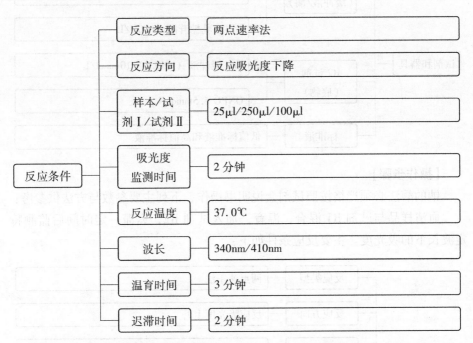

反应条件	反应类型	两点速率法
	反应方向	反应吸光度下降
	样本/试剂Ⅰ/试剂Ⅱ	$25\mu l/250\mu l/100\mu l$
	吸光度监测时间	2分钟
	反应温度	37.0℃
	波长	340nm/410nm
	温育时间	3分钟
	迟滞时间	2分钟

不同实验室具体反应条件会因所使用的仪器和试剂而异，在保证方法可靠的前提下，应按仪器和试剂说明书设定测定条件，进行定标品、质控样品和血清样品分析。

【结果计算】

$$血清钾浓度(mmol/L) = \frac{\Delta A_{测定}/min}{\Delta A_{标准}/min} \times 钾标准液浓度（mmol/L）$$

【参考区间】

成人：

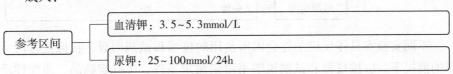

参考区间	血清钾：3.5~5.3mmol/L
	尿钾：25~100mmol/24h

（三）钠的酶法测定

【试剂和器具】

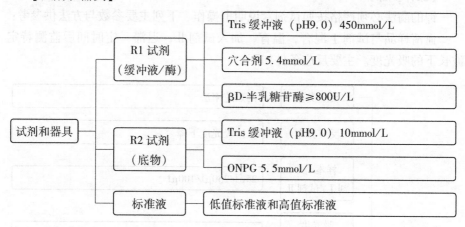

【操作步骤】

钠的酶法必须严格按照试剂盒说明书操作、下列主要参数与方法供参考：

血清样品与试剂 R1 混合，温育，加入试剂 R2，迟滞一定时间后监测特定波长下的吸光度。主要反应条件如下：

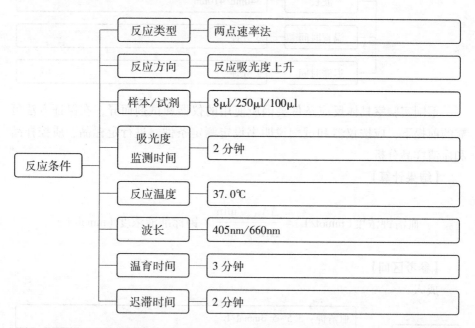

不同实验室具体反应条件会因所使用的仪器和试剂而异，在保证方法可靠的前提下，应按仪器和试剂说明书设定测定条件，进行定标品、质控样品和血清样品分析。

$$血清钠浓度（mmol/L）= \frac{\Delta A_{测定}/min}{\Delta A_{标准}/min} \times 钠标准液浓度（mmol/L）$$

【参考区间】

成人：

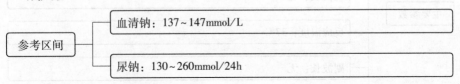

参考区间 —— 血清钠：137~147mmol/L

尿钠：130~260mmol/24h

二、血清氯化物测定

（一）离子选择电极法

【试剂和器具】

氯测定所需的试剂和标准液是与钾、钠电极应用的缓冲液和标准液组合在一起，不单独配制。

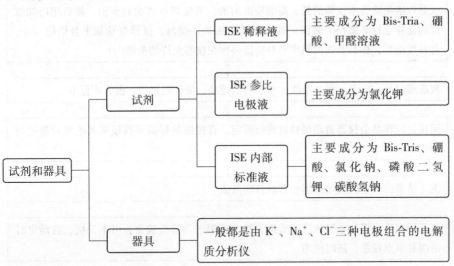

【操作步骤】

操作方法和步骤与用钾、钠电极测定 K^+、Na^+ 相似。必须严格按照自动分析仪的说明书操作。

仪器型号很多，所用电极基本相同。各种型号 ISE 分析仪的试剂配方、试剂用量、操作方法有所不同，在保证方法可靠的前提下，应按仪器和试剂说明书设定测定条件，进行定标品、质控样品和血清样品分析。

主要参数

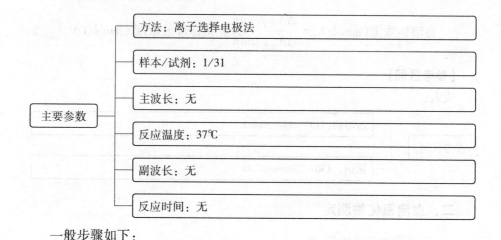

一般步骤如下：

开启仪器，清洗管道

↓

仪器校准用适合本仪器的低、高值校准溶液，确定氯电极的斜率值，然后用已知浓度的血样定标品做校准验证，算出标准曲线的补偿值，仪器自动加上补偿值（注：每日校准后，标准曲线的斜率和补偿值必须在仪器允许的范围内）

校准通过后，应至少做 2 个浓度水平的质控品，质控通过后，做临床标本

↓

间接法的样品由仪器自动稀释后再行测定。直接法的样品可直接吸入电极管道进行测定

↓

测定结果由仪器内微处理器计算后打印数值

↓

每天用完后，清洗电极和管道后再关机。若用于急诊检验室，可不关机，自动定时清洗和单点校准，随时使用

【结果计算】

$$C_{Cl} = C_{IS} \times 10(E_{Cl} - E_{IS})/SL$$
$$C_{Cl}' = C_{Cl} + 补偿值$$

式中：

C_C 为补偿前 Cl^- 浓度；

E_{Cl} 为 Cl^- 的电动势；

C_{Cl} 为 Cl^- 浓度；

E_{IS} 为 ISE 内部标准液的电动势；

SL 为斜率值（SLOPE 值）。

【参考区间】

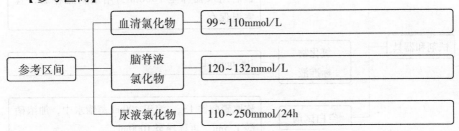

参考区间
- 血清氯化物 —— 99~110mmol/L
- 脑脊液氯化物 —— 120~132mmol/L
- 尿液氯化物 —— 110~250mmol/24h

【注意事项】

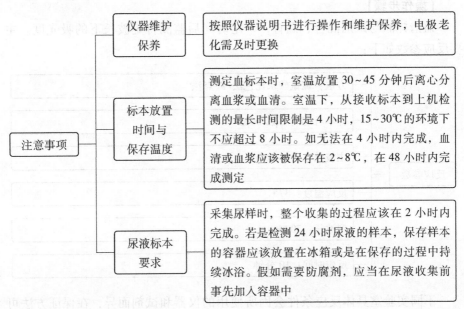

注意事项
- 仪器维护保养 —— 按照仪器说明书进行操作和维护保养，电极老化需及时更换
- 标本放置时间与保存温度 —— 测定血标本时，室温放置 30~45 分钟后离心分离血浆或血清。室温下，从接收标本到上机检测的最长时间限制是 4 小时，15~30℃ 的环境下不应超过 8 小时。如无法在 4 小时内完成，血清或血浆应该被保存在 2~8℃，在 48 小时内完成测定
- 尿液标本要求 —— 采集尿样时，整个收集的过程应该在 2 小时内完成。若是检测 24 小时尿液的样本，保存样本的容器应该放置在冰箱或是在保存的过程中持续冰浴。假如需要防腐剂，应当在尿液收集前事先加入容器中

（二）硫氰酸汞比色法

【试剂和器具】

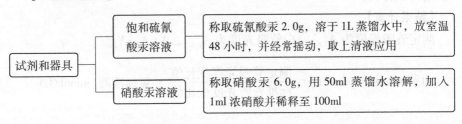

试剂和器具
- 饱和硫氰酸汞溶液 —— 称取硫氰酸汞 2.0g，溶于 1L 蒸馏水中，放室温 48 小时，并经常摇动，取上清液应用
- 硝酸汞溶液 —— 称取硝酸汞 6.0g，用 50ml 蒸馏水溶解，加入 1ml 浓硝酸并稀释至 100ml

续流程

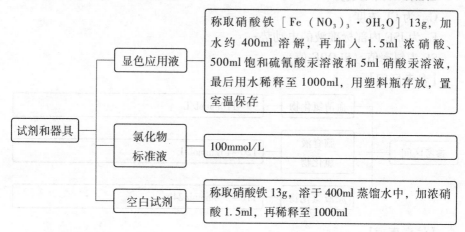

试剂和器具
- 显色应用液：称取硝酸铁［Fe（NO₃）₃·9H₂O］13g，加水约 400ml 溶解，再加入 1.5ml 浓硝酸、500ml 饱和硫氰酸汞溶液和 5ml 硝酸汞溶液，最后用水稀释至 1000ml，用塑料瓶存放，置室温保存
- 氯化物标准液：100mmol/L
- 空白试剂：称取硝酸铁 13g，溶于 400ml 蒸馏水中，加浓硝酸 1.5ml，再稀释至 1000ml

【操作步骤】

血清样品与试剂混合、温育，一定时间后监测特定波长下的吸光度。主要反应参数如下：

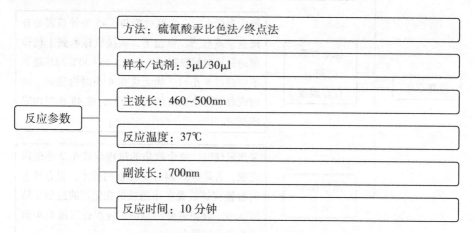

反应参数
- 方法：硫氰酸汞比色法/终点法
- 样本/试剂：3μl/30μl
- 主波长：460~500nm
- 反应温度：37℃
- 副波长：700nm
- 反应时间：10 分钟

不同实验室具体反应条件会因所使用的仪器和试剂而异，在保证方法可靠的前提下，应按仪器和试剂说明书设定测定条件，进行定标品、质控样品和血清样品分析。

【结果计算】

测定管吸光度为 A₁，空白管吸光度为 A₂。△A＝A₁－A₂。

$$血清氯浓度（mmol/L）＝\frac{测定管吸光度变化值}{标准管吸光度变化值}\times 氯标准液（mmol/L）$$

全自动生化分析仪系统内部进行所有数据计算，并产生最终报告结果。

（三）酶法测定

【试剂和器具】

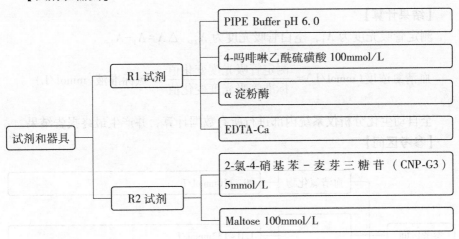

【操作步骤】

氯的酶法必须严格按照试剂盒说明书操作。下列主要参数与方法供参考：

血清样品与试剂 R1 混合，温育，加入试剂 R2，迟滞一定时间后监测特定波长下的吸光度。主要反应条件如下：

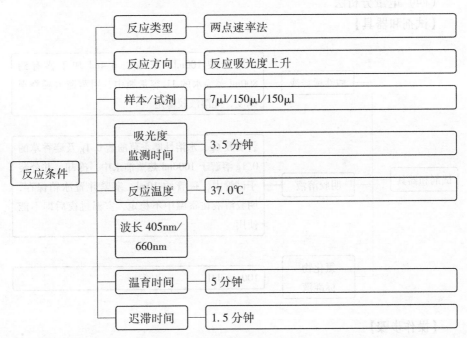

不同实验室具体反应条件会因所使用的仪器和试剂而异，在保证方法可靠的前提下，应按仪器和试剂说明书设定测定条件，进行定标品、质控样品和血清样品分析。

【结果计算】

测定管吸光度为 A_1，空白管吸光度为 A_2。$\triangle A = A_1 - A_2$。

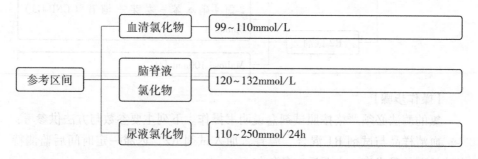

$$血清氯浓度(mmol/L) = \frac{测定管吸光度变化值}{标准管吸光度变化值} \times 氯标准液(mmol/L)$$

全自动生化分析仪系统内部进行所有数据计算，并产生最终报告结果。

【参考区间】

参考区间		
	血清氯化物	99~110mmol/L
	脑脊液氯化物	120~132mmol/L
	尿液氯化物	110~250mmol/24h

（四）电量分析法

【试剂和器具】

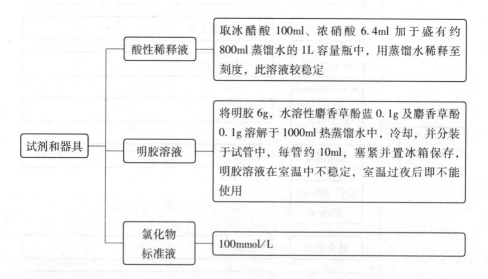

试剂和器具		
	酸性稀释液	取冰醋酸 100ml、浓硝酸 6.4ml 加于盛有约 800ml 蒸馏水的 1L 容量瓶中，用蒸馏水稀释至刻度，此溶液较稳定
	明胶溶液	将明胶 6g，水溶性麝香草酚蓝 0.1g 及麝香草酚 0.1g 溶解于 1000ml 热蒸馏水中，冷却，并分装于试管中，每管约 10ml，塞紧并置冰箱保存，明胶溶液在室温中不稳定，室温过夜后即不能使用
	氯化物标准液	100mmol/L

【操作步骤】

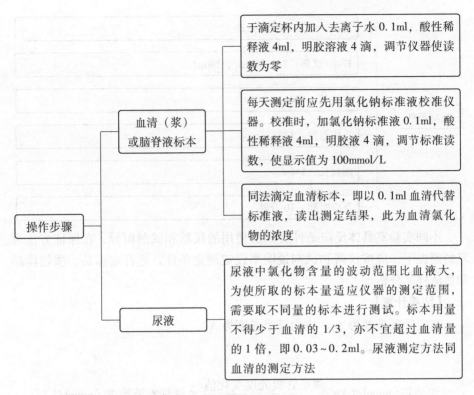

【注意事项】

仪器维护保养每次滴定后，银电极用蒸馏水清洗数次后擦干。不同厂家仪器的操作方法和维护保养略有差别，请严格按照说明书进行。

三、血清总钙测定

（一）邻甲酚酞络合铜比色法

自动化分析仪检测

【试剂和器具】

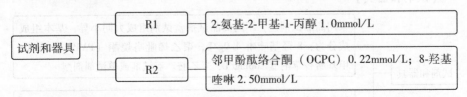

【操作步骤】

血清样品与试剂Ⅰ混合，温育，加入试剂Ⅱ，温育一定时间后监测特定波长下的吸光度。主要反应条件如下：

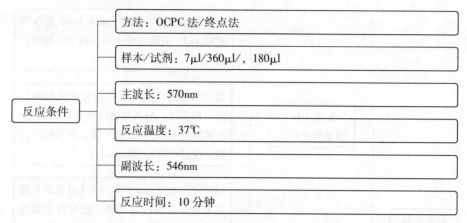

反应条件	方法：OCPC 法/终点法
	样本/试剂：7μl/360μl，180μl
	主波长：570nm
	反应温度：37℃
	副波长：546nm
	反应时间：10 分钟

不同实验室具体反应条件会因所使用的仪器和试剂而异，在保证方法可靠的前提下，应按仪器和试剂说明书设定测定条件，进行定标品、质控样品和血清样品分析。

【结果计算】

测定管吸光度为 A_1，空白管吸光度为 A_2

$\triangle A = A_1 - A_2$。

$$血清钙(mmol/L) = \frac{测定管吸光度变化值}{标准管吸光度变化值} \times 钙标准液浓度\,(mmol/L)$$

全自动生化分析仪系统内部进行所有数据计算，并产生最终报告结果。

【参考区间】

成人血清钙浓度：2.11~2.52mmol/L。

儿童：2.25~2.67mmol/L（8.98~10.78mg/dl）。

单位换算系数：血清钙(mg/dl) = 血清钙(mmol/L)×4。

（二）甲基麝香草酚蓝比色法

【试剂和器具】

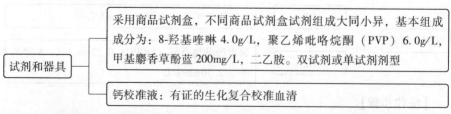

试剂和器具	采用商品试剂盒，不同商品试剂盒试剂组成大同小异，基本组成成分为：8-羟基喹啉 4.0g/L，聚乙烯吡咯烷酮（PVP）6.0g/L，甲基麝香草酚蓝 200mg/L，二乙胺。双试剂或单试剂剂型
	钙校准液：有证的生化复合校准血清

【操作步骤】

以自动分析仪法为例：

试剂准备：液态试剂无需配制，开瓶即用。

基本分析参数（应根据试剂盒说明书设置参数，以下参数仅供参考）：

终点法。测定点：A_1在 R2 加入前，A_2在反应终点时；主波长 600nm，副波长 700nm；反应温度：37℃；样品量 3μl，R1 为 160μl，R2 为 160μl；反应方向：上升；线性校准模式。

（三）偶氮砷Ⅲ比色法

【试剂和器具】

```
                ┌─ 采用商品试剂盒，不同商品试剂盒试剂组成大同小异，基本组成
                │   成分为：pH 9.0 的硼酸盐缓冲液 50mmol/L，偶氮砷Ⅲ
   试剂和器具 ───┤   0.35mmol/L，8-羟基喹啉-5-磺酸 6.78g/L
                │
                └─ 钙校准液：有证的生化复合校准血清
```

【操作步骤】

以自动分析仪法为例：

试剂准备：液态试剂无需配制，开瓶即用。

基本分析参数（应根据试剂盒说明书设置参数，以下参数仅供参考）：

一点终点法。测定点：试剂与样品混合后 300 秒；主波长 650nm，副波长 700nm；反应温度：37℃；样品量 2μl，R1 为 280μl；反应方向：上升；线性校准模式。

【结果计算】

$$Ca(mmol/L) = (A_{测定}/A_{校准}) \times C_s$$

四、血清无机磷测定

（一）钼酸铵直接比色法（紫外比色法）

【试剂和器具】

```
                ┌─ 采用商品试剂盒，不同商品试剂盒试剂组成大同小异，基本组成
                │   成分为：钼酸铵 0.28mmol/L，硫酸 130mmol/L，TritonX-1003ml/L。
   试剂和器具 ───┤   多为单试剂剂型
                │
                └─ 磷校准液：有证的生化复合校准血清
```

【操作步骤】

以自动分析仪法为例：

试剂准备：液态试剂无需配制，开瓶即用。

基本分析参数（应根据试剂盒说明书设置参数，以下参数仅供参考）：

一点终点法。测定点：反应终点时；主波长 340nm，副波长 405nm；反应温度：37℃；样品量 3μl，R1 为 340μl；反应方向：上升；线性校准模式。

【结果计算】

测定管吸光度为 A_1，空白管吸光度为 A_2。

$\triangle A = A_1 - A_2$。

$$无机磷(mmol/L) = \frac{测定管吸光度变化值}{标准管吸光度变化值} \times 磷标准液浓度（mmol/L）$$

全自动生化分析仪系统内部进行所有数据计算，并产生最终报告结果。

【参考区间】

参考区间
- 血清：成人 0.96~1.34mmol/L；儿童 1.45~2.10mmol/L
- 尿磷排出量：12.9~42.0mmol/24h（在无食物限制条件下）

（二）对-苯二酚-亚硫酸钠磷钼酸蓝比色法

【试剂和器具】

试剂和器具
- 200g/L 三氯醋酸水溶液
- 磷校准储存液（1ml = 1mg 磷）：取无水磷酸二氢钾（AR）4.39g，用去离子水溶解至 1L
- 磷校准应用液（1.29mmol/L 或 1ml = 0.04mg 磷）
- 钼酸试剂：钼酸铵 25g 加去离子水 400ml 溶解，缓缓加入浓硫酸 75ml，最后用去离子水加至 500ml
- 对-苯二酚溶液：称取对-苯二酚 0.5g，溶于 100ml 去离子水中，再加浓硫酸 1 滴，置棕色瓶室温保存可使用 1 个月
- 亚硫酸钠溶液：称取亚硫酸钠 20g 溶于去离子水中并定容至 100ml，置棕色瓶室温保存，可使用两周

【操作步骤】

取血清 0.5ml 加去离子水 3.5ml 混匀后，边加边摇加入三氯醋酸溶液 1ml，静止室温 10 分钟后，过滤或离心沉淀，上清液按表 2-10-8 操作。

表 2-10-8　磷钼酸蓝比色法操作步骤

加入物（ml）	空白管	校准管	测定管
上清液			2.5
磷校准应用液		0.25	
去离子水	2.0	1.75	
三氯醋酸溶液	0.5	0.5	0.5
碱性溶液	2.0	2.0	2.0
钼酸试剂	0.5	0.5	0.5
亚硫酸钠溶液	0.5	0.5	0.5
对-苯二酚溶液	0.5	0.5	0.5

25℃水浴 30 分钟，波长 660nm，以空白调零，读取各管吸光度计算结果。

【结果计算】

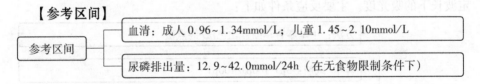

$$血清无机磷 = （A_{测定}／A_{校准}）×1.29$$

【参考区间】

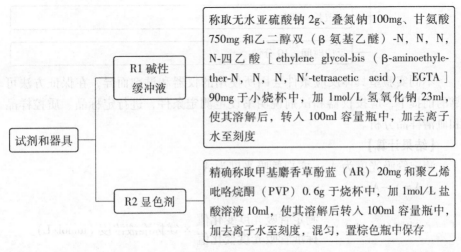

参考区间
- 血清：成人 0.96~1.34mmol/L；儿童 1.45~2.10mmol/L
- 尿磷排出量：12.9~42.0mmol/24h（在无食物限制条件下）

五、血清镁测定

（一）甲基麝香草酚蓝比色法

【试剂和器具】

试剂和器具
- R1 碱性缓冲液：称取无水亚硫酸钠 2g、叠氮钠 100mg、甘氨酸 750mg 和乙二醇双（β氨基乙醚）-N，N，N，N-四乙酸 ［ethylene glycol-bis（β-aminoethylether-N，N，N，N′-tetraacetic acid），EGTA］90mg 于小烧杯中，加 1mol/L 氢氧化钠 23ml，使其溶解后，转入 100ml 容量瓶中，加去离子水至刻度
- R2 显色剂：精确称取甲基麝香草酚蓝（AR）20mg 和聚乙烯吡咯烷酮（PVP）0.6g 于烧杯中，加 1mol/L 盐酸溶液 10ml，使其溶解后转入 100ml 容量瓶中，加去离子水至刻度，混匀，置棕色瓶中保存

续流程

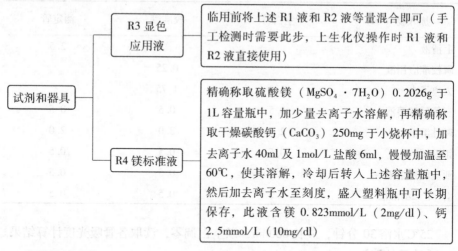

	R3 显色应用液	临用前将上述 R1 液和 R2 液等量混合即可（手工检测时需要此步，上生化仪操作时 R1 液和 R2 液直接使用）
试剂和器具	R4 镁标准液	精确称取硫酸镁（$MgSO_4 \cdot 7H_2O$）0.2026g 于 1L 容量瓶中，加少量去离子水溶解，再精确称取干燥碳酸钙（$CaCO_3$）250mg 于小烧杯中，加去离子水 40ml 及 1mol/L 盐酸 6ml，慢慢加温至 60℃，使其溶解，冷却后转入上述容量瓶中，然后加去离子水至刻度，盛入塑料瓶中可长期保存，此液含镁 0.823mmol/L（2mg/dl）、钙 2.5mmol/L（10mg/dl）

【操作步骤】

血清样品与试剂 R1 混合，温育，加入试剂 R2，温育一定时间后监测特定波长下的吸光度。主要反应条件如下：

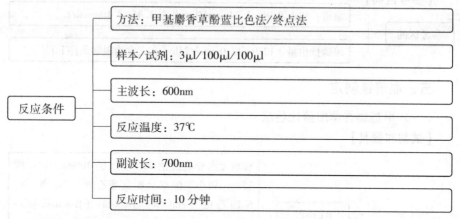

反应条件	方法：甲基麝香草酚蓝比色法/终点法
	样本/试剂：3μl/100μl/100μl
	主波长：600nm
	反应温度：37℃
	副波长：700nm
	反应时间：10 分钟

不同实验室具体反应条件会因所使用的仪器和试剂而异，在保证方法可靠的前提下，应按仪器和试剂说明书设定测定条件，进行定标品、质控样品和血清样品分析。

【结果计算】

测定管吸光度为 A_1，空白管吸光度为 A_2。

$\triangle A = A_1 - A_2$。

$$血清镁(mmol/L) = \frac{测定管吸光度变化值}{标准管吸光度变化值} \times 镁标准液浓度(mmol/L)$$

全自动生化分析仪系统内部进行所有数据计算，并产生最终报告结果。

（二）Calmagite 染料比色法

【试剂和器具】

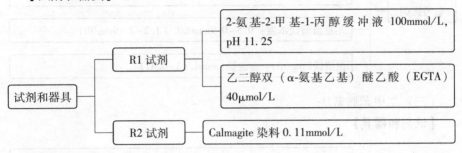

试剂和器具
- R1 试剂
  - 2-氨基-2-甲基-1-丙醇缓冲液 100mmol/L，pH 11.25
  - 乙二醇双（α-氨基乙基）醚乙酸（EGTA）40μmol/L
- R2 试剂
  - Calmagite 染料 0.11mmol/L

【操作步骤】

血清样品与试剂 R1 混合，温育，加入试剂 R2，温育一定时间后监测特定波长下的吸光度。主要反应条件如下：

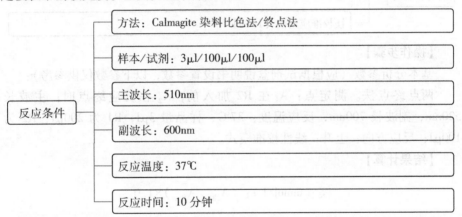

反应条件
- 方法：Calmagite 染料比色法/终点法
- 样本/试剂：3μl/100μl/100μl
- 主波长：510nm
- 副波长：600nm
- 反应温度：37℃
- 反应时间：10 分钟

不同实验室具体反应条件会因所使用的仪器和试剂而异，在保证方法可靠的前提下，应按仪器和试剂说明书设定测定条件，进行定标品、质控样品和血清样品分析。

【结果计算】

测定管吸光度为 A_1，空白管吸光度为 A_2。

$\triangle A = A_1 - A_2$。

$$血清镁（mmol/L）= \frac{测定管吸光度变化值}{标准管吸光度变化值} \times 镁标准液浓度（mmol/L）$$

全自动生化分析仪系统内部进行所有数据计算，并产生最终报告结果。

【参考区间】

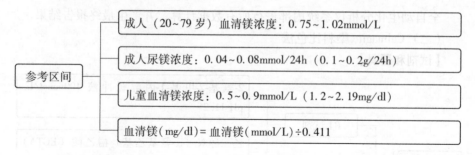

参考区间
- 成人（20~79 岁）血清镁浓度：0.75~1.02mmol/L
- 成人尿镁浓度：0.04~0.08mmol/24h（0.1~0.2g/24h）
- 儿童血清镁浓度：0.5~0.9mmol/L（1.2~2.19mg/dl）
- 血清镁（mg/dl）=血清镁（mmol/L）÷0.411

（三）二甲苯胺蓝法

【试剂和器具】

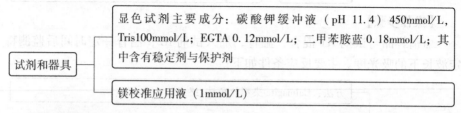

试剂和器具
- 显色试剂主要成分：碳酸钾缓冲液（pH 11.4）450mmol/L，Tris100mmol/L；EGTA 0.12mmol/L；二甲苯胺蓝 0.18mmol/L；其中含有稳定剂与保护剂
- 镁校准应用液（1mmol/L）

【操作步骤】

基本分析参数（应根据试剂盒说明书设置参数，以下参数仅供参考）：

两点终点法。测定点：A_1 在 R2 加入前，A_2 在反应终点时；主波长 520nm，副波长 700nm；反应温度：37℃；样品量 3μl，R1 为 200μl，R2 为 100μl；反应方向：上升；线性校准模式。

【结果计算】

$$镁（mmol/L）：（A_{测定}/A_{校准}）×1.0$$

【参考区间】

血清镁：0.7~1.10mmol/L。

（四）原子吸收分光光度法

【试剂和器具】

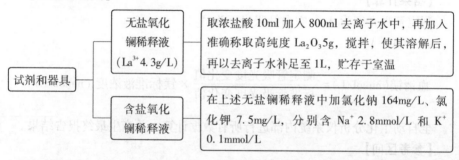

试剂和器具
- 无盐氧化镧稀释液（La^{3+} 4.3g/L）：取浓盐酸 10ml 加入 800ml 去离子水中，再加入准确称取高纯度 La_2O_3 5g，搅拌，使其溶解后，再以去离子水补足至 1L，贮存于室温
- 含盐氧化镧稀释液：在上述无盐镧稀释液中加氯化钠 164mg/L、氯化钾 7.5mg/L，分别含 Na^+ 2.8mmol/L 和 K^+ 0.1mmol/L

续流程

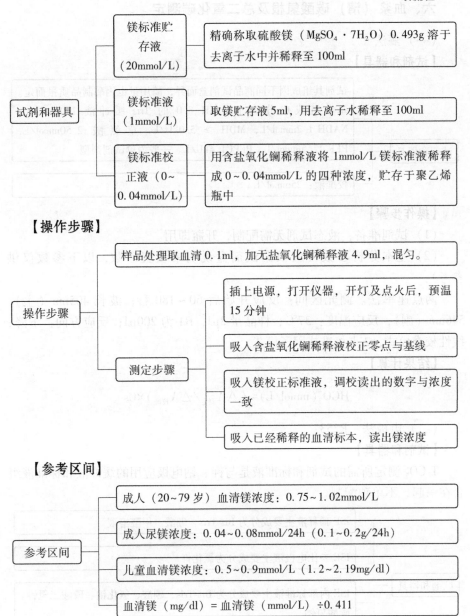

【操作步骤】

操作步骤 —— 样品处理取血清 0.1ml，加无盐氧化镧稀释液 4.9ml，混匀。

测定步骤
- 插上电源，打开仪器，开灯及点火后，预温 15 分钟
- 吸入含盐氧化镧稀释液校正零点与基线
- 吸入镁校正标准液，调校读出的数字与浓度一致
- 吸入已经稀释的血清标本，读出镁浓度

【参考区间】

参考区间
- 成人（20~79 岁）血清镁浓度：0.75~1.02mmol/L
- 成人尿镁浓度：0.04~0.08mmol/24h（0.1~0.2g/24h）
- 儿童血清镁浓度：0.5~0.9mmol/L（1.2~2.19mg/dl）
- 血清镁（mg/dl）= 血清镁（mmol/L）÷0.411

【注意事项】

钠、钾盐加进校正标准液及校正零点的目的是使与测定管中的盐基本接近，减少离子干扰。镧用以去除磷酸盐干扰，使镁与钙在火焰中能充分解离。

六、血浆（清）碳酸氢根及总二氧化碳测定

（一）酶法

【试剂和器具】

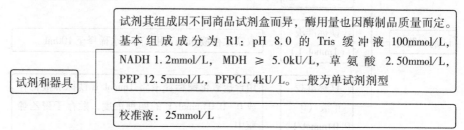

试剂和器具 ── 试剂其组成因不同商品试剂盒而异，酶用量也因酶制品质量而定。基本组成成分为 R1：pH 8.0 的 Tris 缓冲液 100mmol/L，NADH 1.2mmol/L，MDH ≥ 5.0kU/L，草氨酸 2.50mmol/L，PEP 12.5mmol/L，PFPC1.4kU/L。一般为单试剂剂型

校准液：25mmol/L

【操作步骤】

（1）试剂准备：液态试剂无需配制，开瓶即用。

（2）基本分析参数（应根据试剂盒说明书设置参数，以下参数仅供参考）：

两点速率法。测光区间：反应开始后 60～180 秒；波长 405nm（主）/546nm（副）；反应温度：37℃；样品量 2μl，R1 为 200μl；反应方向：下降；线性校准模式，2 点校准或因子模式。

【结果计算】

$$HCO_3^-(mmol/L) = (\triangle A_{测定} / \triangle A_{校准}) \times Cs$$

（二）电极法　P253

【试剂和器具】

T-CO$_2$ 测定所需的试剂和标准液是与钾、钠电极应用的缓冲液和标准液组合在一起，不单独配制

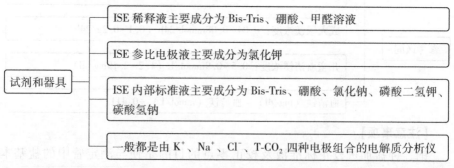

试剂和器具 ── ISE 稀释液主要成分为 Bis-Tris、硼酸、甲醛溶液

ISE 参比电极液主要成分为氯化钾

ISE 内部标准液主要成分为 Bis-Tris、硼酸、氯化钠、磷酸二氢钾、碳酸氢钠

一般都是由 K$^+$、Na$^+$、Cl$^-$、T-CO$_2$ 四种电极组合的电解质分析仪

【操作步骤】

操作方法和步骤与用钾、钠电极测定 K$^+$、Na$^+$ 相似。必须严格按照自动

分析仪的说明书操作。

仪器型号很多，所用电极基本相同。各种型号 ISE 分析仪的试剂配方、试剂用量、操作方法有所不同，在保证方法可靠的前提下，应按仪器和试剂说明书设定测定条件，进行定标品、空白样品和血清样品分析。

主要参数

方法：离子选择电极法

样本/试剂：1/31

主波长：无　　反应温度：37℃

副波长：无　　反应时间：无

一般要进行下列步骤：

开启仪器，清洗管道

↓

仪器校准：用适合本仪器的低、高值标准溶液，确定 T-CO₂ 电极的斜率值，然后用已知浓度的血样定标品做校准验证，算出标准曲线的补偿值，仪器自动加上补偿值。注：每日校准后，标准曲线的斜率和补偿值必须在仪器允许的范围内

↓

校准通过后，应至少做 2 个浓度水平的质控品，质控通过后，做临床标本

↓

间接法的样品由仪器自动稀释后再行测定。直接法的样品可直接吸入电极管道进行测定

测定结果由仪器内微处理器计算后打印数值

↓

每天用完后，清洗电极和管道后再关机。若用于急诊检验室，可不关机，自动定时清洗和单点校准，随时使用

【结果计算】

$$CHCO_3^- = C_{IS} \times 10(EHCO_3^- - E_{IS})/SL$$

$$CHCO_3^- = CHCO_3^- + 补偿值$$

式中：

$CHCO_3^-$ 为补偿前 HCO_3^- 浓度；

$EHCO_3^-$ 为 HCO_3^- 的电动势；

E_{IS} 为 ISE 内部标准液的电动势；

C_{IS} 为 ISE 内部标准液浓度；

SL 为斜率值（SLOPE）。

全自动生化分析仪系统内部进行所有数据计算，并产生最终报告结果。

【参考区间】

成人血浆总二氧化碳浓度：$22\sim29\text{mmol/L}$。

【注意事项】

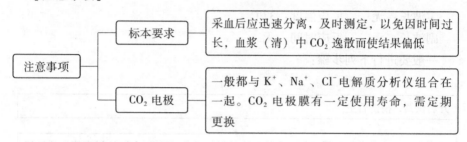

注意事项

标本要求 —— 采血后应迅速分离，及时测定，以免因时间过长，血浆（清）中 CO_2 逸散而使结果偏低

CO_2 电极 —— 一般都与 K^+、Na^+、Cl^- 电解质分析仪组合在一起。CO_2 电极膜有一定使用寿命，需定期更换

七、血清铁比色法测定

（一）亚铁嗪直接比色法

【试剂和器具】

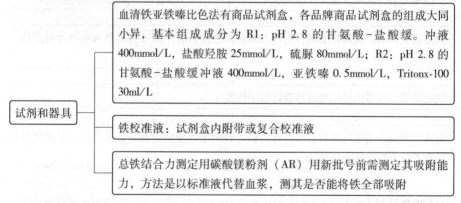

试剂和器具

血清铁亚铁嗪比色法有商品试剂盒，各品牌商品试剂盒的组成大同小异，基本组成成分为 R1：pH 2.8 的甘氨酸-盐酸缓。冲液 400mmol/L，盐酸羟胺 25mmol/L，硫脲 80mmol/L；R2：pH 2.8 的甘氨酸-盐酸缓冲液 400mmol/L，亚铁嗪 0.5mmol/L，Tritonx-100 30ml/L

铁校准液：试剂盒内附带或复合校准液

总铁结合力测定用碳酸镁粉剂（AR）用新批号前需测定其吸附能力，方法是以标准液代替血浆，测其是否能将铁全部吸附

【操作步骤】

试剂准备：液态双试剂无需配制，开瓶即用。

基本分析参数（应根据试剂盒说明书设置参数，以下参数仅供参考）：

两点终点法。测定点：16，34；主波长 570nm；副波长 700nm；反应温度：37℃；样品量 25μl，R1 为 200μl，R2 为 50μl；反应方向：上升；校准模式：线性校准模式；单位：μmol/L。

【结果计算】

$$血清铁（\mu mol/L）=（\triangle A_{测定}/\triangle A_{校准}）\times Cs$$

$$（\triangle A=A_2-A_1）$$

$$总铁结合力（TIBC）=铁浓度+不饱和铁结合力$$

【注意事项】

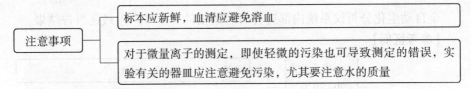

（二）红菲绕啉直接比色法

【试剂和器具】

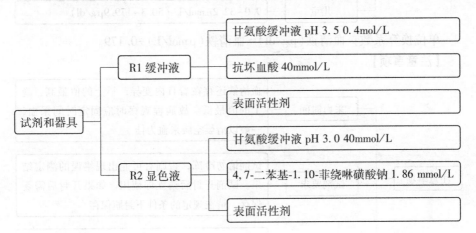

【操作步骤】

全自动生化分析操作。

血清样品与试剂 R1 混合，温育，加入试剂 R2，培育一定时间后监测特定波长下的吸光度。主要反应条件如下：

方法：红菲绕啉直接比色法/终点法。

样本/试剂：13.5μl/200μl/50μl。

主波长：546nm　　反应温度：37℃。

副波长：600nm　　反应时间：10 分钟。

不同实验室具体反应条件会因所使用的仪器和试剂而异，在保证方法可靠的前提下，应按仪器和试剂说明书设定测定条件，进行定标品、质控样品和血清样品分析。

【结果计算】

测定管吸光度为 A_1，空白管吸光度为 A_2。

$\triangle A = A_1 - A_2$。

$$血清铁（\mu mol/L）= \frac{测定管吸光度变化值}{标准管吸光度变化值} \times 铁标准应用液浓度（\mu mol/L）$$

全自动生化分析仪系统内部进行所有数据计算，并产生最终报告结果。

【参考区间】

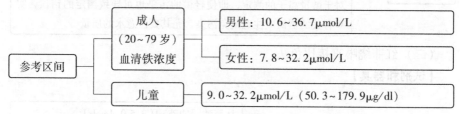

参考区间 —— 成人（20~79 岁）血清铁浓度 —— 男性：10.6~36.7μmol/L

女性：7.8~32.2μmol/L

儿童 —— 9.0~32.2μmol/L（50.3~179.9μg/dl）

单位换算系数：血清铁（μg/dl）= 血清铁（μmol/L）÷0.179。

【注意事项】

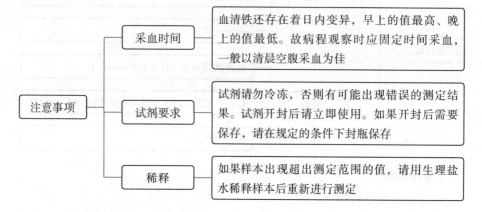

注意事项

采血时间 —— 血清铁还存在着日内变异，早上的值最高、晚上的值最低。故病程观察时应固定时间采血，一般以清晨空腹采血为佳

试剂要求 —— 试剂请勿冷冻，否则有可能出现错误的测定结果。试剂开封后请立即使用。如果开封后需要保存，请在规定的条件下封瓶保存

稀释 —— 如果样本出现超出测定范围的值，请用生理盐水稀释样本后重新进行测定

八、血清总铁结合力测定

（一）亚铁嗪比色法

【试剂和器具】

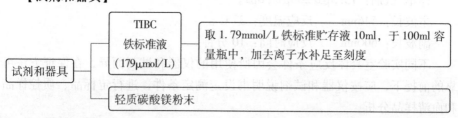

试剂和器具

TIBC铁标准液（179μmol/L）—— 取 1.79mmol/L 铁标准贮存液 10ml，于 100ml 容量瓶中，加去离子水补足至刻度

轻质碳酸镁粉末

【操作步骤】

手工检测法。

取血清 0.45ml，加 TIBC 铁标准液（179μmol/L）0.25ml 和去离子水 0.2ml，混匀，置室温 10 分钟，加轻质碳酸镁粉末 20mg，再放 10 分钟，其间振摇数次，然后 2500r/min，离心 10 分钟，取上清液按表 2-10-9 操作。

表 2-10-9 TIBC 亚铁嗪比色法测定操作方法

试 剂（ml）	测定管	标准管	空白管
上清液	0.45		
铁标准应用液（35.8μmol/L）		0.45	
去离子水			0.45
甘氨酸/盐酸缓冲液	1.20	1.20	1.20
混匀，用波长 562nm，光径 0.5cm，空白调零，读取测定管吸光度，然后再加亚铁嗪显色液	0.05	0.05	0.05

充分混匀，置室温 15 分钟或 37℃ 10 分钟后，用波长 562nm，光径 0.5cm，以空白管调零，读取各管吸光度。

【结果计算】

$$TIBC(\mu mol/L)$$
$$= \frac{测定管吸光度 - 血清空白管吸光度 \times 0.97}{标准管吸光度} \times 铁标准应用液浓度（\mu mol/L）$$

$$血清 TIBC - 血清铁 = 血清 UIBC（\mu mol/L）$$

$$\frac{血清铁}{TIBC} \times 100\% = 铁饱和度$$

【参考区间】

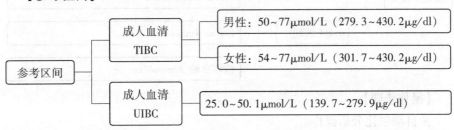

续流程

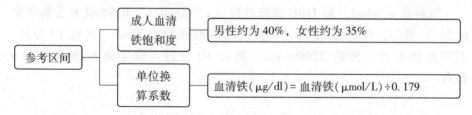

成人血清铁饱和度 —— 男性约为 40%，女性约为 35%

单位换算系数 —— 血清铁（μg/dl）=血清铁（μmol/L）÷0.179

参考区间

【注意事项】

碳酸镁的吸附能力鉴定：即取 89.54μmol/L 铁标准液 1ml，用 100mg 碳酸镁能完全吸附为合格。碳酸镁的用量应随铁标准液用量增减而变化。

（二）啡啉直接比色法

【试剂和器具】

铁测定试剂主要成分：

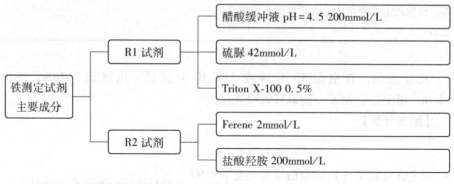

铁测定试剂主要成分

R1 试剂 —— 醋酸缓冲液 pH=4.5 200mmol/L

硫脲 42mmol/L

Triton X-100 0.5%

R2 试剂 —— Ferene 2mmol/L

盐酸羟胺 200mmol/L

UIBC 测定试剂主要成分：

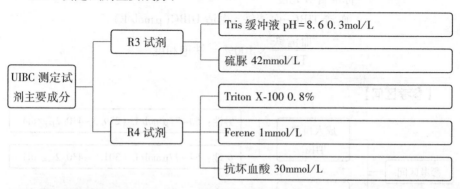

UIBC 测定试剂主要成分

R3 试剂 —— Tris 缓冲液 pH=8.6 0.3mol/L

硫脲 42mmol/L

Triton X-100 0.8%

R4 试剂 —— Ferene 1mmol/L

抗坏血酸 30mmol/L

【操作步骤】

全自动生化分析操作。

血清样品与试剂 R1/R3 混合，温育，加入试剂：R2/R4，温育一定时间后监测特定波长下的吸光度。主要反应条件如下：

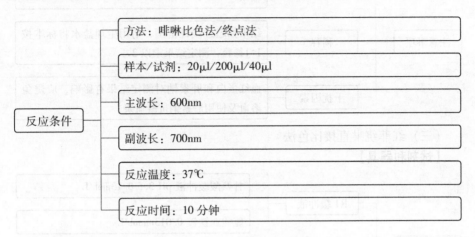

反应条件
- 方法：啡啉比色法/终点法
- 样本/试剂：20μl/200μl/40μl
- 主波长：600nm
- 副波长：700nm
- 反应温度：37℃
- 反应时间：10 分钟

Fe 测定程序与 UIBC 测定程序相同，但所用的标准液不同。需要分别设置 Fe 及 UIBC 的通道，分别用去离子水和 Fe 标准液；去离子水与 UIBC 标准液各自建立工作曲线。

【结果计算】

$$Fe/UIBC\,(\mu mol/L)$$

$$= \frac{测定管吸光度 - 空白管吸光度}{标准管吸光度} \times Fe/UIBC\,标准应用液浓度\,(\mu mol/L)$$

$$TIBC = UIBC + Fe$$

【参考区间】

成人：

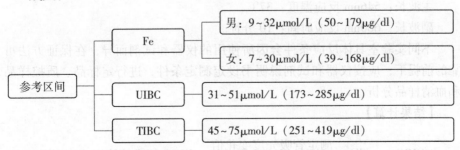

参考区间
- Fe
  - 男：9~32μmol/L（50~179μg/dl）
  - 女：7~30μmol/L（39~168μg/dl）
- UIBC　31~51μmol/L（173~285μg/dl）
- TIBC　45~75μmol/L（251~419μg/dl）

单位换算系数：血清铁（μg/dl）= 血清铁（μmol/L）÷0.179。

【注意事项】

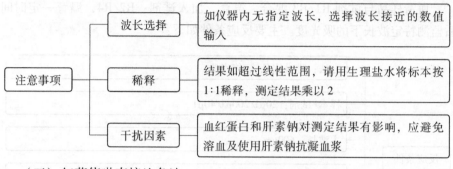

注意事项
- 波长选择 —— 如仪器内无指定波长，选择波长接近的数值输入
- 稀释 —— 结果如超过线性范围，请用生理盐水将标本按1∶1稀释，测定结果乘以2
- 干扰因素 —— 血红蛋白和肝素钠对测定结果有影响，应避免溶血及使用肝素钠抗凝血浆

（三）红菲绕啉直接比色法

【试剂和器具】

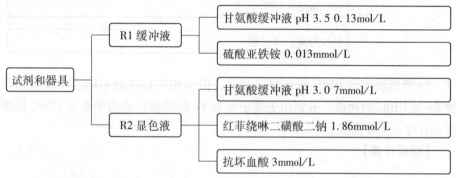

试剂和器具
- R1 缓冲液
  - 甘氨酸缓冲液 pH 3.5 0.13mol/L
  - 硫酸亚铁铵 0.013mmol/L
- R2 显色液
  - 甘氨酸缓冲液 pH 3.0 7mmol/L
  - 红菲绕啉二磺酸二钠 1.86mmol/L
  - 抗坏血酸 3mmol/L

【操作步骤】

全自动生化分析操作。

血清样品与试剂 R1 混合，温育，加入试剂 R2，温育一定时间后监测特定波长下的吸光度。主要反应条件如下：

方法：红菲绕啉直接比色法/终点法。

样本/试剂：13.5μl/200μl/50μl。

主波长：546nm 反应温度：37℃。

副波长：600nm 反应时间：10分钟。

不同实验室具体反应条件会因所使用的仪器和试剂而异，在保证方法可靠的前提下，应按仪器和试剂说明书设定测定条件，进行定标品、质控样品和血清样品分析。

【结果计算】

$$UIBC(\mu g/dl) = \frac{测定管吸光度变化值}{标准管吸光度变化值} \times UIBC\ 标准液浓度\ (\mu g/dl)$$

【参考区间】

成人血清不饱和铁结合力：34~48μmol/L（191~269μg/dl）。

单位换算系数：血清铁（μg/dl）= 血清铁（μmol/L）÷0.179。

九、血清铜测定

（一）原子吸收分光光度法

【试剂和器具】

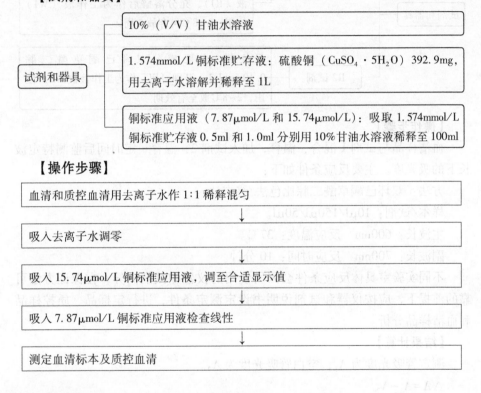

试剂和器具

- 10%（V/V）甘油水溶液
- 1.574mmol/L铜标准贮存液：硫酸铜（$CuSO_4 \cdot 5H_2O$）392.9mg，用去离子水溶解并稀释至1L
- 铜标准应用液（7.87μmol/L和15.74μmol/L）：吸取1.574mmol/L铜标准贮存液0.5ml和1.0ml分别用10%甘油水溶液稀释至100ml

【操作步骤】

血清和质控血清用去离子水作1:1稀释混匀

↓

吸入去离子水调零

↓

吸入15.74μmol/L铜标准应用液，调至合适显示值

↓

吸入7.87μmol/L铜标准应用液检查线性

↓

测定血清标本及质控血清

【结果计算】

血清铜：测定结果乘以2（稀释倍数）。

【注意事项】

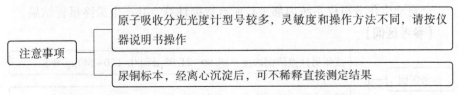

注意事项

- 原子吸收分光光度计型号较多，灵敏度和操作方法不同，请按仪器说明书操作
- 尿铜标本，经离心沉淀后，可不稀释直接测定结果

（二）双环己酮草酰二腙比色法

【试剂和器具】

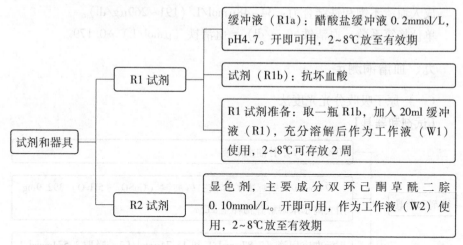

【操作步骤】

血清样品与试剂1混合，温育，加入试剂2，温育一定时间后监测特定波长下的吸光度。主要反应条件如下：

方法：双环己酮草酰二腙比色法/终点法。

样本/试剂：$10\mu l/150\mu l/50\mu l$。

主波长：600nm　　反应温度：37℃。

副波长：700nm　　反应时间：10分钟。

不同实验室具体反应条件会因所使用的仪器和试剂而异，在保证方法可靠的前提下，应按仪器和试剂说明书设定测定条件，进行定标品、质控样品和血清样品分析。

【结果计算】

测定管吸光度为 A_1，空白管吸光度为 A_2。

$\triangle A = A_1 - A_2$。

$$血清铜(\mu mol/L) = \frac{测定管吸光度}{标准管吸光度} \times 铜标准液浓度(\mu mol/L)$$

全自动生化分析仪系统内部进行所有数据计算，并产生最终报告结果。

【参考区间】

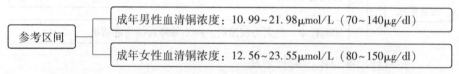

单位换算系数：血清铜$(\mu mol/L) =$ 血清铜$(\mu g/dl) \times 0.1574$

（三）杂环偶氮化合物比色法

【试剂和器具】

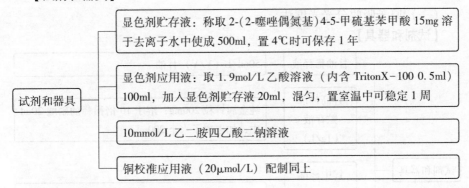

试剂和器具

- 显色剂贮存液：称取 2-(2-噻唑偶氮基)4-5-甲硫基苯甲酸 15mg 溶于去离子水中使成 500ml，置 4℃时可保存 1 年
- 显色剂应用液：取 1.9mol/L 乙酸溶液（内含 TritonX-100 0.5ml）100ml，加入显色剂贮存液 20ml，混匀，置室温中可稳定 1 周
- 10mmol/L 乙二胺四乙酸二钠溶液
- 铜校准应用液（20μmol/L）配制同上

【操作步骤】

取洁净试管 3 支，按表 2-10-11 操作。

表 2-10-11　杂环偶氮化合物法操作步骤

加入物（ml）	空白管	校准管	测定管
血清或体液			0.5
铜校准液		0.5	
去离子水	0.5		
显色剂应用液	2.5	2.5	2.5

混匀，放置室温中 5 分钟，波长 585nm，以空白调零，读取各管吸光度 A_1，然后加入 10mmol/L 乙二胺四乙酸二钠溶液 50μl，放置 5 分钟后再测各管吸光度 A_2，计算结果。

【结果计算】

血清铜(μmol/L) = ($A_{测定1}$ − $A_{测定2}$ ×1.017)/($A_{校准1}$ − $A_{校准2}$ ×1.017)×20

【参考区间】

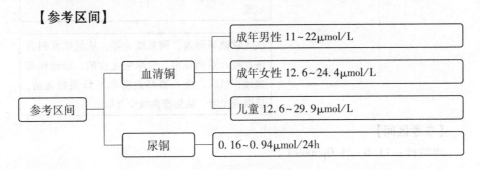

参考区间

- 血清铜
  - 成年男性 11~22μmol/L
  - 成年女性 12.6~24.4μmol/L
  - 儿童 12.6~29.9μmol/L
- 尿铜
  - 0.16~0.94μmol/24h

十、血清锌测定

（一）原子吸收分光光度法

【试剂和器具】

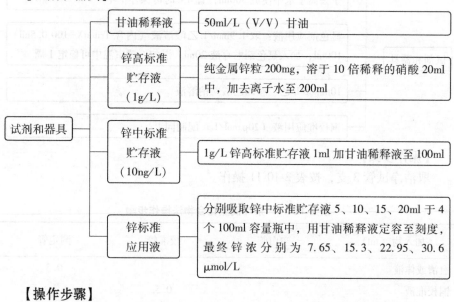

	甘油稀释液	50ml/L（V/V）甘油
	锌高标准贮存液（1g/L）	纯金属锌粒 200mg，溶于 10 倍稀释的硝酸 20ml 中，加去离子水至 200ml
试剂和器具	锌中标准贮存液（10ng/L）	1g/L 锌高标准贮存液 1ml 加甘油稀释液至 100ml
	锌标准应用液	分别吸取锌中标准贮存液 5、10、15、20ml 于 4 个 100ml 容量瓶中，用甘油稀释液定容至刻度，最终锌浓分别为 7.65、15.3、22.95、30.6 μmol/L

【操作步骤】

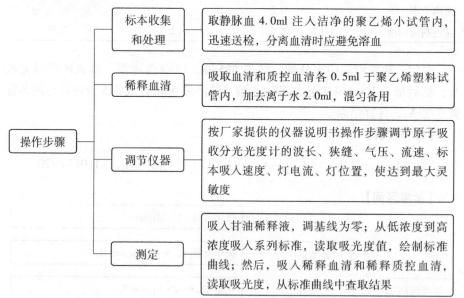

	标本收集和处理	取静脉血 4.0ml 注入洁净的聚乙烯小试管内，迅速送检，分离血清时应避免溶血
	稀释血清	吸取血清和质控血清各 0.5ml 于聚乙烯塑料试管内，加去离子水 2.0ml，混匀备用
操作步骤	调节仪器	按厂家提供的仪器说明书操作步骤调节原子吸收分光光度计的波长、狭缝、气压、流速、标本吸入速度、灯电流、灯位置，使达到最大灵敏度
	测定	吸入甘油稀释液，调基线为零；从低浓度到高浓度吸入系列标准，读取吸光度值，绘制标准曲线；然后，吸入稀释血清和稀释质控血清，读取吸光度，从标准曲线中查取结果

【参考区间】

血清锌：11.6~23.0μmol/L。

【注意事项】

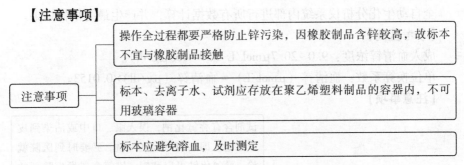

注意事项 ——
- 操作全过程都要严格防止锌污染，因橡胶制品含锌较高，故标本不宜与橡胶制品接触
- 标本、去离子水、试剂应存放在聚乙烯塑料制品的容器内，不可用玻璃容器
- 标本应避免溶血，及时测定

（二）吡啶偶氮酚比色法

【试剂和器具】

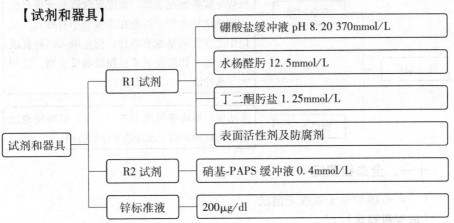

试剂和器具 ——
- R1 试剂 ——
  - 硼酸盐缓冲液 pH 8.20 370mmol/L
  - 水杨醛肟 12.5mmol/L
  - 丁二酮肟盐 1.25mmol/L
  - 表面活性剂及防腐剂
- R2 试剂 —— 硝基-PAPS 缓冲液 0.4mmol/L
- 锌标准液 —— 200μg/dl

【操作步骤】

血清样品与试剂 R1 混合，温育，加入试剂 R2，温育一定时间后监测特定波长下的吸光度。主要反应条件如下：

方法：吡啶偶氮酚比色法/终点法。

样本/试剂：12μl/200μl//50μl。

主波长：570nm　反应温度：37℃。

副波长：700nm　反应时间：10 分钟。

不同实验室具体反应条件会因所使用的仪器和试剂而异，在保证方法可靠的前提下，应按仪器和试剂说明书设定测定条件，进行定标品、质控样品和血清样品分析。

【结果计算】

测定管吸光度为 A_1，空白管吸光度为 A_2。

$\triangle A = A_1 - A_2$。

$$血清锌(\mu mol/L) = \frac{测定管吸光度}{标准管吸光度} \times 锌标准液浓度 (\mu mol/L)$$

全自动生化分析仪系统内部进行所有数据计算，并产生最终报告结果。

【参考区间】

成人血清锌浓度：$9.0 \sim 20.7 \mu mol/L$（$59 \sim 135 \mu g/dl$）。

单位换算系数：血清锌（$\mu mol/L$）＝ 血清锌（$\mu g/dl$）$\times 0.0153$。

【注意事项】

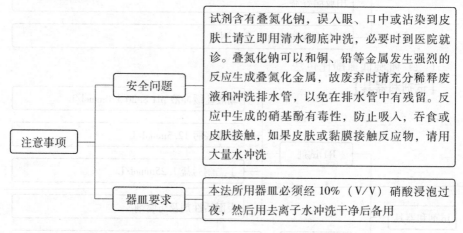

注意事项
- 安全问题：试剂含有叠氮化钠，误入眼、口中或沾染到皮肤上请立即用清水彻底冲洗，必要时到医院就诊。叠氮化钠可以和铜、铅等金属发生强烈的反应生成叠氮化金属，故废弃时请充分稀释废液和冲洗排水管，以免在排水管中有残留。反应中生成的硝基酚有毒性，防止吸入，吞食或皮肤接触，如果皮肤或黏膜接触反应物，请用大量水冲洗
- 器皿要求：本法所用器皿必须经 10%（V/V）硝酸浸泡过夜，然后用去离子水冲洗干净后备用

十一、全血铅测定

（一）石墨炉原子吸收光谱法

【试剂和器具】

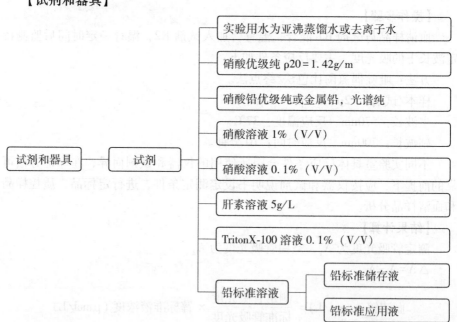

试剂和器具 — 试剂
- 实验用水为亚沸蒸馏水或去离子水
- 硝酸优级纯 $\rho 20 = 1.42g/m$
- 硝酸铅优级纯或金属铅，光谱纯
- 硝酸溶液 1%（V/V）
- 硝酸溶液 0.1%（V/V）
- 肝素溶液 5g/L
- TritonX-100 溶液 0.1%（V/V）
- 铅标准溶液
  - 铅标准储存液
  - 铅标准应用液

续流程

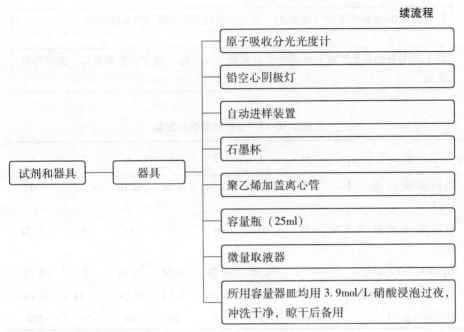

【操作步骤】

1. 仪器操作条件　参照下列仪器操作条件，将原子吸收分光光度计调整到最佳测定状态（表2-10-12）。

表 2-10-12　原子吸收分光光度计的最佳测定状态

波长 283.3nm	干燥 70~110℃ 70秒
狭缝 1.3nm	灰化 400~500℃ 30秒保持 10秒
灯电流 7.5mA	原子化 2400℃ 7秒
载气 Ar 150ml/min	清洗 2500℃ 3秒
背景矫正	

2. 白试验（试剂空白）

取 0.32 ml Triton X-100 溶液（试剂7），加入 0.04ml 硝酸溶液（试剂4），混匀，与样品同时进行测定。

3. 标准曲线绘制

取 7 个带盖离心管，按表 2-10-13 配制标准管

↓

各管加 0.04ml 硝酸溶液（试剂 4），混匀。按仪器操作条件测定吸光度

↓

以 1~6 号管的吸光度减去 0 号管的吸光度为纵坐标，铅含量为横坐标，绘制标准曲线

表 2-10-13　血铅标准管的配制

管　号	0	1	2	3	4	5	6
铅标准应用液（Ⅰ）(ml)	0	0.02	0.04	0.08	0.16	0.32	0
铅标准应用液（Ⅱ）(ml)	0	0	0	0	0	0	0.20
Triton X-100（ml）	0.32	0.30	0.28	0.24	0.16		0.12
健康人血液（ml）	0.04	0.04	0.04	0.04	0.04	0.04	0.04
铅含量（μg/L）	0	5	10	20	40	80	100

4. 样品测定

样品测定

将盛有稀释血样（采样 1）的带盖离心管和试剂空白，按仪器条件测定吸光度

或将抗凝静脉血（采样 2）由冰瓶取出，放至室温，振摇均匀，取 40μl，按采样方法 1 处理后，进样 10μl，再按仪器操作条件测定吸光度值

样品的吸光度减去试剂空白的吸光度，从标准曲线查得的铅浓度，即为稀释血样中铅的浓度

测定前后及每测 10 个样品后，测定一次质控样品

【结果计算】

按下式计算血铅浓度：

$$X = 10C \div 207.2$$

式中：X 为血液中铅的浓度（μmol/L），C 为由标准曲线查得的铅浓度（μg/L），10 为稀释倍数。

（二）微分电位溶出法

【试剂和器具】

试剂和器具
- 试剂
  - 实验用水为去离子水，比电阻大于 $500k\Omega \cdot cm$，或用全玻璃蒸馏器重蒸所得的水
  - 硝酸 $\rho20 = 1.42g/ml$
  - 盐酸 $\rho20 = 1.19g/ml$
  - 氨水 $\rho20 = 0.90g/ml$
  - 无水乙醇
  - 肝素钠生化试剂
  - 氯化汞溶液 0.01mol/L 取 2.7g 氯化汞溶于 2ml 8.0mol/L 硝酸中，用水稀释至 1000ml
  - 镀汞液取 2ml 氯化汞溶液（试剂 7），用水稀释成 100ml
  - 标准溶液：称取 0.1598g 硝酸铅 [Pb(NO₃)₂，优级纯，105℃下干燥 2 小时]，加水溶解，定量转移到 1000ml 容量瓶中，用水稀释至刻度。此溶液 1ml 含 0.1mg Pb。临用前，用 1%（V/V）硝酸稀释成 $10\mu g/ml$ 和 $1\mu g/ml$ Pb 的标准应用液
  - 质控样品
- 器具
  - 微分电位溶出仪，配备旋转玻碳电极、饱和甘汞电极、铂电极
  - 烧杯，10ml 聚乙烯塑料管，10mm×90mm
  - 玻璃仪器和塑料器皿均用 8.0mol/L 硝酸浸泡过夜，用水冲洗干净，晾干后备用

【操作步骤】

1. 仪器操作条件

表 2-10-14　仪器操作条件

	镀　汞	测　定
电解电位（V）	−1.0	−1.1
电解时间（s）	90	90
搅拌时间（s）	60	60
溶出上限电位（V）	−0.8	−0.8
溶出下线电位（V）	−0.2	−0.2
电极转速（r/min）	2000	2000

2. 将玻碳电极表面在氧化铈粉水浆液中旋转抛光，冲洗干净。依次用氨水、无水乙醇及蒸馏水冲洗、擦干。插入镀汞液中，使用三电极系统（指工作电极、辅助电极、参比电极），按仪器操作条件镀汞，重复 3 次，洗净后备用。

3. 空白实验（试剂空白）　取 4ml 蒸馏水按照操作 4 进行。

4. 样品处理　取已经加蒸馏水溶血的末梢血样（采样 1）或取静脉血样 50μl（采样 2），置于盛有 4ml 蒸馏水的 100ml 烧杯中，加入氯化汞溶液 50μl（试剂 7），1.19mol/L 盐酸 1.0ml，供测定。

5. 标准曲线的绘制　于 10ml 烧杯中，加氯化汞溶液 50μl（试剂 7），水 4ml（试剂 1），1.19mol/L 盐酸 1.0ml，插入三电极后，按仪器操作条件富集、溶出。记录溶出峰后，再连续加 1μg/ml 的铅标准应用液，每次 10μl（每次增加 2.0μg/L，共加 5 次），每加一次标准液后，进行富集、溶出，分别记录溶出峰高。以峰高为纵坐标，加入铅量为横坐标，绘制标准曲线。

6. 测定（标准加入法）

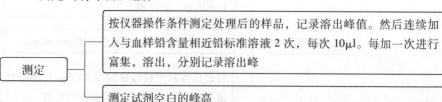

续流程

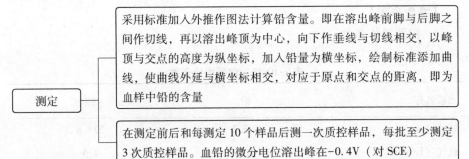

测定 — 采用标准加入外推作图法计算铅含量。即在溶出峰前脚与后脚之间作切线，再以溶出峰顶为中心，向下作垂线与切线相交，以峰顶与交点的高度为纵坐标，加入铅量为横坐标，绘制标准添加曲线，使曲线外延与横坐标相交，对应于原点和交点的距离，即为血样中铅的含量

测定 — 在测定前后和每测定 10 个样品后测一次质控样品，每批至少测定 3 次质控样品。血铅的微分电位溶出峰在 -0.4V（对 SCE）

【结果计算】

按下式计算血铅的含量。

$$X = [(a-6) \cdot d/c] \times 100 \div 207.2$$

式中：X 为血液中铅的含量（$\mu mol/L$）。

a 为从标准添加曲线上查出的样品中铅浓度（$\mu g/ml$）。

b 为从标准添加曲线上查出的试剂空白铅浓度（$\mu g/ml$）。

c 为分析时所取血液的体积（ml）。

d 为将 c 稀释后，总体积为 5ml。

（三）钨舟无焰原子吸收光谱法

【试剂和器具】

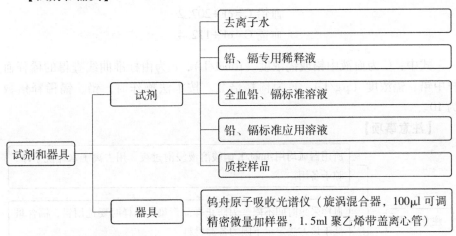

试剂和器具
- 试剂
  - 去离子水
  - 铅、镉专用稀释液
  - 全血铅、镉标准溶液
  - 铅、镉标准应用溶液
  - 质控样品
- 器具
  - 钨舟原子吸收光谱仪（旋涡混合器，$100\mu l$ 可调精密微量加样器，1.5ml 聚乙烯带盖离心管）

【采样、运输和保存】

吸取 $40\mu l$ 末梢血或静脉血，分别置于盛有专用稀释液（0.36ml）的离心管中，盖紧离心管盖，充分混匀待测。样品用冰瓶运送实验室。样品暂不能

检测时，可置冰箱内 4~6℃保存 1 周。

【操作步骤】

1. 仪器操作条件

表 2-10-15　仪器操作条件

元素名称	铅	镉
波长（nm）	283.3	228.8
载气（L/min）	1.5	1.5
干燥（℃/s）	110/30	110/30
灰化（℃/s）	500/30	300/30
原子化（℃/s）	2300/5	2000/5
清洗（℃/s）	2400/3	2200/3

2. 样品测定　先将铅、镉标准应用液和样品放置室温，然后充分混匀静置。按铅、镉标准应用液顺序进样，绘制出标准曲线（r≥0.9950）。然后测定质控样品，当质控样品测定结果可接受时再进行样品测定，同时测定试剂空白。样品的吸光度减去试剂空白的吸光度后，由标准曲线查出铅、镉的含量。

【结果计算】

$$血铅\ C = cF \div 207.2$$
$$血镉\ C = cF \div 112.4$$

式中：C 为血液中铅或镉浓度（μmol/L），c 为由标准曲线查得的稀释血样中铅、镉浓度（μg/L），F 为稀释倍数。按本法操作时，铅、镉稀释倍数为 10。

【注意事项】

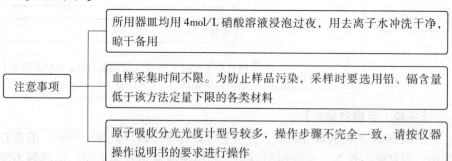

第四节　血清酶测定

一、血清氨基转移酶测定

【试剂和器具】

普遍使用有证商品试剂盒，试剂组成大同小异，各成分的含量与下面的举例或有所不同。

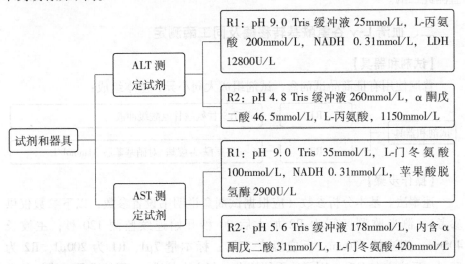

试剂和器具

ALT 测定试剂
- R1：pH 9.0 Tris 缓冲液 25mmol/L，L-丙氨酸 200mmol/L，NADH 0.31mmol/L，LDH 12800U/L
- R2：pH 4.8 Tris 缓冲液 260mmol/L，α 酮戊二酸 46.5mmol/L，L-丙氨酸，1150mmol/L

AST 测定试剂
- R1：pH 9.0 Tris 35mmol/L，L-门冬氨酸 100mmol/L，NADH 0.31mmol/L，苹果酸脱氢酶 2900U/L
- R2：pH 5.6 Tris 缓冲液 178mmol/L，内含 α 酮戊二酸 31mmol/L，L-门冬氨酸 420mmol/L

【操作步骤】

基本分析参数（应根据试剂盒说明书设置参数，以下参数仅供参考）：

速率法。测光监测区间：R2 加入后 30 秒开始连续监测 60~90 秒；主波长 340nm，副波长 405nm；反应温度 37℃；标本量 10μl，R1 为 180μl，R2 为 90μl；反应方向下降；因子法无须校准（仅空白校准），用校准品时线性校准模式；一点校准。

【结果计算】

因子法计算公式：

$$ALT \text{ 或 } AST(U/L) = \triangle A/min \times F = \triangle A/min \times 10^6(6.3 \times 10^3 \times l) \times (V_T/V_S)$$

式中，V_T 为反应总体积（标本量与试剂量之和），V_S 为标本体积，6.3×10^3 为 NADH 在 340nm 波长处的摩尔吸光系数，l 为 1.0cm 光径，F 即计算因子，当分析参数确定后是常数；△A/min 为单位时间内吸光度变化值。
校准法计算公式：

$$\text{ALT 或 AST}(\text{U/L}) = (\triangle A/\min_{测定})/(\triangle A/\min_{校准}) \times C_{校准}$$

【注意事项】

血清室温下可放置 48 小时，2~6℃下可放置 7 天，-20℃下可放置 1 个月
酶活力不下降。血清不宜反复冻融，以免影响酶活性。标本应避免溶血，因
为红细胞中 AST 和 ALT 分别为血清含量的 15 倍与 7 倍，所以明显溶血标本不
宜测此二酶。

二、血清 L-γ 谷氨酰基转移酶及同工酶测定

【试剂和器具】

普遍使用有证商品试剂盒，试剂组成大同小异，基本组成：

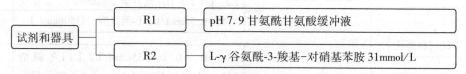

【操作步骤】

速率法。基本分析参数（应根据试剂盒说明书设置参数，以下参数仅供
参考）：测光监测区间为 R2 加入后 90 秒开始连续监测 120 秒；主波长
405nm，副波长 570nm；反应温度 37℃；标本量 7μl、R1 为 200μl，R2 为
50μl；反应方向上升。因子法无须校准（仅空白校准），用校准品时线性校准
模式；一点校准。

【结果计算】

因子法计算公式：

$$\begin{aligned}\text{GGT}(\text{U/L}) &= \triangle A/\min \times F \\ &= (10^6/9900) \times (V_T/V_S)\end{aligned}$$

式中，V_T 为反应总体积（标本量与试剂量之和），V_S 为标本体积，9900
为 2-硝基-5-氨基苯甲酸在 405nm/570nm 处的摩尔吸光系数，F 即计算因子，
当分析参数确定后是常数，△A/min 为单位时间内吸光度变化值。
校准法计算公式：

$$\text{GGT}(\text{U/L}) = (\triangle A/\min_{测定})/(\triangle A/\min_{校准}) \times C_S$$

【参考区间】

男性 10~60U/L，女性 7~45U/L。

三、血清碱性磷酸酶及同工酶测定

【试剂和器具】

普遍使用有证商品试剂盒，试剂组成大同小异，各成分的含量与下面的举例或有所不同。

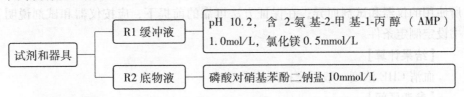

试剂和器具 —— R1 缓冲液：pH 10.2，含 2-氨基-2-甲基-1-丙醇（AMP）1.0mol/L，氯化镁 0.5mmol/L

R2 底物液：磷酸对硝基苯酚二钠盐 10mmol/L

【操作步骤】

基本分析参数（应根据试剂盒说明书设置参数，以下参数仅供参考）：速率法。测光监测区间为 R2 加入后 60 秒开始连续监测 120 秒；主波长 405nm，副波长 546nm；反应温度 37℃；标本量 4μl，R1 为 200μl，R2 为 40μl；反应方向上升；因子法无须校准（仅空白校准），用校准品时线性校准模式，一点校准。

【结果计算】

因子法计算公式：

$$ALP(U/L) = \triangle A/min \times F = \triangle A/min \times 10^6 (18500 \times l) \times (V_T/V_S)$$

式中：V_T 为反应总体积（标本量与试剂量之和），V_S 为标本体积，18500 为 4-NP 在 405nm 波长处的摩尔吸光系数，l 为 1.0cm 光径，F 即计算因子，当分析参数确定后是常数，$\triangle A/min$ 为单位时间内吸光度变化值。

校准法计算公式：

$$ALP(U/L) = (\triangle A/min_{测定})/(\triangle A/min_{校准}) \times c_{校准}$$

【参考区间】

男性：45~125/L；

女性：35~100/L（20~49 岁），50~135/L（50~79 岁）。

四、血清胆碱酯酶测定

【试剂和器具】

主要试剂成分包括丁酰硫代胆碱、DTNB 或铁氰化钾及缓冲液等，一般为双试剂，DTNB 或铁氰化钾作试剂Ⅰ，底物丁酰硫代胆碱作试剂Ⅱ，详见试剂说明书。

【操作步骤】

测定过程一般为，样品与试剂Ⅰ混合，温育一段时间（如 5 分钟），加入试剂Ⅱ，迟滞一定时间（如 1~2 分钟）后监测一定时间（如 3 分钟）内吸收度（405nm 或 410nm）变化。反应温度 37℃。不同实验室具体测定条件会因所使用的仪器和试剂而异，在保证方法可靠的前提下，应按仪器和试剂说明书设定测定条件。

【结果计算】

血清 CHE 浓度一般用定标品校准。

【参考区间】

成人血清 CHE：5000~12000U/L。不同方法测定结果可能有一定差异，各实验室应验证所引用参考区间或建立本实验室的适宜参考区间。

五、血清 5′核苷酸酶测定

【试剂和器具】

试剂（组成因不同商品试剂盒而异，酶用量也因酶制品质量而定）基本组成成分为：Goods 缓冲液：100mmol/L，4-AA 0.2mmol/L，PNP 0.1U/ml，XOD 0.2U/ml，POD 0.6U/ml，5′IMP 10mmol/L，EHSP 2mmol/L。常见的试剂盒为双试剂型，IMP 在 R2 中。

【操作步骤】

基本分析参数（应根据试剂盒说明书设置参数，以下参数仅供参考）：速率法。测光监测区间为 R2 加入后 60 秒开始连续监测 120 秒；主波长 546nm，副波长 800nm；反应温度 37℃；标本量 5μl，R1 为 210μl，R2 为 70μl；反应方向上升；因子法无须校准（仅空白校准），用校准品时线性校准模式，一点校准。

【结果计算】

因子法计算公式：

$$5'NT(U/L) = \triangle A/min \times F(理论\ F = 3523，光径为 1.0cm 时)$$
$$F = (V_T \times 1000)/(\varepsilon \times V_S \times l)$$

其中 V_T 为反应总体积（ml）；V_S 为标本体积（ml）；ε 为红色醌类 546nm 毫摩尔吸光系数是 16.18；l 为比色杯光径（cm）。

校准法计算公式：

$$5'NT(U/L) = (\triangle A_{测定} / \triangle A_{校准}) \times C_S$$

【参考区间】

健康成年人 5'NT 活性为 ≤10U/L，儿童稍低。60 岁以上老人的均值约为青壮年的 2 倍。

六、血清亮氨酸氨基转肽酶测定

【试剂和器具】

组成因不同商品试剂盒而异，如：

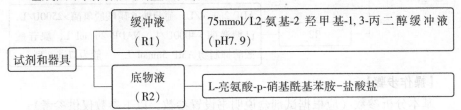

【操作步骤】

基本分析参数（应根据试剂盒说明书设置参数，以下参数仅供参考）：速率法。测光监测区间为 R2 加入后 60 秒开始连续监测 120 秒；主波长 405nm，副波长 505nm；反应温度 37℃；标本量 10μl，R1 为 180μl，R2 为 60μl；反应方向上升，因子法无须校准（仅空白校准），用校准品时采用线性校准模式，一点校准。

【结果计算】

（1）因子法计算公式：

$$LAP(U/L) = \triangle A/min \times F[理论 F = 2685(405nm),$$
$$或 F = 2790(410nm), 光径为 1.0cm 时]$$
$$[\varepsilon 405nm = 9.31 \times 10^3/L/(mol \cdot cm)]$$

（2）校准法计算公式：

$$LAP(U/L) = (\triangle A_{测定} / \triangle A_{校准}) \times C_S$$

【参考区间】

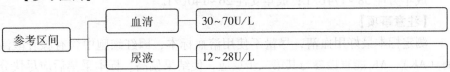

各实验室可验证此参考值或建立自己的参考区间。

七、血清肌酸激酶测定

【试剂和器具】

组成因不同商品试剂盒而异，酶用量也因酶制品质量而定。基本组成成分为

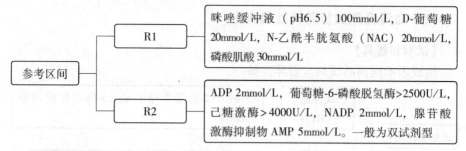

	R1	咪唑缓冲液（pH6.5）100mmol/L，D-葡萄糖 20mmol/L，N-乙酰半胱氨酸（NAC）20mmol/L，磷酸肌酸 30mmol/L
参考区间		
	R2	ADP 2mmol/L，葡萄糖-6-磷酸脱氢酶>2500U/L，己糖激酶>4000U/L，NADP 2mmol/L，腺苷酸激酶抑制物 AMP 5mmol/L。一般为双试剂型

【操作步骤】

基本分析参数（应根据试剂盒说明书设置参数，以下参数仅供参考）：

速率法。测光区间为 R2 加入后 120 秒开始连续监测 120 秒；主波长 340nm，副波长 405nm；反应温度 37℃；标本量 10μl；R1 为 200μl；R2 为 50μl；反应方向上升；因子模式或线性校准模式。

【结果计算】

1. 因子法计算公式

$$CK(U/L)：\triangle A/min \times F(理论 F=4180，根据下式计算)$$

$$F=(V_T \times 1000)/(\varepsilon \times V_S \times l)$$

式中，V_T 为反应总体积（ml）；V_S 为标本体积（ml）；ε 为 NADPH 的 340nm 毫摩尔消光系数（6.22）；l 为比色杯光径（cm）。建议定期以校准品验证此理论 F 值，并可根据验证结果对 F 值作适当修正。

2. 校准法计算公式

$$CK(U/L)=(\triangle A_{测定}/\triangle A_{校准}) \times C_S$$

【参考区间】

成年男性 38~174U/L；成年女性 26~140U/L。

【注意事项】

测定标本最好用血清，尽量不使用溶血标本，因红细胞中含有腺苷酸激酶（AK），AK 能直接参与其第二步反应，使结果偏高。标本采集后应尽快分

离血清并及时检测，不能及时检测的标本宜避光密闭冰箱冷藏。

八、血清肌酸激酶同工酶测定

1. 血清 CK-MB 活性免疫抑制酶耦联法

【试剂和器具】

其组成因不同商品试剂盒而异，酶用量也因酶制品质量而定。基本组成成分与总 CK 测定相同，只是在 R1 中增加了抑制 CK-M 的抗体。

【操作步骤】

基本分析参数（应根据试剂盒说明书设置参数，以下参数仅供参考）：

速率法。测光区间为 R2 加入后 120 秒开始连续监测 120 秒；主波长 340nm，副波长 405nm；反应温度 37℃；标本量 10μl，R1 为 200μl，R2 为 50μl；反应方向上升；因子模式或线性校准模式。

【结果计算】

因子法计算公式

$$CK\text{-}MB(U/L) = \triangle A/min \times F \times 2$$

（理论 F = 8360，根据下式计算）

$$F = (V_T \times 1000)/(\varepsilon \times V_S \times l)$$

式中，V_T 为反应总体积（ml）；V_S 为标本体积（ml）；ε 为 NADPH 的 340nm 的毫摩尔消光系数（6.22）；l 为比色杯光径（cm）。建议定期以校准品验证此理论 F 值，并可根据验证结果对 F 值作适当修正。

校准法计算公式

$$CK\text{-}MB(U/L) = (\triangle A_{测定}/\triangle A_{校准}) \times C_S$$

【参考区间】

<24U/L。

【注意事项】

注意事项	标本在 2~8℃保存 24 小时活性下降<10%；15~25℃保存 1 小时活性损失<10%；-20℃稳定 4 周
	测定标本最好用血清，尽量不使用溶血标本，原因同 CK 连续监测法

续流程

| 注意事项 | 当血中存在 ECK，或 CK-BB 升高时，可造成 CK-MB 活性大于总 CK，应注意鉴别 |
| | 当 CK 活性太高时，可因抗 CK-M 的抗体不够，导致 CK-MB 假性偏高，具体 CK 值根据不同试剂盒提供的说明来稀释标本 |

2. 血清 CK-MB 质量浓度化学发光免疫分析法

【试剂和器具】

专用的商品试剂盒及附带的用品材料清洗液等。

【操作步骤】

自动分析，按试剂与仪器操作说明书进行，只需分离血清上机，其余复杂的反应过程各项操作均由仪器自动进行。

【参考区间】

血清和肝素锂血浆：0.6~6.3ng/ml；EDTA 血浆：0.5~5.0ng/ml。

实验室可验证此参考值，或建立自身的参考区间。

3. 琼脂糖凝胶电泳法

【试剂和器具】

试剂和器具	50mmol/L Tris-巴比妥缓冲液（pH 8.0）
	30mmol/L Tris-巴比妥缓冲液（pH 8.6）
	5g/L 琼脂糖聚乙烯吡咯烷酮 0.5g 琼脂糖，1.4g 聚乙烯吡咯烷酮，加试剂 Tris-巴比妥缓冲液（pH 8.6）100ml，隔水煮沸溶解，分装后 4℃保存
	400mmol/L Bis-Tris 缓冲液（pH 7.0，内含 20mmol/L 醋酸镁，4mmol/L EDTA）
	辅酶溶液（ADP 24mmol/L，AMP10mmol/L，NADP 4mmol/L，葡萄糖 40mmol/L）
	底物–显色液甲（按两张载玻片计）用前于甲管中加试剂辅酶溶液 1.5ml，HK 10.5U，G-6-PD 6U，混合后置 37℃水浴 5 分钟，加入 PMS 0.02mg（2g/L PMS 0.01ml）。PMS 须避光。在加 PMS 前的 5 分钟内配好底物显色液乙，加 PMS 后，立即与乙液混合并覆盖于电泳凝胶板上

试剂和器具

底物-显示液乙。先配置下列试剂：①450mmol/L 磷酸肌酸；②5g/L 氯化碘代硝基四唑（INT）；③2.5g/L 琼脂糖（含 62.5mmol/L 氟化钠及 35g/LPVP）。用前于乙管中加入①液 0.2ml，②液 0.2ml，置 37℃水浴 2 分钟后，加入 N-乙酰半胱氨酸（NAC）20mg，或还原型谷胱甘肽 10mg。用预温至 37℃的滴管吸入隔水煮沸融化后温度降至 37~43℃的③液 1.2ml，滴管吹吸混匀，使 NAC 溶解

混合底物-显示液。当乙液配成后，立即吸甲液入乙液中，混合后立即使用。在水浴箱中操作，防止琼脂糖凝固

必要时用 0.2ml 去离子水代磷酸肌酸溶液制备对照显色液。如做荧光法，用不含 PBS 及 INT 的甲、乙液，用去离子水代 INT 溶液。

【操作步骤】

隔水煮沸溶解试剂（3），取 1.5ml 铺于 1~1.2mm 厚的载玻片上。于近阴极端并排挖两个槽，做两份标本，或做标本与控制物

↓

加样 5μl，80V 电泳 50 分钟

↓

合理安排配制混合底物-显示液的时间，使配制完成时电泳结束

↓

将电泳凝胶板置于涂以黑漆的铝盒中，吸底物显示液 1.5ml 铺于凝胶板上，加盖，待凝后置 37℃水浴 1 小时

↓

置固定液（乙醇：醋酸：水 = 150:10:40）中 2~4 小时，转入去离子水中数小时，取出观察结果或用光密度计在 500nm 波长下扫描定量。需要时可手推至空白卡片纸上，37℃孵育过夜，干片保存

↓

或用无 PMS，INT 的底物显示液，37℃水箱孵育 20 分钟，再置 60℃干燥箱中 20 分钟，在紫外灯（365nm）下观察荧光。有条件者用荧光光密度计扫描定量，激发波长 360nm，发射波长 460nm

↓

结果观察：CK-BB 位于阳极侧的白蛋白区域，CK-MB 位于 α_2 或 β 球蛋白区域，CK-MM 位于阴极侧的 γ 球蛋白区域

【参考区间】

电泳可将 CK 分为 3 个区带，自阳极至阴极分别为 CK-BB、CK-MB、CK-MM。健康人一般只能被检出 CK-MM 同工酶带，无 CK-MB 及 CK-BB 酶带。用免疫抑制法测出 CK-MB>15.0U/L 时，电泳法即可检出该同工酶带。

【注意事项】

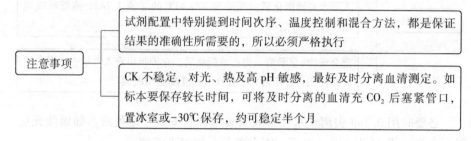

注意事项 —— 试剂配置中特别提到时间次序、温度控制和混合方法，都是保证结果的准确性所需要的，所以必须严格执行

—— CK 不稳定，对光、热及高 pH 敏感，最好及时分离血清测定。如标本要保存较长时间，可将及时分离的血清充 CO_2 后塞紧管口，置冰室或-30℃保存，约可稳定半个月

九、血清淀粉酶测定

【试剂和器具】

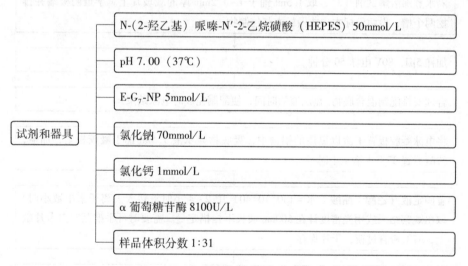

试剂和器具 —— N-(2-羟乙基) 哌嗪-N′-2-乙烷磺酸 （HEPES） 50mmol/L

—— pH 7.00 （37℃）

—— E-G_7-NP 5mmol/L

—— 氯化钠 70mmol/L

—— 氯化钙 1mmol/L

—— α 葡萄糖苷酶 8100U/L

—— 样品体积分数 1:31

上述试剂成分，除 E-G_7-NP 外的其他成分组成试剂 I，E-G_7-NP 作试剂 II。目前各商品试剂与上述试剂相似，各成分浓度、试剂 I 和 II 组成及样品体积分数存在一定差异，详见试剂说明书。

【操作步骤】

血清样品与试剂 I 混合，温育，加入试剂 II，迟滞一定时间后监测特定波长下的吸光度。主要测定条件如下：

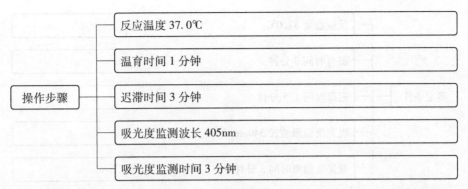

操作步骤
- 反应温度 37.0℃
- 温育时间 1 分钟
- 迟滞时间 3 分钟
- 吸光度监测波长 405nm
- 吸光度监测时间 3 分钟

不同实验室具体测定条件会因所使用的仪器和试剂而异，在保证方法可靠的前提下，应按仪器和试剂说明书设定测定条件，进行定标品、空白样品和血清样品分析。

【结果计算】

血清样品 AMY 催化活性浓度可按 NP 摩尔消光系数计算或用定标品校准。

【参考区间】

成人（20~79 岁）血清 AMY：35~135U/L。

十、血清乳酸脱氢酶测定

【试剂和器具】

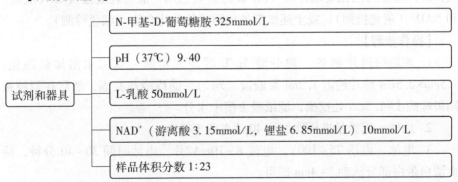

试剂和器具
- N-甲基-D-葡萄糖胺 325mmol/L
- pH（37℃）9.40
- L-乳酸 50mmol/L
- NAD⁺（游离酸 3.15mmol/L，锂盐 6.85mmol/L）10mmol/L
- 样品体积分数 1:23

上述试剂成分，除 NAD⁺ 的其他成分组成试剂 I，NAD⁺ 作为试剂 II。目前各商品试剂与上述试剂相似，缓冲物质种类、试剂 I 和 II 组成、各成分浓度及样品体积分数存在一定差异，详见各试剂说明书。

【操作步骤】

IFCC 参考方法测定过程为，血清样品与试剂 I 混合，温育，加入试剂 II，迟滞一定时间后监测特定波长下的吸光度。主要测定条件如下：

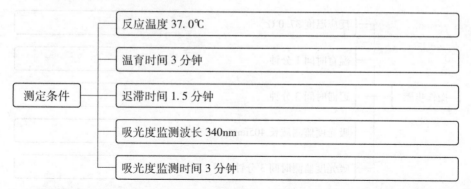

不同实验室具体测定条件会因所使用的仪器和试剂而异，在保证方法可靠的前提下，应按仪器和试剂说明书设定测定条件，进行定标品、空白样品和血清样品分析。

【结果计算】

血清样品 LDH 催化活性浓度可按 NADH 摩尔消光系数计算或用定标品校准。

十一、血清乳酸脱氢酶同工酶测定

【试剂和器具】

一般采用血清蛋白电泳系统。电泳介质一般为琼脂糖凝胶或醋酸纤维素膜，缓冲液多为巴比妥缓冲液（pH 8.6），显色剂一般为乳酸盐（LDH 底物）和 NAD^+（荧光检测），或上述试剂外加四唑盐类化合物（颜色检测）。

【操作步骤】

1. 琼脂糖玻片制备　取分装 5g/L 缓冲琼脂糖一管沸水浴加热融化，7.5cm×2.5cm 玻片约需 1.2ml 凝胶液，均匀平铺待冷却凝固，然后在凝胶板阴极端约 1~1.5cm 处挖槽，滤纸吸去槽中水分。

2. 加样　用微量进样器加约 40μl 血清于槽中。

3. 电泳　电压 75~100V，电流 8~10mA/片，电泳时间 30~40 分钟，待血清白蛋白部分泳动 3~4cm 即可。

4. 显色　电泳结束前 5~10 分钟，将底物显色液与沸水浴融化的试剂（5）液按 4∶5 比例混合成显色凝胶液。避光在 50℃水浴中存放备用。

琼脂糖玻片在电泳结束后置铝盒，立即用滴管吸取显色凝胶液约 1.2ml，使其自然铺展覆盖于玻片上。凝固后，加盖避光，37℃水浴中保温 1 小时，为保证盒内温度，须让铝盒浮于水面。

5. 固定和洗脱　已显色的琼脂糖玻片浸入固定洗脱液中 20~40 分钟，至背景完全脱去黄色为止，去离子水中漂洗多次，每次 10~15 分钟。

6. 光密度扫描求百分率 按仪器操作说明在波长 570nm 对琼脂糖玻片进行扫描，求各同工酶所占的百分率。

在无光密度计条件下，可将各同工酶区带用小刀切开，分别放入试管中，加 400g/L 尿素 4ml，放入沸水中，加温 5~10 分钟，取出冷却后，以 570nm 波长，空白凝胶管（取大小相同但无同工酶区带的凝胶用尿素溶解制成）调零，比色，根据各管吸光度，按下式计算各同工酶的百分率。吸光度总和

$$A_{总} = A_1 + A_2 + A_3 + A_4 + A_5$$

各同工酶百分率（%）为：

$$LDs\% = A_S / A_{总} \times 100\%$$

S 为相应同工酶的序号，如为 1，即为 LDH_1。

【参考区间】

实验室间差异较大，以下范围仅供参考。

LDH_2（35%~44%）>LDH_1（24%~34%）>LDH_3（19%~27%）>LDH_4（3%~8%）>LDH_5（0~5%）。

【注意事项】

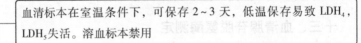

注意事项	血清标本在室温条件下，可保存 2~3 天，低温保存易致 LDH_4、LDH_5 失活。溶血标本禁用
	LDH_4、LDH_5，尤其 LDH_5，对热敏感，PMS 对光敏感，所以底物显色液不宜超过 50℃，并需避光，否则可导致 LDH_4、LDH_5，变性失活，及显色后琼脂糖背景加深

十二、血清脂肪酶测定

1. 色原底物法

【试剂和器具】

主要试剂成分包括 1,2-邻-二月桂基-消旋-甘油-3-戊二酸-（6-甲基试卤灵）酯、共脂肪酶（猪胰）、脱氧胆酸钠、氯化钙和缓冲液等，各商品试剂成分相似，成分浓度、缓冲液种类及样品、试剂比例有一定差异，一般为双试剂，详见试剂说明书。

【操作步骤】

测定过程一般为，样品先与试剂Ⅰ混合，温育一段时间（如3分钟），加入试剂Ⅱ，迟滞一定时间（如60秒），监测一定时间（如2分钟）内吸收度（570nm）变化。反应温度37℃。不同实验室具体测定条件会因所使用的仪器和试剂而异，在保证方法可靠的前提下，应按仪器和试剂说明书设定测定条件。

【结果计算】

血清样品LPS催化活性浓度一般用定标品校准。

2. 酶耦联显色法

【试剂和器具】

主要试剂成分包括1, 2-二酰甘油、单酰甘油脂肪酶、甘油激酶、ATP、磷酸甘油氧化酶、过氧化物酶、4-氨基安替比林、苯胺衍生物、胆酸、共脂肪酶和缓冲液等，详见试剂说明书。

【操作步骤】

测定过程一般为，样品与试剂混合，温育一段时间，在一定波长（依色原不同而异）下监测一定时间内的吸收度变化。反应温度37℃。不同实验室具体测定条件会因所使用的仪器和试剂而异，在保证方法可靠的前提下，应按仪器和试剂说明书设定测定条件。

【结果计算】

血清样品LPS催化活性浓度一般用定标品校准。

十三、血清腺苷脱氨酶测定

1. 紫外速率法

【试剂和器具】

主要试剂成分包括磷酸盐缓冲液、α酮戊二酸、NADH、ADP、EDTA、GLDH、腺嘌呤核苷等，一般为双试剂，底物作试剂Ⅱ，其他成分作试剂Ⅰ，详见试剂说明书。

【操作步骤】

测定过程一般为，样品与试剂Ⅰ混合，温育一段时间（如5分钟），加入试剂Ⅱ，迟滞一定时间后监测一定时间（如3分钟）内吸收度（340nm）变化。反应温度37℃。不同实验室具体测定条件会因所使用的仪器和试剂而异，在保证方法可靠的前提下，应按仪器和试剂说明书设定测定条件。

【结果计算】

样品ADA浓度可用色原物质的摩尔消光系数计算或用定标品校准。

2. 酶耦联显色法

【试剂和器具】

主要试剂成分包括腺苷、嘌呤核苷磷酸化酶、次黄嘌呤氧化酶、过氧化物酶、色原物质（如4-氨基安替比林和酚类或苯胺类物质）和缓冲液，详见相关试剂说明书。

【操作步骤】

测定过程一般为样品与试剂混合，温育一段时间后监测一定波长（依色原不同而异）下吸收度变化。反应温度37℃。不同实验室具体测定条件会因所使用的仪器和试剂而异，在保证方法可靠的前提下，应按仪器和试剂说明书设定测定条件。

【结果计算】

样品 ADA 催化活性浓度一般用定标品校准。

【参考区间】

成人血清 ADA 参考区间一般为<20U/L。不同方法测定结果可能有一定差异，各实验室应验证所引用参考区间或建立本实验室的适宜参考区间。

十四、血清酸性磷酸酶测定

【试剂和器具】

主要试剂成分包括 α 萘酚磷酸酯、固红 TR 或相似物质、1,5-戊二醇、枸橼酸缓冲液等，测定 tr-ACP 时含酒石酸，测定 t-ACP 时不含酒石酸。各商品试剂成分相似，各成分浓度及样品体积分数存在一定差异，详见各试剂说明书。

【操作步骤】

测定过程一般为，试剂与样品混合后温育一段时间（如5分钟），随后监测一定时间（1~3分钟）内吸收度（405nm 左右）变化。反应温度37℃。不同实验室具体测定条件会因所使用的仪器和试剂而异，在保证方法可靠的前提下，应按仪器和试剂说明书设定测定条件，进行定标品、空白样品和血清样品分析。

【结果计算】

血清样品 ACP 催化活性浓度可按有色物质消光系数计算或用定标品校准。

【参考区间】

不同方法参考区间不甚一致，一般成人血清 t-ACP 参考上限 7U/L 左右，tr-ACP 5U/L 左右。

【注意事项】

血清 ACP 不稳定，血清分离后需尽快加入适量乙酸，降低血清 pH 至 5.4，以稳定 ACP。红细胞中含大量 ACP，需尽快分离血清，溶血样品不可用做 ACP 测定。

十五、血清 α 羟丁酸脱氢酶测定

【试剂和器具】

主要试剂成分包括磷酸盐缓冲液、α 酮丁酸和 NADH，各商品试剂成分相似，成分浓度及样品—试剂比例有一定差异，一般为双试剂，详见试剂说明书。

【操作步骤】

测定过程一般为，样品先与含 NADH 的试剂混合，温育一段时间（如 5 分钟），加入含仅—酮丁酸的试剂，迟滞一定时间（如 60 秒），监测一定时间（如 3 分钟）内吸收度（340nm）变化。反应温度 37℃。不同实验室具体测定条件会因所使用的仪器和试剂而异，在保证方法可靠的前提下，应按仪器和试剂说明书设定测定条件。

【结果计算】

血清样品 HBDH 催化活性浓度可按 NADH 摩尔消光系数计算或用定标品校准。

【参考区间】

目前引用较多的 HBDH 参考区间为成人 72~182U/L。

【注意事项】

红细胞中 HBDH 含量高，标本采集后应在 2 小时内分离血清，溶血血清不能用于 HBDH 测定。

十六、葡萄糖-6-磷酸脱氢酶测定

【试剂和器具】

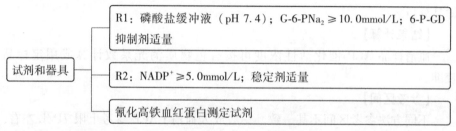

试剂和器具
- R1：磷酸盐缓冲液（pH 7.4）；G-6-PNa$_2$ ≥10.0mmol/L；6-P-GD 抑制剂适量
- R2：NADP$^+$ ≥5.0mmol/L；稳定剂适量
- 氰化高铁血红蛋白测定试剂

【操作步骤】

溶血液制备：吸取末梢血液或抗凝血液 20μl 加蒸馏水 400μl，混合均匀即为溶血液，溶血完全后上机测定

采用自动/半自动分析仪检测，按试剂盒说明书操作，基本分析参数为：速率法；反应温度37℃；主波长340nm；标本量25μl；R1 200μl，孵育5分钟，R2 50μl；延迟时间1分钟，监测时间3分钟

另开通道，同时测定该溶血液的血红蛋白浓度

【结果计算】

$$G\text{-}6\text{-}PD(U/L) = \triangle A/min \times K = \triangle A/min(V_T \times 21)/(6.22 \times 10^{-3}V_S)$$

$$= \triangle A/min \times 37138$$

$$Hb(g/L) = A_{样品}K = A_{样品} \times 416$$

$$红细胞\ G\text{-}6\text{-}PD(U/gHb) = G\text{-}6\text{-}PD/Hb(g/L)$$

式中，V_T 为反应液总体积，V_S 为溶血液总体积 0.05ml，6.22×10^{-3} 为 NADPH 在 340nm 处的毫摩尔吸光系数；21 为血液稀释倍数；416 为溶血液血红蛋白浓度计算的 K 值。

【参考区间】

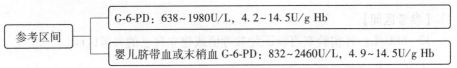

参考区间 ——— G-6-PD：638~1980U/L，4.2~14.5U/g Hb

——— 婴儿脐带血或末梢血 G-6-PD：832~2460U/L，4.9~14.5U/g Hb

十七、血清血管紧张素转换酶测定

【试剂和器具】

采用商品试剂盒，各种试剂盒的组成大同小异，基本组成成分为：pH 8.2 的硼酸缓冲液，FAPGG 2.5mmol/L。液态单试剂剂型。

【操作步骤】

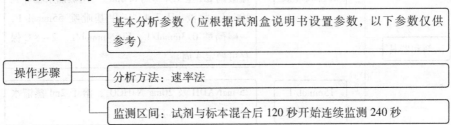

操作步骤 ——— 基本分析参数（应根据试剂盒说明书设置参数，以下参数仅供参考）

——— 分析方法：速率法

——— 监测区间：试剂与标本混合后 120 秒开始连续监测 240 秒

续流程

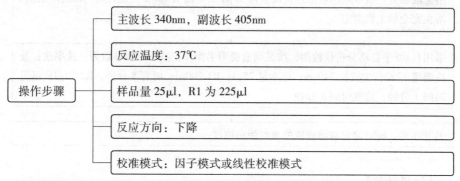

操作步骤
- 主波长 340nm，副波长 405nm
- 反应温度：37℃
- 样品量 25μl，R1 为 225μl
- 反应方向：下降
- 校准模式：因子模式或线性校准模式

【结果计算】

因子法计算公式

$$ACE(U/L) = \triangle A/min \times F(理论\ F = -20000, 光径为1.0cm\ 时)$$
$$F = (V_T \times 1000)/(\varepsilon \times V_S \times l)$$

式中，V_T 为反应总体积（ml）；V_S 为标本体积（ml）；ε 为 FAPGG340nm 毫摩尔吸光系数（0.5）；l 为比色杯光径（cm）。

校准法计算公式

$$ACE(U/L) = (\triangle A_{测定} / \triangle A_{校准}) \times C_S$$

【参考区间】

12~68U/L。各实验室可验证此参考值或建立自己的参考区间。

十八、血清醛缩酶测定

【试剂和器具】

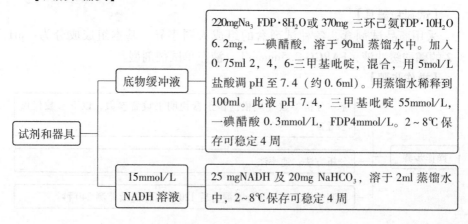

试剂和器具

底物缓冲液：$220mg Na_3\ FDP \cdot 8H_2O$ 或 370mg 三环己氨 $FDP \cdot 10H_2O$ 6.2mg，一碘醋酸，溶于 90ml 蒸馏水中。加入 0.75ml 2，4，6-三甲基吡啶，混合，用 5mol/L 盐酸调 pH 至 7.4（约 0.6ml）。用蒸馏水稀释到 100ml。此液 pH 7.4，三甲基吡啶 55mmol/L，一碘醋酸 0.3mmol/L，FDP4mmol/L。2~8℃ 保存可稳定 4 周

15mmol/L NADH 溶液：25 mgNADH 及 20mg $NaHCO_3$，溶于 2ml 蒸馏水中，2~8℃ 保存可稳定 4 周

续流程

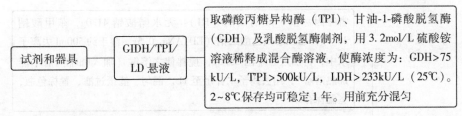

试剂和器具 ── GIDH/TPI/ LD 悬液 ── 取磷酸丙糖异构酶（TPI）、甘油-1-磷酸脱氢酶（GDH）及乳酸脱氢酶制剂，用 3.2mol/L 硫酸铵溶液稀释成混合酶溶液，使酶浓度为：GDH>75 kU/L，TPI>500kU/L，LDH>233kU/L（25℃）。2~8℃保存均可稳定 1 年。用前充分混匀

【操作步骤】

取 2.5ml 底物缓冲液，0.05ml NADH 溶液，0.01GDH/TPI/LD 悬液，0.20ml 血清或血浆，放入比色杯中

↓

混合，37℃孵育约 5 分钟

↓

在 340nm 波长读取吸光度 A_1

↓

37℃准确位置 20 分钟后（第 2 步的 5 分钟不算在内），在 340nm 波长下读取吸光度 A_2

↓

若△A（A_1-A_2）>0.50，用等渗盐水稀释标本 5~10 倍后重测

【结果计算】

$$ALD(U/L) = \triangle A/\min(10^6 V_T)/(6300 Vs \times 2)$$
$$= (\triangle A/20)(2.76/0.2)$$
$$\times (1/6300 \cdot 10^6/2)$$

式中，20 为反应时间 20 分钟，2 为每分子 FDP 经反应后使 2 分子的 NADH 转变成 NAD^+。

【参考区间】

男：2.61~5.71U/L；女：1.98~5.54U/L。

第五节　血清胆红素、胆汁酸及血氨测定

一、血清胆红素测定

（一）重氮法（改良 J-G 法）

【试剂和器具】

试剂和器具

咖啡因一苯甲酸钠试剂（R1）：无水醋酸钠 41.0g，苯甲酸钠 38.0g，乙二胺四乙酸二钠（EDTANa₂）0.5g，溶于约 500ml 去离子水中；再加入咖啡因 25.0g，搅拌使之溶解（加入咖啡因后不能加热溶解）；用去离子水补足至 1L，混匀。滤纸过滤，置棕色瓶，室温保存

碱性酒石酸钠溶液（R2）：氢氧化钠 75.0g，酒石酸钠（$Na_2C_4H_4O_6 \cdot 2H_2O$）263.0g，用去离子水溶解并补足至 1L，混匀。置塑料瓶中，室温保存

5.0g/L 亚硝酸钠溶液：置棕色瓶，冰箱保存，稳定不少于 2 周

5.0g/L 对一氨基苯磺酸溶液（R3）：对-氨基苯磺酸（$NH_2C_6H_4SO_3H \cdot H_2O$）5.0g，溶于 800ml 去离子水中，加入浓盐酸 15ml，用去离子水补足至 1L

重氮试剂（R4）：临用前取 5.0g/L 亚硝酸钠溶液 0.5ml 和 R3 20ml，混合

5.0g/L 叠氮钠溶液（R5）

胆红素贮存校准液：胆红素 10mg，加入 1ml 二甲亚砜，用玻棒搅拌，使成混悬液。加入 0.05mmol/L 碳酸钠溶液 2ml，使胆红素完全溶解后，移入 100ml 容量瓶中，缓慢加入 0.1mol/L 盐酸 2ml，边加边摇（勿用力摇动，以免产生气泡）。最后以稀释用血清补足至 100ml。配制过程中应尽量避光，储存容器用黑纸包裹，置 4℃冰箱 3 天内有效，配后尽快制作校准曲线

自动分析仪试剂：组成因不同商品试剂盒而异

总胆红素试剂：R1 包括对-氨基苯磺酸 32 mmol/L、盐酸 165mmol/L、二甲亚砜（DMSO）7mmol/L；R2 为亚硝酸钠 60mmol/L

结合胆红素试剂：R1 包括对-氨基苯磺酸 32mmol/L、盐酸 165mmol/L；R2 为亚硝酸钠 60mmol/L

应采用具有溯源性的商品化校准品

【操作步骤】

基本分析参数（应根据试剂盒说明书设置参数，以下参数仅供参考）：终点法。A_1 在 R2 加入前读数，A_2 在 10 分钟反应时间终点读数；主波长 500~560nm，副波长 700nm；反应温度 37℃；标本量 6μl，R1 为 180μl，R2 为 90μl；反应方向上升；线性校准模式；一点校准。

需要指出的是，自动分析仪用的试剂盒虽然称咖啡因法或 J-G 法，但无碱性酒石酸。

【参考区间】

总胆红素 5.1~19μmol/L，结合胆红素 1.7~6.8μmol/L。

（二）胆红素氧化酶法

1. 总胆红素

【试剂和器具】

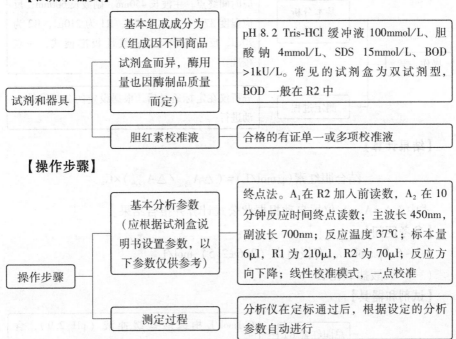

【操作步骤】

【结果计算】

$$总胆红素（μmol/L）=（\triangle A_{测定}/\triangle A_{校准}）\times C_s$$

式中 $\triangle A = A_2 - A_1$ 仪器自动根据此公式计算并报告结果。

【参考区间】

5.1~19μmol/L，有报道为（10.3±4.1）μmol/L。

2. 结合胆红素

【试剂和器具】

组成因不同商品试剂盒而异，酶用量也因酶制品质量而定。

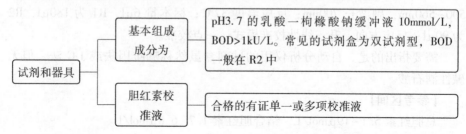

【操作步骤】

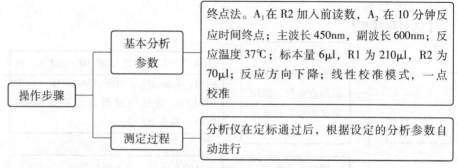

【结果计算】

$$结合胆红素（\mu mol/L）=（\triangle A_{测定}/\triangle A_{校准}）\times C_s$$

式中$\triangle A=A_2-A_1$仪器自动根据此公式计算并报告结果。

【参考区间】

1.7~6.8μmol/L，有报道为（2.6±2.5）mol/L。

（三）钒酸盐氧化法

【试剂和器具】

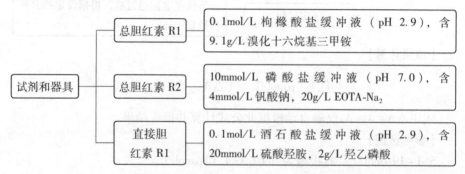

续流程

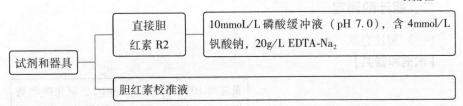

【操作步骤】

基本分析参数（应根据试剂盒说明书设置参数，以下参数仅供参考）：终点法。测定点 A_1 在 R2 加入前，A_2 在 10 分钟反应时间终点；主波长 450nm，副波长 546nm；反应温度 37℃；标本量 6μl，R1 为 210μl，R2 为 70μl；反应方向下降；线性校准模式，一点校准。

【结果计算】

$$总胆红素(\mu mol/L) = \triangle A_{测定} / \triangle A_{校准} \times C_s$$
$$直接胆红素(\mu mol/L) = \triangle A_{测定} / \triangle A_{校准} \times C_s$$

式中 $\triangle A = A_2 - A_1$ 仪器自动根据此公式计算并报告结果。

【参考区间】

总胆红素 5.1~19μmol/L，结合胆红素 1.7~6.8μmol/L。

（四）干化学法

【试剂和器具】

参见有关试剂说明书。

【操作步骤】

本法使用专干片与配套仪器，按有关规定操作，分析自动进行。

【结果计算】

仪器自动根据内置公式自动计算并报告结果。

【参考区间】

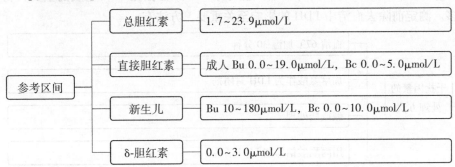

二、胆汁酸测定

（一）酶比色法

【试剂和器具】

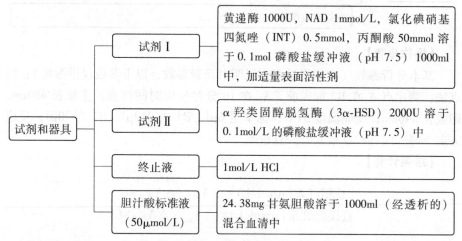

试剂和器具
- 试剂Ⅰ —— 黄递酶 1000U，NAD 1mmol/L，氯化碘硝基四氮唑（INT）0.5mmol，丙酮酸 50mmol 溶于 0.1mol 磷酸盐缓冲液（pH 7.5）1000ml 中，加适量表面活性剂
- 试剂Ⅱ —— α羟类固醇脱氢酶（3α-HSD）2000U 溶于 0.1mol/L 的磷酸盐缓冲液（pH 7.5）中
- 终止液 —— 1mol/L HCl
- 胆汁酸标准液（50μmol/L） —— 24.38mg 甘氨胆酸溶于 1000ml（经透析的）混合血清中

【操作步骤】

参数设定：反应温度，37℃；反应类型，终点法；波长，500nm（主）/700nm（次）；血清，25μl；试剂Ⅰ，200μl；第一点读数时间，280 秒；试剂Ⅱ（300 秒时加入），50μl；第二点读数时间，600 秒。

【参考区间】

健康成年人的空腹血清 TBA 浓度为（4.9±2.38）μmol/L，浓度范围在（0.14~9.66）μmol/L；中餐后 2 小时 TBA 为（8.22±2.91）μmol/L，浓度范围在（2.4~14.0）μmol/L。

【注意事项】

由于血清中 TBA 含量低，样品中存在干扰物质的影响相对较大，其中主要为乳酸脱氢酶（LDH），由 LDH 生成的 NADH 往往比 TBA 生成的量要大得多。测定前除去血清中 LDH 的影响至关重要，方法有：

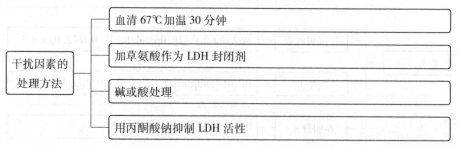

干扰因素的处理方法
- 血清 67℃加温 30 分钟
- 加草氨酸作为 LDH 封闭剂
- 碱或酸处理
- 用丙酮酸钠抑制 LDH 活性

上述四类方法中，以丙酮酸钠抑制法最好，可免去前处理步骤，直接加入反应体系，不影响体系的 pH；且对反应无干扰。血清中还存在其他脱氢酶（当有相应底物存在时）和还原性物质，如不除去，测定结果会偏高。

（二）酶循环法

【试剂和器具】

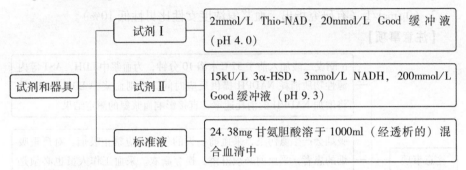

【操作步骤】

自动分析参数设定：反应类型，速率法；反应温度，37℃；波长，405nm（主）/660nm（次）；血清，3μl；试剂 I，200μl；3～5 分钟后加试剂 II 50μl，延迟时间 1 分钟，读数时间 4 分钟。

【结果计算】

$$TBA(\mu mol/L) = \frac{\Delta A_{测定}}{\Delta A_{标准}} \times 胆汁酸标准液浓度$$

【参考区间】

40 名健康成年人的空腹血清 TBA 浓度为（3.71±2.98）μmol/L，范围为 0～6.71μmol/L，>10.00μmol/L 为增高。

三、血清氨测定

【试剂和器具】

Tris-HCl 缓冲液 pH7.80，内含 α 酮戊二酸溶液 14mmol/L、NADH >0.23mmol/L、GLDH≥3000U/L。

【操作步骤】

基本分析参数（应根据试剂盒说明书设置参数，以下参数仅供参考）：两点速率法。测光监测区间为 R1 加入后 300 秒开始连续监测 120 秒；主波长 340nm，副波长 600nm；反应温度 37℃；标本量 20μl，R1 为 240μl；反应方向下降，线性校准模式，一点校准。

【结果计算】

血氨(μmol) = (测定△A/min) - (空白△A/min)/(校准△A/min) - (空白△A/min)×C_s

【参考区间】

2~60μmol/L（有研究指出，血浆氨浓度女性比男性低10%）。

【注意事项】

注意事项

α酮戊二酸加入前于37℃水浴10分钟，为血浆中LDH，AST等内源性物质消耗NADPH提供反应时间。否则血浆中LDH，AST等将增加NADPH的消耗速率，直接影响血浆氨的测定结果

吸烟会产生氨污染，采血前一天的午夜后应禁止吸烟。对严重吸烟的患者，采血前必须淋浴，换穿新衣。采血工作人员也必须是非吸烟者

实验室周围及实验室内空气中的氨也会污染标本和实验器皿，因此要在特定的实验室区域采集标本和进行测定，严格限制人员进出实验室；所有用于血氨测定的器皿必须经过化学处理

第六节　血清非蛋白含氮化合物测定

一、血清尿素测定

（一）酶耦联速率法

1. 手工检测

【试剂和器具】

试剂和器具

试剂成分和在反应液中的参考浓度：pH 8.0；Tris-琥珀酸缓冲液150mmol/L；尿素酶 8000U/L；GLDH 700U/L；NADH 0.3mmol/L；α酮戊二酸 15mmol/L；ADP 1.5mmol/L

尿素标准液 5mmol/L

上述试剂成分，试剂1主要含仅一酮戊二酸、GLDH；试剂2主要含尿素酶、NADH。目前各商品试剂与上述试剂相似，试剂组成及各成分浓度存在一

定差异。

【操作步骤】

按表 2-10-16 操作。

表 2-10-16　尿素酶法测定操作步骤

加入物	测定管	标准管	空白管
血清（μl）	15	—	—
尿素标准液（μl）	—	15	—
去氨蒸馏水（μl）	—	—	15
酶试剂（ml）	1.5	1.5	1.5

表 2-10-16 中各管依次逐管加入已预温的酶试剂，混匀后立即在分光光度计波长 340nm 处监测吸光度变化速率，计算出 $\triangle A/min$。

【参考区间】

成人血 Urea：

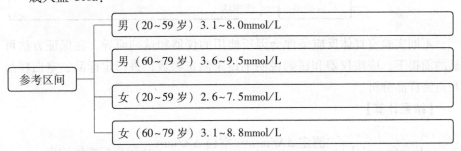

参考区间

男（20~59 岁）3.1~8.0mmol/L

男（60~79 岁）3.6~9.5mmol/L

女（20~59 岁）2.6~7.5mmol/L

女（60~79 岁）3.1~8.8mmol/L

2. 自动化分析仪检测

【试剂和器具】

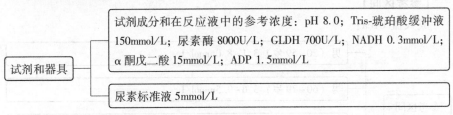

试剂和器具

试剂成分和在反应液中的参考浓度：pH 8.0；Tris-琥珀酸缓冲液 150mmol/L；尿素酶 8000U/L；GLDH 700U/L；NADH 0.3mmol/L；α 酮戊二酸 15mmol/L；ADP 1.5mmol/L

尿素标准液 5mmol/L

上述试剂成分，试剂 1 主要含 α-酮戊二酸、GLDH；试剂 2 主要含尿素酶、NADH。目前各商品试剂与上述试剂相似，试剂组成及各成分浓度存在一定差异。

【操作步骤】

自动生化分析仪测定过程为血清样品与试剂 1 混合，温育，加入试剂 2，迟滞一定时间后监测特定波长下的吸光度 A。主要反应条件如下：

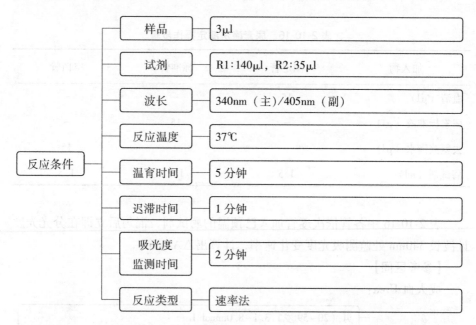

反应条件		
	样品	3μl
	试剂	R1：140μl，R2：35μl
	波长	340nm（主）/405nm（副）
	反应温度	37℃
	温育时间	5 分钟
	迟滞时间	1 分钟
	吸光度监测时间	2 分钟
	反应类型	速率法

不同实验室具体反应条件会因所使用的仪器和试剂而异，在保证方法可靠的前提下，应按仪器和试剂说明书设定测定参数，进行定标品、空白样品和血清样品分析。

【结果计算】

$$Urea(mmol/L) = \frac{测定\ \Delta A/min - 空白\ \Delta A/min}{标准\ \Delta A/min - 空白\ /min} \times 尿素标准液浓度$$

【参考区间】

成人血 Urea：

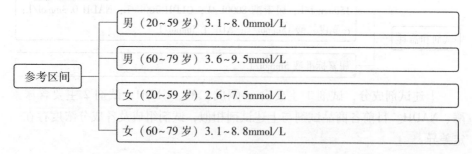

参考区间	
	男（20~59 岁）3.1~8.0mmol/L
	男（60~79 岁）3.6~9.5mmol/L
	女（20~59 岁）2.6~7.5mmol/L
	女（60~79 岁）3.1~8.8mmol/L

【注意事项】

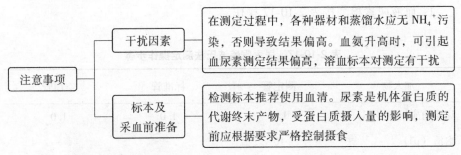

注意事项 —— 干扰因素 —— 在测定过程中，各种器材和蒸馏水应无 NH_4^+ 污染，否则导致结果偏高。血氨升高时，可引起血尿素测定结果偏高，溶血标本对测定有干扰

—— 标本及采血前准备 —— 检测标本推荐使用血清。尿素是机体蛋白质的代谢终末产物，受蛋白质摄入量的影响，测定前应根据要求严格控制摄食

（二）脲酶-波氏比色法

【试剂和器具】

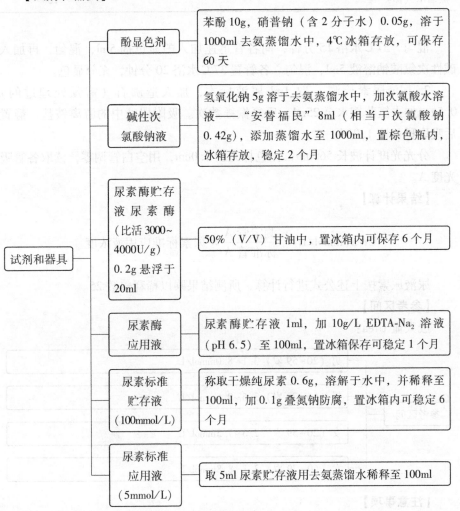

试剂和器具

—— 酚显色剂 —— 苯酚 10g，硝普钠（含 2 分子水）0.05g，溶于 1000ml 去氨蒸馏水中，4℃ 冰箱存放，可保存 60 天

—— 碱性次氯酸钠液 —— 氢氧化钠 5g 溶于去氨蒸馏水中，加次氯酸水溶液——"安替福民" 8ml（相当于次氯酸钠 0.42g），添加蒸馏水至 1000ml，置棕色瓶内，冰箱存放，稳定 2 个月

—— 尿素酶贮存液 尿素酶（比活 3000~4000U/g）0.2g 悬浮于 20ml —— 50%（V/V）甘油中，置冰箱内可保存 6 个月

—— 尿素酶应用液 —— 尿素酶贮存液 1ml，加 10g/L EDTA-Na_2 溶液（pH 6.5）至 100ml，置冰箱保存可稳定 1 个月

—— 尿素标准贮存液（100mmol/L）—— 称取干燥纯尿素 0.6g，溶解于水中，并稀释至 100ml，加 0.1g 叠氮钠防腐，置冰箱内可稳定 6 个月

—— 尿素标准应用液（5mmol/L）—— 取 5ml 尿素贮存液用去氨蒸馏水稀释至 100ml

【操作步骤】

1. 血液尿素检测按表 2-10-17 操作。

表 2-10-17　尿素脲酶波氏法测定操作步骤

加入物	测定管	标准管	空白管
尿素酶应用液（ml）	1.0	1.0	1.0
血清（μl）	10	–	–
尿素标准应用液（μl）	–	10	–
蒸馏水（μl）	–	–	10

混匀，37℃水浴 15 分钟，向各管迅速加入酚显色剂 5ml，混匀，再加入碱性次氯酸钠溶液 5ml，混匀。各管置 37℃水浴 20 分钟，充分显色。

2. 尿液尿素检测　取 1ml 尿液标本，加人造沸石（需预处理过的）0.5g，加去氨蒸馏水至 25ml，反复振摇数次。吸附尿液中的游离铵盐，静置后吸取稀释液 1.0ml。

分光光度计波长 560nm，比色杯光径 1.0cm，用空白管调零，读取各管吸光度 A。

【结果计算】

$$Urea(mmol/L) = \frac{测定管\ A}{标准管\ A} \times 尿素标准应用液浓度$$

尿液尿素按上述公式进行计算，所测结果乘以稀释倍数 25。

【参考区间】

成人血 Urea：

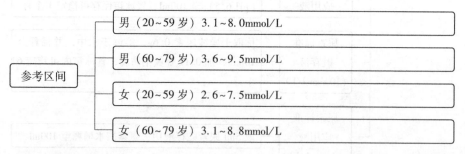

参考区间
- 男（20~59 岁）3.1~8.0mmol/L
- 男（60~79 岁）3.6~9.5mmol/L
- 女（20~59 岁）2.6~7.5mmol/L
- 女（60~79 岁）3.1~8.8mmol/L

【注意事项】

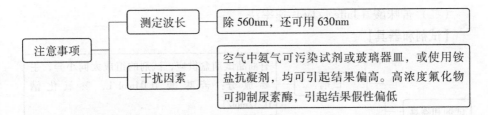

注意事项
- 测定波长 —— 除 560nm, 还可用 630nm
- 干扰因素 —— 空气中氨气可污染试剂或玻璃器皿, 或使用铵盐抗凝剂, 均可引起结果偏高。高浓度氟化物可抑制尿素酶, 引起结果假性偏低

二、血清肌酐测定

（一）肌氨酸氧化酶法

【试剂和器具】

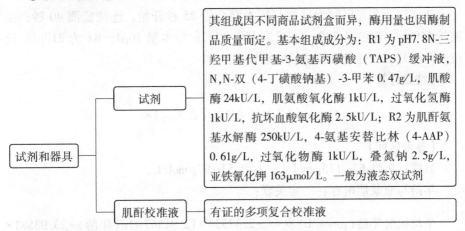

试剂和器具
- 试剂 —— 其组成因不同商品试剂盒而异, 酶用量也因酶制品质量而定。基本组成成分为: R1 为 pH7.8N-三羟甲基代甲基-3-氨基丙磺酸（TAPS）缓冲液, N,N-双（4-丁磺酸钠基）-3-甲苯 0.47g/L, 肌酸酶 24kU/L, 肌氨酸氧化酶 1kU/L, 过氧化氢酶 1kU/L, 抗坏血酸氧化酶 2.5kU/L; R2 为肌酐氨基水解酶 250kU/L, 4-氨基安替比林（4-AAP）0.61g/L, 过氧化物酶 1kU/L, 叠氮钠 2.5g/L, 亚铁氰化钾 163μmol/L。一般为液态双试剂
- 肌酐校准液 —— 有证的多项复合校准液

【操作步骤】

基本分析参数（应根据试剂盒说明书设置参数, 以下参数仅供参考）:

两点终点法。测定点: A_1 在 R2 加入前即刻, A_2 在 10 分钟反应时间终点; 主波长 546nm, 副波长 700nm; 反应温度 37℃; 标本量 8μl; R1 为 210μl; R2 为 70μl; 反应方向上升; 线性校准模式, 一点校准。

【结果计算】

计算公式: $Cr(\mu mol/L) = (\triangle A_{测定}/\triangle A_{校准}) \times C_s (\triangle A = A_2 - A_1)$

【参考区间】

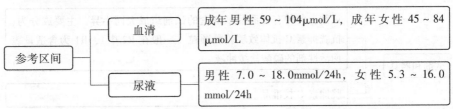

参考区间
- 血清 —— 成年男性 59 ~ 104μmol/L, 成年女性 45 ~ 84 μmol/L
- 尿液 —— 男性 7.0 ~ 18.0mmol/24h, 女性 5.3 ~ 16.0 mmol/24h

（二）苦味酸（Jaffe 反应）速率法

【试剂和器具】

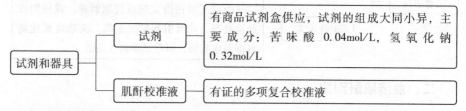

【操作步骤】

基本分析参数（应根据试剂盒说明书设置参数，以下参数仅供参考）：

速率法。测光区间为试剂与标本混合后 25 秒开始，连续监测 40 秒；主波长 510nm，副波长 700nm；反应温度 37℃；标本量 10μl，R1 为 210μl；反应方向上升；线性校准模式，一点校准。

【结果计算】

$$Cr(\mu mol/L) = (\triangle A_{测定} / \triangle A_{校准}) \times C_s$$

【参考区间】

血清：男性 62～115μmol/L；女性 53～97μmol/L。

年龄与血浆肌酐存在一定关联：

平均肌酐年龄（μmol/L）岁 = (-2.3733) - 12.91367×1n（年龄）+23.93581×年龄$^{0.5}$

$$S(\mu mol/L) 岁 = \sqrt{\frac{\pi}{2}} \times 4.20393 - 2.44027 \times 1n（年龄） + 0.59763 \times 年龄^{0.5}$$

【注意事项】

必须严格控制反应时间，尽量避免快速或慢速反应假肌酐物质的干扰。

三、血清胱抑素 C 测定

【试剂和器具】

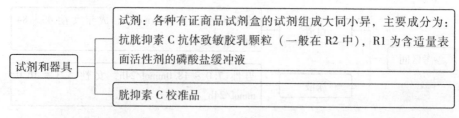

【操作步骤】

基本分析参数（应根据试剂盒说明书设置参数，以下参数仅供参考）：

两点终点法。测定点为 A_1，在 R2 加入前即刻，A_2 在 10 分钟反应时间终点；主波长 340nm，副波长 700nm；反应温度 37℃；标本量 3μl，R1 为 200μl，R2 为 40μl；反应方向上升；非线性校准模式，多点校准。

【结果计算】

根据校准曲线方程自动计算。

【参考区间】

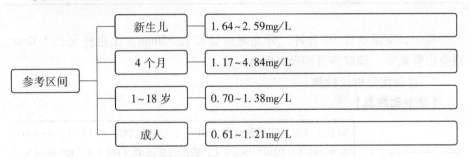

参考区间		
	新生儿	1.64~2.59mg/L
	4 个月	1.17~4.84mg/L
	1~18 岁	0.70~1.38mg/L
	成人	0.61~1.21mg/L

不同的测定方法、不同的校准品来源参考区间存在差异，各实验室可验证此参考区间或建立自己的参考区间。

四、血清尿酸测定

1. 手工检测

【试剂和器具】

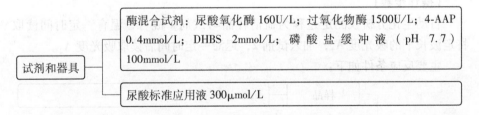

试剂和器具	
	酶混合试剂：尿酸氧化酶 160U/L；过氧化物酶 1500U/L；4-AAP 0.4mmol/L；DHBS 2mmol/L；磷酸盐缓冲液（pH 7.7）100mmol/L
	尿酸标准应用液 300μmol/L

上述试剂成分，试剂 1 主要含过氧化物酶、DHBS，试剂 2 主要含尿酸氧化酶、4-AAP。目前各商品试剂与上述试剂相似，试剂组成及各成分浓度存在一定差异。

TOOS 可取代 DHBS 参与醌亚胺化合物的形成。

【操作步骤】

按表 2-10-18 操作。

表 2-10-18   尿酸酶耦联法测定操作步骤

加入物（ml）	测定管	质控管	标准管	空白管
血清	0.1	–	–	–
质控血清	–	0.1	–	–
标准液	–	–	0.1	–
蒸馏水	–	–	–	0.1
酶试剂	1.5	1.5	1.5	1.5

混匀，室温放置 10 分钟，分光光度计波长 520nm，比色杯光径 1.0cm，以空白管调零，读取各管的吸光度 A。

2. 自动化分析仪检测

【试剂和器具】

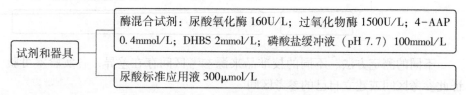

试剂和器具 ——— 酶混合试剂：尿酸氧化酶 160U/L；过氧化物酶 1500U/L；4-AAP 0.4mmol/L；DHBS 2mmol/L；磷酸盐缓冲液（pH 7.7）100mmol/L

———— 尿酸标准应用液 300μmol/L

上述试剂成分，试剂 1 主要含过氧化物酶、DHBS，试剂 2 主要含尿酸氧化酶、4-AAP。目前各商品试剂与上述试剂相似，试剂组成及各成分浓度存在一定差异。

TOOS 可取代 DHBS 参与醌亚胺化合物的形成。

【操作步骤】

自动生化分析仪测定过程为血清样品与试剂 1 混合，温育一定时间读取特定波长下的吸光度 A_1，加入试剂 2，迟滞一定时间后读取吸光度 A_2。

主要反应条件如下：

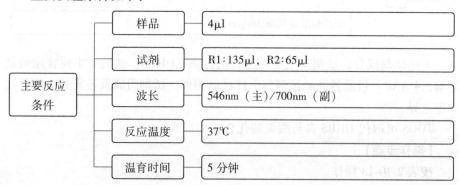

主要反应条件

- 样品 —— 4μl
- 试剂 —— R1：135μl，R2：65μl
- 波长 —— 546nm（主）/700nm（副）
- 反应温度 —— 37℃
- 温育时间 —— 5 分钟

续流程

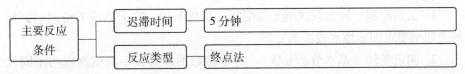

主要反应条件 —— 迟滞时间 —— 5分钟

主要反应条件 —— 反应类型 —— 终点法

不同实验室具体反应条件会因所使用的仪器和试剂而异，在保证方法可靠的前提下，应按仪器和试剂说明书设定测定参数，进行定标品、空白样品和血清样品分析。

【结果计算】

双试剂：

$$血\ UA(\mu mol/L)=\frac{样本\ A_2-样本\ A_1}{标准\ A_2-标准\ A_1}\times 尿酸标准液浓度$$

单试剂：

$$血\ UA(\mu mol/L)=\frac{测定管\ A}{标准管\ A}\times 尿酸标准液浓度$$

【参考区间】

成人血清 UA：男性 208~428μmol/L；女性 155~357μmoL/L。

第七节　脂类测定

一、血清总胆固醇测定

【试剂和器具】

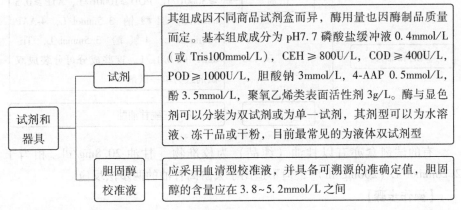

试剂和器具 —— 试剂 —— 其组成因不同商品试剂盒而异，酶用量也因酶制品质量而定。基本组成成分为 pH7.7 磷酸盐缓冲液 0.4mmol/L（或 Tris100mmol/L），CEH≥800U/L，COD≥400U/L，POD≥1000U/L，胆酸钠 3mmol/L，4-AAP 0.5mmol/L，酚 3.5mmol/L，聚氧乙烯类表面活性剂 3g/L。酶与显色剂可以分装为双试剂或为单一试剂，其剂型可以为水溶液、冻干品或干粉，目前最常见的为液体双试剂型

试剂和器具 —— 胆固醇校准液 —— 应采用血清型校准液，并具备可溯源的准确定值，胆固醇的含量应在 3.8~5.2mmol/L 之间

【操作步骤】

1. 试剂配制　液态双试剂无需配制，开瓶即用。冻干品或干粉剂型试剂按说明书要求加蒸馏水或溶剂复溶。

2. 测定条件（基本分析参数）　各个参数的设置在不同试剂盒与不同仪器上可能不完全一致，尤其是测定波长、样品量与试剂量等参数，应根据各实验室的具体情况调整。

终点法。测定点：A_1 在 R2 加入前即刻，A_2 在 10 分钟反应时间终点；主波长 500~520nm，副波长 700nm；反应温度 37℃；样品量 3μl，R1 为 210μl，R2 为 70μl；反应方向上升；线性校准模式，一点校准。

3. 测定过程　分析仪在校准通过后，根据设定的分析参数自动进行。

【结果计算】

$$TC(mmol/L) = (\triangle A_{测定} / \triangle A_{校准}) \times C_s (\triangle A = A_2 - A_1)$$

【参考区间】

无冠心病和动脉粥样硬化其他危险因素时，参考区间为 2.84 ~ 5.69mmol/L（110~220mg/dl）。

二、血清三酰甘油测定

【试剂和器具】

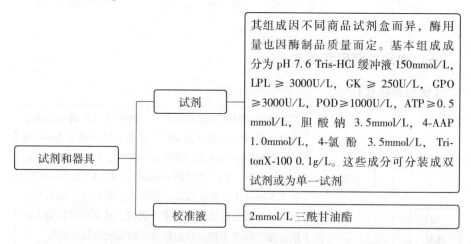

有的试剂盒亦有以甘油（纯品）为校准物［甘油 20.8mg/dl，相当于 2.26mmol/L（200mg/dl）］，但不适用于去游离甘油的两步法反应。

【操作步骤】

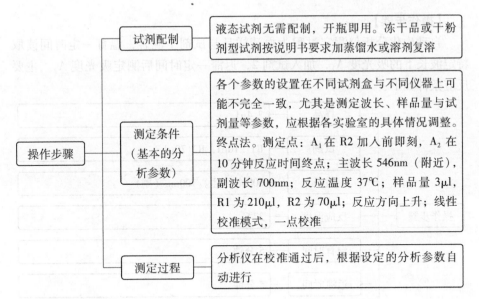

操作步骤

- 试剂配制：液态试剂无需配制，开瓶即用。冻干品或干粉剂型试剂按说明书要求加蒸馏水或溶剂复溶
- 测定条件（基本的分析参数）：各个参数的设置在不同试剂盒与不同仪器上可能不完全一致，尤其是测定波长、样品量与试剂量等参数，应根据各实验室的具体情况调整。终点法。测定点：A_1 在 R2 加入前即刻，A_2 在 10 分钟反应时间终点；主波长 546nm（附近），副波长 700nm；反应温度 37℃；样品量 3μl，R1 为 210μl，R2 为 70μl；反应方向上升；线性校准模式，一点校准
- 测定过程：分析仪在校准通过后，根据设定的分析参数自动进行

【结果计算】

$$TG(mmol/L) = (\triangle A_{测定} / \triangle A_{校准}) \times C_s \ (\triangle A = A_2 - A_1)$$

【参考区间】

0.56~1.70mmol/L（50~150mg/dl）。

三、血清高密度脂蛋白胆固醇测定

1. 匀相测定法

【试剂和器具】

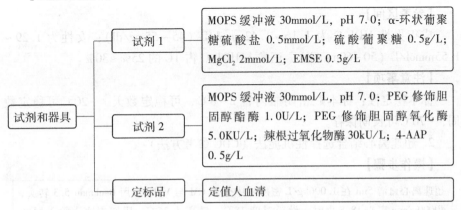

试剂和器具

- 试剂 1：MOPS 缓冲液 30mmol/L，pH 7.0；α-环状葡聚糖硫酸盐 0.5mmol/L；硫酸葡聚糖 0.5g/L；$MgCl_2$ 2mmol/L；EMSE 0.3g/L
- 试剂 2：MOPS 缓冲液 30mmol/L，pH 7.0；PEG 修饰胆固醇酯酶 1.0U/L；PEG 修饰胆固醇氧化酶 5.0KU/L；辣根过氧化物酶 30kU/L；4-AAP 0.5g/L
- 定标品：定值人血清

注：MOPS：3-（N-吗啉基）丙磺酸；EMSE：N-乙基-N-（3-甲基苯基）-N-琥珀酰乙二胺。

【操作步骤】

自动生化分析仪测定过程为血清样品与试剂 1 混合，温育一定时间读取特定波长下的吸光度 A_1，加入试剂 2，迟滞一定时间后测定吸光度 A_2。主要反应条件如下：

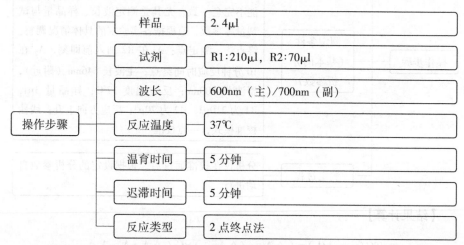

操作步骤		
	样品	2.4μl
	试剂	R1:210μl，R2:70μl
	波长	600nm（主）/700nm（副）
	反应温度	37℃
	温育时间	5 分钟
	迟滞时间	5 分钟
	反应类型	2 点终点法

不同实验室具体反应条件会因所使用的仪器和试剂而异，在保证方法可靠的前提下，应按仪器和试剂说明书设定测定参数，进行定标品、空白样品和血清样品分析。

【结果计算】

$$HDL\text{-}C(mmol/L) = \frac{样本\ A_2 - 样本\ A_1}{标准\ A_2 - 标准\ A_1} \times 标准血清浓度$$

【参考区间】

成年男性 HDL-C 为 $1.16 \sim 1.42$ mmol/L（$45 \sim 55$ mg/dl）；女性为 $1.29 \sim 1.55$ mmol/L（$50 \sim 60$ mg/dl）。正常人 HDL-C 占 TC 的 $25\% \sim 30\%$。

【注意事项】

标本稳定性：标本贮密闭瓶内置 $2 \sim 8$℃，可稳定数天，-20℃ 可稳定数周，-70℃ 可长期保存。

2. 超速离心结合选择性沉淀法（CDC 参考方法）

【操作步骤】

超速离心血清 5ml 在 1.006kg/L 密度液中分离 CM 与 VLDL。用 Beckman 5.3 转头，40000r/min 离心 18.5 小时，设置温度 18℃，最高达 25℃。用切割法去除上层的 VLDL，将下层 LDL 与 HDL 定量转移至 5ml 容量瓶中选择性沉淀试剂为肝素（5000 美国药典单位/ml）及 1mol/L 氯化锰（试剂级 $MnCl_2$·$4H_2O$ 197.91g 溶于 1L 水中）。取超离心后标本 2ml，加入肝素 80μl 混合，再加入氯化锰 100μl 混合，放入冰水浴中 30 分钟，4℃、1500×g 离心 30 分钟，上层液供 HDL-C 测定

【结果计算】

$$HDL\text{-}C(mmol/L) = \frac{测定管\ A}{标准管\ A} \times 校准血清胆固醇浓度 \times 1.09(加沉淀剂的$$

稀释因数)

3. 硫酸葡聚糖-Mg 沉淀法（CDC 指定的比较方法）

【试剂和器具】

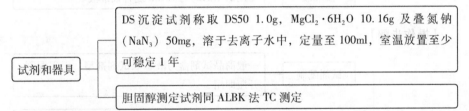

试剂和器具

DS 沉淀试剂称取 DS50 1.0g，$MgCl_2$·$6H_2O$ 10.16g 及叠氮钠（NaN_3）50mg，溶于去离子水中，定量至 100ml，室温放置至少可稳定 1 年

胆固醇测定试剂同 ALBK 法 TC 测定

【操作步骤】

血清：0.5ml 与 DS 沉淀剂 50μl 混合，放置室温 5~30 分钟，12000×g 离心 5 分钟或 1500×g 离心 30 分钟，上清液供 ALBK 法测定胆固醇。如离心后上层血清混浊，表示含 ApoB 的脂蛋白沉淀不完全，可用 0.22μm 孔径滤膜过滤，或将血清用生理盐水作 1:1 稀释后重新测定。

【结果计算】

$$HDL\text{-}C(mmol/L) = \frac{测定管\ A}{标准管\ A} \times 校准血清胆固醇浓度$$

$$\times 1.1(加沉淀剂的稀释因数)$$

【参考区间】

成年男性 HDL-C 为 1.16~1.42mmol/L（45~55mg/dl）；女性为 1.29~1.55mmol/L（50~60mg/dl）。正常人 HDL-C 占 TC 的 25%~30%。

四、血清低密度脂蛋白胆固醇测定

直接测定法（匀相消除法）

【试剂和器具】

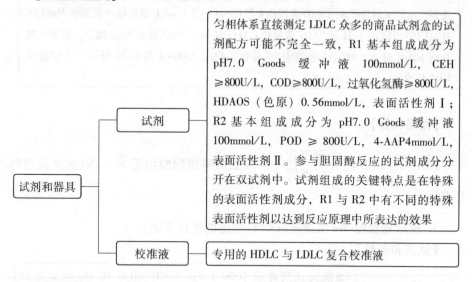

试剂和器具 —— 试剂 —— 匀相体系直接测定 LDLC 众多的商品试剂盒的试剂配方可能不完全一致，R1 基本组成成分为 pH7.0 Goods 缓冲液 100mmol/L，CEH ≥800U/L，COD≥800U/L，过氧化氢酶≥800U/L，HDAOS（色原）0.56mmol/L，表面活性剂 I；R2 基本组成成分为 pH7.0 Goods 缓冲液 100mmol/L，POD ≥ 800U/L，4-AAP4mmol/L，表面活性剂 II。参与胆固醇反应的试剂成分分开在双试剂中。试剂组成的关键特点是在特殊的表面活性剂成分，R1 与 R2 中有不同的特殊表面活性剂以达到反应原理中所表达的效果

—— 校准液 —— 专用的 HDLC 与 LDLC 复合校准液

【操作步骤】

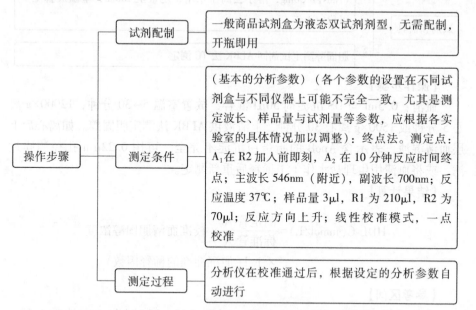

操作步骤 —— 试剂配制 —— 一般商品试剂盒为液态双试剂剂型，无需配制，开瓶即用

—— 测定条件 —— （基本的分析参数）（各个参数的设置在不同试剂盒与不同仪器上可能不完全一致，尤其是测定波长、样品量与试剂量等参数，应根据各实验室的具体情况加以调整）：终点法。测定点：A_1 在 R2 加入前即刻，A_2 在 10 分钟反应时间终点；主波长 546nm（附近），副波长 700nm；反应温度 37℃；样品量 3μl，R1 为 210μl，R2 为 70μl；反应方向上升；线性校准模式，一点校准

—— 测定过程 —— 分析仪在校准通过后，根据设定的分析参数自动进行

【结果计算】

$$LDL\text{-}C(mmol/L) = (\triangle A_{样品} / \triangle A_{标准}) \times 标准液浓度(mmol/L)\ (\triangle A = A_2 - A_1)$$

【参考区间】

1. 55～3. 36mmol/L（60～130mg/dl）。

五、血清载脂蛋白测定

（一）免疫透射比浊法测定 ApoAI 和 ApoB
【试剂和器具】

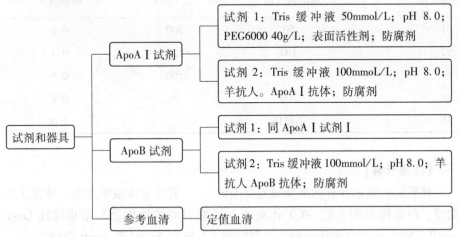

【操作步骤】

1. 自动生化分析仪测定过程　血清样品与试剂 1 混合，温育一定时间后读取特定波长下的吸光度 A_1，加入试剂 2，迟滞一定时间后测定吸光度 A_2，$\triangle A = A_2 - A_1$。主要反应条件如下：

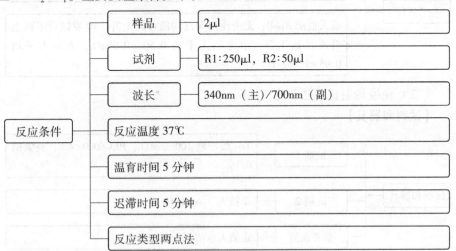

2. 标准液　按表 2-10-19 稀释成 5 个浓度。

不同实验室具体反应条件会因所使用的仪器和试剂而异，在保证方法可靠的前提下，应按仪器和试剂说明书设定测定参数，进行定标品、空白样品和血清样品分析。

表 2-10-19　不同浓度标准液的配制

加入物	标准物（μl）	水（μl）	转换因子
S1	50	200	0.2
S2	100	150	0.4
S3	150	100	0.6
S4	200	50	0.8
S5	不稀释	–	1.0

【结果计算】

仪器法：通过计算标准液吸光度差值△A，建立标准液吸光度—浓度工作曲线。根据样本的△A，在工作曲线上读取对应的浓度值。用非线性 Logit-log4P（5P）或拟合曲线处理，以测定管△A 计算 ApoAI 和 ApoB 含量。

【参考区间】

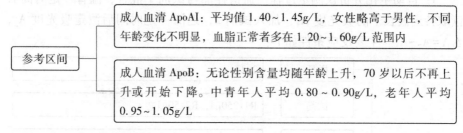

成人血清 ApoAI：平均值 1.40~1.45g/L，女性略高于男性，不同年龄变化不明显，血脂正常者多在 1.20~1.60g/L 范围内

成人血清 ApoB：无论性别含量均随年龄上升，70 岁以后不再上升或开始下降。中青年人平均 0.80~0.90g/L，老年人平均 0.95~1.05g/L

（二）免疫透射比浊法测定 ApoE

【试剂和器具】

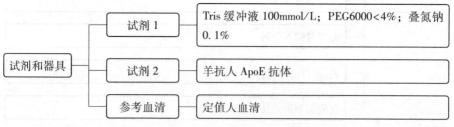

试剂 1　Tris 缓冲液 100mmol/L；PEG6000<4%；叠氮钠 0.1%

试剂 2　羊抗人 ApoE 抗体

参考血清　定值人血清

【操作步骤】

1. 自动生化分析仪测定过程为血清样品与试剂 1 混合，温育一定时间后

读取特定波长下的吸光度 A_1，加入试剂 2，迟滞一定时间后测定吸光度 A_2，$\triangle A = A_2 - A_1$。主要反应条件如下：

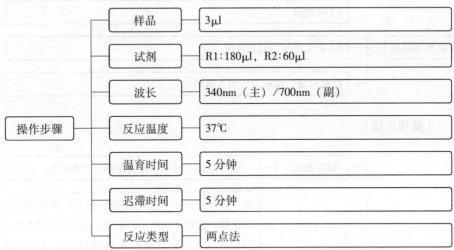

操作步骤	样品	3μl
	试剂	R1：180μl，R2：60μl
	波长	340nm（主）/700nm（副）
	反应温度	37℃
	温育时间	5分钟
	迟滞时间	5分钟
	反应类型	两点法

不同实验室具体反应条件会因所使用的仪器和试剂而异，在保证方法可靠的前提下，应按仪器和试剂说明书设定测定参数，进行定标品、空白样品和血清样品分析。

2. 标准液　按表 2-10-19 稀释成 5 个浓度。

【结果计算】

通过计算标准液吸光度差值 $\triangle A$，建立标准液吸光度-浓度工作曲线。根据样本的 $\triangle A$，在工作曲线上读取对应的浓度值。也可用非线性 Logit-log4P（5P）或拟合曲线处理，以测定管 $\triangle A$ 计算 ApoE 含量。

【参考区间】

成人血清 ApoE：2.7~4.9mg/dl。

【注意事项】

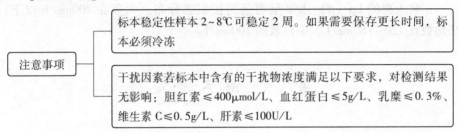

注意事项	标本稳定性样本 2~8℃可稳定 2 周。如果需要保存更长时间，标本必须冷冻
	干扰因素若标本中含有的干扰物浓度满足以下要求，对检测结果无影响：胆红素 ≤400μmol/L、血红蛋白 ≤5g/L、乳糜 ≤0.3%、维生素 C≤0.5g/L、肝素 ≤100U/L

六、血清脂蛋白（a）测定

免疫透射比浊法测定 Lp（a）

【试剂和器具】

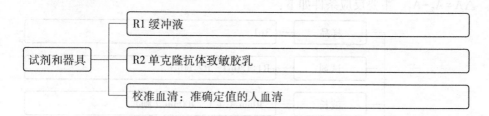

试剂和器具 ─── R1 缓冲液
　　　　　　─── R2 单克隆抗体致敏胶乳
　　　　　　─── 校准血清：准确定值的人血清

【操作步骤】

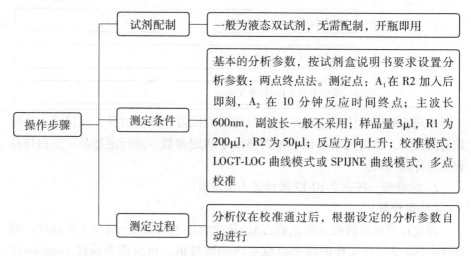

操作步骤 ─── 试剂配制 ─── 一般为液态双试剂，无需配制，开瓶即用

　　　　─── 测定条件 ─── 基本的分析参数，按试剂盒说明书要求设置分析参数：两点终点法。测定点：A_1 在 R2 加入后即刻，A_2 在 10 分钟反应时间终点；主波长 600nm，副波长一般不采用；样品量 3μl，R1 为 200μl，R2 为 50μl；反应方向上升；校准模式：LOGT-LOG 曲线模式或 SPIJNE 曲线模式，多点校准

　　　　─── 测定过程 ─── 分析仪在校准通过后，根据设定的分析参数自动进行

【结果计算】

结果计算由仪器自动根据校准曲线计算并报告测定结果。

【参考区间】

<300mg/L。

正常人群的 Lp（a）水平呈明显的正偏态分布，大多在 200mg/L 以下，平均数在 120~180mg/L，中位数约 100mg/L。

第八节　激素测定

一、垂体激素测定

（一）促黄体素测定

1. CLIA 法

【试剂和器具】

与分析仪配套的商品化 LH 测定成套试剂盒。

【操作步骤】

按仪器和试剂说明书设定测定条件，进行定标品、质控品和待测样品的测定。

【参考区间】

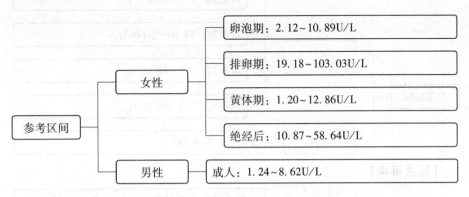

参考区间 — 女性 — 卵泡期：2.12~10.89U/L
　　　　　　　　排卵期：19.18~103.03U/L
　　　　　　　　黄体期：1.20~12.86U/L
　　　　　　　　绝经后：10.87~58.64U/L
　　　　　 男性 — 成人：1.24~8.62U/L

【注意事项】

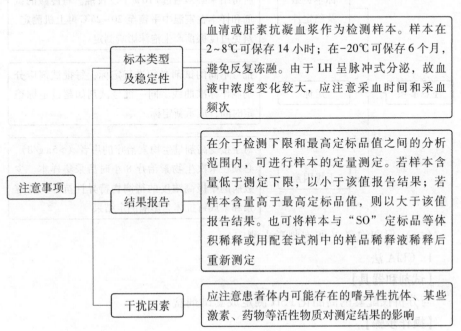

注意事项	标本类型及稳定性	血清或肝素抗凝血浆作为检测样本。样本在 2~8℃ 可保存 14 小时；在 -20℃ 可保存 6 个月，避免反复冻融。由于 LH 呈脉冲式分泌，故血液中浓度变化较大，应注意采血时间和采血频次
	结果报告	在介于检测下限和最高定标品值之间的分析范围内，可进行样本的定量测定。若样本含量低于测定下限，以小于该值报告结果；若样本含量高于最高定标品值，则以大于该值报告结果。也可将样本与"SO"定标品等体积稀释或用配套试剂中的样品稀释液稀释后重新测定
	干扰因素	应注意患者体内可能存在的嗜异性抗体、某些激素、药物等活性物质对测定结果的影响

2. ECLIA 法

【试剂和器具】

与分析仪配套的商品化 LH 测定成套试剂盒。

【操作步骤】

按仪器和试剂说明书设定测定条件，进行定标品、质控品和待测样品的测定。

【参考区间】

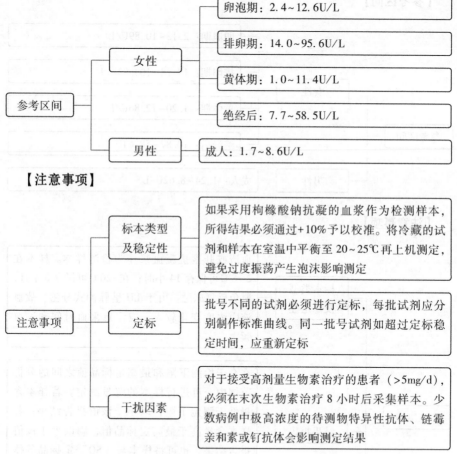

【注意事项】

注意事项	标本类型及稳定性	如果采用枸橼酸钠抗凝的血浆作为检测样本，所得结果必须通过+10%予以校准。将冷藏的试剂和样本在室温中平衡至 20~25℃再上机测定，避免过度振荡产生泡沫影响测定
	定标	批号不同的试剂必须进行定标，每批试剂应分别制作标准曲线。同一批号试剂如超过定标稳定时间，应重新定标
	干扰因素	对于接受高剂量生物素治疗的患者（>5mg/d），必须在末次生物素治疗 8 小时后采集样本。少数病例中极高浓度的待测物特异性抗体、链霉亲和素或钌抗体会影响测定结果

（二）促卵泡素（卵泡刺激素测定）

1. CLIA 法

【试剂和器具】

与分析仪配套的商品化 FSH 测定成套试剂盒。

【操作步骤】

按仪器和试剂说明书设定测定条件，进行定标品、质控品和待测样品的

测定。

【参考区间】

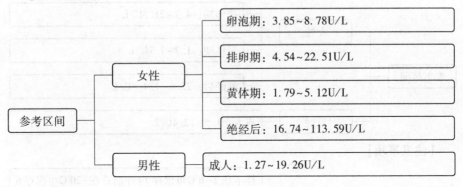

参考区间
- 女性
  - 卵泡期：3.85~8.78U/L
  - 排卵期：4.54~22.51U/L
  - 黄体期：1.79~5.12U/L
  - 绝经后：16.74~113.59U/L
- 男性
  - 成人：1.27~19.26U/L

【注意事项】

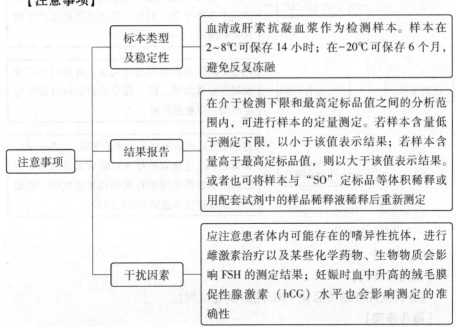

注意事项		
	标本类型及稳定性	血清或肝素抗凝血浆作为检测样本。样本在2~8℃可保存14小时；在-20℃可保存6个月，避免反复冻融
	结果报告	在介于检测下限和最高定标品值之间的分析范围内，可进行样本的定量测定。若样本含量低于测定下限，以小于该值表示结果；若样本含量高于最高定标品值，则以大于该值表示结果。或者也可将样本与"S0"定标品等体积稀释或用配套试剂中的样品稀释液稀释后重新测定
	干扰因素	应注意患者体内可能存在的嗜异性抗体，进行雌激素治疗以及某些化学药物、生物物质会影响FSH的测定结果；妊娠时血中升高的绒毛膜促性腺激素（hCG）水平也会影响测定的准确性

2. ECLIA 法

【试剂和器具】

与分析仪配套的商品化 FSH 测定成套试剂盒。

【操作步骤】

按仪器和试剂说明书设定测定条件，进行定标品、质控品和待测样品的测定。

【参考区间】

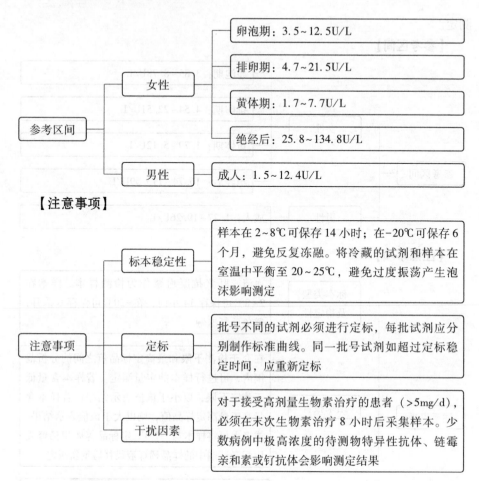

【注意事项】

（三）泌乳素测定

1. CLIA 法

【试剂和器具】

与分析仪配套的商品化 PRL 测定成套试剂盒。

【操作步骤】

按仪器和试剂说明书设定测定条件，进行定标品、质控品和待测样品的测定。

【参考区间】

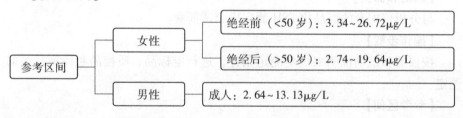

【注意事项】

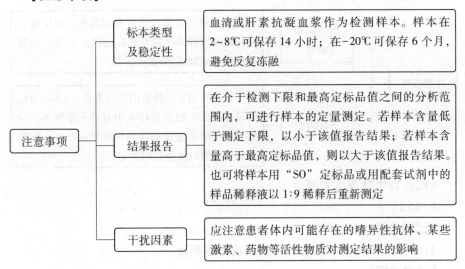

注意事项	标本类型及稳定性	血清或肝素抗凝血浆作为检测样本。样本在2~8℃可保存14小时；在-20℃可保存6个月，避免反复冻融
	结果报告	在介于检测下限和最高定标品值之间的分析范围内，可进行样本的定量测定。若样本含量低于测定下限，以小于该值报告结果；若样本含量高于最高定标品值，则以大于该值报告结果。也可将样本用"S0"定标品或用配套试剂中的样品稀释液以1:9稀释后重新测定
	干扰因素	应注意患者体内可能存在的嗜异性抗体、某些激素、药物等活性物质对测定结果的影响

2. ECLIA法

【试剂和器具】

与分析仪配套的商品化PRL测定成套试剂盒。

【操作步骤】

按仪器和试剂说明书设定测定条件，进行定标品、质控品和待测样品的测定。

【参考区间】

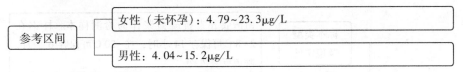

参考区间	女性（未怀孕）：4.79~23.3μg/L
	男性：4.04~15.2μg/L

【注意事项】

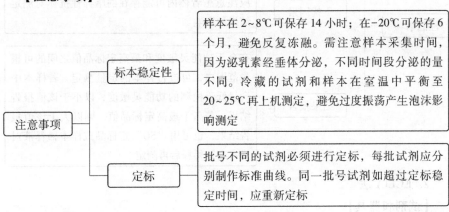

注意事项	标本稳定性	样本在2~8℃可保存14小时；在-20℃可保存6个月，避免反复冻融。需注意样本采集时间，因为泌乳素经垂体分泌，不同时间段分泌的量不同。冷藏的试剂和样本在室温中平衡至20~25℃再上机测定，避免过度振荡产生泡沫影响测定
	定标	批号不同的试剂必须进行定标，每批试剂应分别制作标准曲线。同一批号试剂如超过定标稳定时间，应重新定标

续流程

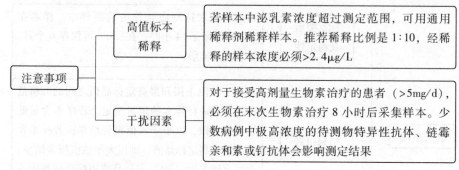

（四）促甲状腺激素测定

1. CLIA 法

【试剂和器具】

与分析仪配套的商品化 FSH 测定成套试剂盒。

【操作步骤】

按仪器和试剂说明书设定测定条件，进行定标品、质控品和待测样品的测定。

【参考区间】

成人 FSH：0.34~5.60mU/L。

【注意事项】

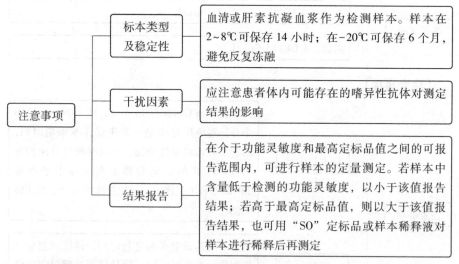

2. ECLIA 法

【试剂和器具】

与分析仪配套的商品化 TSH 测定成套试剂盒。

【操作步骤】

按仪器和试剂说明书设定测定条件，进行定标品、质控品和待测样品的测定。

【参考区间】

成人 TSH：0.270~4.20mU/L。

实验室应评估参考值对相应患者人群（包括儿童、青春期和妊娠妇女）的适用性，必要时建立各自的参考区间。

【注意事项】

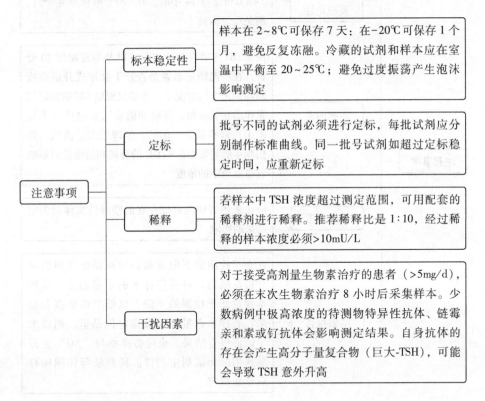

注意事项	标本稳定性	样本在 2~8℃可保存 7 天；在−20℃可保存 1 个月，避免反复冻融。冷藏的试剂和样本应在室温中平衡至 20~25℃；避免过度振荡产生泡沫影响测定
	定标	批号不同的试剂必须进行定标，每批试剂应分别制作标准曲线。同一批号试剂如超过定标稳定时间，应重新定标
	稀释	若样本中 TSH 浓度超过测定范围，可用配套的稀释剂进行稀释。推荐稀释比是 1：10，经过稀释的样本浓度必须>10mU/L
	干扰因素	对于接受高剂量生物素治疗的患者（>5mg/d），必须在末次生物素治疗 8 小时后采集样本。少数病例中极高浓度的待测物特异性抗体、链霉亲和素或钌抗体会影响测定结果。自身抗体的存在会产生高分子量复合物（巨大-TSH），可能会导致 TSH 意外升高

（五）生长激素测定

1. CLIA 法

【试剂和器具】

与分析仪配套的商品化 GH 测定成套试剂盒。

【操作步骤】

按仪器和试剂说明书设定测定条件，进行定标品、质控品和待测样品的

测定。

【参考区间】

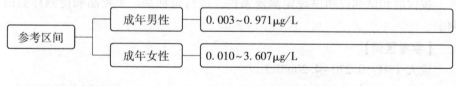

参考区间	成年男性	0.003~0.971μg/L
	成年女性	0.010~3.607μg/L

【注意事项】

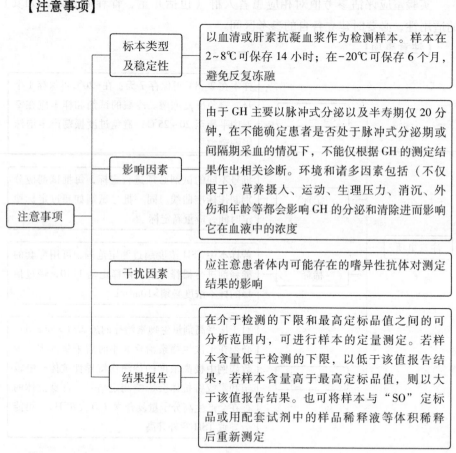

注意事项	标本类型及稳定性	以血清或肝素抗凝血浆作为检测样本。样本在2~8℃可保存14小时；在-20℃可保存6个月，避免反复冻融
	影响因素	由于GH主要以脉冲式分泌以及半寿期仅20分钟，在不能确定患者是否处于脉冲式分泌期或间隔期采血的情况下，不能仅根据GH的测定结果作出相关诊断。环境和诸多因素包括（不仅限于）营养摄入、运动、生理压力、消沉、外伤和年龄等都会影响GH的分泌和清除进而影响它在血液中的浓度
	干扰因素	应注意患者体内可能存在的嗜异性抗体对测定结果的影响
	结果报告	在介于检测的下限和最高定标品值之间的可分析范围内，可进行样本的定量测定。若样本含量低于检测的下限，以低于该值报告结果，若样本含量高于最高定标品值，则以大于该值报告结果。也可将样本与"SO"定标品或用配套试剂中的样品稀释液等体积稀释后重新测定

2. ECLIA 法

【试剂和器具】

与分析仪配套的商品化GH测定成套试剂盒。

【操作步骤】

按仪器和试剂说明书设定测定条件，进行定标品、质控品和待测样品的测定。

【参考区间】

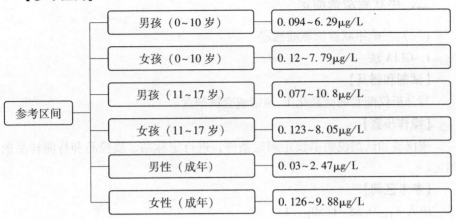

参考区间	男孩（0~10岁）	0.094~6.29μg/L
	女孩（0~10岁）	0.12~7.79μg/L
	男孩（11~17岁）	0.077~10.8μg/L
	女孩（11~17岁）	0.123~8.05μg/L
	男性（成年）	0.03~2.47μg/L
	女性（成年）	0.126~9.88μg/L

【注意事项】

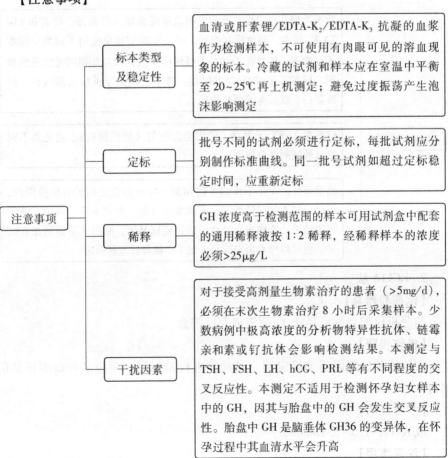

注意事项	标本类型及稳定性	血清或肝素锂/EDTA-K₂/EDTA-K₃抗凝的血浆作为检测样本，不可使用有肉眼可见的溶血现象的标本。冷藏的试剂和样本应在室温中平衡至20~25℃再上机测定；避免过度振荡产生泡沫影响测定
	定标	批号不同的试剂必须进行定标，每批试剂应分别制作标准曲线。同一批号试剂如超过定标稳定时间，应重新定标
	稀释	GH浓度高于检测范围的样本可用试剂盒中配套的通用稀释液按1:2稀释，经稀释样本的浓度必须>25μg/L
	干扰因素	对于接受高剂量生物素治疗的患者（>5mg/d），必须在末次生物素治疗8小时后采集样本。少数病例中极高浓度的分析物特异性抗体、链霉亲和素或钌抗体会影响检测结果。本测定与TSH、FSH、LH、hCG、PRL等有不同程度的交叉反应性。本测定不适用于检测怀孕妇女样本中的GH，因其与胎盘中的GH会发生交叉反应性。胎盘中GH是脑垂体GH36的变异体，在怀孕过程中其血清水平会升高

二、甲状腺激素测定

（一）三碘甲状腺原氨酸测定

1. CLIA 法

【试剂和器具】

与分析仪配套的商品化 T_3 测定成套试剂盒。

【操作步骤】

按仪器和试剂说明书设定测定条件，进行定标品、质控品和待测样品的测定。

【参考区间】

成人 T_3：$0.58 \sim 1.59 \mu g/L$。

【注意事项】

注意事项

标本类型及稳定性：推荐使用血清或血浆（肝素锂、肝素和 ED-TA-K_2）样本，避免反复冻融。同一实验室避免使用不同类型样本进行检测。样本在 $2 \sim 8 ℃$ 下可保存 6 天；如在此期间无法完成检测，样本需在 $-20℃$ 以下保存。样本上机测定前应去除气泡、纤维蛋白、红细胞等颗粒物质

试剂在 $2 \sim 8 ℃$ 下保存，使用前需混匀（磁性颗粒）。避免将不同批号的试剂混合使用

结果报告：在介于检测下限和最高定标品值之间的分析范围内，可进行样本的定量测定。若样本含量低于测定下限，以小于该值报告结果；若样本含量高于最高定标品值，则以大于该值报告结果。也可将样本用定标品 1 做 1∶2 稀释后重新测定

2. ECLIA 法

【试剂和器具】

与分析仪配套的商品化 T_3 测定成套试剂盒。

【操作步骤】

按仪器和试剂说明书设定测定条件，进行定标品、质控品和待测样品的测定。

【参考区间】

成人 T_3：$1.3 \sim 3.1 nmol/L$。

【注意事项】

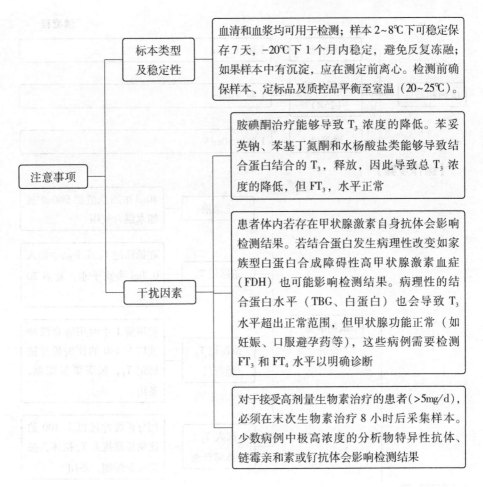

注意事项

标本类型及稳定性：血清和血浆均可用于检测；样本 2~8℃下可稳定保存 7 天，−20℃下 1 个月内稳定，避免反复冻融；如果样本中有沉淀，应在测定前离心。检测前确保样本、定标品及质控品平衡至室温（20~25℃）。

干扰因素：胺碘酮治疗能够导致 T_3 浓度的降低。苯妥英钠、苯基丁氮酮和水杨酸盐类能够导致结合蛋白结合的 T_3，释放，因此导致总 T_3 浓度的降低，但 FT_3 水平正常

患者体内若存在甲状腺激素自身抗体会影响检测结果。若结合蛋白发生病理性改变如家族型白蛋白合成障碍性高甲状腺激素血症（FDH）也可能影响检测结果。病理性的结合蛋白水平（TBG、白蛋白）也会导致 T_3 水平超出正常范围，但甲状腺功能正常（如妊娠、口服避孕药等），这些病例需要检测 FT_3 和 FT_4 水平以明确诊断

对于接受高剂量生物素治疗的患者(>5mg/d)，必须在末次生物素治疗 8 小时后采集样本。少数病例中极高浓度的分析物特异性抗体、链霉亲和素或钌抗体会影响检测结果

3. TrFIA 法

【试剂和器具】

商品化 T_3，测定成套试剂盒，主要成分如下。

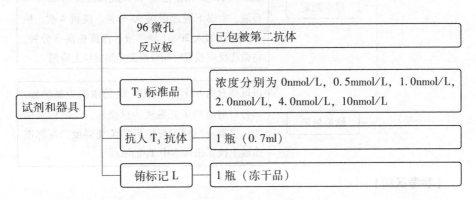

试剂和器具

96 微孔反应板：已包被第二抗体

T_3 标准品：浓度分别为 0nmol/L、0.5mmol/L、1.0nmol/L、2.0nmol/L、4.0nmol/L、10nmol/L

抗人 T_3 抗体：1 瓶（0.7ml）

铕标记 L：1 瓶（冻干品）

续流程

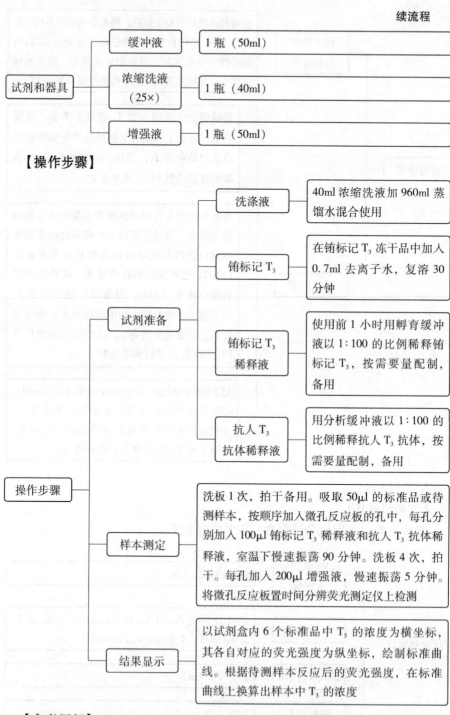

【操作步骤】

【参考区间】

成人 T_3：1.3~2.5nmol/L。

【注意事项】

注意事项	试剂和待检样本使用前应恢复至室温（20~25℃）。每次检测时最好用复孔制备参考曲线
	洗板机应定期进行检查，保证管道通畅。洗涤时确认微孔注满洗液，洗涤完成后保证微孔残留液不超过 5μl，并将微孔板倒扣于无尘吸水纸上拍干
	添加增强液及铕标记物时使用专用吸头，避免污染。吸头应悬空，避免接触小孔边缘及其中的试剂
	使用干净一次性容器配制铕标记物，不同试验的铕标记物不可混用。避免铕标记稀释液进入铕标记物原液中

（二）甲状腺素测定

1. CLIA 法

【试剂和器具】

与分析仪配套的商品化 T_4 测定成套试剂盒。

【操作步骤】

按仪器和试剂说明书设定测定条件，进行定标品、质控品和待测样品的测定。

【参考区间】

成人 T_4：4.87~11.72μg/dl。

【注意事项】

注意事项	标本类型及稳定性：推荐使用血清或 EDTA-K_2 抗凝血浆作为样本，避免反复冻融。同一实验室避免使用不同类型样本进行检测。样本在 2~8℃下可保存 6 天；如在此期间无法完成检测，样本需在-20℃以下保存
	样本上机检测前应去除气泡、纤维蛋白、红细胞等颗粒物质；试剂在 2~8℃下保存，磁性颗粒使用前需混匀。避免将不同批号的试剂混合使用
	结果报告：在介于检测下限和最高定标品值之间的分析范围内，可进行样本的定量测定。若样本含量低于测定下限，以小于该值报告结果；若样本含量高于最高定标品值，则以大于该值报告结果。也可将样本用定标品 1 做 1:2 稀释后重新测定

2. ECLIA 法

【试剂和器具】

与分析仪配套的商品化 T_4 测定成套试剂盒。

【操作步骤】

按仪器和试剂说明书设定测定条件，进行定标品、质控品和待测样品的测定。

【参考区间】

成人 T_4：66～181nmol/L。

【注意事项】

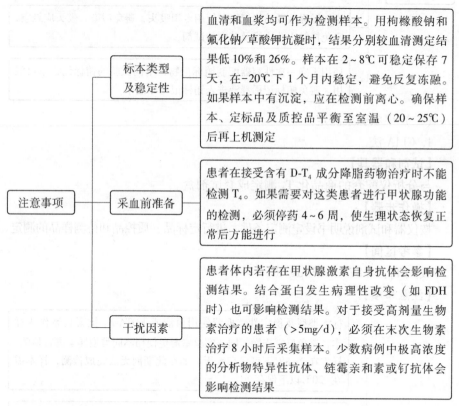

注意事项	标本类型及稳定性	血清和血浆均可作为检测样本。用枸橼酸钠和氟化钠/草酸钾抗凝时，结果分别较血清测定结果低 10% 和 26%。样本在 2～8℃ 可稳定保存 7 天，在 -20℃ 下 1 个月内稳定，避免反复冻融。如果样本中有沉淀，应在检测前离心。确保样本、定标品及质控品平衡至室温（20～25℃）后再上机测定
	采血前准备	患者在接受含有 D-T_4 成分降脂药物治疗时不能检测 T_4。如果需要对这类患者进行甲状腺功能的检测，必须停药 4～6 周，使生理状态恢复正常后方能进行
	干扰因素	患者体内若存在甲状腺激素自身抗体会影响检测结果。结合蛋白发生病理性改变（如 FDH 时）也可影响检测结果。对于接受高剂量生物素治疗的患者（>5mg/d），必须在末次生物素治疗 8 小时后采集样本。少数病例中极高浓度的分析物特异性抗体、链霉亲和素或钌抗体会影响检测结果

3. TrFIA 法

【试剂和器具】

商品化 T_4 测定成套试剂盒，主要成分如下。

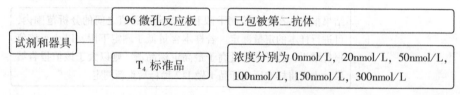

试剂和器具	96 微孔反应板	已包被第二抗体
	T_4 标准品	浓度分别为 0nmol/L，20nmol/L，50nmol/L，100nmol/L，150nmol/L，300nmol/L

续流程

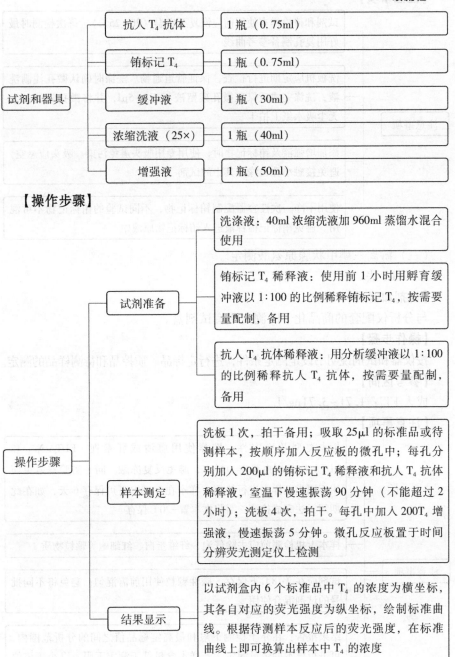

试剂和器具	抗人 T_4 抗体	1 瓶（0.75ml）
	铕标记 T_4	1 瓶（0.75ml）
	缓冲液	1 瓶（30ml）
	浓缩洗液（25×）	1 瓶（40ml）
	增强液	1 瓶（50ml）

【操作步骤】

操作步骤	试剂准备	洗涤液：40ml 浓缩洗液加 960ml 蒸馏水混合使用
		铕标记 T_4 稀释液：使用前 1 小时用孵育缓冲液以 1∶100 的比例稀释铕标记 T_4，按需要量配制，备用
		抗人 T_4 抗体稀释液：用分析缓冲液以 1∶100 的比例稀释抗人 T_4 抗体，按需要量配制，备用
	样本测定	洗板 1 次，拍干备用；吸取 25μl 的标准品或待测样本，按顺序加入反应板的微孔中；每孔分别加入 200μl 的铕标记 T_4 稀释液和抗人 T_4 抗体稀释液，室温下慢速振荡 90 分钟（不能超过 2 小时）；洗板 4 次，拍干。每孔中加入 200 T_4 增强液，慢速振荡 5 分钟。微孔反应板置于时间分辨荧光测定仪上检测
	结果显示	以试剂盒内 6 个标准品中 T_4 的浓度为横坐标，其各自对应的荧光强度为纵坐标，绘制标准曲线。根据待测样本反应后的荧光强度，在标准曲线上即可换算出样本中 T_4 的浓度

【参考区间】

成人 T_4：69~141nmol/L。

【注意事项】

注意事项

> 试剂和待检样本使用前应恢复至室温（20~25℃）。每次检测时最好用复孔制备参考曲线

> 洗板机应定期进行检查，保证管道通畅。洗涤时确认微孔注满洗液，洗涤完成后保证微孔残留液不超过 5μl，并将微孔板倒扣于无尘吸水纸上拍干

> 添加增强液及铕标记物时，使用专用吸头避免污染。吸头应悬空，避免接触小孔边缘及其中的试剂

> 使用干净一次性容器配制铕标记物，不同试验的铕标记物不可混用。避免铕标记稀释液进入铕标记物原液中

（三）游离三碘甲状腺原氨酸测定

1. CLIA 法

【试剂和器具】

与分析仪配套的商品化 FT$_3$ 测定成套试剂盒。

【操作步骤】

按仪器和试剂说明书设定测定条件，进行定标品、质控品和待测样品的测定。

【参考区间】

成人 FT$_3$：1.71~3.71ng/L。

【注意事项】

注意事项

> 标本类型及稳定性：推荐使用血清或肝素锂、EDTA-Na$_2$ 和 EDTA-K$_2$ 抗凝血浆作为样本，避免反复冻融。同一实验室避免使用不同类型样本进行检测。样本在 2~8℃ 下可保存 6 天，如在此期间无法完成检测，需将样本置-20℃ 保存

> 样本上机检测前应去除气泡、纤维蛋白、红细胞等颗粒物质

> 试剂应在 2~8℃ 下保存，磁性颗粒使用前需混匀；避免将不同批号的试剂混合使用

> 结果报告：在介于检测下限和最高定标品值之间的分析范围内，可进行样本的定量测定。若样本含量低于测定下限，以小于该值报告结果；若样本含量高于最高定标品值，则以大于该值报告结果。不能将样本稀释后再测定

2. ECLIA 法

【试剂和器具】

与分析仪配套的商品化 FT_3 测定成套试剂盒。

【操作步骤】

按仪器和试剂说明书设定测定条件，进行定标品、质控品和待测样品的测定。

【参考区间】

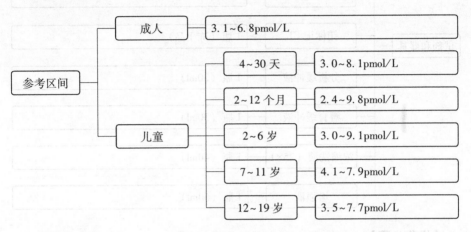

【注意事项】

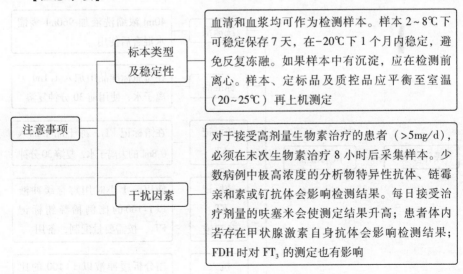

3. TrFIA 法

【试剂和器具】

商品化 FT_3 测定成套试剂盒，主要成分如下：

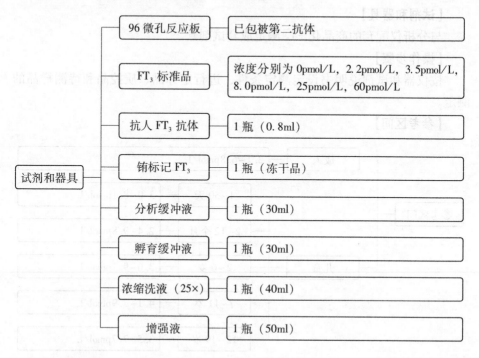

【操作步骤】

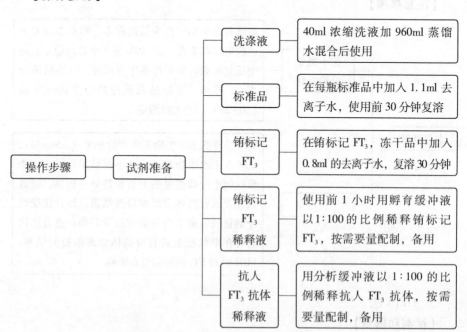

续流程

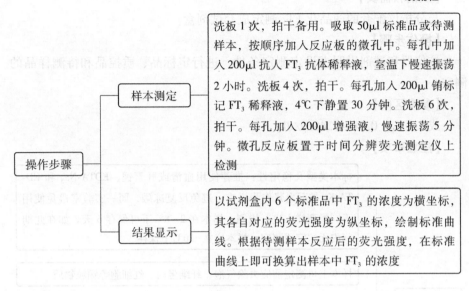

操作步骤

样本测定：洗板 1 次，拍干备用。吸取 50μl 标准品或待测样本，按顺序加入反应板的微孔中。每孔中加入 200μl 抗人 FT₃ 抗体稀释液，室温下慢速振荡 2 小时。洗板 4 次，拍干。每孔加入 200μl 铕标记 FT₃ 稀释液，4℃下静置 30 分钟。洗板 6 次，拍干。每孔加入 200μl 增强液，慢速振荡 5 分钟。微孔反应板置于时间分辨荧光测定仪上检测

结果显示：以试剂盒内 6 个标准品中 FT₃ 的浓度为横坐标，其各自对应的荧光强度为纵坐标，绘制标准曲线。根据待测样本反应后的荧光强度，在标准曲线上即可换算出样本中 FT₃ 的浓度

【参考区间】

成人 FT₃：4.6~7.8pmol/L。

实验室应评估参考值对相应患者人群的适用性，必要时建立各自的参考区间。

【注意事项】

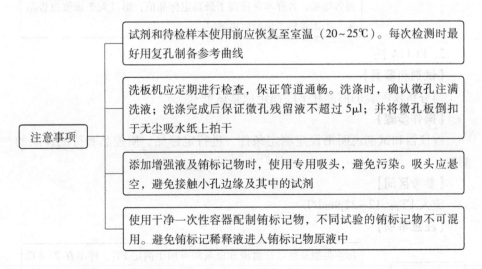

注意事项

试剂和待检样本使用前应恢复至室温（20~25℃）。每次检测时最好用复孔制备参考曲线

洗板机应定期进行检查，保证管道通畅。洗涤时，确认微孔注满洗液；洗涤完成后保证微孔残留液不超过 5μl；并将微孔板倒扣于无尘吸水纸上拍干

添加增强液及铕标记物时，使用专用吸头，避免污染。吸头应悬空，避免接触小孔边缘及其中的试剂

使用干净一次性容器配制铕标记物，不同试验的铕标记物不可混用。避免铕标记稀释液进入铕标记物原液中

（四）游离甲状腺素测定

1. CLIA 法

【试剂和器具】

与分析仪配套的商品化 FT_4 测定成套试剂盒。

【操作步骤】

按仪器和试剂说明书设定测定条件，进行定标品、质控品和待测样品的测定。

【参考区间】

成人 FT_4：0.70~1.48ng/dl。

【注意事项】

注意事项	标本类型及稳定性：推荐使用血清或肝素锂、EDTA-Na_2 和 EDTA-K_2 抗凝血浆作为样本，避免反复冻融，同一实验室避免使用不同类型样本进行检测。样本在 2~8℃ 下可保存 6 天。如在此期间内无法完成测定，样本应在-20℃ 下保存
	样本上机测定前应去除气泡、纤维蛋白、红细胞等颗粒物质
	试剂应在 2~8℃ 下保存，磁性颗粒使用前需混匀。避免将不同批号的试剂混合使用
	结果报告：在介于检测下限和最高定标品值之间的分析范围内，可进行样本的定量测定。若样本含量低于测定下限，以小于该值报告结果；若样本含量高于最高定标品值，则以大于该值报告结果。不能将样本稀释后再测定

2. ECLIA 法

【试剂和器具】

与分析仪配套的商品化 FT_4 测定成套试剂盒。

【操作步骤】

按仪器和试剂说明书设定测定条件，进行定标品、质控品和待测样品的测定。

【参考区间】

成人 FT_4：12~22pmol/L。

【注意事项】

注意事项	标本类型及稳定性血清和血浆均可用于测定 FT_4。样本在 2~8℃ 下可稳定保存 7 天，在-20℃ 下 1 个月内稳定，避免反复冻融。样本中有沉淀，应在测定前离心

续流程

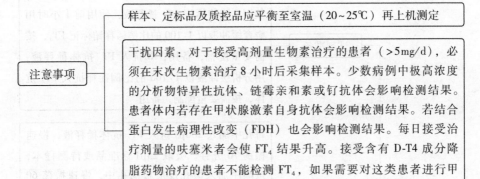

注意事项
- 样本、定标品及质控品应平衡至室温（20~25℃）再上机测定
- 干扰因素：对于接受高剂量生物素治疗的患者（>5mg/d），必须在末次生物素治疗 8 小时后采集样本。少数病例中极高浓度的分析物特异性抗体、链霉亲和素或钌抗体会影响检测结果。患者体内若存在甲状腺激素自身抗体会影响检测结果。若结合蛋白发生病理性改变（FDH）也会影响检测结果。每日接受治疗剂量的呋塞米者会使 FT_4 结果升高。接受含有 D-T4 成分降脂药物治疗的患者不能检测 FT_4，如果需要对这类患者进行甲状腺功能的检测，必须停药 4~6 周，使生理状态恢复正常后方能进行

3. TrFIA 法

【试剂和器具】

商品化 FT_4 测定成套试剂盒，主要成分如下：

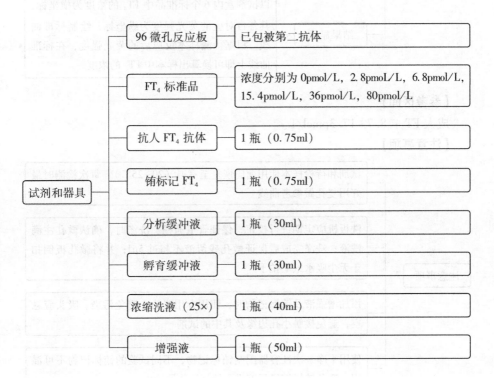

试剂和器具
- 96 微孔反应板 —— 已包被第二抗体
- FT_4 标准品 —— 浓度分别为 0pmol/L，2.8pmoL/L，6.8pmol/L，15.4pmol/L，36pmol/L，80pmol/L
- 抗人 FT_4 抗体 —— 1 瓶（0.75ml）
- 铕标记 FT_4 —— 1 瓶（0.75ml）
- 分析缓冲液 —— 1 瓶（30ml）
- 孵育缓冲液 —— 1 瓶（30ml）
- 浓缩洗液（25×）—— 1 瓶（40ml）
- 增强液 —— 1 瓶（50ml）

【操作步骤】

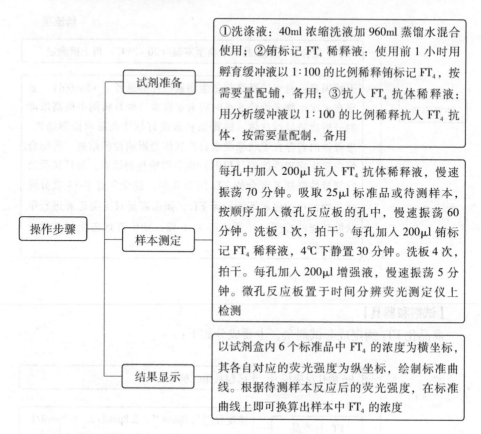

操作步骤

试剂准备　①洗涤液：40ml 浓缩洗液加 960ml 蒸馏水混合使用；②铕标记 FT_4 稀释液：使用前 1 小时用孵育缓冲液以 1∶100 的比例稀释铕标记 FT_4，按需要量配铺，备用；③抗人 FT_4 抗体稀释液：用分析缓冲液以 1∶100 的比例稀释抗人 FT_4 抗体，按需要量配制，备用

样本测定　每孔中加入 200μl 抗人 FT_4 抗体稀释液，慢速振荡 70 分钟。吸取 25μl 标准品或待测样本，按顺序加入微孔反应板的孔中，慢速振荡 60 分钟。洗板 1 次，拍干。每孔加入 200μl 铕标记 FT_4 稀释液，4℃ 下静置 30 分钟。洗板 4 次，拍干。每孔加入 200μl 增强液，慢速振荡 5 分钟。微孔反应板置于时间分辨荧光测定仪上检测

结果显示　以试剂盒内 6 个标准品中 FT_4 的浓度为横坐标，其各自对应的荧光强度为纵坐标，绘制标准曲线。根据待测样本反应后的荧光强度，在标准曲线上即可换算出样本中 FT_4 的浓度

【参考区间】

成人 FT_4：8.7~17.3pmol/L。

【注意事项】

注意事项

试剂和待检样本使用前应恢复至室温（20~25℃）。每次检测时最好用复孔做参考曲线

洗板机应定期进行校正，保证管道通畅。洗涤时，确认微孔注满洗液；洗涤完成后保证微孔残留液不超过 5μl；并将微孔板倒扣于无尘吸水纸上拍干

添加增强液及铕标记物时，使用专用吸头，避免污染。吸头应悬空，避免接触小孔边缘及其中的试剂

使用干净一次性容器配制铕标记物，不同试验的铕标记物不可混用。避免铕标记稀释液进入铕标记物原液中

（五）甲状腺球蛋白

1. CLIA 法

【试剂和器具】

与分析仪配套的商品化 TG 测定成套试剂盒。

【操作步骤】

按仪器和试剂说明书设定测定条件，进行定标品、质控品和待测样品的测定。

【参考区间】

成人 TG：1. 15～130. 77μg/L。

【注意事项】

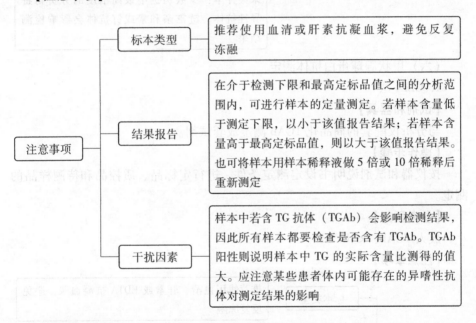

2. ECLIA 法

【试剂和器具】

与分析仪配套的商品化 TG 测定成套试剂盒。

【操作步骤】

按仪器和试剂说明书设定测定条件，进行定标品、质控品和待测样品的测定。

【参考区间】

成人 TG：1. 4～78μg/L。

【注意事项】

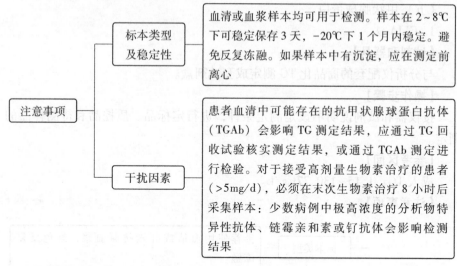

注意事项

标本类型及稳定性：血清或血浆样本均可用于检测。样本在 2～8℃下可稳定保存 3 天，−20℃下 1 个月内稳定。避免反复冻融。如果样本中有沉淀，应在测定前离心

干扰因素：患者血清中可能存在的抗甲状腺球蛋白抗体（TGAb）会影响 TG 测定结果，应通过 TG 回收试验核实测定结果，或通过 TGAb 测定进行检验。对于接受高剂量生物素治疗的患者（>5mg/d），必须在末次生物素治疗 8 小时后采集样本；少数病例中极高浓度的分析物特异性抗体、链霉亲和素或钌抗体会影响检测结果

（六）甲状腺球蛋白抗体测定

1. CLIA 法

【试剂和器具】

与分析仪配套的商品化 TGAb 测定成套试剂盒。

【操作步骤】

按仪器和试剂说明书设定测定条件，进行定标品、质控品和待测样品的测定。

【参考区间】

成人 TGAb：<4U/ml。

【注意事项】

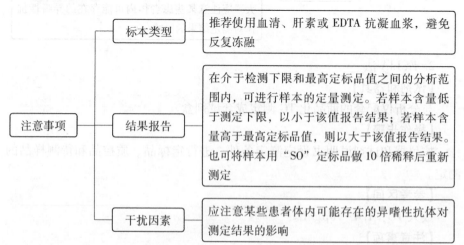

注意事项

标本类型：推荐使用血清、肝素或 EDTA 抗凝血浆，避免反复冻融

结果报告：在介于检测下限和最高定标品值之间的分析范围内，可进行样本的定量测定。若样本含量低于测定下限，以小于该值报告结果；若样本含量高于最高定标品值，则以大于该值报告结果。也可将样本用"SO"定标品做 10 倍稀释后重新测定

干扰因素：应注意某些患者体内可能存在的异嗜性抗体对测定结果的影响

2. ECLIA 法

【试剂和器具】

与分析仪配套的商品化 TGAb 测定成套试剂盒。

【操作步骤】

按仪器和试剂说明书设定测定条件，进行定标品、质控品和待测样品的测定。

【参考区间】

<115U/ml（妊娠妇女、儿童、青春期者不适用）。

【注意事项】

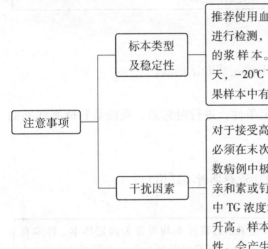

注意事项 — 标本类型及稳定性 — 推荐使用血清或肝素 Na、EDTA 抗凝血浆样本进行检测，避免使用肝素锂或枸橼酸钠抗凝血的浆样本。样本在 2~8℃ 下可稳定保存 3 天，-20℃ 下 1 个月内稳定。避免反复冻融。如果样本中有沉淀，应在检测前离心

注意事项 — 干扰因素 — 对于接受高剂量生物素治疗的患者（>5mg/d），必须在末次生物素治疗 8 小时后采集样本；少数病例中极高浓度的分析物特异性抗体、链霉亲和素或钉抗体会影响检测结果。若患者样本中 TG 浓度>2000ng/ml 可导致抗 TGAb 浓度假性升高。样本不可稀释后测定，自身抗体属异质性，会产生非线性稀释现象

（七）甲状腺过氧化物酶抗体测定

1. CLIA 法

【试剂和器具】

与分析仪配套的商品化 TPOAb 测定成套试剂盒。

【操作步骤】

按仪器和试剂说明书设定测定条件，进行定标品、质控品和待测样品的测定。

【参考区间】

<91U/ml。

【注意事项】

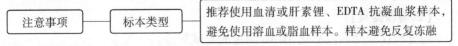

注意事项 — 标本类型 — 推荐使用血清或肝素锂、EDTA 抗凝血浆样本，避免使用溶血或脂血样本。样本避免反复冻融

续流程

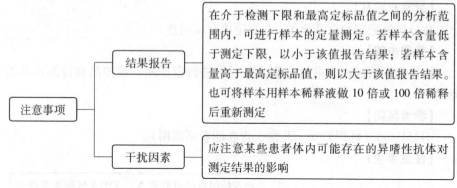

在介于检测下限和最高定标品值之间的分析范围内，可进行样本的定量测定。若样本含量低于测定下限，以小于该值报告结果；若样本含量高于最高定标品值，则以大于该值报告结果。也可将样本用样本稀释液做 10 倍或 100 倍稀释后重新测定

应注意某些患者体内可能存在的异嗜性抗体对测定结果的影响

2. ECLIA 法

【试剂和器具】

与分析仪配套的商品化 TPOAb 测定成套试剂盒。

【操作步骤】

按仪器和试剂说明书设定测定条件，进行定标品、质控品和待测样品的测定。

【参考区间】

<34U/ml（妊娠期妇女、儿童、青春期者不适用）。

【注意事项】

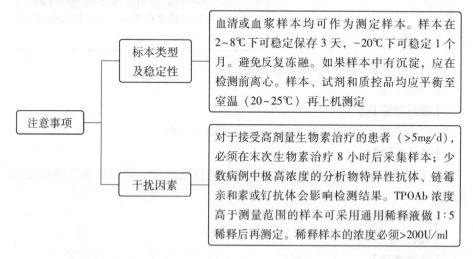

血清或血浆样本均可作为测定样本。样本在 2~8℃下可稳定保存 3 天，−20℃下可稳定 1 个月。避免反复冻融。如果样本中有沉淀，应在检测前离心。样本、试剂和质控品均应平衡至室温（20~25℃）再上机测定

对于接受高剂量生物素治疗的患者（>5mg/d），必须在末次生物素治疗 8 小时后采集样本；少数病例中极高浓度的分析物特异性抗体、链霉亲和素或钌抗体会影响检测结果。TPOAb 浓度高于测量范围的样本可采用通用稀释液做 1:5 稀释后再测定。稀释样本的浓度必须>200U/ml

（八）促甲状腺素受体抗体测定

【试剂和器具】

与分析仪配套的商品化 TRAb 测定成套试剂盒。

【操作步骤】

按仪器和试剂说明书设定测定条件，进行定标品、质控品和待测样品的测定。

【参考区间】

成人 TRAb：1.22~1.58U/L。

【注意事项】

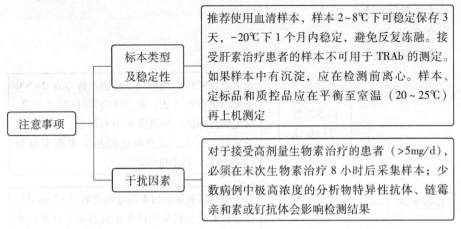

注意事项	标本类型及稳定性	推荐使用血清样本，样本 2~8℃下可稳定保存 3 天，−20℃下 1 个月内稳定，避免反复冻融。接受肝素治疗患者的样本不可用于 TRAb 的测定。如果样本中有沉淀，应在检测前离心。样本、定标品和质控品应在平衡至室温（20~25℃）再上机测定
	干扰因素	对于接受高剂量生物素治疗的患者（>5mg/d），必须在末次生物素治疗 8 小时后采集样本；少数病例中极高浓度的分析物特异性抗体、链霉亲和素或钌抗体会影响检测结果

（九）甲状腺素摄取试验

1. CLIA 法

【试剂和器具】

与分析仪配套的商品化 TBC 测定成套试剂盒。

【操作步骤】

按仪器和试剂说明书设定测定条件，进行定标品、质控品和待测样品的测定。

【参考区间】

0.32~0.48。

【注意事项】

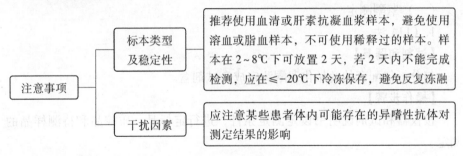

注意事项	标本类型及稳定性	推荐使用血清或肝素抗凝血浆样本，避免使用溶血或脂血样本，不可使用稀释过的样本。样本在 2~8℃下可放置 2 天，若 2 天内不能完成检测，应在 ≤−20℃下冷冻保存，避免反复冻融
	干扰因素	应注意某些患者体内可能存在的异嗜性抗体对测定结果的影响

2. ECLIA 法

【试剂和器具】

与分析仪配套的商品化 TBC 测定成套试列盒。

【操作步骤】

按仪器和试剂说明书设定测定条件，进行定标品、质控品和待测样品的测定。

【参考区间】

0.8~1.3。

【注意事项】

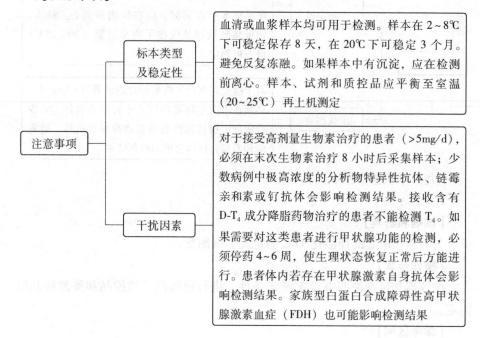

注意事项

标本类型及稳定性：血清或血浆样本均可用于检测。样本在 2~8℃下可稳定保存 8 天，在 20℃下可稳定 3 个月。避免反复冻融。如果样本中有沉淀，应在检测前离心。样本、试剂和质控品应平衡至室温（20~25℃）再上机测定

干扰因素：对于接受高剂量生物素治疗的患者（>5mg/d），必须在末次生物素治疗 8 小时后采集样本；少数病例中极高浓度的分析物特异性抗体、链霉亲和素或钌抗体会影响检测结果。接收含有 D-T_4 成分降脂药物治疗的患者不能检测 T_4。如果需要对这类患者进行甲状腺功能的检测，必须停药 4~6 周，使生理状态恢复正常后方能进行。患者体内若存在甲状腺激素自身抗体会影响检测结果。家族型白蛋白合成障碍性高甲状腺激素血症（FDH）也可能影响检测结果

三、性激素测定

（一）睾酮测定

1. CLIA 法

【试剂和器具】

与分析仪配套的商品化睾酮测定成套试剂盒。

【操作步骤】

按仪器和试剂说明书设定测定条件，进行定标品、质控品和待测样品的测定。

【参考区间】

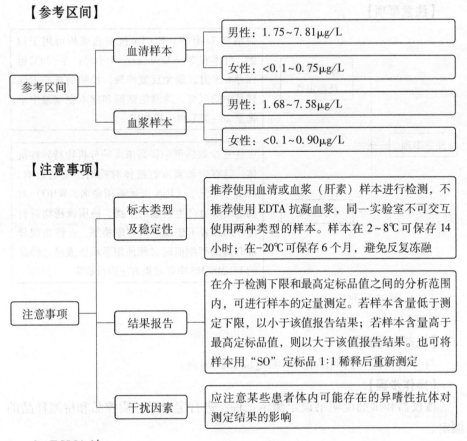

参考区间
- 血清样本
  - 男性：1.75~7.81μg/L
  - 女性：<0.1~0.75μg/L
- 血浆样本
  - 男性：1.68~7.58μg/L
  - 女性：<0.1~0.90μg/L

【注意事项】

注意事项
- 标本类型及稳定性：推荐使用血清或血浆（肝素）样本进行检测，不推荐使用 EDTA 抗凝血浆，同一实验室不可交互使用两种类型的样本。样本在 2~8℃ 可保存 14 小时；在 -20℃ 可保存 6 个月，避免反复冻融
- 结果报告：在介于检测下限和最高定标品值之间的分析范围内，可进行样本的定量测定。若样本含量低于测定下限，以小于该值报告结果；若样本含量高于最高定标品值，则以大于该值报告结果。也可将样本用"SO"定标品 1:1 稀释后重新测定
- 干扰因素：应注意某些患者体内可能存在的异嗜性抗体对测定结果的影响

2. ECLIA 法

【试剂和器具】

与分析仪配套的商品化睾酮测定成套试剂盒。

【操作步骤】

按仪器和试剂说明书设定测定条件，进行定标品、质控品和待测样品的测定。

【参考区间】

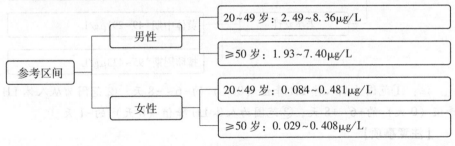

参考区间
- 男性
  - 20~49 岁：2.49~8.36μg/L
  - ≥50 岁：1.93~7.40μg/L
- 女性
  - 20~49 岁：0.084~0.481μg/L
  - ≥50 岁：0.029~0.408μg/L

【注意事项】

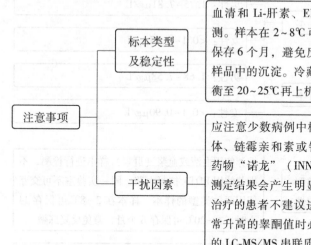

| | 标本类型及稳定性 | 血清和 Li-肝素、ED-TA 抗凝血浆均可用于检测。样本在 2~8℃可保存 14 小时；在-20℃可保存 6 个月，避免反复冻融。检测前离心去除样品中的沉淀。冷藏的试剂和样本在室温中平衡至 20~25℃再上机测定 |
|注意事项| 干扰因素 | 应注意少数病例中极高浓度的分析物特异性抗体、链霉亲和素或钌抗体对检测结果的影响。药物"诺龙"（INN 国际通用命名，WHO）对测定结果会产生明显的干扰，使用该药物进行治疗的患者不建议进行睾酮检测。女性出现异常升高的睾酮值时必须使用萃取法或经过验证的 LC-MS/MS 串联质谱方法进行确定 |

（二）雌二醇测定

1. CLIA 法

【试剂和器具】

与分析仪配套的商品化 E_2 测定成套试剂盒。

【操作步骤】

按仪器和试剂说明书设定测定条件，进行定标品、质控品和待测样品的测定。

【参考区间】

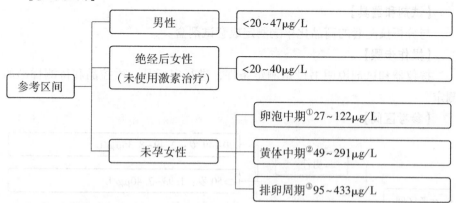

	男性	<20~47μg/L
参考区间	绝经后女性（未使用激素治疗）	<20~40μg/L
	未孕女性	卵泡中期[1]27~122μg/L
		黄体中期[2]49~291μg/L
		排卵周期[3]95~433μg/L

注：[1]范围为从人体 LH 峰值（0 天）的-6~-8 天；[2]范围为从人体 LH 峰值（0 天）的+6~+8 天；[3]范围为人体 LH 峰值（0 天）的-1 天。

【注意事项】

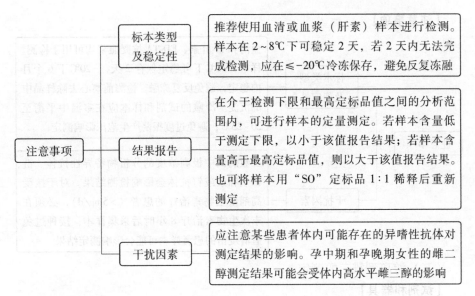

标本类型及稳定性：推荐使用血清或血浆（肝素）样本进行检测。样本在 2～8℃下可稳定 2 天，若 2 天内无法完成检测，应在 ≤-20℃冷冻保存，避免反复冻融

结果报告：在介于检测下限和最高定标品值之间的分析范围内，可进行样本的定量测定。若样本含量低于测定下限，以小于该值报告结果；若样本含量高于最高定标品值，则以大于该值报告结果。也可将样本用"SO"定标品 1:1 稀释后重新测定

注意事项

干扰因素：应注意某些患者体内可能存在的异嗜性抗体对测定结果的影响。孕中期和孕晚期女性的雌二醇测定结果可能会受体内高水平雌三醇的影响

2. ECLIA 法

【试剂和器具】

与分析仪配套的商品化 E_2 测定成套试剂盒。

【操作步骤】

按仪器和试剂说明书设定测定条件，进行定标品、质控品和待测样品的测定。

【参考区间】

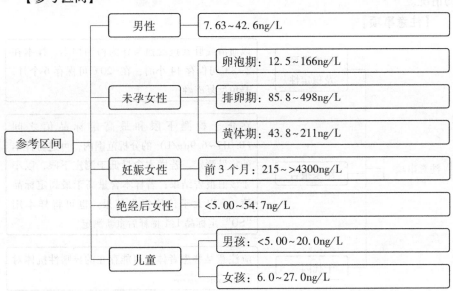

参考区间

男性：7.63～42.6ng/L

未孕女性
　卵泡期：12.5～166ng/L
　排卵期：85.8～498ng/L
　黄体期：43.8～211ng/L

妊娠女性：前 3 个月：215～>4300ng/L

绝经后女性：<5.00～54.7ng/L

儿童
　男孩：<5.00～20.0ng/L
　女孩：6.0～27.0ng/L

【注意事项】

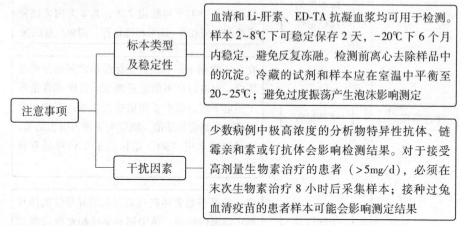

注意事项 —— 标本类型及稳定性：血清和 Li-肝素、ED-TA 抗凝血浆均可用于检测。样本 2~8℃下可稳定保存 2 天，-20℃下 6 个月内稳定，避免反复冻融。检测前离心去除样品中的沉淀。冷藏的试剂和样本应在室温中平衡至 20~25℃；避免过度振荡产生泡沫影响测定

干扰因素：少数病例中极高浓度的分析物特异性抗体、链霉亲和素或钌抗体会影响检测结果。对于接受高剂量生物素治疗的患者（>5mg/d），必须在末次生物素治疗 8 小时后采集样本；接种过兔血清疫苗的患者样本可能会影响测定结果

（三）游离型雌三醇测定

【试剂和器具】

与分析仪配套的商品化游离型 E_3 测定成套试剂盒。

【操作步骤】

按仪器和试剂说明书设定测定条件，进行定标品、质控品和待测样品的测定。

【参考区间】

实验室需确立本实验室的参考区间，以确保能正确地反映某一特定人群的情况。

【注意事项】

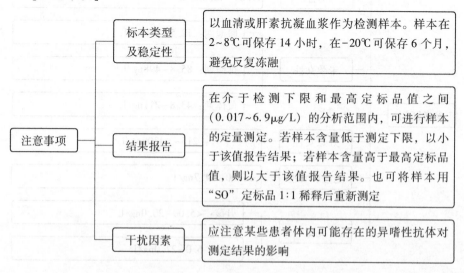

注意事项 —— 标本类型及稳定性：以血清或肝素抗凝血浆作为检测样本。样本在 2~8℃可保存 14 小时，在-20℃可保存 6 个月，避免反复冻融

结果报告：在介于检测下限和最高定标品值之间（0.017~6.9μg/L）的分析范围内，可进行样本的定量测定。若样本含量低于测定下限，以小于该值报告结果；若样本含量高于最高定标品值，则以大于该值报告结果。也可将样本用"SO"定标品 1:1 稀释后重新测定

干扰因素：应注意某些患者体内可能存在的异嗜性抗体对测定结果的影响

（四）黄体酮测定

1. CLIA 法

【试剂和器具】

与分析仪配套的商品化黄体酮测定成套试剂盒。

【操作步骤】

按仪器和试剂说明书设定测定条件，进行定标品、质控品和待测样品的测定。

【参考区间】

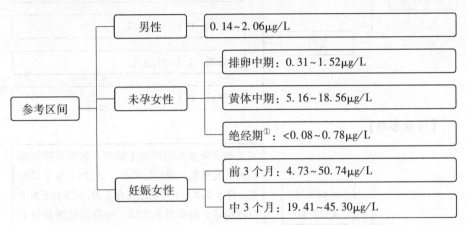

注：①未使用激素治疗。

【注意事项】

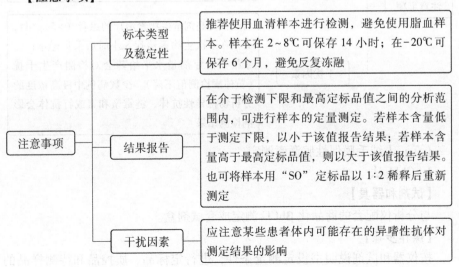

2. ECLIA 法

【试剂和器具】

与分析仪配套的商品化黄体酮测定成套试剂盒。

【操作步骤】

按仪器和试剂说明书设定测定条件，进行定标品、质控品和待测样品的测定。

【参考区间】

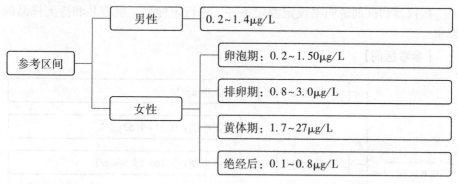

参考区间
- 男性：0.2~1.4μg/L
- 女性：
  - 卵泡期：0.2~1.50μg/L
  - 排卵期：0.8~3.0μg/L
  - 黄体期：1.7~27μg/L
  - 绝经后：0.1~0.8μg/L

【注意事项】

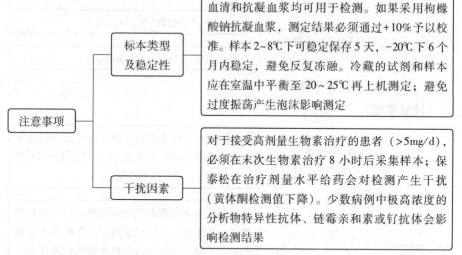

注意事项
- 标本类型及稳定性：血清和抗凝血浆均可用于检测。如果采用枸橼酸钠抗凝血浆，测定结果必须通过+10%予以校准。样本2~8℃下可稳定保存5天，−20℃下6个月内稳定，避免反复冻融。冷藏的试剂和样本应在室温中平衡至20~25℃再上机测定；避免过度振荡产生泡沫影响测定
- 干扰因素：对于接受高剂量生物素治疗的患者（>5mg/d），必须在末次生物素治疗8小时后采集样本；保泰松在治疗剂量水平给药会对检测产生干扰（黄体酮检测值下降）。少数病例中极高浓度的分析物特异性抗体、链霉亲和素或钌抗体会影响检测结果

（五）人绒毛膜促性腺激素测定

1. CLIA法

【试剂和器具】

与分析仪配套的商品化βhCG测定成套试剂盒。

【操作步骤】

按仪器和试剂说明书设定测定条件，进行定标品、质控品和待测样品的测定。

【参考区间】

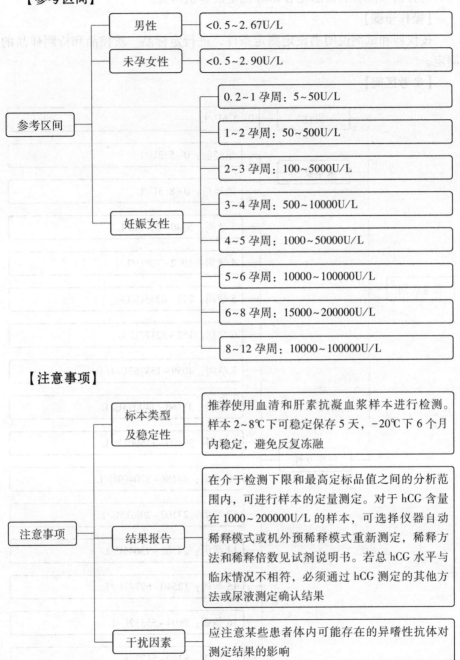

参考区间
- 男性 —— <0.5~2.67U/L
- 未孕女性 —— <0.5~2.90U/L
- 妊娠女性
  - 0.2~1 孕周：5~50U/L
  - 1~2 孕周：50~500U/L
  - 2~3 孕周：100~5000U/L
  - 3~4 孕周：500~10000U/L
  - 4~5 孕周：1000~50000U/L
  - 5~6 孕周：10000~100000U/L
  - 6~8 孕周：15000~200000U/L
  - 8~12 孕周：10000~100000U/L

【注意事项】

注意事项
- 标本类型及稳定性 —— 推荐使用血清和肝素抗凝血浆样本进行检测。样本 2~8℃下可稳定保存 5 天，−20℃下 6 个月内稳定，避免反复冻融
- 结果报告 —— 在介于检测下限和最高定标品值之间的分析范围内，可进行样本的定量测定。对于 hCG 含量在 1000~200000U/L 的样本，可选择仪器自动稀释模式或机外预稀释模式重新测定，稀释方法和稀释倍数见试剂说明书。若总 hCG 水平与临床情况不相符，必须通过 hCG 测定的其他方法或尿液测定确认结果
- 干扰因素 —— 应注意某些患者体内可能存在的异嗜性抗体对测定结果的影响

2. ECLIA 法
【试剂和器具】

与分析仪配套的商品化 β-hCG 测定成套试剂盒。

【操作步骤】

按仪器和试剂说明书设定测定条件，进行定标品、质控品和待测样品的测定。

【参考区间】

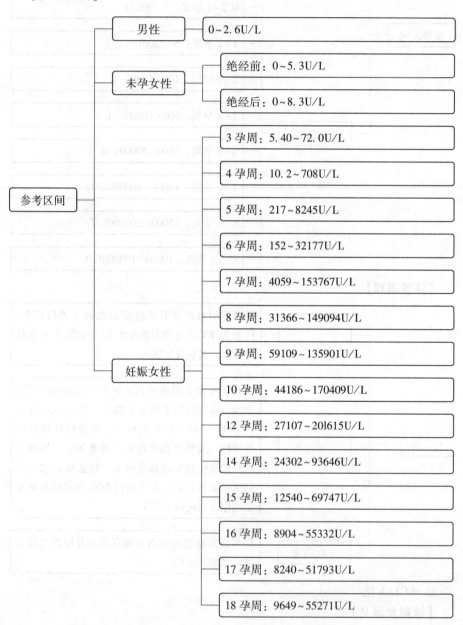

参考区间
- 男性　0~2.6U/L
- 未孕女性
  - 绝经前：0~5.3U/L
  - 绝经后：0~8.3U/L
- 妊娠女性
  - 3 孕周：5.40~72.0U/L
  - 4 孕周：10.2~708U/L
  - 5 孕周：217~8245U/L
  - 6 孕周：152~32177U/L
  - 7 孕周：4059~153767U/L
  - 8 孕周：31366~149094U/L
  - 9 孕周：59109~135901U/L
  - 10 孕周：44186~170409U/L
  - 12 孕周：27107~201615U/L
  - 14 孕周：24302~93646U/L
  - 15 孕周：12540~69747U/L
  - 16 孕周：8904~55332U/L
  - 17 孕周：8240~51793U/L
  - 18 孕周：9649~55271U/L

【注意事项】

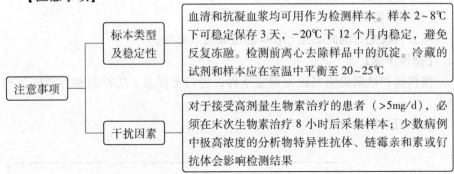

注意事项

标本类型及稳定性：血清和抗凝血浆均可用作为检测样本。样本 2~8℃ 下可稳定保存 3 天，-20℃ 下 12 个月内稳定，避免反复冻融。检测前离心去除样品中的沉淀。冷藏的试剂和样本应在室温中平衡至 20~25℃

干扰因素：对于接受高剂量生物素治疗的患者（>5mg/d），必须在末次生物素治疗 8 小时后采集样本；少数病例中极高浓度的分析物特异性抗体、链霉亲和素或钌抗体会影响检测结果

（六）性激素结合球蛋白测定

1. CLIA 法

【试剂和器具】

与分析仪配套的商品化 SHBG 测定成套试剂盒。

【操作步骤】

按仪器和试剂说明书设定测定条件，进行定标品、质控品和待测样品的测定。

【参考区间】

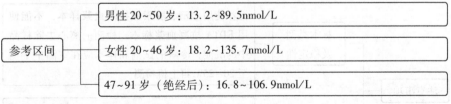

参考区间

男性 20~50 岁：13.2~89.5nmol/L

女性 20~46 岁：18.2~135.7nmol/L

47~91 岁（绝经后）：16.8~106.9nmol/L

【注意事项】

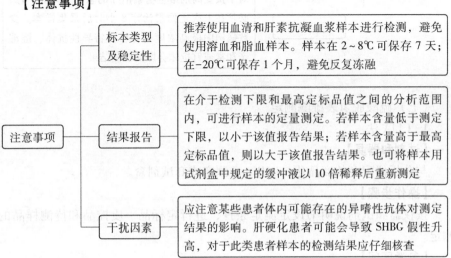

注意事项

标本类型及稳定性：推荐使用血清和肝素抗凝血浆样本进行检测，避免使用溶血和脂血样本。样本在 2~8℃ 可保存 7 天；在-20℃ 可保存 1 个月，避免反复冻融

结果报告：在介于检测下限和最高定标品值之间的分析范围内，可进行样本的定量测定。若样本含量低于测定下限，以小于该值报告结果；若样本含量高于最高定标品值，则以大于该值报告结果。也可将样本用试剂盒中规定的缓冲液以 10 倍稀释后重新测定

干扰因素：应注意某些患者体内可能存在的异嗜性抗体对测定结果的影响。肝硬化患者可能会导致 SHBG 假性升高，对于此类患者样本的检测结果应仔细核查

2. ECLIA 法

【试剂和器具】

与分析仪配套的商品化 SHBG 测定成套试剂盒。

【操作步骤】

按仪器和试剂说明书设定测定条件，进行定标品、质控品和待测样品的测定。

【参考区间】

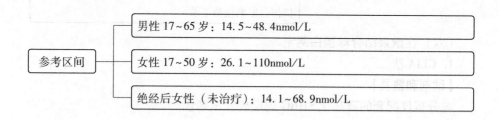

参考区间 —— 男性 17~65 岁：14.5~48.4nmol/L

女性 17~50 岁：26.1~110nmol/L

绝经后女性（未治疗）：14.1~68.9nmol/L

【注意事项】

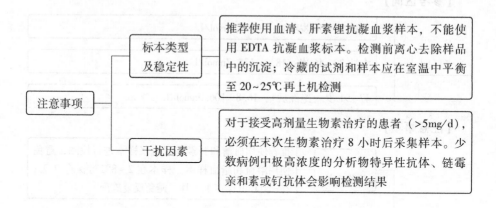

注意事项

标本类型及稳定性：推荐使用血清、肝素锂抗凝血浆样本，不能使用 EDTA 抗凝血浆标本。检测前离心去除样品中的沉淀；冷藏的试剂和样本应在室温中平衡至 20~25℃再上机检测

干扰因素：对于接受高剂量生物素治疗的患者（>5mg/d），必须在末次生物素治疗 8 小时后采集样本。少数病例中极高浓度的分析物特异性抗体、链霉亲和素或钌抗体会影响检测结果

（七）硫酸脱氢表雄酮测定

1. CLIA 法

【试剂和器具】

与分析仪配套的商品化：DHEA-S 测定成套试剂盒。

【操作步骤】

按仪器和试剂说明书设定测定条件，进行定标品、质控品和待测样品的测定。

【参考区间】

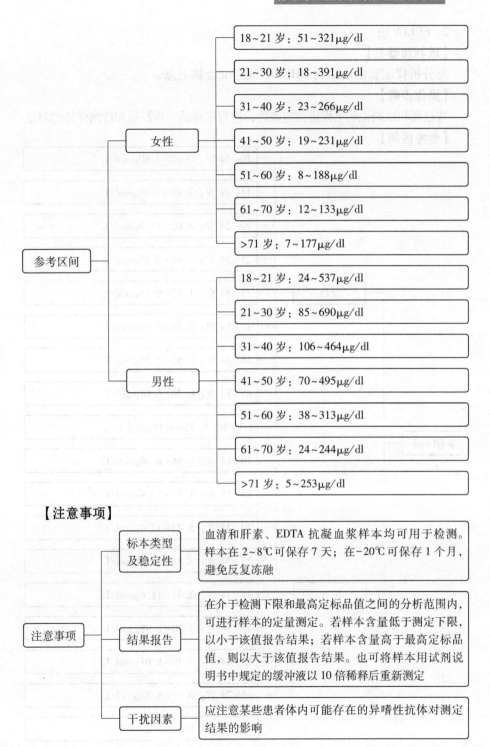

参考区间

女性
18~21 岁：51~321μg/dl
21~30 岁：18~391μg/dl
31~40 岁：23~266μg/dl
41~50 岁：19~231μg/dl
51~60 岁：8~188μg/dl
61~70 岁：12~133μg/dl
>71 岁：7~177μg/dl

男性
18~21 岁：24~537μg/dl
21~30 岁：85~690μg/dl
31~40 岁：106~464μg/dl
41~50 岁：70~495μg/dl
51~60 岁：38~313μg/dl
61~70 岁：24~244μg/dl
>71 岁：5~253μg/dl

【注意事项】

注意事项

标本类型及稳定性：血清和肝素、EDTA 抗凝血浆样本均可用于检测。样本在 2~8℃可保存 7 天；在-20℃可保存 1 个月，避免反复冻融

结果报告：在介于检测下限和最高定标品值之间的分析范围内，可进行样本的定量测定。若样本含量低于测定下限，以小于该值报告结果；若样本含量高于最高定标品值，则以大于该值报告结果。也可将样本用试剂说明书中规定的缓冲液以 10 倍稀释后重新测定

干扰因素：应注意某些患者体内可能存在的异嗜性抗体对测定结果的影响

2. ECLIA 法

【试剂和器具】

与分析仪配套的商品化 DHEA-S 测定成套试剂盒。

【操作步骤】

按仪器和试剂说明书设定测定条件，进行定标品、质控品和待测样品的测定。

【参考区间】

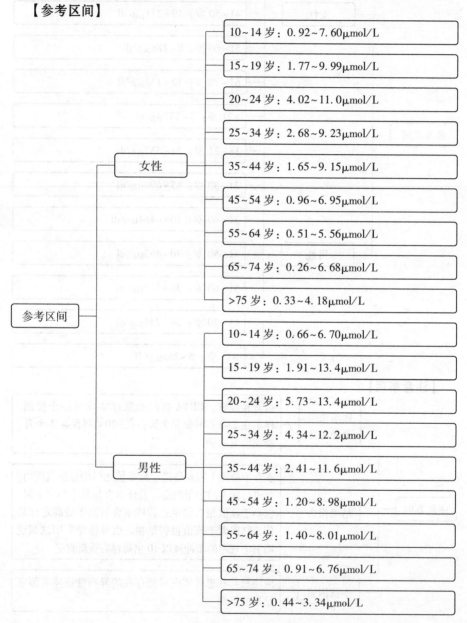

参考区间

女性
- 10~14 岁：0.92~7.60μmol/L
- 15~19 岁：1.77~9.99μmol/L
- 20~24 岁：4.02~11.0μmol/L
- 25~34 岁：2.68~9.23μmol/L
- 35~44 岁：1.65~9.15μmol/L
- 45~54 岁：0.96~6.95μmol/L
- 55~64 岁：0.51~5.56μmol/L
- 65~74 岁：0.26~6.68μmol/L
- >75 岁：0.33~4.18μmol/L

男性
- 10~14 岁：0.66~6.70μmol/L
- 15~19 岁：1.91~13.4μmol/L
- 20~24 岁：5.73~13.4μmol/L
- 25~34 岁：4.34~12.2μmol/L
- 35~44 岁：2.41~11.6μmol/L
- 45~54 岁：1.20~8.98μmol/L
- 55~64 岁：1.40~8.01μmol/L
- 65~74 岁：0.91~6.76μmol/L
- >75 岁：0.44~3.34μmol/L

续流程

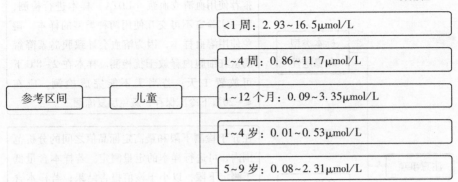

【注意事项】

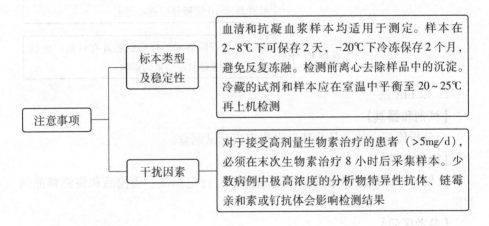

四、胰腺激素测定

（一）胰岛素

1. CLIA 法

【试剂和器具】

与分析仪配套的商品化胰岛素测定成套试剂盒。

【操作步骤】

按仪器和试剂说明书设定测定条件，进行定标品、质控品和待测样品的测定。

【参考区间】

空腹时：1.9~23mU/L（13.0~161pmol/L）。

【注意事项】

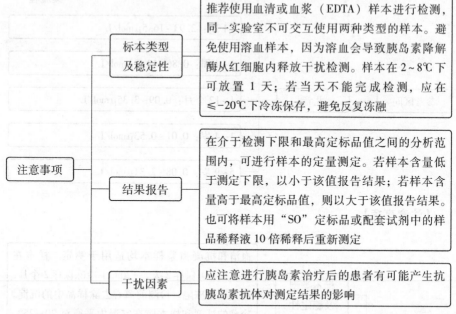

推荐使用血清或血浆（EDTA）样本进行检测，同一实验室不可交互使用两种类型的样本。避免使用溶血样本，因为溶血会导致胰岛素降解酶从红细胞内释放干扰检测。样本在 2～8℃下可放置 1 天；若当天不能完成检测，应在 ≤－20℃下冷冻保存，避免反复冻融

在介于检测下限和最高定标品值之间的分析范围内，可进行样本的定量测定。若样本含量低于测定下限，以小于该值报告结果；若样本含量高于最高定标品值，则以大于该值报告结果。也可将样本用"S0"定标品或配套试剂中的样品稀释液 10 倍稀释后重新测定

应注意进行胰岛素治疗后的患者有可能产生抗胰岛素抗体对测定结果的影响

2. ECLIA 法

【试剂和器具】

与分析仪配套的商品化胰岛素测定成套试剂盒。

【操作步骤】

按仪器和试剂说明书设定测定条件，进行定标品、质控品和待测样品的测定。

【参考区间】

空腹时：2.6～24.9mU/L（17.8～173pmol/L）。

【注意事项】

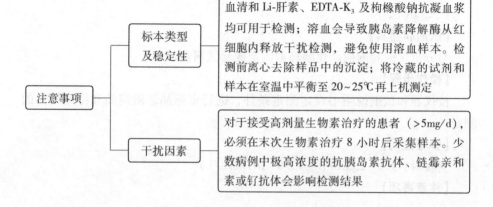

血清和 Li-肝素、EDTA-K_3 及枸橼酸钠抗凝血浆均可用于检测；溶血会导致胰岛素降解酶从红细胞内释放干扰检测，避免使用溶血样本。检测前离心去除样品中的沉淀；将冷藏的试剂和样本在室温中平衡至 20～25℃再上机测定

对于接受高剂量生物素治疗的患者（>5mg/d），必须在末次生物素治疗 8 小时后采集样本。少数病例中极高浓度的抗胰岛素抗体、链霉亲和素或钌抗体会影响检测结果

3. TrFIA 法

【试剂和器具】

商品化胰岛素测定成套试剂盒，主要成分如下：

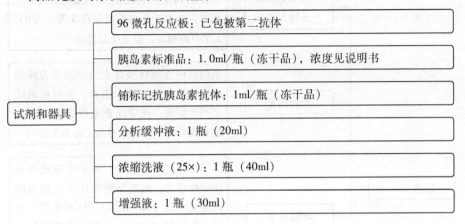

试剂和器具
- 96 微孔反应板：已包被第二抗体
- 胰岛素标准品：1.0ml/瓶（冻干品），浓度见说明书
- 铕标记抗胰岛素抗体：1ml/瓶（冻干品）
- 分析缓冲液：1 瓶（20ml）
- 浓缩洗液（25×）：1 瓶（40ml）
- 增强液：1 瓶（30ml）

【操作步骤】

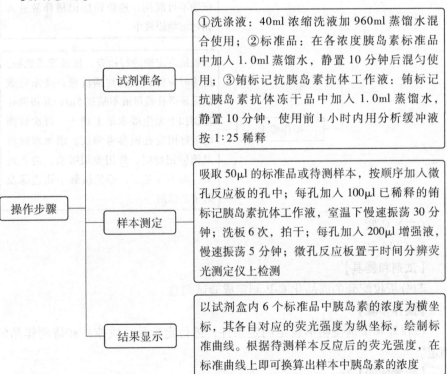

操作步骤
- 试剂准备：①洗涤液：40ml 浓缩洗液加 960ml 蒸馏水混合使用；②标准品：在各浓度胰岛素标准品中加入 1.0ml 蒸馏水，静置 10 分钟后混匀使用；③铕标记抗胰岛素抗体工作液：铕标记抗胰岛素抗体冻干品中加入 1.0ml 蒸馏水，静置 10 分钟，使用前 1 小时内用分析缓冲液按 1:25 稀释
- 样本测定：吸取 50µl 的标准品或待测样本，按顺序加入微孔反应板的孔中；每孔加入 100µl 已稀释的铕标记胰岛素抗体工作液，室温下慢速振荡 30 分钟；洗板 6 次，拍干；每孔加入 200µl 增强液，慢速振荡 5 分钟；微孔反应板置于时间分辨荧光测定仪上检测
- 结果显示：以试剂盒内 6 个标准品中胰岛素的浓度为横坐标，其各自对应的荧光强度为纵坐标，绘制标准曲线。根据待测样本反应后的荧光强度，在标准曲线上即可换算出样本中胰岛素的浓度

【参考区间】

空腹时：1.8~17.5mU/L。

【注意事项】

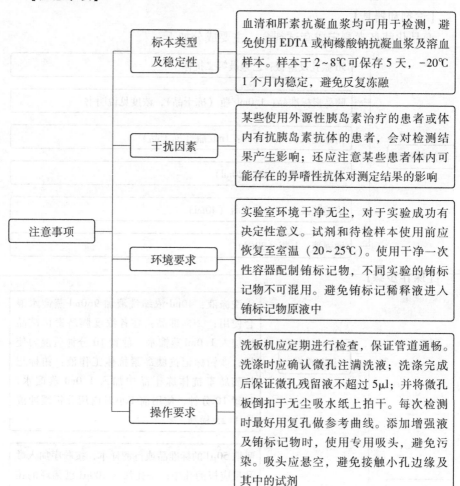

标本类型及稳定性	血清和肝素抗凝血浆均可用于检测，避免使用 EDTA 或枸橼酸钠抗凝血浆及溶血样本。样本于 2~8℃可保存 5 天，−20℃ 1 个月内稳定，避免反复冻融
干扰因素	某些使用外源性胰岛素治疗的患者或体内有抗胰岛素抗体的患者，会对检测结果产生影响；还应注意某些患者体内可能存在的异嗜性抗体对测定结果的影响
环境要求	实验室环境干净无尘，对于实验成功有决定性意义。试剂和待检样本使用前应恢复至室温（20~25℃）。使用干净一次性容器配制铕标记物，不同实验的铕标记物不可混用。避免铕标记稀释液进入铕标记物原液中
操作要求	洗板机应定期进行检查，保证管道通畅。洗涤时应确认微孔注满洗液；洗涤完成后保证微孔残留液不超过 5μl；并将微孔板倒扣于无尘吸水纸上拍干。每次检测时最好用复孔做参考曲线。添加增强液及铕标记物时，使用专用吸头，避免污染。吸头应悬空，避免接触小孔边缘及其中的试剂

注意事项

（二）C 肽

1. CLIA 法

【试剂和器具】

与分析仪配套的商品化 C-P 测定成套试剂盒。

【操作步骤】

按仪器和试剂说明书设定测定条件，进行定标品、质控品和待测样品的测定。

【参考区间】

空腹时：0.9~7.1μg/L（298~2350pmol/L）。

【注意事项】

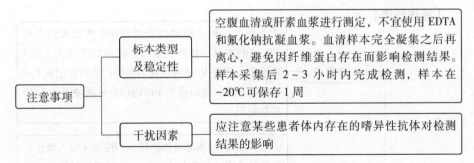

标本类型及稳定性：空腹血清或肝素血浆进行测定，不宜使用 EDTA 和氟化钠抗凝血浆。血清样本完全凝集之后再离心，避免因纤维蛋白存在而影响检测结果。样本采集后 2~3 小时内完成检测，样本在 −20℃可保存 1 周

干扰因素：应注意某些患者体内存在的嗜异性抗体对检测结果的影响

2. ECLIA 法

【试剂和器具】

与分析仪配套的商品化 C-P 测定成套试剂盒。

【操作步骤】

按仪器和试剂说明书设定测定条件，进行定标品、质控品和待测样品的测定。

【参考区间】

空腹时血清或血浆 1.1~4.4μg/L（0.37~1.47nmol/L）。

24 小时尿液 17.2~181μg/24h（5.74~60.3nmol/24h）。

【注意事项】

标本类型及稳定性：血清、Li-肝素或 EDTA-K$_3$ 抗凝血浆及 24 小时尿液均可用于检测。24 小时尿液样本需用特定稀释液做 1:10 预稀释。血清和尿液样本在 15~25℃下可保存 4 小时；2~8℃下 24 小时内稳定；−20℃可保存 30 天，避免反复冻融。检测前离心去除样品中的沉淀。将冷藏的试剂和样本在室温中平衡至 20~25℃再上机测定。

3. TrFIA 法

【试剂和器具】

商品化 C-P 测定成套试剂盒，主要成分如下：

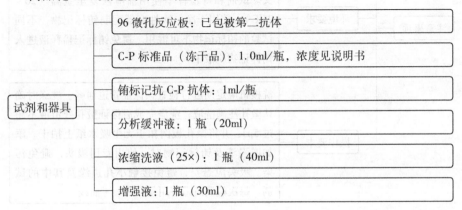

96 微孔反应板：已包被第二抗体

C-P 标准品（冻干品）：1.0ml/瓶，浓度见说明书

铕标记抗 C-P 抗体：1ml/瓶

分析缓冲液：1 瓶（20ml）

浓缩洗液（25×）：1 瓶（40ml）

增强液：1 瓶（30ml）

【操作步骤】

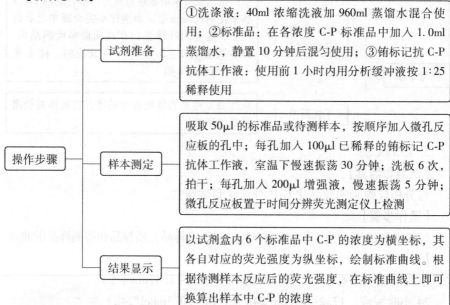

操作步骤

试剂准备：①洗涤液：40ml 浓缩洗液加 960ml 蒸馏水混合使用；②标准品：在各浓度 C-P 标准品中加入 1.0ml 蒸馏水，静置 10 分钟后混匀使用；③铕标记抗 C-P 抗体工作液：使用前 1 小时内用分析缓冲液按 1∶25 稀释使用

样本测定：吸取 50μl 的标准品或待测样本，按顺序加入微孔反应板的孔中；每孔加入 100μl 已稀释的铕标记 C-P 抗体工作液，室温下慢速振荡 30 分钟；洗板 6 次，拍干；每孔加入 200μl 增强液，慢速振荡 5 分钟；微孔反应板置于时间分辨荧光测定仪上检测

结果显示：以试剂盒内 6 个标准品中 C-P 的浓度为横坐标，其各自对应的荧光强度为纵坐标，绘制标准曲线。根据待测样本反应后的荧光强度，在标准曲线上即可换算出样本中 C-P 的浓度

【参考区间】

空腹时：0.33 ~ 3.76μg/L。

【注意事项】

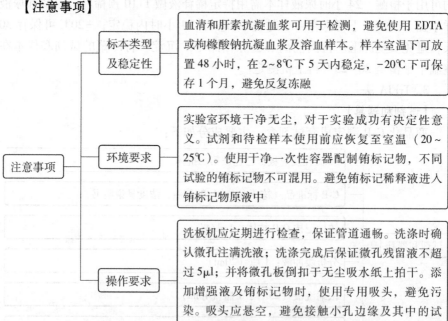

注意事项

标本类型及稳定性：血清和肝素抗凝血浆可用于检测，避免使用 EDTA 或枸橼酸钠抗凝血浆及溶血样本。样本室温下可放置 48 小时，在 2 ~ 8℃ 下 5 天内稳定，-20℃ 下可保存 1 个月，避免反复冻融

环境要求：实验室环境干净无尘，对于实验成功有决定性意义。试剂和待检样本使用前应恢复至室温（20 ~ 25℃）。使用干净一次性容器配制铕标记物，不同试验的铕标记物不可混用。避免铕标记稀释液进入铕标记物原液中

操作要求：洗板机应定期进行检查，保证管道通畅。洗涤时确认微孔注满洗液；洗涤完成后保证微孔残留液不超过 5μl；并将微孔板倒扣于无尘吸水纸上拍干。添加增强液及铕标记物时，使用专用吸头，避免污染。吸头应悬空，避免接触小孔边缘及其中的试剂。每次检测时最好用复孔做参考曲线

（三）胰岛素样生长因子-I测定

【试剂和器具】

与分析仪配套的商品化 IGF-I 测定成套试剂盒。

【操作步骤】

按仪器和试剂说明书设定测定条件，进行定标品、质控品和待测样品的测定。

【参考区间】

成人 IGF-I：60~350μg/L。

【注意事项】

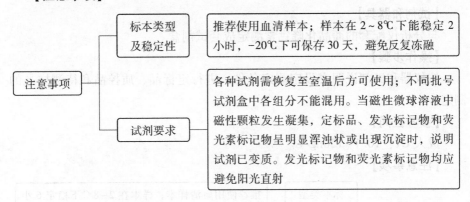

	标本类型及稳定性	推荐使用血清样本；样本在 2~8℃ 下能稳定 2 小时，-20℃ 下可保存 30 天，避免反复冻融
注意事项	试剂要求	各种试剂需恢复至室温后方可使用；不同批号试剂盒中各组分不能混用。当磁性微球溶液中磁性颗粒发生凝集，定标品、发光标记物和荧光素标记物呈明显浑浊状或出现沉淀时，说明试剂已变质。发光标记物和荧光素标记物均应避免阳光直射

五、甲状旁腺激素测定

（一）甲状旁腺激素测定

【试剂和器具】

与分析仪配套的商品化 PTH 测定成套试剂盒。

【操作步骤】

按仪器和试剂说明书设定测定条件，进行定标品、质控品和待测样品的测定。

【参考区间】

成人 PTH：12~88ng/L（1.3~9.3pmol/L）。

【注意事项】

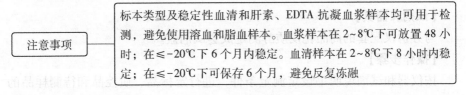

注意事项	标本类型及稳定性血清和肝素、EDTA 抗凝血浆样本均可用于检测，避免使用溶血和脂血样本。血浆样本在 2~8℃ 下可放置 48 小时；在 ≤-20℃ 下 6 个月内稳定。血清样本在 2~8℃ 下 8 小时内稳定；在 ≤-20℃ 下可保存 6 个月，避免反复冻融

续流程

注意事项	结果报告在介于检测下限和最高定标品值之间的分析范围内，可进行样本的定量测定。若样本含量低于测定下限，以小于该值报告结果；若样本含量高于最高定标品值，则以大于该值报告结果。也可将样本用样本稀释液做 10 倍稀释后重新测定
	干扰因素应注意某些患者体内可能存在的异嗜性抗体对测定结果的影响

（二）降钙素测定

【试剂和器具】

与分析仪配套的商品化降钙素测定成套试剂盒。

【操作步骤】

按仪器和试剂说明书设定测定条件，进行定标品、质控品和待测样品的测定。

【参考区间】

成人 CT：10.1~120ng/L。

【注意事项】

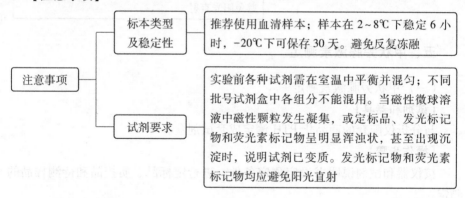

注意事项	标本类型及稳定性	推荐使用血清样本；样本在 2~8℃下稳定 6 小时，-20℃下可保存 30 天。避免反复冻融
	试剂要求	实验前各种试剂需在室温中平衡并混匀；不同批号试剂盒中各组分不能混用。当磁性微球溶液中磁性颗粒发生凝集，或定标品、发光标记物和荧光素标记物呈明显浑浊状，甚至出现沉淀时，说明试剂已变质。发光标记物和荧光素标记物均应避免阳光直射

六、肾上腺激素测定

（一）皮质醇测定

1. CLIA 法

【试剂和器具】

与分析仪配套的商品化皮质醇测定成套试剂盒。

【操作步骤】

按仪器和试剂说明书设定测定条件，进行定标品、质控品和待测样品的

测定。

以尿液作为样本时，需收集 24 小时总尿量至含有 10g 硼酸作为防腐剂的容器中，并记录总尿量。若样本混浊或有沉淀时，应离心取上清液，直接进行样本测定或经提取后再上机测定。尿液样本的提取按说明书操作。

【参考区间】

上午：6.7~22.6μg/dl；下午：<10μg/dl

尿液样本：

经提取：21~111μg/24h　未经提取：58~403μg/24h

24 小时尿液样本的计算结果：

$$尿液皮质醇(μg/24h) = \frac{尿液皮质醇测得值(μg/dl)}{100^*} \times 24小时总尿量(ml)$$

注：*：因子 100 为由 μg/dl 转化为 μg/ml。

超过 6 周岁儿童的血清和尿液皮质醇参考区间同成人。

【注意事项】

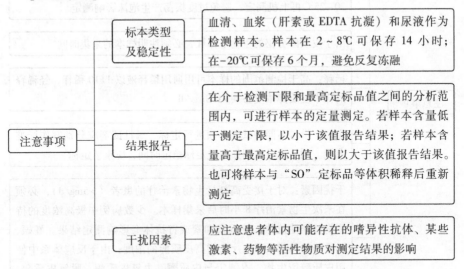

注意事项	标本类型及稳定性	血清、血浆（肝素或 EDTA 抗凝）和尿液作为检测样本。样本在 2~8℃ 可保存 14 小时；在 -20℃ 可保存 6 个月，避免反复冻融
	结果报告	在介于检测下限和最高定标品值之间的分析范围内，可进行样本的定量测定。若样本含量低于测定下限，以小于该值报告结果；若样本含量高于最高定标品值，则以大于该值报告结果。也可将样本与"S0"定标品等体积稀释后重新测定
	干扰因素	应注意患者体内可能存在的嗜异性抗体、某些激素、药物等活性物质对测定结果的影响

2. ECLIA 法

【试剂和器具】

与分析仪配套的商品化皮质醇测定成套试剂盒。

【操作步骤】

按仪器和试剂说明书设定测定条件，进行定标品、质控品和待测样品的测定。

以唾液作为检测样本时，将采集拭子于口腔内轻轻咀嚼 2 分钟，待采集拭子浸满唾液后取出，将拭子悬空插入采集管并加盖。经离心（×1000g×2min）后分离唾液至另一干净试管。取上清液进行测定，操作步骤与血清或血浆样本一致。

【参考区间】

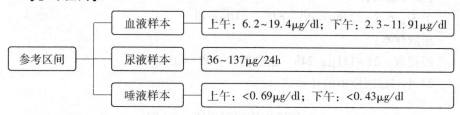

【注意事项】

注意事项

- 标本类型及稳定性：血清、血浆（肝素或 EDTA 抗凝）、尿液和唾液作为检测样本。用枸橼酸钠抗凝血浆作为检测样本时，所得结果必须通过+10%予以校准；氟化钠/草酸钾抗凝血浆样本的测定结果比血清样本低 27%。将冷藏的试剂和样本在室温中平衡至 20~25℃再上机测定，避免过度振荡产生泡沫影响测定

- 由于皮质醇分泌的生物节律性，必须注明样本的采集时间

- 稀释：高于检测范围的样本可用通用稀释液以 1:10 稀释，经稀释的样本皮质醇浓度必须>1.8μg/dl

- 定标：批号不同的试剂必须进行定标，每批试剂应分别制作标准曲线。同一批号试剂如超过定标稳定时间，应重新定标

- 干扰因素：对于接受高剂量生物素治疗的患者（>5mg/d），必须在末次生物素治疗 8 小时后采集样本。少数病例中极高浓度的待测物特异性抗体、链霉亲和素或钌抗体会影响测定结果。妊娠、避孕药物和雌激素治疗会增高皮质醇的浓度；由于反应体系中使用皮质醇衍生物，本测定与皮质酮、去氧皮质酮、脱氧皮质醇、羟化皮质醇、黄体酮等有不同程度的交叉反应性

（二）促肾上腺皮质激素测定

【试剂和器具】

与分析仪配套的商品化 ACTH 测定成套试剂盒。

【操作步骤】

按仪器和试剂说明书设定测定条件，进行定标品、质控品和待测样品的测定。

【参考区间】

成人 ACTH：7.2~63.3ng/L（上午 7:00~10:00 时收集血浆样本）。

【注意事项】

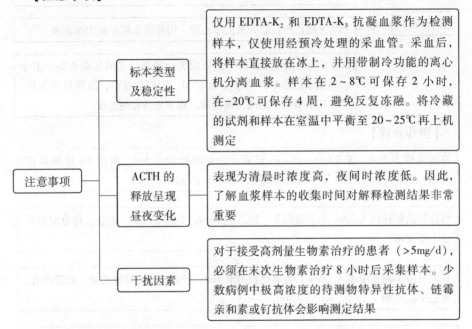

注意事项

- 标本类型及稳定性：仅用 EDTA-K$_2$ 和 EDTA-K$_3$ 抗凝血浆作为检测样本，仅使用经预冷处理的采血管。采血后，将样本直接放在冰上，并用带制冷功能的离心机分离血浆。样本在 2~8℃ 可保存 2 小时，在 -20℃ 可保存 4 周，避免反复冻融。将冷藏的试剂和样本在室温中平衡至 20~25℃ 再上机测定

- ACTH 的释放呈现昼夜变化：表现为清晨时浓度高，夜间时浓度低。因此，了解血浆样本的收集时间对解释检测结果非常重要

- 干扰因素：对于接受高剂量生物素治疗的患者（>5mg/d），必须在末次生物素治疗 8 小时后采集样本。少数病例中极高浓度的待测物特异性抗体、链霉亲和素或钌抗体会影响测定结果

（三）尿液中 17-酮类固醇测定

【试剂和器具】

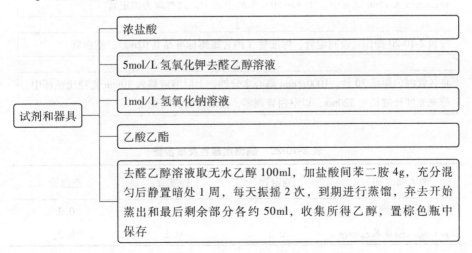

试剂和器具

- 浓盐酸
- 5mol/L 氢氧化钾去醛乙醇溶液
- 1mol/L 氢氧化钠溶液
- 乙酸乙酯
- 去醛乙醇溶液取无水乙醇 100ml，加盐酸间苯二胺 4g，充分混匀后静置暗处 1 周，每天振摇 2 次，到期进行蒸馏，弃去开始蒸出和最后剩余部分各约 50ml，收集所得乙醇，置棕色瓶中保存

续流程

试剂和器具	雄酮标准液（100μg/ml）：精确称取去氢异雄酮（MW288.3）10mg，置于100ml容量瓶中，用经纯化的去醛乙醇溶解并稀释至刻度。将此溶液分装于洁净的试管中，每管0.2ml，置37℃温箱中烘干，每次测定时取1管使用
	75%去醛乙醇：取无水去醛乙醇，用蒸馏水稀释成75%浓度
	20g/L间二硝基苯乙醇溶液：取无色的纯间二硝基苯0.2g，溶于去醛无水乙醇中，使总量为10ml。置棕色瓶内，冰箱保存备用。若使用等级较低的间二硝基苯，则须先经提纯处理

【操作步骤】

取尿液样本5ml，置20mm×150mm试管中，加浓盐酸1.5ml，再加4%甲醛溶液0.2ml在沸水中煮沸20分钟，取出试管，置冷水中冷却

↓

将冷却的尿样移入30ml小分液漏斗，加乙醚10ml，振摇2分钟，静置。待分层后弃去下层尿液

↓

再向分液小漏斗中加入1mol/L氢氧化钠溶液5ml，轻摇1分钟以洗乙醚。放置澄清，弃去下层水相

↓

再用蒸馏水2.5ml，轻摇30秒洗乙醚。放置待澄清，弃去下层水相

↓

将乙醚移入15ml试管中，于40~50℃水浴中蒸干，此管即为测定管

↓

按表2-10-20操作，设测定管、标准管（内含雄酮标准品0.02mg）、空白管

↓

将各管混匀振摇30秒，1000r/min离心2分钟，上层溶液移入10mm光径比色杯中。分光光度计波长为520nm，以空白管调零，读取各管的吸光度

表2-10-20　酮测定显色反应步骤

加入物（ml）	测定管	标准管	空白管
去甲醛无水乙醇	0.2	0.2	0.2
20g/L间二硝基苯乙醇液	0.2	0.2	0.2

加入物（ml）	测定管	标准管	空白管
5mol/L 氢氧化钾溶液	0.3	0.3	0.3
（振摇混匀，放入37℃水浴中20分钟）			
75%去醛乙醇	3.0	3.0	3.0
乙酸乙酯	3.0	3.0	3.0

【结果计算】

$$尿液17\text{-}酮（mg/24h）= \frac{测定管吸光度}{标准管吸光度}×0.02×\frac{24小时尿量（ml）}{5}$$

$$尿液17\text{-}酮（\mu mol/24小时）= 尿液17\text{-}酮（mg/24h）×3.47$$

【参考区间】

参考区间 —— 成年男性：28.5~61.8μmol/24h（8.2~17.8mg/24h）

成年女性：20.8~52.1μmol/24h（6.0~15.0mg/24h）

【注意事项】

注意事项

标本类型及稳定性：在收集尿液的容器中加浓盐酸5ml防腐。按常规方法收集24小时尿液，记录总尿量。如不能及时进行测定，应将尿液样本置于4~8℃冰箱中，以免17-酮类固醇被破坏而导致测定结果降低

由于本反应所显色泽不够稳定，比色操作应在10分钟内完成，大批量样本测定时应分批显色

试剂要求：商品化的无水乙醇和间二硝基苯应纯化后使用。5mol/L 氢氧化钾去醛乙醇溶液不够稳定，不宜多配。水解过程中加入甲醛可抑制非特异性色素的生成，但不改变类固醇化合物的结构和性质

采血前准备：在测定前，患者应停服带色素的药物和干扰测定反应的药物

（四）尿液中17-羟皮质类固醇测定

【试剂和器具】

10mol/L 硫酸取浓硫酸（AR）280ml，缓慢加入到 220ml 蒸馏水中，边加边用冷水冷却。

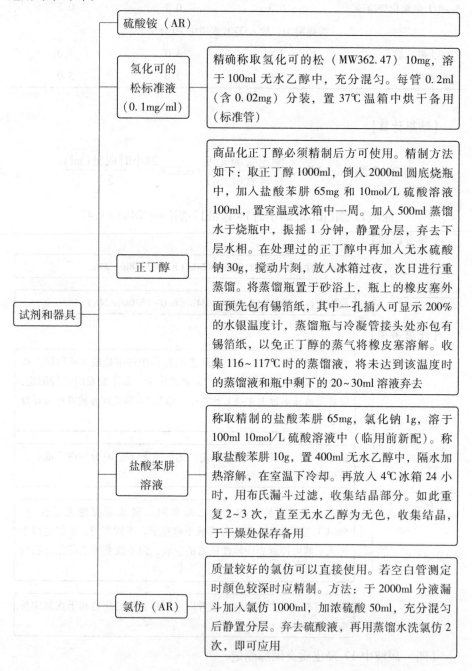

试剂和器具	硫酸铵（AR）	
	氢化可的松标准液（0.1mg/ml）	精确称取氢化可的松（MW362.47）10mg，溶于 100ml 无水乙醇中，充分混匀。每管 0.2ml（含 0.02mg）分装，置 37℃ 温箱中烘干备用（标准管）
	正丁醇	商品化正丁醇必须精制后方可使用。精制方法如下：取正丁醇 1000ml，倒入 2000ml 圆底烧瓶中，加入盐酸苯肼 65mg 和 10mol/L 硫酸溶液 100ml，置室温或冰箱中一周。加入 500ml 蒸馏水于烧瓶中，振摇 1 分钟，静置分层，弃去下层水相。在处理过的正丁醇中再加入无水硫酸钠 30g，搅动片刻，放入冰箱过夜，次日进行重蒸馏。将蒸馏瓶置于砂浴上，瓶上的橡皮塞外面预先包有锡箔纸，其中一孔插入可显示 200% 的水银温度计，蒸馏瓶与冷凝管接头处亦包有锡箔纸，以免正丁醇的蒸气将橡皮塞溶解。收集 116~117℃ 时的蒸馏液，将未达到该温度时的蒸馏液和瓶中剩下的 20~30ml 溶液弃去
	盐酸苯肼溶液	称取精制的盐酸苯肼 65mg，氯化钠 1g，溶于 100ml 10mol/L 硫酸溶液中（临用前新配）。称取盐酸苯肼 10g，置 400ml 无水乙醇中，隔水加热溶解，在室温下冷却。再放入 4℃ 冰箱 24 小时，用布氏漏斗过滤，收集结晶部分。如此重复 2~3 次，直至无水乙醇为无色，收集结晶，于干燥处保存备用
	氯仿（AR）	质量较好的氯仿可以直接使用。若空白管测定时颜色较深时应精制。方法：于 2000ml 分液漏斗加入氯仿 1000ml，加浓硫酸 50ml，充分混匀后静置分层。弃去硫酸液，再用蒸馏水洗氯仿 2 次，即可应用

【操作步骤】

取尿液 3ml，放入 50ml 容量瓶内，加 10mol/L 硫酸 2 滴，此时尿液 pH 约为 1，加无水硫酸铵 3g，振摇 3 分钟，使饱和。

向容量瓶内加入氯仿-正丁醇（10:1V/V）混合液 33ml，振摇 5 分钟。1500r/min 离心 10 分钟。用玻璃吸管吸净上层尿液并弃去

↓

吸取 10ml 氯仿－正丁醇提取液 2 份，分别放入 2 个 15ml 带塞试管中，1 管标为尿样 A，另 1 管标为尿样 B。将尿样抽提液加入试管中

↓

取标准管和空白管各 2 支，分别加入氯仿-正丁醇混合液（10:1）10ml，分别标为标准 A、标准 B；试剂 A、试剂 B

↓

向各 A 管加入 10mol/L 硫酸 4ml；向各 B 管加入盐酸苯肼溶液 4ml。所有试管均加塞盖紧，剧烈振摇 5 分钟，1500r/min 离心 15 分钟

↓

离心后管内液体分为两层，17-羟皮质类固醇在上层硫酸层中，有机溶液在下层。立即用玻璃吸管吸取 3ml 上层硫酸放入干燥清洁的 10mm×150mm 玻璃试管中（注意勿带入下层有机溶液）

↓

将各 A 管和各 B 管同时放入 60℃恒温水浴中，准确地反应 42 分钟，然后迅速移入冷水浴中冷却

↓

以试剂 A 管调零，将经显色反应后的各管中的溶液倒入 10mm 比色杯内。用分光光度计在波长 410nm 处读取吸光度。颜色稳定时间约为 2 小时

【结果计算】

$$尿17\text{-}羟皮质类固醇(mg/24h)=$$

$$\frac{尿样\ B\ 吸光度 - 尿样\ A\ 吸光度 - 试剂\ B\ 吸光度}{标准\ B\ 吸光度 - 标准\ A\ 吸光度 - 试剂\ B\ 吸光度} \times$$

$$0.02 \times \frac{33}{10} \times \frac{24\ 小时尿量(ml)}{3}$$

尿 17-羟皮质类固醇（μmol/24h）＝尿 17-羟皮质类固醇（mg/24h）×2.76

【参考区间】

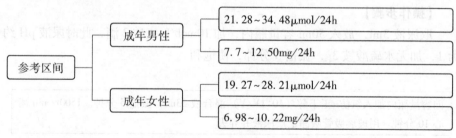

参考区间
- 成年男性
  - 21.28~34.48μmol/24h
  - 7.7~12.50mg/24h
- 成年女性
  - 19.27~28.21μmol/24h
  - 6.98~10.22mg/24h

【注意事项】

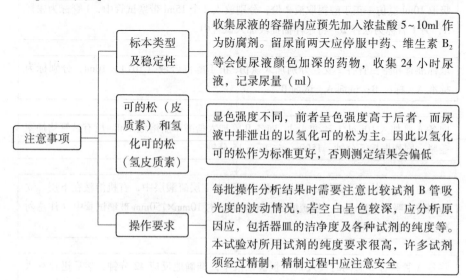

注意事项
- 标本类型及稳定性：收集尿液的容器内应预先加入浓盐酸5~10ml作为防腐剂。留尿前两天应停服中药、维生素B₂等会使尿液颜色加深的药物，收集24小时尿液，记录尿量（ml）
- 可的松（皮质素）和氢化可的松（氢皮质素）：显色强度不同，前者呈色强度高于后者，而尿液中排泄出的以氢化可的松为主。因此以氢化可的松作为标准更好，否则测定结果会偏低
- 操作要求：每批操作分析结果时需要注意比较试剂B管吸光度的波动情况，若空白呈色较深，应分析原因应，包括器皿的洁净度及各种试剂的纯度等。本试验对所用试剂的纯度要求很高，许多试剂须经过精制，精制过程中应注意安全

（五）甲氧基肾上腺素和甲氧基去甲肾上腺素测定

【试剂和器具】

流动相：A1：甲酸铵缓冲液（100mmol/L，pH 3.0）；B1：100%乙腈

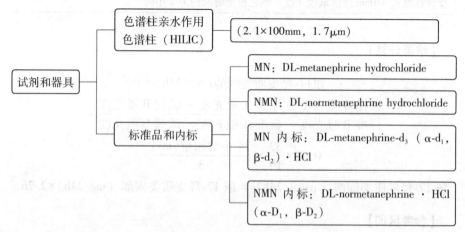

试剂和器具
- 色谱柱亲水作用色谱柱（HILIC）
  - （2.1×100mm，1.7μm）
- 标准品和内标
  - MN：DL-metanephrine hydrochloride
  - NMN：DL-normetanephrine hydrochloride
  - MN 内标：DL-metanephrine-d₃（α-d₁，β-d₂）· HCl
  - NMN 内标：DL-normetanephrine · HCl（α-D₁，β-D₂）

【操作步骤】

1. 标本制备 380μl 样本中加入 20μl 内标（需加入一定量的 NaOH，调节 pH 至中性），振荡混匀，12000×g 离心 1 分钟，等待检测。

2. SPE 柱纯化样本。

3. 洗脱梯度和流速 使用 SPE 柱纯化后样本，进样体积为 20μl，第 1 分钟：A1 比例由 5% 升至 30%，保持 30% 比例直至 2 分钟，之后 A1 比例升至 40%，然后立刻回到起始梯度，并且平衡 2 分钟。流速为 0.45ml/min。

（注：上述条件和参数可根据实际情况做适当调整。）

4. 质谱条件

离子源：电喷雾离子源（ESI）。

扫描方式：正离子扫描。

还需设定参数有电喷雾电压（IS）、雾化气压力（GS1）、辅助气压力（GS2）、气帘气压力（cuR）、碰撞气压力（CAD）、雾化温度（TEM）。

（注：以上离子源和扫描方式两项不随质谱仪型号变化而变化，其他参数需根据实际情况做调整。）

【参考区间】

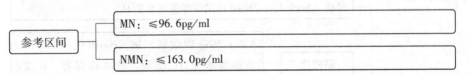

参考区间 ── MN：≤96.6pg/ml

NMN：≤163.0pg/ml

实验室应评估参考值对相应患者人群的适用性，必要时建立自己的参考区间。

【注意事项】

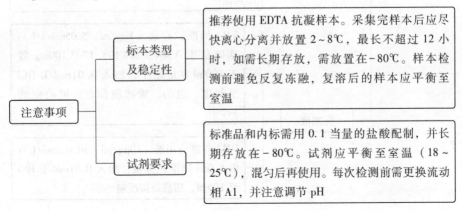

注意事项 ── 标本类型及稳定性：推荐使用 EDTA 抗凝样本。采集完样本后应尽快离心分离并放置 2~8℃，最长不超过 12 小时，如需长期存放，需放置在 -80℃。样本检测前避免反复冻融，复溶后的样本应平衡至室温

试剂要求：标准品和内标需用 0.1 当量的盐酸配制，并长期存放在 -80℃。试剂应平衡至室温（18~25℃），混匀后再使用。每次检测前需更换流动相 A1，并注意调节 pH

（六）尿液中香草扁桃酸测定

1. 分光光度法

【试剂和器具】

试剂和器具
- HCl（6mol/L、0.01mol/L）
- NaCl
- 醋酸乙酯
- 碳酸钾溶液（1mol/L）：138g 碳酸钾溶于蒸馏水中，并加水至1L。室温保存，保存期超过1个月后需重配
- 高碘酸钠（20g/L）：2g 高碘酸钠（NaIO$_4$，MW213.89）溶于蒸馏水中并加水至100ml。需当天新鲜配制
- 偏重亚硫酸钠（100g/L）：10g 偏重亚硫酸钠（Na$_2$S$_2$O$_5$，MW190.10）溶于蒸馏水中，并加水至100ml。需当天新鲜配制
- 醋酸（5mol/L）：286ml 冰醋酸加蒸馏水至1L
- 磷酸盐缓冲液（1mol/L，pH 7.5）：A 液：268g 磷酸氢二钠（Na$_2$HPO$_4$·7H$_2$O），加蒸馏水至 1L 溶解，置冰箱保存。B 液：27.22g 磷酸二氢钾（KH$_2$PO$_4$），加蒸馏水至 200ml 溶解，置冰箱保存。取 A 液 168.2ml 与 B 液 31.8ml 混合，用 pH 计调节：pH 至 7.5，置冰箱保存
- 标准液
  - VMA 标准贮存液（1mg/ml，5.05mmol/L）：准确称取 VMA（MW198.17）100mg 置于100ml容量瓶中，加入 0.01mol/L HCl 至刻度，混匀。置冰箱保存，可稳定约 3 个月
  - VMA 标准应用液（10μg/ml，50.0μmol/L）：取 1.0ml 标准贮存液，加入 0.01mol/L HCl 至100ml，用前新鲜配制

【操作步骤】

取 3 支具塞 50ml 试管，标记"测定管""内标准管"和"未氧化空白管"，分别加入 1 份尿液（相当于 24 小时尿总量的 0.2%体积）

↓

向"内标准管"中加入 VMA 标准应用液 1.0ml

↓

用蒸馏水将各管体积补足至 5.5ml，再加入 6mol/LHC 10.5ml，使尿液进一步酸化

↓

向各管加入固体氯化钠（约 3g），充分混匀使过饱和，再加入醋酸乙酯 30ml，用力振摇 30 分钟，离心 5 分钟，提取 VMA

↓

取第二批具塞大试管 3 支，同样标记"测定管""内标准管"和"未氧化空白管"，各加 1mol/L 碳酸钾溶液 1.5ml。然后，分别依次加入相应的醋酸乙酯提取液（上层）25ml，用力振摇 3 分钟，离心 5 分钟，吸弃上层有机相（醋酸乙酯层）

↓

取第三批具塞大试管 3 支，同样标记"测定管""内标准管"和"未氧化空白管"，分别依次加入相应的碳酸钾提取液（下层）1.0ml

↓

向"测定管"和"内标准管"各加入 20g/L 高碘酸钠 0.1ml，混匀，"未氧化空白管"不加高碘酸钠。所有试管均置 50℃水浴 30 分钟，然后取出各管冷却至室温。向"未氧化空白管"补加 20g/L 高碘酸钠 0.1ml，混匀

↓

立即向各管加入 100g/L 偏重亚硫酸钠 0.1ml，还原反应液中残留的高碘酸钠

↓

向各管加入 5mol/L 醋酸 0.3ml，以中和反应液，混匀后放置 10 分钟

↓

向各管加磷酸盐缓冲液（1mol/L，pH 7.5）0.6ml（可加入 0.4g/L 甲酚红 1 滴检查 pH。此时，溶液必须呈黄色，表示 pH<8.8）

↓

向各管加入甲苯 20ml，用力振摇 3 分钟，离心 5 分钟，提取 VMA 的氧化产物香草醛

↓

取第四批具塞大试管 3 支，标记"测定管""内标准管"和"未氧化空白管"，各加 1mol/L 碳酸钾 4ml，再分别依次加入相应的甲苯提取液 15ml，用力振摇 3 分钟，离心 5 分钟

↓

分别将碳酸钾提取液（下层，含香草醛）吸到比色杯中，用蒸馏水调零。在分光光度计波长 360nm 处，读取各管吸光度（$A_{测定}$、$A_{内标}$和 $A_{空白}$）

【结果计算】

$$尿液\ VMA(mg/d) = \frac{A_{测定} - A_{空白}}{A_{内标} - A_{测定}} \times \frac{10}{1000} \times \frac{100}{0.2} = \frac{A_{测定} - A_{空白}}{A_{内标} - A_{测定}} \times 5$$

$$尿液\ VMA\ (\mu mol/d) = 尿液\ VMA\ (mg/d) \times 5.046$$

式中，$A_{内标}$为内标准管吸光度（标准+测定），10 为 "内标准管" 中含 10μg VMA，1000 为由 μg 转换成 mg，0.2 为取 24 小时总尿量的 0.2% 体积。

【参考区间】

参照表 2-10-21。

表 2-10-21 尿液中 VMA 参考区间（分光光度法）

年 龄	mg/d	μmol/d
0~10 天	<1.0	<5.0
10 天~24 个月	<2.0	<10
24 个月~18 岁	<5.0	<25
成人	2.0~7.0	10~35
	（或 1.5~7.0μg/mg 肌酐）	

【注意事项】

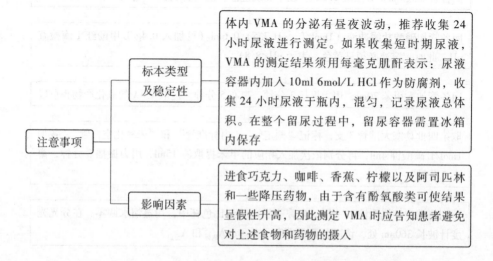

注意事项

标本类型及稳定性：体内 VMA 的分泌有昼夜波动，推荐收集 24 小时尿液进行测定。如果收集短时期尿液，VMA 的测定结果须用每毫克肌酐表示：尿液容器内加入 10ml 6mol/L HCl 作为防腐剂，收集 24 小时尿液于瓶内，混匀，记录尿液总体积。在整个留尿过程中，留尿容器需置冰箱内保存

影响因素：进食巧克力、咖啡、香蕉、柠檬以及阿司匹林和一些降压药物，由于含有酚氧酸类可使结果呈假性升高，因此测定 VMA 时应告知患者避免对上述食物和药物的摄入

续流程

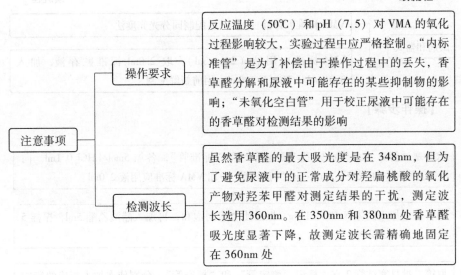

| | 反应温度（50℃）和 pH（7.5）对 VMA 的氧化过程影响较大，实验过程中应严格控制。"内标准管"是为了补偿由于操作过程中的丢失，香草醛分解和尿液中可能存在的某些抑制物的影响；"未氧化空白管"用于校正尿液中可能存在的香草醛对检测结果的影响 |

检测波长：虽然香草醛的最大吸光度是在 348nm，但为了避免尿液中的正常成分对羟扁桃酸的氧化产物对羟苯甲醛对测定结果的干扰，测定波长选用 360nm。在 350nm 和 380nm 处香草醛吸光度显著下降，故测定波长需精确地固定在 360nm 处

2. 重氮化对硝基苯胺显色法

【试剂和器具】

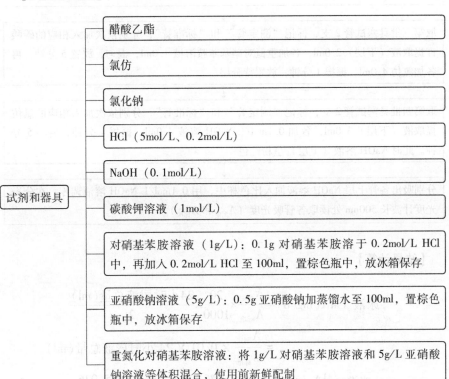

- 醋酸乙酯
- 氯仿
- 氯化钠
- HCl（5mol/L、0.2mol/L）
- NaOH（0.1mol/L）
- 碳酸钾溶液（1mol/L）
- 对硝基苯胺溶液（1g/L）：0.1g 对硝基苯胺溶于 0.2mol/L HCl 中，再加入 0.2mol/L HCl 至 100ml，置棕色瓶中，放冰箱保存
- 亚硝酸钠溶液（5g/L）：0.5g 亚硝酸钠加蒸馏水至 100ml，置棕色瓶中，放冰箱保存
- 重氮化对硝基苯胺溶液：将 1g/L 对硝基苯胺溶液和 5g/L 亚硝酸钠溶液等体积混合，使用前新鲜配制

续流程

试剂和器具	VMA 标准贮存液（1g/L）：配制同分光光度法
	VMA 标准应用液（20μg/ml）：取 2.0ml 标准贮存液，加入 0.01mol/L HCl 至 100ml，用前新鲜配制

【操作步骤】

取具塞试管 2 支，分别标记"测定管"和"标准管"，各加 5mol/LHCl 0.1ml。向"测定管"中加尿液 2.0ml，向"标准管"中加 VMA 标准应用液 2.0ml

↓

向各管中加入固体 NaCl 约 1.5g，振摇使之达到饱和，再加入醋酸乙酯 5ml，振摇 5 分钟，离心 5 分钟

↓

取第二批具塞试管 2 支，标记"测定管"和"标准管"，分别依次加入相应的醋酸乙酯提取液（上层）4.0ml，再各加 1mol/L 碳酸钾溶液 3.0ml，振摇 5 分钟，离心 5 分钟

↓

取第三批具塞试管 2 支，标记"测定管"和"标准管"，分别依次加入相应的碳酸钾提取液（下层）2.0ml，各加重氮对硝基苯胺溶液 1.0ml，混匀，放置 5 分钟，再各加氯仿 4.0ml，振摇 1 分钟，放置待分层

↓

取第四批具塞试管 2 支，标记"测定管"和"标准管"，分别依次加入相应的氯仿提取液（下层）3.0ml，各加 0.1mol/L NaOH 溶液 4.0ml，振摇 1 分钟，离心 5 分钟。此时 NaOH 溶液（上层）呈粉红色

↓

分别吸出各管上层 NaOH 溶液加入比色杯中，用 0.1mol/L NaOH 溶液调零，在分光光度计波长 500nm 处读取各管吸光度（$A_{测定}$ 和 $A_{标准}$）

【结果计算】

$$尿液\ VMA(mg/d) = \frac{A_{测定}}{A_{标准}} \times \frac{20}{1000} \times \frac{24小时尿液总量(ml)}{2}$$

$$= \frac{A_{测定}}{A_{标准}} \times 0.01 \times 24\ 小时尿液总量(ml)$$

$$尿液\ VMA\ (\mu mol/d) = 尿液\ VMA\ (mg/d) \times 5.046$$

【参考区间】

成人尿 VMA：17.7~65.6μmol/d（3.5~13mg/d）。

【注意事项】

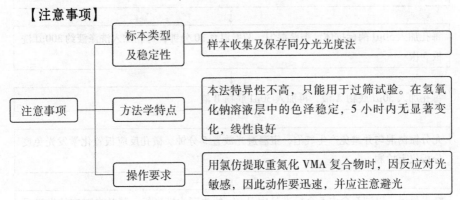

注意事项 ┬ 标本类型及稳定性 —— 样本收集及保存同分光光度法

├ 方法学特点 —— 本法特异性不高，只能用于过筛试验。在氢氧化钠溶液层中的色泽稳定，5 小时内无显著变化，线性良好

└ 操作要求 —— 用氯仿提取重氮化 VMA 复合物时，因反应对光敏感，因此动作要迅速，并应注意避光

（七）肾素测定

【试剂和器具】

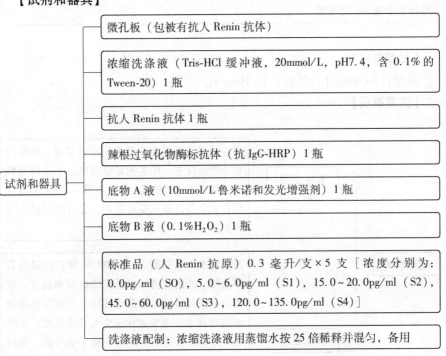

试剂和器具 ┬ 微孔板（包被有抗人 Renin 抗体）

├ 浓缩洗涤液（Tris-HCl 缓冲液，20mmol/L，pH7.4，含 0.1% 的 Tween-20）1 瓶

├ 抗人 Renin 抗体 1 瓶

├ 辣根过氧化物酶标抗体（抗 IgG-HRP）1 瓶

├ 底物 A 液（10mmol/L 鲁米诺和发光增强剂）1 瓶

├ 底物 B 液（0.1%H_2O_2）1 瓶

├ 标准品（人 Renin 抗原）0.3 毫升/支×5 支 ［浓度分别为：0.0pg/ml（S0），5.0~6.0pg/ml（S1），15.0~20.0pg/ml（S2），45.0~60.0pg/ml（S3），120.0~135.0pg/ml（S4）］

└ 洗涤液配制：浓缩洗涤液用蒸馏水按 25 倍稀释并混匀，备用

【操作步骤】

吸取 50μl 的标准品或待测样本，按顺序加入微孔反应板的孔中；振荡混匀，37℃温育 30 分钟，每孔加入洗涤液约 300μl 洗板 5 次

↓

每孔加入 50μl 抗人 Renin 抗体，振荡混匀，37℃温育 30 分钟，每孔加入洗涤液约 300μl 洗板 5 次

↓

每孔加入 50μl 酶标抗体，振荡混匀，37℃温育 30 分钟，每孔加入洗涤液约 300μl 洗板 5 次

↓

每孔加入 30μl 底物 A 液，再加入 30μl 底物 B 液

充分振荡混匀并避免产生气泡，室温避光放置 5 分钟。微孔反应板置化学发光免疫分析仪上检测

↓

结果显示：以试剂盒内 5 个标准品中 Renin 的浓度为横坐标，其各自对应的发光强度为纵坐标，绘制标准曲线。根据待测样本反应后的发光强度，在标准曲线上换算出样本中 Renin 的浓度

【参考区间】

站位：7~40ng/L；卧位：7~19ng/L。

【注意事项】

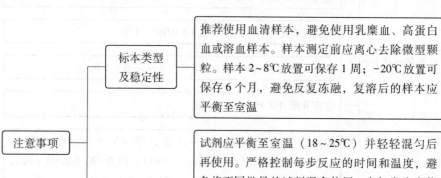

注意事项

标本类型及稳定性：推荐使用血清样本，避免使用乳糜血、高蛋白血或溶血样本。样本测定前应离心去除微型颗粒。样本 2~8℃放置可保存 1 周；-20℃放置可保存 6 个月，避免反复冻融，复溶后的样本应平衡至室温

操作要求：试剂应平衡至室温（18~25℃）并轻轻混匀后再使用。严格控制每步反应的时间和温度，避免将不同批号的试剂混合使用。在加发光底物液的过程中应避免加样吸头与反应孔或手指接触，以防底物受到污染而导致本底升高。如用洗板机洗板时，每孔注液量不应少于 300μl，洗板次数不少于 4 次，浸泡时间不短于 10 秒，并注意检查加液头是否堵塞。洗板后在干净的吸水纸上拍干

第九节　血气与酸碱分析

一、血气分析样品保存

血液离体后，如在室温下存放，由于血细胞的代谢作用而耗氧，可使 PO_2 下降，PCO_2 升高和 pH 下降，这种改变在白细胞增多的患者，如白血病尤为明显。一般在抽血后 20 分钟内应予测定。如果不能及时送检或仪器故障不能及时分析，应放入碎冰块中或 $0\sim4℃$ 冰箱内，2 小时内也应分析完毕。

二、血气分析仪操作方法

（一）试剂

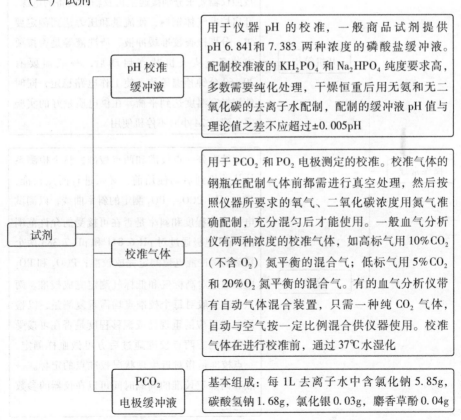

	pH 校准缓冲液	用于仪器 pH 的校准，一般商品试剂提供 pH 6.841 和 7.383 两种浓度的磷酸盐缓冲液。配制校准液的 KH_2PO_4 和 Na_2HPO_4 纯度要求高，多数需要纯化处理，干燥恒重后用无氨和无二氧化碳的去离子水配制，配制的缓冲液 pH 值与理论值之差不应超过 $\pm0.005pH$
试剂	校准气体	用于 PCO_2 和 PO_2 电极测定的校准。校准气体的钢瓶在配制气体前都需进行真空处理，然后按照仪器所要求的氧气、二氧化碳浓度用氮气准确配制，充分混匀后才能使用。一般血气分析仪有两种浓度的校准气体，如高标气用 $10\%CO_2$（不含 O_2）氮平衡的混合气；低标气用 $5\%CO_2$ 和 $20\%O_2$ 氮平衡的混合气。有的血气分析仪带有自动气体混合装置，只需一种纯 CO_2 气体，自动与空气按一定比例混合供仪器使用。校准气体在进行校准前，通过 $37℃$ 水湿化
	PCO_2 电极缓冲液	基本组成：每 1L 去离子水中含氯化钠 5.85g，碳酸氢钠 1.68g，氯化银 0.03g，麝香草酚 0.04g

续流程

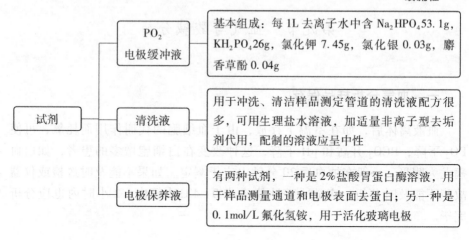

| 试剂 | PO₂ 电极缓冲液 | 基本组成：每 1L 去离子水中含 Na₂HPO₄53.1g，KH₂PO₄26g，氯化钾 7.45g，氯化银 0.03g，麝香草酚 0.04g |

PO_2 电极缓冲液——基本组成：每 1L 去离子水中含 Na_2HPO_4 53.1g，KH_2PO_4 26g，氯化钾 7.45g，氯化银 0.03g，麝香草酚 0.04g

清洗液——用于冲洗、清洁样品测定管道的清洗液配方很多，可用生理盐水溶液，加适量非离子型去垢剂代用，配制的溶液应呈中性

电极保养液——有两种试剂，一种是 2%盐酸胃蛋白酶溶液，用于样品测量通道和电极表面去蛋白；另一种是 0.1mol/L 氟化氢铵，用于活化玻璃电极

（二）操作常规

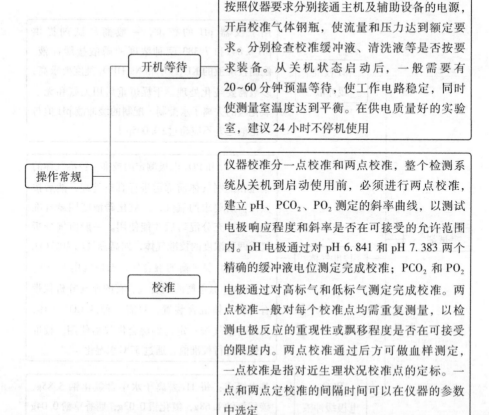

操作常规——开机等待——按照仪器要求分别接通主机及辅助设备的电源，开启校准气体钢瓶，使流量和压力达到额定要求。分别检查校准缓冲液、清洗液等是否按要求装备。从关机状态启动后，一般需要有 20~60 分钟预温等待，使工作电路稳定，同时使测量室温度达到平衡。在供电质量好的实验室，建议 24 小时不停机使用

校准——仪器校准分一点校准和两点校准，整个检测系统从关机到启动使用前，必须进行两点校准，建立 pH、PCO_2、PO_2 测定的斜率曲线，以测试电极响应程度和斜率是否在可接受的允许范围内。pH 电极通过对 pH 6.841 和 pH 7.383 两个精确的缓冲液电位测定完成校准；PCO_2 和 PO_2 电极通过对高标气和低标气测定完成校准。两点校准一般对每个校准点均需重复测量，以检测电极反应的重现性或飘移程度是否在可接受的限度内。两点校准通过后方可做血样测定，一点校准是指对近生理状况校准点的定标。一点和两点定校准的间隔时间可以在仪器的参数中选定

续流程

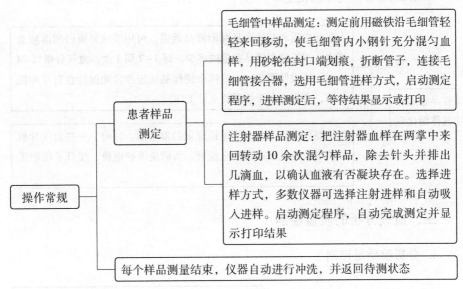

毛细管中样品测定：测定前用磁铁沿毛细管轻轻来回移动，使毛细管内小钢针充分混匀血样，用砂轮在封口端划痕，折断管子，连接毛细管接合器，选用毛细管进样方式，启动测定程序，进样测定后，等待结果显示或打印

注射器样品测定：把注射器血样在两掌中来回转动10余次混匀样品，除去针头并排出几滴血，以确认血液有否凝块存在。选择进样方式，多数仪器可选择注射进样和自动吸入进样。启动测定程序，自动完成测定并显示打印结果

操作常规

患者样品测定

每个样品测量结束，仪器自动进行冲洗，并返回待测状态

（三）仪器的维护保养

1. 电极的保养（免保养电极除外）

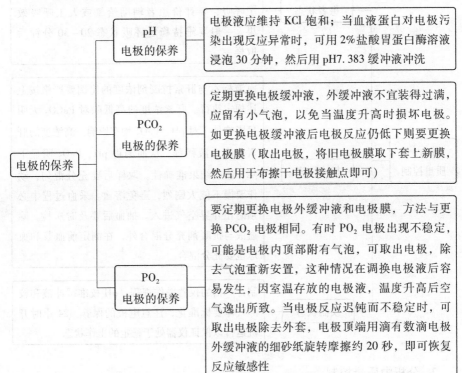

电极的保养

pH电极的保养：电极液应维持KCl饱和；当血液蛋白对电极污染出现反应异常时，可用2%盐酸胃蛋白酶溶液浸泡30分钟，然后用pH7.383缓冲液冲洗

PCO_2电极的保养：定期更换电极缓冲液，外缓冲液不宜装得过满，应留有小气泡，以免当温度升高时损坏电极。如更换电极缓冲液后电极反应仍低下则要更换电极膜（取出电极，将旧电极膜取下套上新膜，然后用干布擦干电极接触点即可）

PO_2电极的保养：要定期更换电极外缓冲液和电极膜，方法与更换PCO_2电极相同。有时PO_2电极出现不稳定，可能是电极内顶部附有气泡，可取出电极，除去气泡重新安置，这种情况在调换电极液后容易发生，因室温存放的电极液，温度升高后空气逸出所致。当电极反应迟钝而不稳定时，可取出电极除去外套，电极顶端用滴有数滴电极外缓冲液的细砂纸旋转摩擦约20秒，即可恢复反应敏感性

2. 样品通道和气体湿化室

样品通道和气体湿化室

- 血浆蛋白质和脂质容易黏附样品通道，可用酸性胃蛋白酶溶液去蛋白。根据测定样品数量的多少，每1~2周1次。血气分析以24小时不停机使用为好，这样会使样品通道经常地保持在自动冲洗状态，可更有利于仪器的正常工作

- 气体湿化室的蒸馏水应保持标记的液平面。目前，一些血气分析仪的电极已经不需更换电极液，所谓免维护电极，使日常维护工作更简便

三、血气分析的质量控制

1. 分析前质量控制

分析前质量控制

- 患者状态：在采血时患者必须处于稳定状态，不卧床患者，取样前至少应躺3~5分钟；辅助给氧或人工呼吸，要评价患者辅助给氧或人工呼吸效果，一般要维持稳定呼吸状态20~30分钟后取样

- 标本因素：血液标本与肝素抗凝剂浓度的比例要严格按上述规定执行。肝素浓度的高低除对 $PaCO_2$ 无明显影响外，对 pH、PaO_2 均有影响。高高度的肝素造成血液稀释，从而测得 pH、PaO_2 明显下降，影响结果准确性。取样后要充分混匀，动作要慢不能太剧烈，避免溶血。采血过程中必须防止外界空气进入。抽血后要及时送检。除血液与抗凝剂充分混合外，在测定前血浆和血球也要充分混合

- 仪器状态：制订严格的仪器操作规程，pH 校准缓冲液和校准气体要标准化，注意电极的保养，24 小时开机运行以保证仪器处于稳定的工作状态

2. 分析中质量控制

		目前使用的血气分析质控物，有水剂缓冲液、血代（人造血）等。水剂缓冲液具有价廉、使用方便的优点，但启封后仅在 1 分钟内稳定。人造血质控物是氟碳化合物，有与血液相似的黏稠度，克服了因水力学误差所引起的变化，氧的结合也明显优于水剂质控物，保存期较长。按常规使用方法，启封后 5 分钟内基本稳定，因振摇后质控液表面产生一层泡沫可防止空气接触，是较理想的血气分析用质控材料
	质控材料	
分析中质量控制		每日在标本测量前或校准结束后，先进行质控液检测，确定 pH、$PaCO_2$、PaO_2 结果在规定范围内，才能进行标本测量。多个标本进行分析时进行一次流路清洗，防止出现结果误差。每次仪器维修、电极维护及血气分析用气体和试剂批号调换后，都应立即分析血气质量保证系统的 3 个水平的质控品，并记录在质控图上，注意分析失控的原因
	质控方法	质控材料从冰箱取出后，应恢复到室温后应用，两手指握住安瓿上端，至少振摇 10 次，使气液成分达到平衡，开启安瓿后立即测定。注意振摇时不能握于手心中，防止加温对结果的影响
		在质控材料不易获得时，可用患者样品双份测定，观察其分析精密度。在临床样品多的单位，也可用患者资料 pH、$PaCO_2$、PO_2 移动均值法，以观察仪器分析的稳定性的变化，每天的样品数应 > 20，并除去极值后统计
	分析后质量控制	检验人员对血气测定结果应进行合理的分析判断，当有明显异常结果时，及时和临床取得联系，排除标本采集过程中的不当因素外，复查结果和及时审核报告结果

第十节　血药浓度测定

一、神经类药物测定

（一）卡马西平测定

【试剂和器具】

购买与仪器配套的商品成套试剂盒。

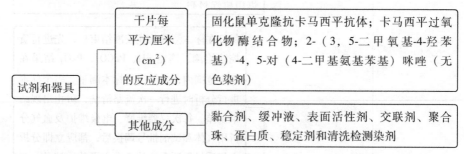

【操作步骤】

采集患者血液，离心后获得血清或血浆，上全自动生化免疫分析仪进行自动检测。在打开干片盒的包装并将其装载到干片供应仓之前，干片盒必须回复到室温 18~28℃（64~82℉）。严格按照仪器使用说明书和配套试剂盒说明书操作。

【结果计算】

根据所定义孵育期间对干片的反射率在 670nm 下的连续读取值，可确定反射率的变化率。该反射率变化率用于软件自带的"多点速率"定标数学模型，以计算酶的活性。只要对每个干片批次进行了定标，则未知样品的卡马西平浓度可以从已测定的每个未知实验干片的反射率变化来确定。

【参考区间】

治疗范围：4.0~12.0μg/ml（16.9~50.8μmol/L）。

【注意事项】

为了获得谷底值，卡马西平标本应最好在下次服药前抽取。如果怀疑有毒性，则可在任何时候抽取标本。

（二）苯妥英测定

1. 多点免疫速率法（干片法）

【试剂和器具】

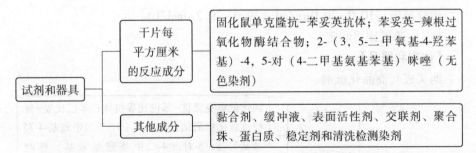

【操作步骤】

采集患者血液，离心后获得血清或血浆，上全自动生化免疫分析仪进行自动检测。在打开干片盒的包装并将其装载到干片供应仓之前，干片盒必须回复到室温 $18\sim28℃$（$64\sim82℉$）。严格按照仪器使用说明书和配套试剂盒说明书操作。

【结果计算】

根据所定义的孵育期间对干片的反射系数在 670nm 下的连续读取值，可以确定反射系数的变化率。该变化率用于软件中存在的"多点速率"定标数学模型，以计算酶的活性。只要对每个干片批次进行了定标，则未知样本中的苯妥英浓度可以从已测定的实验干片的反射率变化来确定。

2. 化学发光微粒子免疫分析法（CMIA）

【试剂和器具】

购买成套商品化试剂盒：

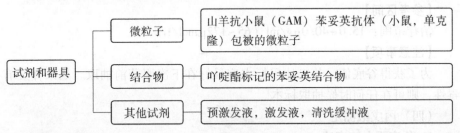

【操作步骤】

采集患者血液，离心后获得血清或血浆，上全自动免疫分析仪进行自动检测。严格按照仪器使用说明书和配套试剂盒说明书操作。

【结果计算】

苯妥英项目通过四参数 Logistic 曲线拟合（4PLC，Y-加权）数据约简法生成一条校准曲线。样本中的苯妥英含量与仪器光学系统检测到的 RLUs 值之间成反比。

【参考区间】

治疗范围：10.0~20.0μg/ml（39.6~79.2μmol/L）。

（三）苯巴比妥测定

【试剂和器具】

购买成套商品化试剂。

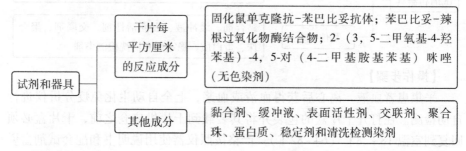

【操作步骤】

采集患者血液，离心后获得血清或血浆，上全自动生化免疫分析仪进行自动检测。干片盒平衡到室温18~28℃后，打开干片盒的包装并将其装载到干片供应仓。严格按照仪器使用说明书和配套试剂盒说明书操作。

【结果计算】

根据所定义的孵育期间对干片的反射率在670nm下的连续读取值，可以确定反射率的变化率。该反射率变化率用于软件自带的"多点速率法"定标数学模型，以计算酶的活性。只要对每个干片批次进行了定标，则未知样品的苯巴比妥活性可以从已测定的每个未知实验干片的反射率变化来确定。

【参考区间】

治疗范围：15.0~40.0μg/ml（65~172μmol/L）。

【注意事项】

为了获得谷底值，苯巴比妥标本应最好在下次服药前抽取。如果怀疑有毒性，则可在任何时候抽取标本。

（四）丙戊酸测定

1. 免疫两点速率法

【试剂和器具】

购买成套商品化试剂。

活性成分：

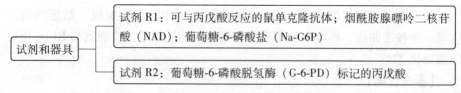

【操作步骤】

采集患者血液，离心后获得血清或血浆，上全自动生化免疫分析仪进行自动检测。干片盒平衡到室温 18~28℃ 后，打开干片盒的包装并将其装载到干片供应仓。严格按照仪器使用说明书和配套试剂盒说明书操作。

【结果计算】

经过固定的孵育时间后在 340nm 处测量吸光度值。完成每个批号试剂的定标后，可以由保存的定标曲线和样品化验结果测得的吸光度值来确定每个未知样品的丙戊酸的浓度。

2. 荧光偏振免疫分析法（FPIA）

【试剂和器具】

购买成套商品化试剂盒。

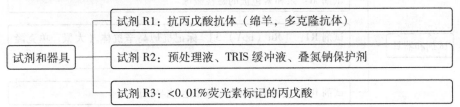

试剂和器具 ——
试剂 R1：抗丙戊酸抗体（绵羊，多克隆抗体）
试剂 R2：预处理液、TRIS 缓冲液、叠氮钠保护剂
试剂 R3：<0.01% 荧光素标记的丙戊酸

【操作步骤】

严格按照仪器使用说明书和配套试剂盒说明书操作。

采集患者血液，离心后获得血清，上全自动免疫分析仪进行自动检测。

【结果计算】

根据光强度，仪器根据标准曲线自动换算成丙戊酸测定值。

二、血管类药物测定

1. 多点免疫速率法（干片法）

【试剂和器具】

购买成套的商品化试剂。

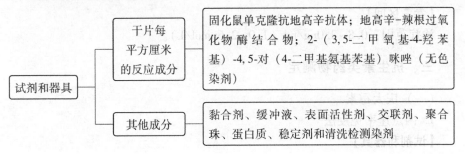

试剂和器具 ——
干片每平方厘米的反应成分：固化鼠单克隆抗地高辛抗体；地高辛-辣根过氧化物酶结合物；2-（3,5-二甲氧基-4-羟苯基）-4,5-对（4-二甲基氨基苯基）咪唑（无色染剂）
其他成分：黏合剂、缓冲液、表面活性剂、交联剂、聚合珠、蛋白质、稳定剂和清洗检测染剂

【操作步骤】

采集患者血液，离心后获得血清，上全自动生化免疫分析仪进行自动检测。

【结果计算】

根据在所定义的孵育期间对于片的反射率在 670nm 下的连续读取值，可以确定反射率的变化率。该反射率变化率用于软件自带的多点变化率定标数学模型，以计算酶的活性。只要对每个干片批次进行了定标，则未知样本的地高辛浓度可以从已测定的每个未知实验干片的反射率变化来确定。

2. 电化学发光免疫测定（ECLIA）

【试剂和器具】

购买成套商品化试剂。

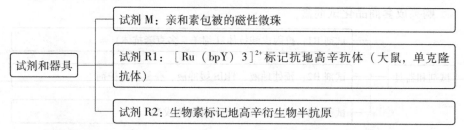

试剂和器具
- 试剂 M：亲和素包被的磁性微珠
- 试剂 R1：[Ru（bpY）3]²⁺ 标记抗地高辛抗体（大鼠，单克隆抗体）
- 试剂 R2：生物素标记地高辛衍生物半抗原

【操作步骤】

采集患者血液，离心后获得血清或血浆，上全自动免疫分析仪进行自动检测。严格按照仪器使用说明书和配套试剂盒说明书操作。

【结果计算】

参照标准曲线，通过检测的光强度计算出地高辛的含量。

【注意事项】

干扰因素：胆红素<65mg/dl，血红蛋白<1.0g/dl，RF<1630U/L，生物素<100ng/ml 对本实验结果干扰无显著差异。在肝衰竭、肾衰竭及妊娠前 3 个月的孕妇体内有地高辛样免疫反应物质可使地高辛浓度偏高。接受鼠单克隆抗体诊断或治疗的患者，高剂量（>5mg/d）生物素治疗的患者不宜使用本法检测。

【参考区间】

治疗范围：0.8~2.0ng/ml（1.0~2.6nmol/L）。

三、抗生素类药物测定

（一）庆大霉素

1. 两点速率免疫法

【试剂和器具】

购买与仪器配套的商品成套试剂盒。

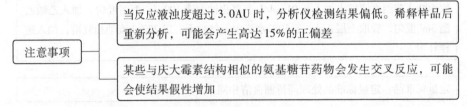

试剂和器具

试剂 R1：小鼠抗庆大霉素单克隆抗体；葡萄糖-6-磷酸盐（Na-G6P）；烟酰胺腺嘌呤二核苷酸（NAD）

试剂 R2：用葡萄糖-6-磷酸脱氢酶标记的庆大霉素

【操作步骤】

严格按照仪器使用说明书和配套试剂盒说明书操作。

采集患者血液，离心后获得血清或血浆，上全自动生化免疫分析仪进行自动检测。

【结果计算】

经过固定的孵育时间后在 340nm 处测量吸光度值。对每个批号试剂进行定标后，就可以由保存的定标曲线和样品检测中测得的吸光度值来确定每个未知样品中的庆大霉素浓度。

【注意事项】

注意事项

当反应液浊度超过 3.0AU 时，分析仪检测结果偏低。稀释样品后重新分析，可能会产生高达 15% 的正偏差

某些与庆大霉素结构相似的氨基糖苷药物会发生交叉反应，可能会使结果假性增加

2. 化学发光微粒子免疫分析法（CMIA）

【试剂和器具】

购买与仪器配套的商品成套试剂盒。包含：包被庆大霉素抗体的微粒；庆大霉素吖啶酯标记结合物；测试稀释液。

【操作步骤】

严格按照自动免疫分析仪器使用说明书和配套试剂盒说明书操作。

【结果计算】

对每个批号试剂进行定标后，就可以由保存的定标曲线和样品检测得的相对发光单位（RLUs）来确定每个未知样品中的庆大霉素量。

【注意事项】

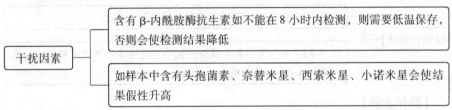

干扰因素

含有 β-内酰胺酶抗生素如不能在 8 小时内检测，则需要低温保存，否则会使检测结果降低

如样本中含有头孢菌素、奈替米星、西索米星、小诺米星会使结果假性升高

3. 高效液相色谱法

【试剂和器具】

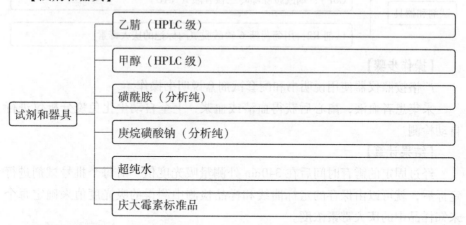

试剂和器具
- 乙腈（HPLC 级）
- 甲醇（HPLC 级）
- 磺酰胺（分析纯）
- 庚烷磺酸钠（分析纯）
- 超纯水
- 庆大霉素标准品

【操作步骤】

取 500μl 待测血清样本加入 0.01mol/L 氢氧化钠溶液 100μl，振荡混匀，加入乙酸乙酯 3ml 混匀，吸取上层 3ml，于 50℃ 水浴中氮气吹干，以 200μl 流动相复溶，加入进样杯中

↓

定量标准品：定量标准品处理同待测血清相同

↓

HPLC 分析：将样品进样杯放入样品架指定位置，严格按照仪器使用说明书和配套试剂盒说明书操作

【结果计算】

使用仪器自带软件，记录目标峰的峰面积，代入标准曲线得出结果。

（二）万古霉素

1. 两点速率免疫法

【试剂和器具】

购买与仪器配套的商品成套试剂盒。

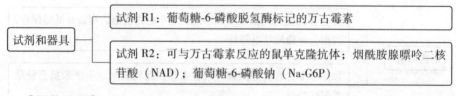

试剂和器具
- 试剂 R1：葡萄糖-6-磷酸脱氢酶标记的万古霉素
- 试剂 R2：可与万古霉素反应的鼠单克隆抗体；烟酰胺腺嘌呤二核苷酸（NAD）；葡萄糖-6-磷酸钠（Na-G6P）

【操作步骤】

严格按照仪器使用说明书和配套试剂盒说明书操作。

采集患者血液，离心后获得血清或血浆，上全自动生化免疫分析仪进行自动检测。

【结果计算】

经过固定的孵育时间后在 340nm 波长处测定吸光度。对每个批号试剂进行定标后，就可以由保存的定标曲线和样品检测中测得的吸光度值来确定每个未知样品中的万古霉素浓度。

【注意事项】

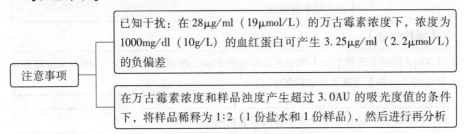

注意事项
- 已知干扰：在 28μg/ml（19μmol/L）的万古霉素浓度下，浓度为 1000mg/dl（10g/L）的血红蛋白可产生 3.25μg/ml（2.2μmol/L）的负偏差
- 在万古霉素浓度和样品浊度产生超过 3.0AU 的吸光度值的条件下，将样品稀释为 1:2（1 份盐水和 1 份样品），然后进行再分析

2. 化学发光微粒子免疫分析法（CMIA）

【试剂和器具】

购买与仪器配套的商品成套试剂盒。包含：

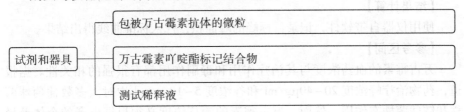

试剂和器具
- 包被万古霉素抗体的微粒
- 万古霉素吖啶酯标记结合物
- 测试稀释液

【操作步骤】

严格按照自动免疫分析仪器使用说明书和配套试剂盒说明书操作。

【结果计算】

对每个批号试剂进行定标后，就可以由保存的定标曲线和样品检测得的相对发光单位（RLUs）来确定每个未知样品中的万古霉素量。

【注意事项】

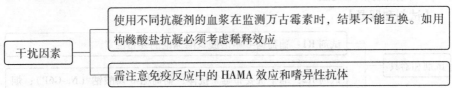

干扰因素
- 使用不同抗凝剂的血浆在监测万古霉素时，结果不能互换。如用枸橼酸盐抗凝必须考虑稀释效应
- 需注意免疫反应中的 HAMA 效应和嗜异性抗体

3. 高效液相色谱法（HPLC）

【试剂和器具】

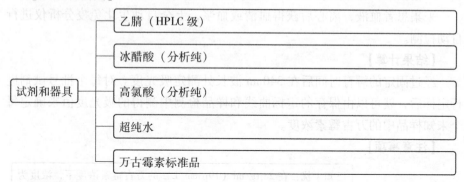

试剂和器具 ─┬─ 乙腈（HPLC 级）
　　　　　　├─ 冰醋酸（分析纯）
　　　　　　├─ 高氯酸（分析纯）
　　　　　　├─ 超纯水
　　　　　　└─ 万古霉素标准品

【操作步骤】

取 300μl 待测血清样本加入 60%高氯酸溶液 15μl，振荡混匀 10 秒，14000r/min 离心 10 分钟，吸取上清液加入进样杯中

↓

定量标准品：定量标准品处理和待测血清相同

↓

HPLC 分析：将样品进样杯放入样品架指定位置，严格按照仪器使用说明书和配套试剂盒说明书操作

【结果计算】

使用仪器自带软件，记录目标峰的峰面积，代入标准曲线得出结果。

【参考区间】

万古霉素的血药浓度与其治疗作用和毒副作用都有很强的相关性。据报道，药物治疗峰浓度 20～40μg/ml 和谷浓度 5～10μg/ml 均对大多数葡萄球菌株和链球菌株有作用。然而，万古霉素的治疗浓度必须根据患者的个体差异以及细菌的药敏试验结果确定。肾功能不全患者的药物中毒风险会由于药物浓度过高或治疗时间过长而明显增加。万古霉素血清浓度达到 80～100μg/ml 时会产生毒副作用，如耳毒性和肾毒性，而血药浓度保持在 30μg/ml 以下时，罕见毒副作用。

（三）妥布霉素

1. 两点速率免疫法

【试剂和器具】

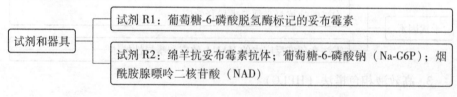

试剂和器具 ─┬─ 试剂 R1：葡萄糖-6-磷酸脱氢酶标记的妥布霉素
　　　　　　└─ 试剂 R2：绵羊抗妥布霉素抗体；葡萄糖-6-磷酸钠（Na-G6P）；烟酰胺腺嘌呤二核苷酸（NAD）

【操作步骤】

严格按照仪器使用说明书和配套试剂盒说明书操作。

采集患者血液，离心后获得血清或血浆，上全自动生化免疫分析仪进行自动检测。

【结果计算】

经过固定的孵育时间后在 340nm 处测量吸光度值。对每个批号试剂进行定标后，由保存的定标曲线和每种样品分析中测得的吸光度值来确定每个未知样品中的妥布霉素浓度。

【注意事项】

妥布霉素的药动学参数会因为给药方法、联合用药、年龄、营养状态以及个体在吸收、分布和排泄的不同而改变，当对这些结果进行分析的时候，应该充分考虑这些影响因素。

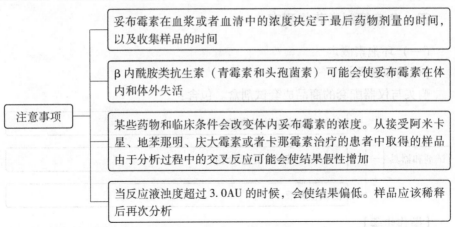

注意事项

妥布霉素在血浆或者血清中的浓度决定于最后药物剂量的时间，以及收集样品的时间

β 内酰胺类抗生素（青霉素和头孢菌素）可能会使妥布霉素在体内和体外失活

某些药物和临床条件会改变体内妥布霉素的浓度。从接受阿米卡星、地苯那明、庆大霉素或者卡那霉素治疗的患者中取得的样品由于分析过程中的交叉反应可能会使结果假性增加

当反应液浊度超过 3.0AU 的时候，会使结果偏低。样品应该稀释后再次分析

2. 高效液相色谱法（HPLC）

【试剂和器具】

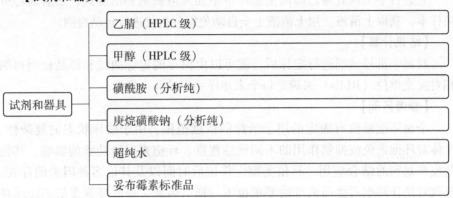

试剂和器具

乙腈（HPLC 级）

甲醇（HPLC 级）

磺酰胺（分析纯）

庚烷磺酸钠（分析纯）

超纯水

妥布霉素标准品

【操作步骤】

取 500μl 待测血清样本加入 0.01mol/L 氢氧化钠溶液 100μl，振荡混匀，加入乙酸乙酯 3ml 混匀，吸取上层 3ml，于 50℃水浴中氮气吹干，以 200μl 流动相复溶，加入进样杯中

↓

定量标准品：定量标准品处理和待测血清相同

HPLC 分析：将样品进样杯放入样品架指定位置，严格按照仪器使用说明书和配套试剂盒说明书操作

【结果计算】

使用仪器自带软件，记录目标峰的峰面积，代入标准曲线得出结果。

四、免疫抑制类药物测定

（一）环孢素测定

【试剂和器具】

购买与仪器配套的商品成套试剂盒。包含：

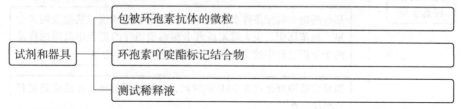

试剂和器具 —— 包被环孢素抗体的微粒

—— 环孢素吖啶酯标记结合物

—— 测试稀释液

【操作步骤】

严格按照仪器使用说明书和配套试剂盒说明书操作。

先进行手工预处理，即向全血样本中加入溶解剂和沉淀剂，然后离心分离样本，获取上清液。用上清液上全自动免疫分析仪进行自动检测。

【结果计算】

对每个批号试剂进行定标后，就可以由保存的定标曲线和样品检测得的相对发光单位（RLUs）来确定每个未知样品中的环孢素量。

【参考区间】

全血环孢素没有固定的用于治疗的浓度范围。由于临床状态的复杂性、个体对环孢素免疫抑制作用的不同敏感程度、环孢素对肾功能的影响、其他免疫抑制剂的结合应用、移植类型、移植后时间以及其他多种因素的存在，导致对最佳环孢素血药浓度的要求也不一样。因此，全血环孢素值不能单独

作为改变治疗方案的唯一依据。在调整治疗方案前，应从临床上对每个患者做全面评估。医生应根据临床指引确立单个患者的血药浓度范围。

（二）他克莫司测定

1. 化学发光微粒子免疫分析法（CMIA）

【试剂和器具】

购买与仪器配套的商品成套试剂盒。

包含：

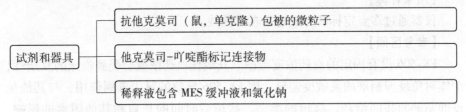

试剂和器具 ┬ 抗他克莫司（鼠，单克隆）包被的微粒子
　　　　　├ 他克莫司-吖啶酯标记连接物
　　　　　└ 稀释液包含 MES 缓冲液和氯化钠

【操作步骤】

严格按照仪器使用说明书和配套试剂盒说明书操作。

在检测之前需要一次手工预处理，使用沉淀剂处理全血标本并进行离心。将上清液移入预处理试管，用上清液上全自动免疫分析仪进行自动检测。

【结果计算】

对每个批号试剂进行定标后，就可以由保存的定标曲线和样品检测得的相对发光单位（RLUs）来确定每个未知样品中的他克莫司浓度。

2. 均相酶放大免疫分析法

【试剂和器具】

购买与仪器配套的商品成套试剂盒。

包含：

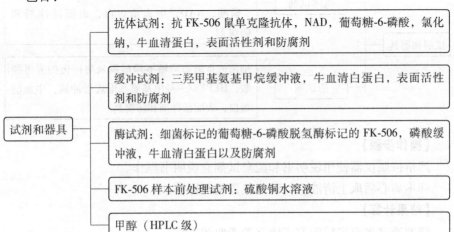

试剂和器具 ┬ 抗体试剂：抗 FK-506 鼠单克隆抗体，NAD，葡萄糖-6-磷酸，氯化钠，牛血清蛋白，表面活性剂和防腐剂
　　　　　├ 缓冲试剂：三羟甲基氨基甲烷缓冲液，牛血清白蛋白，表面活性剂和防腐剂
　　　　　├ 酶试剂：细菌标记的葡萄糖-6-磷酸脱氢酶标记的 FK-506，磷酸缓冲液，牛血清白蛋白以及防腐剂
　　　　　├ FK-506 样本前处理试剂：硫酸铜水溶液
　　　　　└ 甲醇（HPLC 级）

【操作步骤】

严格按照仪器使用说明书和配套试剂盒说明书操作。

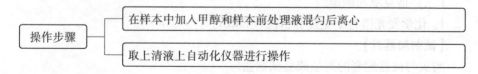

【结果计算】

仪器通过多点定标的方式建立参考曲线。

【参考区间】

FK-506 没有固定的血药浓度范围。其最佳血药浓度会受到临床的复杂性，个体对免疫抑制剂的灵敏度差异，因 FK-506 导致的肾中毒副作用，与其他免疫抑制剂的共同给药，移植的类型，移植后时间的长短和其他因素的影响。因此，FK-506 的检测结果不能作为改变治疗方案的唯一依据。改变治疗方案前，需要对患者进行全面的临床评估，必须根据临床经验建立自己的血药浓度范围。一般移植后初期，12 小时全血的目标谷浓度是 5～20ng/ml。血药浓度升高可能说明出现副作用的概率增大。24 小时谷浓度比相应的 12 小时谷浓度低 33%～50%。

3. 麦考酚酸测定

【试剂和器具】

购买成套商品化试剂盒：

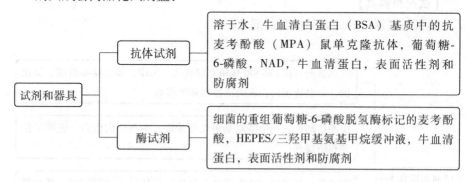

【操作步骤】

严格按照仪器使用说明书和配套试剂盒说明书操作。

样本离心后取上清液上自动化仪器进行操作。

【结果计算】

仪器通过多点定标的方式建立参考曲线。

【参考区间】

血浆麦考酚酸没有固定的用于治疗的浓度范围。由于临床状态的复杂性、个体对麦考酚酸免疫抑制作用的不同敏感程度，其他免疫抑制剂的结合应用，移植类型，移植后时间以及其他多种因素的存在，导致对最佳麦考酚酸血药浓度的要求也不一样。因此，血浆麦考酚酸值不能单独作为改变治疗方案的唯一依据。在调整治疗方案前，应从临床上对每个患者做全面评估。医生应根据临床指引确立单个患者的血药浓度范围。

第十一章

微生物学检验操作常规

第一节　标本采集及送检标准操作常规

一、微生物检验项目申请程序

临床申请检测项目可参照医院微生物标本采集指南选择

↓

必要时需与患者签订"知情同意书"，如进行尚未完全明确检验意义的科研检查项目时，需与患者签订"知情同意书"

↓

登录临床医生检验申请系统申请微生物检验项目

↓

输入患者信息及申请的检验项目要求的信息

↓

条码和手工申请单要求含有患者信息、检测要求及开单医师姓名。必需内容包括：患者姓名、性别、住院号、床号、标本种类、标本来源、检测项目、采集方式、采样及送检日期时间等，必要时需填写感染类型和（或）预期的微生物类型及是否使用抗生素等信息

↓

特殊情况下医师需要口头申请检验，可记录口头申请的检验要求、必要的患者信息、申请医师及记录人员的姓名或工号。条件许可时，及时补齐所有微生物检验申请相关信息

↓

包含微生物检验申请单的医嘱交当班护士，进入标本采集程序

二、微生物检验标本条形码程序

当班护士将医生所开医嘱输入各临床科室患者管理系统，核对患者信息和检验申请信息后，生成微生物检验项目条形码和申请单（包括电脑和手工微生物检验申请单）

微生物检验标本申请单内容应包括：患者姓名、性别、住院号、床位、诊断、标本种类、采样方式、检验项目及检验单据号等

打印微生物检验项目条形码及检验项目清单

经双人核对检验项目清单、标本容器及医嘱后，将条形码正确地贴在标本容器上，不可贴在标本容器盖上，不可覆盖容器的条形码

如有需要，标本容器上应贴上生物危害标志

三、采样前患者识别程序

样本采集前，采样人员必须核对患者信息、标本容器和微生物检验申请项目

患者清醒时，让患者说出自己的姓名，并根据患者标识核对检验申请单上或条形码上患者姓名、性别、住院号、病室科别、床号、检测项目等患者信息

如果患者登记身份与实际信息不匹配，则与患者信息登记处联系，采集前解决不匹配问题

如果患者不能提供信息，则从患者家属处获取信息

如果患者缺少身份标识，通知相关工作人员对患者做进一步确认后再采集标本

四、标本采集、运送、保存程序

采集标本前，采样人员根据检验申请单检验项目的要求，确认采样计划并进行适当的准备工作，包括核对医嘱、打印条形码、选择合适的标本容器、粘贴条形码及指导患者做好采样前的准备工作等

认真核对患者、标本容器和检验申请是否一致，严防差错

标本送到微生物室，标本运输人员必须与微生物室标本接收人员一起对标本进行核收登记并签名

所有标本必须记录采样时间并立即送检，一般不得超过 2 小时

第二节　细菌形态学检验

一、不染色标本检验

1. 悬滴法　在洁净凹玻片凹孔四周涂抹凡士林，取一接种环菌悬液于盖玻片中央，将凹玻片凹孔对准盖玻片中央并接触液滴，然后迅速翻转，轻压盖玻片，封闭后置高倍镜（或暗视野）观察。

2. 压滴法　用接种环取1环菌悬液置于洁净玻片的中央，在菌悬液上轻轻盖上1个盖玻片，避免产生气泡并防止菌悬液外溢，静止数秒钟后置高倍镜下明视野（或暗视野）观察。

3. 毛细管法　毛细管法应用虹吸原理使毛细管吸取菌悬液后，两端用火焰熔封，固定于载玻片，置高倍镜（或暗视野）观察。主要用于厌氧菌动力观察。

二、染色标本检验

（一）涂片制备

涂片是在洁净载玻片上将标本或病原体涂抹成均匀薄层的过程。

【操作方法】

准备洁净载玻片，若有油渍，先过火焰，必要时以纱布擦拭，避免触碰

↓

于洁净载玻片中央加一接种环无菌生理盐水或蒸馏水，无菌操作与标本或菌落混合乳化，涂抹成1cm直径均匀薄层，若用液体培养物直接涂片，无须添加无菌生理盐水或蒸馏水

↓

自然干燥，勿用火焰烤干

↓

固定：将干燥的载玻片在火焰上来回通过3次，冷却后染色，若为厌氧菌可用甲醛固定

【注意事项】

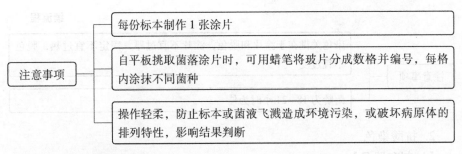

注意事项
- 每份标本制作 1 张涂片
- 自平板挑取菌落涂片时，可用蜡笔将玻片分成数格并编号，每格内涂抹不同菌种
- 操作轻柔，防止标本或菌液飞溅造成环境污染，或破坏病原体的排列特性，影响结果判断

（二）常用染色方法

1. 革兰染色

【试剂和器具】

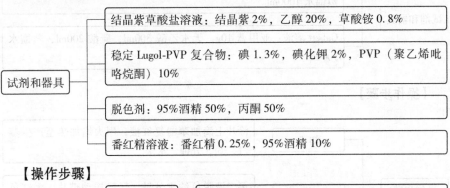

试剂和器具
- 结晶紫草酸盐溶液：结晶紫 2%，乙醇 20%，草酸铵 0.8%
- 稳定 Lugol-PVP 复合物：碘 1.3%，碘化钾 2%，PVP（聚乙烯吡咯烷酮）10%
- 脱色剂：95%酒精 50%，丙酮 50%
- 番红精溶液：番红精 0.25%，95%酒精 10%

【操作步骤】

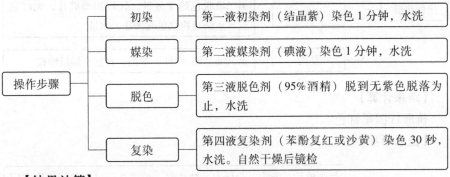

操作步骤
- 初染 —— 第一液初染剂（结晶紫）染色 1 分钟，水洗
- 媒染 —— 第二液媒染剂（碘液）染色 1 分钟，水洗
- 脱色 —— 第三液脱色剂（95%酒精）脱到无紫色脱落为止，水洗
- 复染 —— 第四液复染剂（苯酚复红或沙黄）染色 30 秒，水洗。自然干燥后镜检

【结果计算】

革兰阳性菌呈紫色，革兰阴性菌呈红色。

【注意事项】

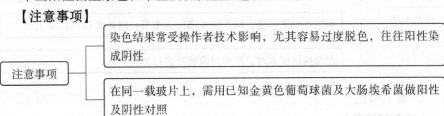

注意事项
- 染色结果常受操作者技术影响，尤其容易过度脱色，往往阳性染成阴性
- 在同一载玻片上，需用已知金黄色葡萄球菌及大肠埃希菌做阳性及阴性对照

续流程

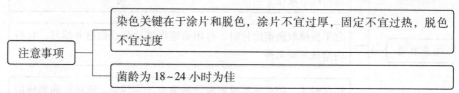

注意事项 ┬ 染色关键在于涂片和脱色，涂片不宜过厚，固定不宜过热，脱色不宜过度

└ 菌龄为 18~24 小时为佳

2. 抗酸染色

【试剂和器具】

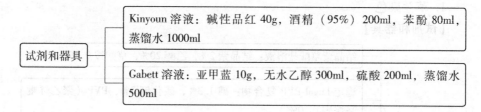

试剂和器具 ┬ Kinyoun 溶液：碱性品红 40g，酒精（95%）200ml，苯酚 80ml，蒸馏水 1000ml

└ Gabett 溶液：亚甲蓝 10g，无水乙醇 300ml，硫酸 200ml，蒸馏水 500ml

【操作步骤】

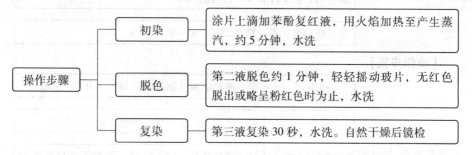

操作步骤 ┬ 初染 —— 涂片上滴加苯酚复红液，用火焰加热至产生蒸汽，约 5 分钟，水洗

├ 脱色 —— 第二液脱色约 1 分钟，轻轻摇动玻片，无红色脱出或略呈粉红色时为止，水洗

└ 复染 —— 第三液复染 30 秒，水洗。自然干燥后镜检

【结果计算】

抗酸杆菌呈红色。

【注意事项】

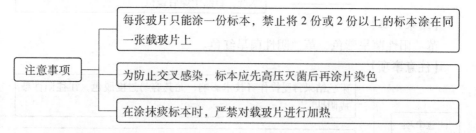

注意事项 ┬ 每张玻片只能涂一份标本，禁止将 2 份或 2 份以上的标本涂在同一张载玻片上

├ 为防止交叉感染，标本应先高压灭菌后再涂片染色

└ 在涂抹痰标本时，严禁对载玻片进行加热

3. 鞭毛染色

【试剂和器具】

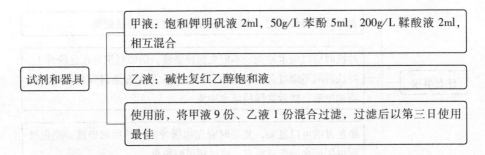

试剂和器具
- 甲液：饱和钾明矾液 2ml，50g/L 苯酚 5ml，200g/L 鞣酸液 2ml，相互混合
- 乙液：碱性复红乙醇饱和液
- 使用前，将甲液 9 份、乙液 1 份混合过滤，过滤后以第三日使用最佳

【操作步骤】

滴加染液 1~2 分钟，轻轻水洗，干燥后镜检。

【结果计算】

菌体及鞭毛皆为红色。菌体染色较鞭毛为深。染色时间长则鞭毛粗，染色时间短则鞭毛细。

【注意事项】

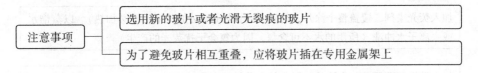

注意事项
- 选用新的玻片或者光滑无裂痕的玻片
- 为了避免玻片相互重叠，应将玻片插在专用金属架上

4. 瑞氏染色

【试剂和器具】

瑞氏染料（酸性染料伊红和碱性染料亚甲蓝）1.0g，甲醇 600ml，甘油 15ml。

【操作步骤】

血涂片自然干燥后，用蜡笔在两端画线，以防染色时染液外溢。随后将玻片平置于染色架上，滴加染液 3~5 滴，使其盖满血涂片，大约 1 分钟后，滴加等量或稍多的磷酸盐缓冲液，用洗耳球轻轻混匀

↓

染色 5~10 分钟后用流水冲洗，待干

【结果计算】

瑞氏染色细菌形态清楚，着紫色，但是瑞氏染色涂片不能辨别病原菌的革兰染色属性，可根据革兰染色背景判断是革兰阳性菌还是阴性菌。

【注意事项】

注意事项
- 血涂片干透后固定，否则细胞在染色过程中容易脱落
- 冲洗时应以流水冲洗，不能先倒掉染色液，防染料沉着在血涂片上。冲洗时间不能过久，以防脱色。如血涂片上有染料颗粒沉积，可滴加甲醇，然后立即用流水冲洗
- 染色过淡可以复染，复染时应先加缓冲液，然后加染液。染色过深可用流水冲洗或浸泡，也可用甲醇脱色

5. 荧光染色

【试剂和器具】

金胺"O"染色液：溶液 A（取金胺 0.01g 溶于 95%酒精 10ml 内，加 5%苯酚至 100ml）10ml，溶液 B（3%盐酸乙醇）10ml，溶液 C（0.5%高锰酸钾水溶液）10ml。

【操作步骤】

加入荧光染剂，覆盖整个涂片，静置 15 分钟（不必加滤纸，不必加热）。以蒸馏水或去离子水冲洗（所用的水不可含氯，因为氯会干扰荧光的产生）

↓

加入酸性乙醇覆盖整个涂片，脱色约 2 分钟，以水冲洗

加入高锰酸钾溶液，覆盖整个涂片，复染约 2 分钟。时间不能过长，否则荧光会消失。冲净，干燥

【结果计算】

高倍镜观察涂片，在暗视野背景下抗酸菌呈黄绿色或橙黄色荧光，荧光染色后涂片应在 24 小时内检查。镜下所见结果按下列标准报告。

【注意事项】

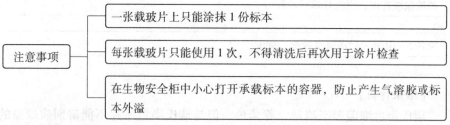

注意事项
- 一张载玻片上只能涂抹 1 份标本
- 每张载玻片只能使用 1 次，不得清洗后再次用于涂片检查
- 在生物安全柜中小心打开承载标本的容器，防止产生气溶胶或标本外溢

6. 潘本汉染色

【试剂和器具】

苯酚复红；复染液：潘本汉溶液，蔷薇色酸 1g，无水乙醇 100ml，亚甲蓝 1.5g，甘油 20ml。

【操作步骤】

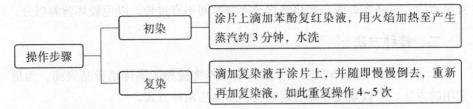

操作步骤 ─┬─ 初染 ── 涂片上滴加苯酚复红染液，用火焰加热至产生蒸汽约 3 分钟，水洗

└─ 复染 ── 滴加复染液于涂片上，并随即慢慢倒去，重新再加复染液，如此重复操作 4~5 次

【结果计算】

结果判断结核杆菌染为红色，耻垢杆菌则被脱色而染成蓝色。

【注意事项】

凡粪便、尿等检查抗酸杆菌时，必须用本法染色鉴定。

第三节 微生物培养和分离技术

一、培养基配置与保存

1. 配制及注意事项 所用器具应洁净，不可残留清洁剂或化学物质。

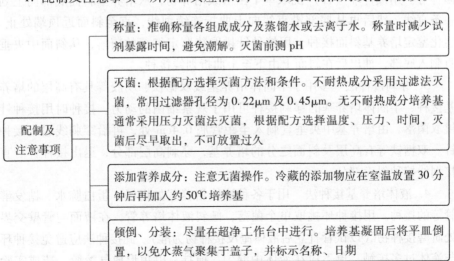

配制及注意事项 ─┬─ 称量：准确称量各组成成分及蒸馏水或去离子水。称量时减少试剂暴露时间，避免潮解。灭菌前测 pH

├─ 灭菌：根据配方选择灭菌方法和条件。不耐热成分采用过滤法灭菌，常用过滤器孔径为 0.22μm 及 0.45μm。无不耐热成分培养基通常采用压力灭菌法灭菌，根据配方选择温度、压力、时间，灭菌后尽早取出，不可放置过久

├─ 添加营养成分：注意无菌操作。冷藏的添加物应在室温放置 30 分钟后再加入约 50℃培养基

└─ 倾倒、分装：尽量在超净工作台中进行。培养基凝固后将平皿倒置，以免水蒸气聚集于盖子，并标示名称、日期

2. 保存 根据培养基特性，保存于适宜环境，在有效期内使用。否则将影响分离和鉴定。除必须新鲜配制或保存时间有限的培养基外，试管培养基

可保存3~4个月，甚至半年。大多数平板培养基密封倒置于4~8℃，可保存1~3个月。

3. 复溶贮存的固体或半固体培养基最好在水浴中加热溶解，摇动混匀，直至清澈，再高压灭菌。加热溶解及灭菌时间不宜过长，以免破坏营养成分。

二、接种方法

1. 平板划线分离培养法　将标本或培养物接种于固体培养基表面，为最常用的方法。平板划线有分区划线法、厚涂法两种方式。

平板划线分离培养法

分区划线法：挑取标本或培养物后，接种环在平板1/4区域划线（第一区），灭菌冷却后，接触第一区边缘，延续、连续地在另1/4区域划线（第二区），以同样方式进行第三区、第四区涂划，以形成单个菌落

厚涂法：以无菌拭子蘸取已配制的菌悬液，在平板上划十字后，向三个方向依次密集涂划。常用于纸片扩散法药敏试验

斜面划线：以连续"Z"形（似"蛇形"）或直线自斜面底端向上划线。用于单个菌落纯培养、菌株保存或观察细菌的某些特性

2. 琼脂斜面接种法　主要用于菌株的移种，以获得纯种进行鉴定和保存菌种等。用接种环（针）挑取单个菌落或培养物，从培养基斜面底部向上划一条直线，然后再从底部沿直线向上曲折连续划线，直至斜面近顶端处止。生化鉴定培养基斜面接种，用接种针挑取待鉴定细菌的菌落，从斜面中央垂直刺入底部，抽出后在斜面上由下至上曲折划线接种。

3. 穿刺接种法　多用于半固体培养基或双糖铁、明胶等具有高层的培养基接种，半固体培养基的穿刺接种可用于观察细菌的动力。接种时用接种针挑取菌落，由培养基中央垂直刺入至距管底0.4cm处，再沿穿刺线退出接种针。双糖铁等有高层及斜面之分的培养基，穿刺高层部分，退出接种针后直接划线接种斜面部分。

4. 液体培养基接种法　用于各种液体培养基如肉汤、蛋白胨水、糖发酵管等的接种。用接种环挑取单个菌落，倾斜液体培养管，在液面与管壁交界处研磨接种物（以试管直立后液体淹没接种物为准）。此接种法应避免接种环与液体过多接触，更不应在液体中混匀、搅拌，以免形成气溶胶，造成实验室污染。

5. 倾注平板法　主要用于饮水、饮料、牛乳和尿液等标本中的细菌计数。

取纯培养物的稀释液或原标本 1ml 至无菌培养皿内，再将已融化并冷却至 45~50℃左右的琼脂培养基 15~20ml 倾注入该无菌培养皿内，混匀，待凝固后置 37℃培养，长出菌落后进行菌落计数，以求出每毫升标本中所含菌数。先数 6 个方格（每格面积 1cm×1cm）中菌落数，求出每格的平均菌落数，并算出平皿直径，然后按下列公式计数，求出每毫升标本中的细菌数。

$$全平板菌落数 = 每方格的平均菌落数 \times \pi r^2$$
$$每毫升标本中的细菌数 = 全平板菌落数 \times 稀释倍数$$

6. 涂布接种法　多用于纸片扩散法药敏试验的细菌接种。将一定量或适量的菌液加到琼脂培养基表面，然后用灭菌的 L 型玻璃棒或棉拭子不同的角度反复涂布，使被接种液均匀分布于琼脂表面，然后贴上药敏纸片培养，或直接培养。本法经培养后细菌形成菌苔。

第四节　微生物的生物化学试验操作常规

一、碳水化合物的代谢试验

1. 糖（醇、甘）类发酵试验
【试剂和器具】

试剂和器具

成分：蛋白胨 10g，牛肉膏 3g，氯化钠 5g，溴甲酚紫指示剂 10ml，蒸馏水 1000ml

制备：将上述成分混合后，加热使其溶解。校正 pH 至 7.1~7.2，用滤纸过滤；根据需要，分别加需要的糖或醇；分装于试管，每管内 3ml，置高压灭菌器内，经 115℃ 10 分钟灭菌。置 4℃左右冰箱备用

【操作步骤】
将纯培养的细菌接种至各种糖培养管中，置一定条件下孵育后取出，观察结果。

【结果判断】
若细菌能分解此种糖类产酸，则指示剂呈酸性变化；不分解此种糖类，则培养基无变化。产气可使液体培养基中倒置的小管内出现气泡，或在半固体培养基内出现气泡或裂隙。

【注意事项】

糖发酵的基础培养基内必须不含有任何糖类和硝酸盐，以免出现假阳性反应。因有些细菌可使硝酸盐还原产生气体，而影响发酵糖类产气结果的观察。

2. 葡萄糖 O/F 试验

【试　剂】

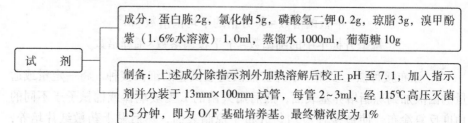

试　剂

成分：蛋白胨 2g，氯化钠 5g，磷酸氢二钾 0.2g，琼脂 3g，溴甲酚紫（1.6%水溶液）1.0ml，蒸馏水 1000ml，葡萄糖 10g

制备：上述成分除指示剂外加热溶解后校正 pH 至 7.1，加入指示剂并分装于 13mm×100mm 试管，每管 2~3ml，经 115℃高压灭菌 15 分钟，即为 O/F 基础培养基。最终糖浓度为 1%

【操作步骤】

从平板上或斜面培养基上挑取少量细菌，同时穿刺接种于 2 支 O/F 试验管，其中一支滴加熔化的无菌凡士林（或液状石蜡）覆盖培养基液面 0.3~0.5cm 高度。经 37℃培养 48 小时后，观察结果。

【结果判断】

仅开放管产酸为氧化反应，两管都产酸为发酵反应，两管均不变为产碱型。

【注意事项】

有些细菌不能在 O/F 培养基上生长，若出现此类情况，应在培养基中加入 2%血清或 0.1%酵母浸膏，重做 O/F 试验。

3. 甲基红（MR）试验

【试　剂】

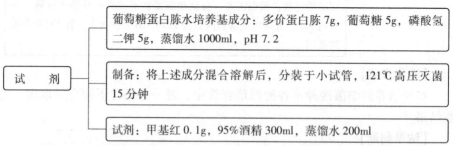

试　剂

葡萄糖蛋白胨水培养基成分：多价蛋白胨 7g，葡萄糖 5g，磷酸氢二钾 5g，蒸馏水 1000ml，pH 7.2

制备：将上述成分混合溶解后，分装于小试管，121℃高压灭菌 15 分钟

试剂：甲基红 0.1g，95%酒精 300ml，蒸馏水 200ml

【操作步骤】

将待检菌接种至葡萄糖蛋白胨水培养基中，35℃孵育 1~2 日，加入甲基红试剂 2 滴，立即观察结果。

【结果判断】

红色者为阳性，黄色者为阴性。

【注意事项】

注意事项

培养基中的蛋白胨可影响甲基红试验结果，在每批蛋白胨使用之前要用已知甲基红阳性菌和阴性菌做质量检测

甲基红反应并不因增加葡萄糖的浓度而加快

孵育时间不得少于 48 小时，若过早地判断结果，往往可造成假阴性

4. VP 试验

【试　剂】

试　剂

葡萄糖蛋白胨水培养基成分：多价蛋白胨 7g，葡萄糖 5g，磷酸氢二钾 5g，蒸馏水 1000ml，pH 7.2

制备：将上述成分混合溶解后，分装于小试管，115℃高压灭菌 15 分钟

试剂：甲液为 6%α-萘酚乙醇溶液；乙液为 40%氢氧化钾溶液

【操作步骤】

操作步骤

将待检菌接种至葡萄糖蛋白胨水培养基中，35℃孵育 1~2 日

贝氏 Barritt's 法观察：按每 2ml 培养物加甲液 1ml，乙液 0.4ml 混合，置 35℃，15 ~ 30 分钟出现红色为阳性。若无红色，应置 37℃，4 小时后再判定，本法较奥氏法敏感

【结果判断】

呈红色者为阳性。

5. 七叶苷试验

【试　剂】

试　剂

成分：蛋白胨 5g，磷酸氢二钾 1g，牛肉膏 3g，七叶苷 1g，枸橼酸铁 0.5g，蒸馏水 1000ml，pH 7.2

制备：上述各成分混合溶解后，调 pH 至 7.2，分装于试管，高压灭菌，冷藏备用

【操作步骤】

将试验菌接种于七叶苷琼脂斜面上，经 35℃孵育 18~24 小时后取出，观

察结果。

【结果判断】

以培养基变黑色为阳性。

【注意事项】

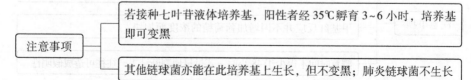

注意事项 —— 若接种七叶苷液体培养基，阳性者经 35℃ 孵育 3~6 小时，培养基即可变黑

其他链球菌亦能在此培养基上生长，但不变黑；肺炎链球菌不生长

二、氨基酸和蛋白质的代谢试验

1. 吲哚试验

【试　剂】

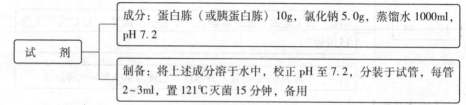

试　剂 —— 成分：蛋白胨（或胰蛋白胨）10g，氯化钠 5.0g，蒸馏水 1000ml，pH 7.2

制备：将上述成分溶于水中，校正 pH 至 7.2，分装于试管，每管 2~3ml，置 121℃ 灭菌 15 分钟，备用

【操作步骤】

将待检菌接种至蛋白胨水培养基中，35℃ 孵育 1~2 日，沿管壁慢慢加入柯凡克（Kovacs）试剂 0.5ml，即刻观察结果。

【结果判断】

两液面交界处呈红色者为阳性，无红色者为阴性。

【注意事项】

蛋白胨中应含有丰富的色氨酸，否则不能应用。

2. 苯丙氨酸脱氨酶试验

【试　剂】

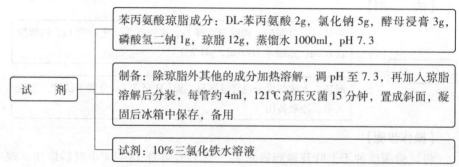

试　剂 —— 苯丙氨酸琼脂成分：DL-苯丙氨酸 2g，氯化钠 5g，酵母浸膏 3g，磷酸氢二钠 1g，琼脂 12g，蒸馏水 1000ml，pH 7.3

制备：除琼脂外其他的成分加热溶解，调 pH 至 7.3，再加入琼脂溶解后分装，每管约 4ml，121℃ 高压灭菌 15 分钟，置成斜面，凝固后冰箱中保存，备用

试剂：10%三氯化铁水溶液

【操作步骤】

将待检菌接种于苯丙氨酸琼脂斜面，35℃孵育 18~24 小时，在生长的菌苔上滴加三氯化铁试剂，立即观察结果。

【结果判断】

斜面呈绿色者为阳性。

【注意事项】

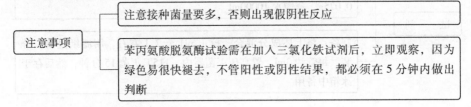

注意事项 —— 注意接种菌量要多，否则出现假阴性反应

苯丙氨酸脱氨酶试验需在加入三氯化铁试剂后，立即观察，因为绿色易很快褪去，不管阳性或阴性结果，都必须在 5 分钟内做出判断

3. 精氨酸双水解酶试验

【试　　剂】

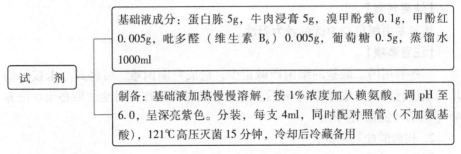

试　剂 —— 基础液成分：蛋白胨 5g，牛肉浸膏 5g，溴甲酚紫 0.1g，甲酚红 0.005g，吡多醛（维生素 B₆）0.005g，葡萄糖 0.5g，蒸馏水 1000ml

制备：基础液加热慢慢溶解，按 1% 浓度加入赖氨酸，调 pH 至 6.0，呈深亮紫色。分装，每支 4ml，同时配对照管（不加氨基酸），121℃高压灭菌 15 分钟，冷却后冷藏备用

【操作步骤】

挑取纯菌落接种于含精氨酸的培养基及不含氨基酸的对照培养基中，加无菌石蜡油覆盖，35℃孵育 1~4 日，每日观察结果。

【结果判断】

若仅发酵葡萄糖显黄色，为阴性；由黄色变为紫色，为阳性。对照管（无氨基酸）为黄色。

【注意事项】

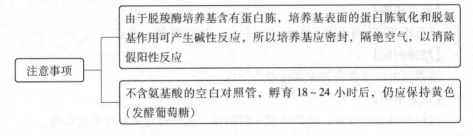

注意事项 —— 由于脱羧酶培养基含有蛋白胨，培养基表面的蛋白胨氧化和脱氨基作用可产生碱性反应，所以培养基应密封，隔绝空气，以消除假阳性反应

不含氨基酸的空白对照管，孵育 18~24 小时后，仍应保持黄色（发酵葡萄糖）

三、碳源和氮源利用试验

1. 丙二酸盐利用试验

【试　剂】

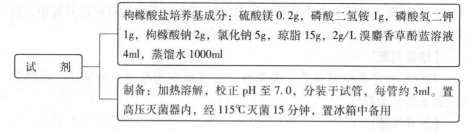

试　剂

丙二酸盐培养基成分：酵母浸膏 1g，硫酸铵 2g，磷酸氢二钾 0.6g，磷酸二氢钾 0.4g，氯化钠 2g，丙二酸钠 3g，溴麝香草酚蓝 0.025g，蒸馏水 10000ml

制备：将上述成分混合，校正 pH 至 7.1 左右。用滤纸过滤，分装，每管约 3ml，置高压灭菌器内，115℃灭菌 15 分钟，然后存于冰箱中备用

【操作步骤】

将待检菌接种在丙二酸盐培养基上，35℃孵育 1~2 日，观察结果。

【结果判断】

培养基由绿色变为蓝色者为阳性。

【注意事项】

某些利用丙二酸盐的细菌产碱量少，造成判断困难。可将其与未接种的培养基进行对比。培养 48 小时后，有蓝色反应为阳性，阴性结果必须在培养 48 小时后才能做出判断。

2. 枸橼酸盐利用试验

【试　剂】

试　剂

枸橼酸盐培养基成分：硫酸镁 0.2g，磷酸二氢铵 1g，磷酸氢二钾 1g，枸橼酸钠 2g，氯化钠 5g，琼脂 15g，2g/L 溴麝香草酚蓝溶液 4ml，蒸馏水 1000ml

制备：加热溶解，校正 pH 至 7.0，分装于试管，每管约 3ml。置高压灭菌器内，经 115℃灭菌 15 分钟，置冰箱中备用

【操作步骤】

将待检菌接种于枸橼酸盐培养基斜面，35℃孵育 1~7 日。

【结果判断】

培养基由淡绿色变为深蓝色者为阳性。

【注意事项】

接种时菌量应适宜，过少可发生假阴性，接种物过量可导致假阳性。

四、酶类试验

1. 氧化酶试验

【试　剂】

盐酸二甲基对苯二胺（或四甲基对苯二胺）0.1g，加蒸馏水 10ml，置棕色瓶内可用 1 周。冷藏保存，或分装于棕色瓶内密封。

【操作步骤】

取洁净的滤纸一小块，蘸取菌苔少许，加 1 滴 10g/L 盐酸二甲基对苯二胺溶液于菌落上，观察颜色变化。

【结果判断】

立即呈粉红色并迅速转为紫红色者为阳性。

【注意事项】

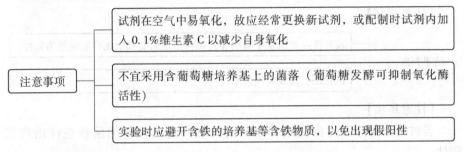

注意事项

- 试剂在空气中易氧化，故应经常更换新试剂，或配制时试剂内加入 0.1%维生素 C 以减少自身氧化
- 不宜采用含葡萄糖培养基上的菌落（葡萄糖发酵可抑制氧化酶活性）
- 实验时应避开含铁的培养基等含铁物质，以免出现假阳性

2. 触酶试验

【试　剂】

3%过氧化氢溶液。

【操作步骤】

取 3%过氧化氢溶液 0.5ml，滴加于不含血液的细菌琼脂培养物上，或取 1~3ml 滴加入盐水菌悬液中。

【结果判断】

培养物出现气泡者为阳性。

【注意事项】

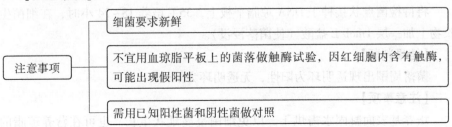

注意事项

- 细菌要求新鲜
- 不宜用血琼脂平板上的菌落做触酶试验，因红细胞内含有触酶，可能出现假阳性
- 需用已知阳性菌和阴性菌做对照

3. 凝固酶试验

【试　剂】

新鲜人或兔血浆，生理盐水。

【操作步骤】

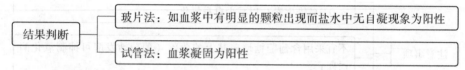

玻片法：取兔或混合人血浆和盐水各1滴分别置清洁载玻片上，挑取待检菌菌落分别与血浆及盐水混合。如血浆中有明显的颗粒出现而盐水中无自凝现象为阳性

↓

试管法：取试管2支，分别加入0.5ml的血浆（经生理盐水1:4稀释），挑取菌落数个加入测定管充分研磨混匀，将已知阳性菌株加入对照管，37℃水浴3~4小时。血浆凝固为阳性

【结果判断】

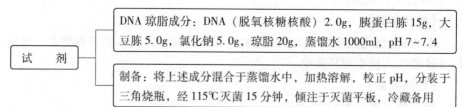

结果判断 —— 玻片法：如血浆中有明显的颗粒出现而盐水中无自凝现象为阳性

　　　　　—— 试管法：血浆凝固为阳性

【注意事项】

若被检菌为陈旧的肉汤培养物，以及凝固酶活性低的菌株往往出现假阴性。

4. DNA酶试验

【试　剂】

试　剂 —— DNA琼脂成分：DNA（脱氧核糖核酸）2.0g，胰蛋白胨15g，大豆胨5.0g，氯化钠5.0g，琼脂20g，蒸馏水1000ml，pH 7~7.4

　　　　—— 制备：将上述成分混合于蒸馏水中，加热溶解，校正pH，分装于三角烧瓶，经115℃灭菌15分钟，倾注于灭菌平板，冷藏备用

【操作步骤】

将待检菌点状接种于DNA琼脂平板上，35℃培养18~24小时，在细菌生长物上加一层1mol/L盐酸（使菌落浸没）。

【结果判断】

菌落周围出现透明环为阳性，无透明环为阴性。

【注意事项】

培养基表面凝固水需烘干，以免细菌呈蔓延状生长。也可在营养琼脂的

基础上增加 0.2% DNA。

5. 硝酸盐还原试验

【试 剂】

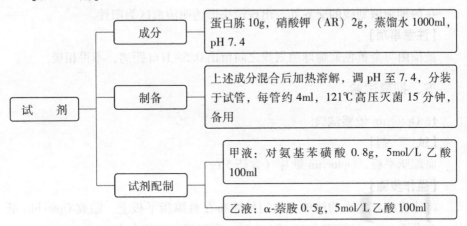

	成分	蛋白胨 10g，硝酸钾（AR）2g，蒸馏水 1000ml，pH 7.4
试 剂	制备	上述成分混合后加热溶解，调 pH 至 7.4，分装于试管，每管约 4ml，121℃ 高压灭菌 15 分钟，备用
	试剂配制	甲液：对氨基苯磺酸 0.8g，5mol/L 乙酸 100ml
		乙液：α-萘胺 0.5g，5mol/L 乙酸 100ml

【操作步骤】

将待检菌株接种于硝酸盐培养基，35℃ 孵育 1~2 日，加入试剂甲液和乙液各 2 滴，立即观察结果。若加入硝酸盐试剂不出现红色，需检查硝酸盐是否被还原。可于原试管内再加入少许锌粉，如出现红色，证明产生芳基肼，表示硝酸盐仍然存在；若仍不产生红色，表示硝酸盐已被还原为氨和氮。也可在培养基内加 1 支小导管，若有气泡产生，表示有氮气生成，用以排除假阴性。

【结果判断】

呈红色者为阳性。若不呈红色，再加入少许锌粉，如仍不变为红色则为阳性，表示培养基中的硝酸盐已被细菌还原为亚硝酸盐，进而分解成氨和氮。加锌粉后变为红色者为阴性，表示硝酸盐未被细菌还原，红色反应是由于锌粉的还原所致。

【注意事项】

本试验在判定结果时，必须在加试剂之后立即判定结果，否则因颜色迅速褪色而造成判定困难，如铜绿假单胞菌、嗜麦芽窄食单胞菌等。

6. CAMP 试验

【试 剂】

金黄色葡萄球菌 ATCC25923，血琼脂平板。

【操作步骤】

先用产溶血素的金黄色葡萄球菌在血琼脂平板上划一横线，再取待检的链球菌与前一划线做垂直划线接种，两线不能相交（相距 0.5~1cm）。置 35℃ 孵育 18~24 小时，观察结果。

【结果判断】

在两种细菌划线的交界处，出现箭头形透明溶血区为阳性。

【注意事项】

被检菌与金黄色葡萄球菌划线之间留出 0.5~1cm 距离，不得相接。

五、抑菌试验

1. Optochin 敏感试验

【试　　剂】

血琼脂平板，Optochin 纸片（含药 5μg）。

【操作步骤】

将待检的 α 溶血的链球菌均匀地涂布在血琼脂平板上，贴放 Optochin 纸片（含药 5μg），35℃ 孵育 18~24 小时，观察抑菌圈的大小。

【结果判断】

抑菌圈 >10mm 为肺炎链球菌。

【注意事项】

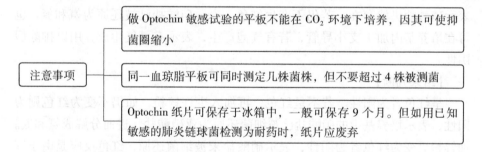

注意事项
- 做 Optochin 敏感试验的平板不能在 CO_2 环境下培养，因其可使抑菌圈缩小
- 同一血琼脂平板可同时测定几株菌株，但不要超过 4 株被测菌
- Optochin 纸片可保存于冰箱中，一般可保存 9 个月。但如用已知敏感的肺炎链球菌检测为耐药时，纸片应废弃

2. 新生霉素敏感试验

【试　　剂】

5μg/P 新生霉素诊断纸片。

【操作步骤】

用棉拭子将待检菌悬液均匀涂布于 M-H 琼脂平板或血平板上，在平板中央贴含 5μg/P 新生霉素诊断纸片 1 张，置 35℃ 孵育 16~18 小时，观察结果。

【结果判断】

抑菌圈直径 >16mm 为敏感，≤16mm 为耐药。

第五节 血清学试验操作常规

一、链球菌

【试　　剂】
链球菌分型血清，生理盐水。

【操作步骤】

> 先以生化反应确定为链球菌，再以 C 抗原进行血清学分型
>
> ↓
>
> 用接种环挑取链球菌依次与不同的链球菌分型血清做玻片凝集试验（其血清型见试剂盒说明书），若与某一血清型呈凝集反应，可确定为相应血清型

【结果判断】

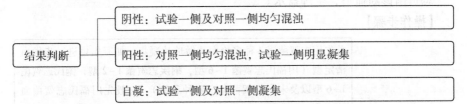

结果判断
- 阴性：试验一侧及对照一侧均匀混浊
- 阳性：对照一侧均匀混浊，试验一侧明显凝集
- 自凝：试验一侧及对照一侧凝集

【注意事项】
试验时应同时用生理盐水做对照，以防止出现假阳性。

二、沙门菌

【试　　剂】
沙门菌诊断血清，生理盐水。

【操作步骤】
首先用可疑菌与沙门菌 O 多价血清（A~F）进行凝集，若呈明显凝集，提示被检菌株可能属于 A~F 6 个 O 群范围之内，再用 H 因子血清第一相（特异相）定型，最后用 H 因子第二相（非特异相）辅助定型。

若生化反应符合沙门菌，但 A~F 多价血清不凝集，首先考虑是否存在表面抗原（Vi 抗原），因为 Vi 抗原能阻断 O 抗原与相应抗体发生凝集，加热可将其破坏。应将细菌制成菌悬液，放入沸水中加热 15~30 分钟，冷却后再次

做凝集试验。若去除 Vi 抗原后仍不凝集，此时应考虑是否为 A ~ F 以外菌群，应送专业实验室进行鉴定。

【结果判断】

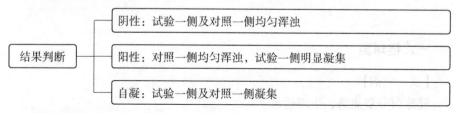

结果判断
- 阴性：试验一侧及对照一侧均匀浑浊
- 阳性：对照一侧均匀浑浊，试验一侧明显凝集
- 自凝：试验一侧及对照一侧凝集

【注意事项】

伤寒沙门菌菌体表面常有一层 Vi 抗原。它能阻抑菌体抗原与抗血清的凝集，从而导致假阴性结果。此时应将菌悬液于 100℃ 中煮沸 15 ~ 30 分钟以破坏 Vi 抗原，然后再做试验。

三、志贺菌

【试　剂】

志贺菌诊断血清，生理盐水。

【操作步骤】

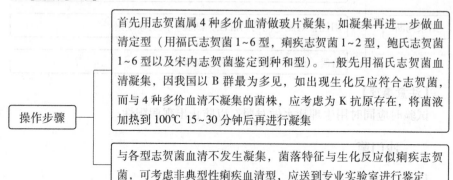

操作步骤
- 首先用志贺菌属 4 种多价血清做玻片凝集，如凝集再进一步做血清定型（用福氏志贺菌 1 ~ 6 型，痢疾志贺菌 1 ~ 2 型，鲍氏志贺菌 1 ~ 6 型以及宋内志贺菌鉴定到种和型）。一般先用福氏志贺菌血清凝集，因我国以 B 群最为多见，如出现生化反应符合志贺菌，而与 4 种多价血清不凝集的菌株，应考虑为 K 抗原存在，将菌液加热到 100℃ 15 ~ 30 分钟后再进行凝集
- 与各型志贺菌血清不发生凝集，菌落特征与生化反应似痢疾志贺菌，可考虑非典型性痢疾血清型，应送到专业实验室进行鉴定

【结果判断】

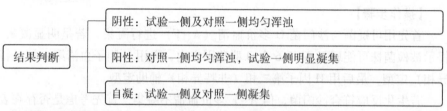

结果判断
- 阴性：试验一侧及对照一侧均匀浑浊
- 阳性：对照一侧均匀浑浊，试验一侧明显凝集
- 自凝：试验一侧及对照一侧凝集

【注意事项】

志贺菌菌体表面常有一层 K 抗原，它能阻抑菌体抗原与抗血清的凝集，

从而导致假阴性结果。此时应将菌悬液煮沸 15~30 分钟，以破坏 K 抗原，然后再做凝集试验。

四、致病性大肠埃希菌

【试　剂】

致病性大肠埃希菌诊断血清，生理盐水。

【操作步骤】

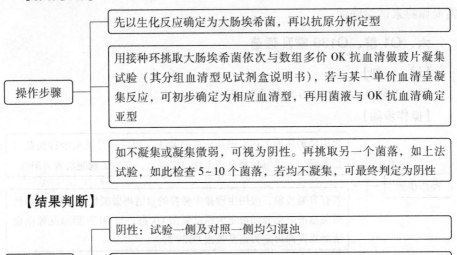

操作步骤

- 先以生化反应确定为大肠埃希菌，再以抗原分析定型
- 用接种环挑取大肠埃希菌依次与数组多价 OK 抗血清做玻片凝集试验（其分组血清型见试剂盒说明书），若与某一单价血清呈凝集反应，可初步确定为相应血清型，再用菌液与 OK 抗血清确定亚型
- 如不凝集或凝集微弱，可视为阴性。再挑取另一个菌落，如上法试验，如此检查 5~10 个菌落，若均不凝集，可最终判定为阴性

【结果判断】

结果判断

- 阴性：试验一侧及对照一侧均匀混浊
- 阳性：对照一侧均匀混浊，试验一侧明显凝集
- 自凝：试验一侧及对照一侧凝集

【注意事项】

大肠埃希菌各血清型间的抗原关系十分密切，特别是 O 抗原。玻片凝集反应仅作为阴性标本筛选，确定试验须做定量凝集试验。

五、O157：H7 出血性大肠埃希菌

【试　剂】

O157：H7 出血性大肠埃希菌诊断血清，生理盐水。

【操作步骤】

先以生化反应确定为大肠埃希菌，再以抗原分析定型。确定为大肠埃希菌后，用 O157 诊断血清做玻片凝集试验，再用 H7 诊断血清做玻片凝集，同时用盐水做对照。

【结果判断】

结果判断

- 阴性：试验一侧及对照一侧均匀浑浊
- 阳性：对照一侧均匀浑浊，试验一侧明显凝集
- 自凝：试验一侧及对照一侧凝集

【注意事项】

出血性大肠埃希菌 O157：H7 的血清玻片凝集反应仅作为参考，阳性还需要做毒素试验确诊。

六、O1 群、O139 霍乱弧菌

【试　剂】

霍乱弧菌 O1 群、O139 群诊断血清，生理盐水。

【操作步骤】

操作步骤

- 先用接种环取 1 环生理盐水于玻片上，以接种针挑取少许菌落与盐水混匀，再取稀释血清 1 环与之混合，立即出现凝集者为阳性
- 若有自凝现象，改用生理盐水稀释的血清再做凝集。与 O1 群霍乱弧菌血清凝集者即可定为霍乱弧菌 O1 群，与 O139 群霍乱弧菌血清凝集者即可定为霍乱弧菌 O139 群

【结果判断】

结果判断

- 阴性：试验一侧及对照一侧均匀浑浊
- 阳性：对照一侧均匀浑浊，试验一侧明显凝集
- 自凝：试验一侧及对照一侧凝集

【注意事项】

试验时应同时用生理盐水做对照，以防止出现假阳性。

第六节　微生物相关抗原抗体检测操作常规

一、肥达反应

【试　剂】

伤寒菌诊断菌液，生理盐水。

【操作步骤】

取一大试管，将 0.5ml 待检血清加入 9.5ml 生理盐水中，排试管 5 列，并做 A、B、C、O、H 标记，每列 6 支，每列第一管加 1:20 的稀释血清 1ml。大试管内再加 5ml 生理盐水混匀，补足至 10ml，再在每列第 2 管加 1ml，如此倍比稀释到第五管。第六管分别加生理盐水 1ml 作为抗原对照

第一排加伤寒菌液 H，第二排加伤寒菌液 O，第三排加副伤寒菌液 A，第四排加副伤寒菌液 B，第五排加副伤寒菌液 C，各 1 滴。混匀后，置 37℃培养 16~20 小时

【结果判断】

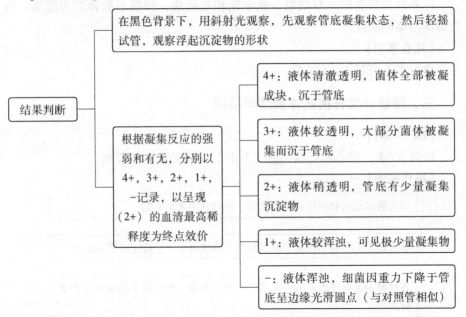

结果判断

在黑色背景下，用斜射光观察，先观察管底凝集状态，然后轻摇试管，观察浮起沉淀物的形状

根据凝集反应的强弱和有无，分别以 4+、3+、2+、1+、−记录，以呈现 (2+) 的血清最高稀释度为终点效价

4+：液体清澈透明，菌体全部被凝成块，沉于管底

3+：液体较透明，大部分菌体被凝集而沉于管底

2+：液体稍透明，管底有少量凝集沉淀物

1+：液体较浑浊，可见极少量凝集物

−：液体浑浊，细菌因重力下降于管底呈边缘光滑圆点（与对照管相似）

生理盐水将血清稀释 20、40、80、160、320 倍，加入等量的反应菌液，制成 1:40、1:80、1:160、1:320、1:640 的滴度。

【注意事项】

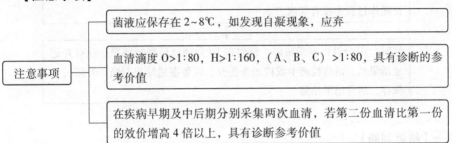

注意事项

菌液应保存在 2~8℃，如发现自凝现象，应弃

血清滴度 O>1:80，H>1:160，（A、B、C）>1:80，具有诊断的参考价值

在疾病早期及中后期分别采集两次血清，若第二份血清比第一份的效价增高 4 倍以上，具有诊断参考价值

二、冷凝集试验

【试　　剂】

O 型洗涤人红细胞，生理盐水。

【操作步骤】

生理盐水将血清稀释倍数为 1：4、1：8、1：16、1：32、1：64、1：128、1：256、1：512、1：1024 与生理盐水对照，加入等量的 2% O 型洗涤人红细胞，置于 2~6℃冰箱 18 小时后观察结果。

【结果判断】

冰箱取出后立即观察结果，红细胞相聚成块，轻摇不散者即为凝集，报告最高凝集的滴度。

【注意事项】

血标本不可置于 4℃冰箱。

三、结核分枝杆菌抗体血清学检测

【试　　剂】

检测卡/条，样本稀释液一瓶（5ml），塑料滴管，干燥剂。

【操作步骤】

> 请先将试剂盒和待检测样本取出，并将其平衡至室温
>
> ↓
>
> 从原包装的密封铝箔袋中取出检测卡或检测条，平放于水平桌面上
>
> ↓
>
> 在检测卡上标注患者的样本号，如为检测条，则在其手持端标注患者样本号
>
> ↓
>
> 用滴管从样本管中取 1 滴（约 50μl）血清、血浆或全血样本滴加于检测卡上的样本孔内或检测条的加样垫处，滴加 1 滴样本稀释液，并保证操作过程中没有气泡产生
>
> ↓
>
> 计时，10 分钟内判断结果，请勿在 10 分钟以后判断结果。观察并记录结果后，请将检测卡或检测条丢弃，以免混淆结果判断，若需长久保存，请将结果拍照

【结果判断】

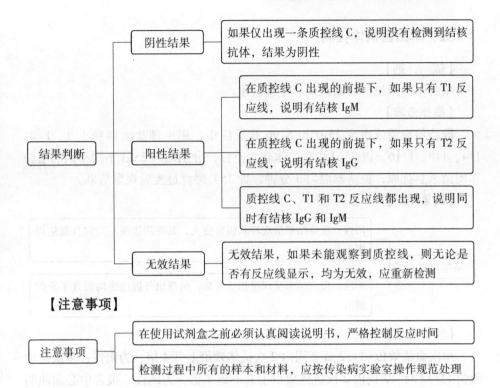

【注意事项】

注意事项 ── 在使用试剂盒之前必须认真阅读说明书，严格控制反应时间

　　　　 └── 检测过程中所有的样本和材料，应按传染病实验室操作规范处理

四、隐球菌抗原乳胶凝集试验

【试　　剂】

隐球菌抗原检测试剂盒（胶体金法）。

【操作步骤】

将 1 滴样本稀释液加入到适当微量离心管中，加入 40μl 样本，将隐球菌抗原检测试纸条的白端没入到样本液中，10 分钟后观察实验结果，阳性结果进行 1:2、1:4、1:8……稀释后检测其滴度。

【结果判断】

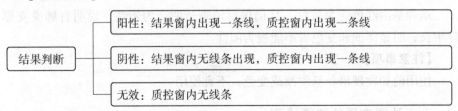

【注意事项】

不能作为筛查检测，当临床需要进行隐球菌病诊断或鉴别时进行检测。

五、军团菌抗体检测

【试　剂】

嗜肺军团菌抗体诊断试剂、生理盐水。

【操作步骤】

取待检血清或血浆 25μl 加入 96 孔反应中，用生理盐水稀释 1∶1、1∶2、1∶4、1∶8、1∶16，以 25μl 生理盐水作为空白，分别加入 25μl 不同型别的嗜肺军团菌杀热抗原，振荡器混匀 3 分钟，置 35℃ 孵育过夜后观察结果。

【结果判断】

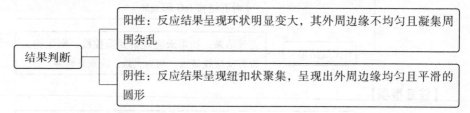

【注意事项】

单次血清效价>1∶32 或 2 周内 2 次抗体效价上升 4 倍，为阳性；单次血清效价<1∶32 时，2 周内 2 次抗体效价上升不到 4 倍，为阴性。报告中必须注明"此结果仅供临床和流行病医师参考"。

六、肺炎支原体检测

【试　剂】

肺炎支原体分离培养基，主要成分为牛心消化液、葡萄糖、生理盐水等。

【操作步骤】

取出所需培养基，复温；将标本按常规法接种后，35~37℃ 孵育 24~48 小时，观察结果。

【结果判断】

培养基由红色变为黄色，且仍保持清晰透明，为阳性，说明有肺炎支原体生长；明显浑浊和变色者不能视为阳性。

【注意事项】

使用前如发现培养基浑浊或变色，不宜使用。

七、沙眼衣原体抗原检测

【试　剂】

沙眼衣原体抗原检测试剂盒。

【操作步骤】

将取样后棉拭子插入标本处理液中充分洗涤，棉拭子在管壁挤干水分后丢弃，80℃加热 10 分钟，室温冷却 5 分钟；滴入乳胶标记抗原抗体反应板的加样孔中，15 分钟后观察结果。

【结果判断】

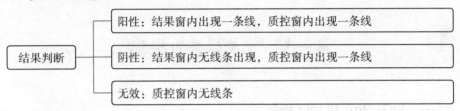

结果判断
- 阳性：结果窗内出现一条线，质控窗内出现一条线
- 阴性：结果窗内无线条出现，质控窗内出现一条线
- 无效：质控窗内无线条

【注意事项】

显示窗内出现质控检测线，表示实验结果可信，否则结果无效。

八、梅毒反应素检测

【试　　剂】

梅毒甲苯胺红不加热血清试验诊断试剂盒（TRUST）。

【操作步骤】

取待检血清或血浆 50µl 加入检测反应卡中，轻轻摇匀 TRUST 抗原，滴 1 滴于反应卡中和血清混匀，按 180 次/分摇动 8 分钟，肉眼观察结果。阳性结果用生理盐水分别进行 1∶1、1∶2、1∶4……稀释后，检测滴度。检测同时做阴、阳性对照。

【结果判断】

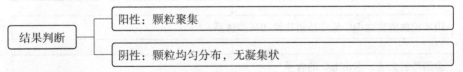

结果判断
- 阳性：颗粒聚集
- 阴性：颗粒均匀分布，无凝集状

【注意事项】

梅毒反应素试验是梅毒非特异性试验，阳性结果不能确诊为梅毒，需做确诊试验。

第十二章

免疫学检验操作常规

第一节　免疫球蛋白检验

一、IgG、IgA 和 IgM 检验

（一）免疫透射比浊法

【试剂和器具】

不同试剂厂家有所不同。主要试剂包括：稀释液、反应液、抗 IgG 抗体、IgG 校准血清、IgG 质控血清。

【操作步骤】

根据仪器和试剂说明书操作，一般步骤为：

```
参数设置，输入标本用量、试剂用量、分析时间、测定波长、校正模式、校正物浓
度等参数
```
↓
```
建立 IgG 校准品浓度与光信号的反应曲线
```
```
用质控血清建立 IgG 免疫透射比浊法质控体系
```
```
检测待测血清，求出 IgG 的含量
```

（二）免疫散射比浊法

【试剂和器具】

不同试剂厂家有所不同。主要试剂包括：稀释液、反应液、抗 IgG 抗体、IgG 校准血清、IgG 质控血清。

【操作步骤】

根据仪器和试剂说明书操作，一般步骤为：

输入校准曲线信息，用 IgG 校准血清进行校准

将待测血清、IgG 质控血清稀释成一定浓度后与抗 IgG 适量混合反应

记录速率或孵育一定时间后测散射光值

求出待测 IgG 的含量

（三）放射免疫法

【试剂和器具】

抗人 IgG 抗体、^{125}I 标记人 IgG、IgG 校准品、分离剂（PEG+二抗）。

【操作步骤】

根据试剂盒说明书操作，一般步骤为：

按试剂说明准备待检标本（包括尿、脑脊液等）及 IgG 校准品

将标本（稀释或不稀释）、^{125}I 标记人 IgG、抗人 IgG 抗体加入相应反应管中，置 37℃温育 30 分钟~3 小时

加入分离剂，置 37℃温育 15~30 分钟，3000r/min 离心 15~20 分钟，吸去上清液

在 γ-免疫计数器上测定各反应管的结合部分（B）cpm 值

以校准品 IgG 浓度为横坐标，B/B_0 纵坐标，画校准曲线，在此曲线中查出各待测标本中的 IgG 含量

（四）ELISA 法

【试剂和器具】

包被液、稀释液、洗涤液、底物液、终止液、羊抗人 IgG、IgG 校准品、辣根过氧化物酶标记的羊抗人 IgG。

【操作步骤】

按 ELISA 双抗体夹心法，具体按试剂盒说明书操作。

【结果计算】

（1）一般由仪器自动给出测量结果。

（2）若计算脑脊液 IgG 指数，应同时测定血清和脑脊液中的 IgG 和 Alb 值，计算公式为：

脑脊液 IgG 指数 =（CSF 中 IgG/血清中 IgG）÷（CSF 中 Alb/血清中 Alb）

二、IgD 检验

（一）双抗体夹心法

【试剂和器具】

专用商品化试剂盒，包含已包被抗人 IgD 反应板、系列标准品、质控血清、酶标记抗人 IgD 单克隆抗体、缓冲液、洗涤液、显示液和终止液等。

【操作步骤】

按试剂盒使用说明书或实验室制定的 SOP 进行操作，主要流程如下：

准备试剂→加标准品及待测血清→温育→洗板→加酶标试剂→温育→洗板→加酶底物溶液→洗板→显色→终止→测定。

【结果计算】

以 IgD 标准品浓度为横坐标，相应的吸光度为纵坐标，制备标准曲线。待测血清中 IgD 含量可根据所测的吸光度从标准曲线获得。

【参考区间】

健康人血清中 IgD 含量波动范围较大，文献报道的参考区间也很不相同，如 0.003~0.140g/L，0.003~0.03g/L 等。各实验室应采用相应的方法和试剂盒，通过调查本地区一定数量的不同年龄、性别人群，建立自己的参考区间。如用文献或说明书提供的参考区间，使用前应加以验证。

【注意事项】

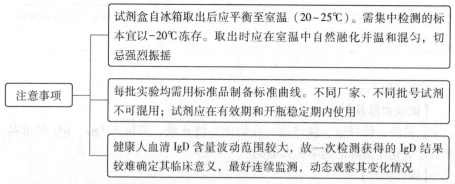

注意事项

试剂盒自冰箱取出后应平衡至室温（20~25℃）。需集中检测的标本宜以-20℃冻存。取出时应在室温中自然融化并温和混匀，切忌强烈振摇

每批实验均需用标准品制备标准曲线。不同厂家、不同批号试剂不可混用；试剂应在有效期和开瓶稳定期内使用

健康人血清 IgD 含量波动范围较大，故一次检测获得的 IgD 结果较难确定其临床意义，最好连续监测，动态观察其变化情况

（二）免疫固定电泳法

【试剂和器具】

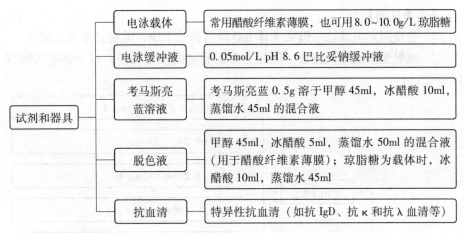

试剂和器具

- 电泳载体 —— 常用醋酸纤维素薄膜，也可用 8.0~10.0g/L 琼脂糖
- 电泳缓冲液 —— 0.05mol/L pH 8.6 巴比妥钠缓冲液
- 考马斯亮蓝溶液 —— 考马斯亮蓝 0.5g 溶于甲醇 45ml，冰醋酸 10ml，蒸馏水 45ml 的混合液
- 脱色液 —— 甲醇 45ml，冰醋酸 5ml，蒸馏水 50ml 的混合液（用于醋酸纤维素薄膜）；琼脂糖为载体时，冰醋酸 10ml，蒸馏水 45ml
- 抗血清 —— 特异性抗血清（如抗 IgD、抗 κ 和抗 λ 血清等）

【操作步骤】

具体按仪器说明书或试剂盒说明书进行，大致过程如下。

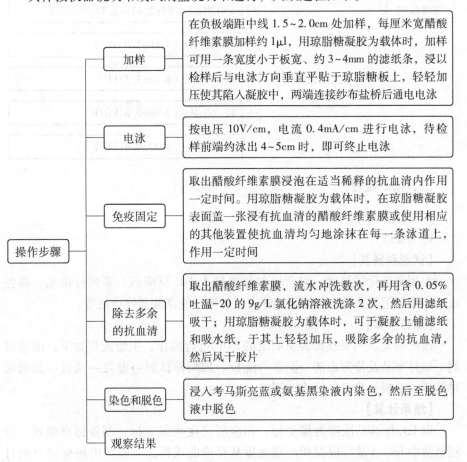

操作步骤

- 加样 —— 在负极端距中线 1.5~2.0cm 处加样，每厘米宽醋酸纤维素膜加样约 1μl，用琼脂糖凝胶为载体时，加样可用一条宽度小于板宽、约 3~4mm 的滤纸条，浸以检样后与电泳方向垂直平贴于琼脂糖板上，轻轻加压使其陷入凝胶中，两端连接纱布盐桥后通电电泳
- 电泳 —— 按电压 10V/cm，电流 0.4mA/cm 进行电泳，待检样前端约泳出 4~5cm 时，即可终止电泳
- 免疫固定 —— 取出醋酸纤维素膜浸泡在适当稀释的抗血清内作用一定时间。用琼脂糖凝胶为载体时，在琼脂糖凝胶表面盖一张浸有抗血清的醋酸纤维素膜或使用相应的其他装置使抗血清均匀地涂抹在每一条泳道上，作用一定时间
- 除去多余的抗血清 —— 取出醋酸纤维素膜，流水冲洗数次，再用含 0.05% 吐温-20 的 9g/L 氯化钠溶液洗涤 2 次，然后用滤纸吸干；用琼脂糖凝胶为载体时，可于凝胶上铺滤纸和吸水纸，于其上轻轻加压，吸除多余的抗血清，然后风干胶片
- 染色和脱色 —— 浸入考马斯亮蓝或氨基黑染液内染色，然后至脱色液中脱色
- 观察结果

【参考区间】

1. 免疫固定电泳法　健康个体 IgD 泳道背景干净，无明显浓染沉淀线。

2. 放射免疫或酶免疫法　应建立本实验室的参考区间，以下参考区间仅供参考。

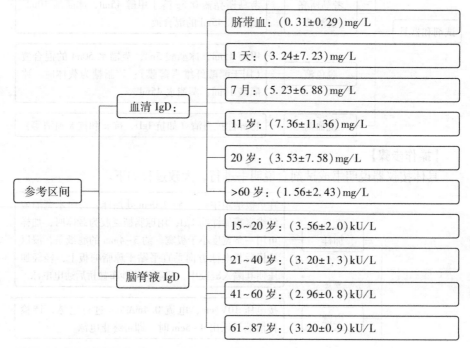

参考区间
- 血清 IgD：
  - 脐带血：（0.31±0.29）mg/L
  - 1 天：（3.24±7.23）mg/L
  - 7 月：（5.23±6.88）mg/L
  - 11 岁：（7.36±11.36）mg/L
  - 20 岁：（3.53±7.58）mg/L
  - >60 岁：（1.56±2.43）mg/L
- 脑脊液 IgD
  - 15~20 岁：（3.56±2.0）kU/L
  - 21~40 岁：（3.20±1.3）kU/L
  - 41~60 岁：（2.96±0.8）kU/L
  - 61~87 岁：（3.20±0.9）kU/L

三、IgE 检验

（一）总 IgE 检验

1. ELISA

【试剂和器具】

专用商品化试剂盒，包含已包被羊抗人 IgE 反应板、系列标准品、质控血清、酶标记抗人 IgE 单克隆抗体、缓冲液、洗涤液和终止液等。

【操作步骤】

按试剂盒说明书或实验室制定的 SOP 进行操作，主要流程如下：准备试剂→加标准品及待测血清→温育→洗板→加酶标试剂→温育→洗板→加酶底物溶液→洗板→显色→终止→测定。

【结果计算】

以 IgE 标准品浓度为横坐标，相应吸光度为纵坐标，制备标准曲线。待测血清中 IgE 含量可根据所测吸光度从标准曲线得出。通常由酶标仪自动打印报告。

【参考区间】

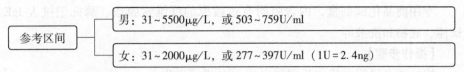

男：31~5500μg/L，或 503~759U/ml

参考区间

女：31~2000μg/L，或 277~397U/ml（1U=2.4ng）

2. 免疫比浊法

【试剂和器具】

专用商品化试剂盒，内含标准品、质控品、缓冲液、稀释液等。

【操作步骤】

按仪器和试剂盒操作说明书或按实验室制定的 SOP 操作，仪器全自动化运行。

【参考区间】

IgE 检测结果随年龄组、种族及检测方法的不同而有所差异，各实验室应采用相应的方法和试剂盒，通过调查本地区一定数量的不同年龄、性别的健康人群，建立自己的参考区间。

【结果计算】

以 IgE 系列标准品浓度为横坐标，相应的光散射值为纵坐标，制备标准曲线。待测血清中 IgE 浓度可从标准曲线获得。

（二）特异性 IgE 检验

1. 放射性过敏原吸附试验法

【试剂和器具】

专用商品化试剂盒，内含放射性核素标记的抗人 IgE 抗体、标准品和固相载体等。

【操作步骤】

按试剂盒说明书或实验室制定的 SOP 进行操作。

【结果计算】

以 IgE 标准品浓度为横坐标，相应的放射活性为纵坐标，制备标准曲线。待测血清中 sIgE 含量可根据所测放射活性从标准曲线得出。以放射活性大于正常人均值加 3 个标准差为阳性。

【参考区间】

采用试剂盒说明书提供的参考区间，或通过调查本地区一定数量的不同年龄、性别的健康人群，建立自己实验室的参考区间。如用文献或说明书提供的参考区间，使用前应加以验证。

2. 免疫印迹法

【试剂和器具】

专用商品化试剂盒，内含吸附有过敏原的纤维素膜条、酶标记抗人 IgE 抗体、底物和洗液等。

【操作步骤】

按试剂盒说明书或实验室制定的 SOP 进行操作。

【结果计算】

膜条上出现的阳性区带与标准膜条比较，确定过敏原种类，也可对比其显色强弱扫描后进行半定量，亦能通过过敏原检测仪的量化分析结果与内标曲线对比，对之进行分级（以≥1 级为阳性）。

【参考区间】

免疫印迹法检测健康人血清 sIgE 的参考区间为 0~0.35U/ml。

3. ELISA

【试剂和器具】

专用商品化试剂盒，内含微孔板、酶标记的抗人 IgE 抗体、底物、洗液和标准品等。

【操作步骤】

按试剂盒说明书或实验室制定的 SOP 进行操作。

【结果计算】

以 sIgE 标准品浓度为横坐标，相应的吸光度为纵坐标，制备标准曲线。待测血清中 sIgE 含量可根据所测吸光度从标准曲线获得。

【参考区间】

采用试剂盒说明书提供的参考区间，或通过调查本地区一定数量的不同年龄、性别的健康人群，建立自己实验室的参考区间。如用文献或说明书提供的参考区间，使用前应加以验证。

4. 酶联荧光免疫分析

【试剂和器具】

专用商品化试剂盒，内含固相载体、β 半乳糖苷酶标记的抗人 IgE 抗体、洗液、底物和标准品等。

【操作步骤】

按试剂盒说明书或实验室制定的 SOP 进行操作。

【结果计算】

以 sIgE 标准品浓度为横坐标，相应的荧光强度为纵坐标，制备标准曲线。待测血清中 sIgE 含量可根据所测荧光强度从标准曲线获得。

【参考区间】

各实验室最好根据本室使用的检测系统，检测一定数量的不同年龄、性别的健康人群，建立自己的参考区间。

四、游离轻链检验

1. 免疫散射比浊法

【试剂和器具】

专用商品化试剂盒，内含缓冲液、系列标准品、稀释液、抗血清等。

【操作步骤】

按仪器与试剂盒说明书或实验室制定的 SOP 操作，仪器全自动化运行。

【参考区间】

免疫比浊法检测健康成年人血清轻链的参考区间：κ 为 $1.7 \sim 3.7 g/L$；λ 为 $0.9 \sim 2.1 g/L$；κ/λ 比值为 $1.35 \sim 2.65$。健康成年人尿液轻链含量应小于检测下限，κ/λ 比值为 $0.75 \sim 4.5$。不同的试剂盒提供的参考区间差异较大。如用文献或说明书提供的参考区间，使用前应加以验证。

【结果计算】

以 FLC 标准品浓度为横坐标，相应的光散射值为纵坐标，制备标准曲线。待测血清或尿中 κ 或 λ 型 FLC 浓度可根据所测的光散射值从标准曲线获得。

2. Bence Jones 蛋白试验

【试剂和器具】

主要试剂：10%醋酸溶液。

【操作步骤】

将尿液加入约 10cm 长的试管中至 2/3 处，放入水浴中缓慢加热，注意不要让试管底部接触烧杯底部，在水浴中悬浮一温度计，每隔几分钟观察温度计及尿液变化情况，尤其当温度处于 $40 \sim 60℃$ 之间时。若加热至沸点时出现少量的云雾状物，可加入少量醋酸溶液以溶解析出的磷酸盐。若沸点时出现沉淀物，此沉淀物为其他蛋白如白蛋白或球蛋白的沉淀物，应加入少量醋酸至沸点并迅速过滤，然后在冷尿液中重复此试验。

【结果计算】

Bence Jones 蛋白试验：阴性。

【注意事项】

人体中产生的 κ 型轻链大约是 λ 型轻链的 2 倍，但 κ 型游离轻链常为单体，而 λ 型游离轻链易形成二聚体，正常情况下肾脏清除 κ 型轻链较 λ 型轻链快，因此血清中 κ 型游离轻链较低，常出现 κ/λ 比值倒置现象。

第二节　补体检验

一、补体经典途径溶血活性（CH$_{50}$）检测

【试剂和器具】

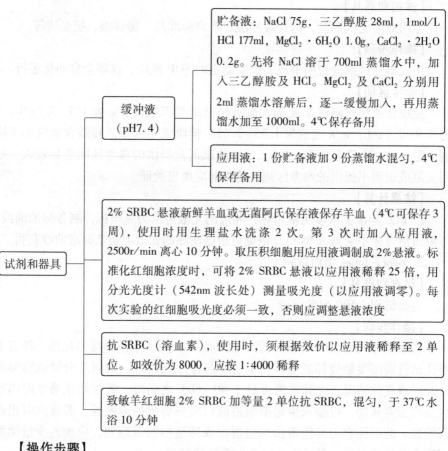

试剂和器具
- 缓冲液（pH7.4）
  - 贮备液：NaCl 75g，三乙醇胺 28ml，1mol/L HCl 177ml，MgCl$_2$·6H$_2$O 1.0g，CaCl$_2$·2H$_2$O 0.2g。先将 NaCl 溶于 700ml 蒸馏水中，加入三乙醇胺及 HCl。MgCl$_2$ 及 CaCl$_2$ 分别用 2ml 蒸馏水溶解后，逐一缓慢加入，再用蒸馏水加至 1000ml。4℃保存备用
  - 应用液：1 份贮备液加 9 份蒸馏水混匀，4℃保存备用
- 2% SRBC 悬液新鲜羊血或无菌阿氏保存液保存羊血（4℃可保存 3 周），使用时用生理盐水洗涤 2 次。第 3 次时加入应用液，2500r/min 离心 10 分钟。取压积细胞用应用液调制成 2%悬液。标准化红细胞浓度时，可将 2% SRBC 悬液以应用液稀释 25 倍，用分光光度计（542nm 波长处）测量吸光度（以应用液调零）。每次实验的红细胞吸光度必须一致，否则应调整悬液浓度
- 抗 SRBC（溶血素），使用时，须根据效价以应用液稀释至 2 单位。如效价为 8000，应按 1:4000 稀释
- 致敏羊红细胞 2% SRBC 加等量 2 单位抗 SRBC，混匀，于 37℃水浴 10 分钟

【操作步骤】

- 取待测血清 0.2ml，加应用液 3.8ml，1:20 稀释
  ↓
- 按表 2-12-1 所示操作
  ↓
- 液混匀，37℃水浴 30 分钟
  ↓

50%溶血管为标准管：取 0.5ml 致敏 SRBC 悬液，加 2.0ml 蒸馏水，混匀，将其全部溶解

表 2-12-1　CH_{50} 检测操作步骤

管号	1：20 稀释血清 (ml)	应用液 (ml)	致敏养红细胞 (ml)	CH_{50} (U/ml)
1	0.10	1.40	1.0	200.0
2	0.15	1.35	1.0	133.0
3	0.20	1.30	1.0	100.0
4	0.25	1.25	1.0	80.0
5	0.30	1.20	1.0	66.6
6	0.35	1.15	1.0	57.1
7	0.40	1.10	1.0	50.0
8	0.45	1.05	1.0	44.4
9	0.45	1.00	1.0	40.0
10	—	1.5	1.0	—

【结果计算】

将各管经 2000r/min 离心 5 分钟，先肉眼观察，再用分光光度计（542nm 波长，0.5cm 比色杯）测量吸光度（A），以和 50%溶血管最接近的一管为终点管，查表 2-12-1 结果乘以稀释倍数即可算出待测血清 CH_{50}，单位（U/ml）。计算公式：$CH_{50}(U/ml) = (1/$终点管血清用量$) \times$稀释倍数。

【参考区间】

一般 CH_{50} 参考区间为 50~100U/ml。

【注意事项】

注意事项
- 补体对热不稳定，室温下易失活，故待测血清必须新鲜，无溶血
- 缓冲液和致敏羊红细胞均应新鲜配制，反应容器应洁净

续流程

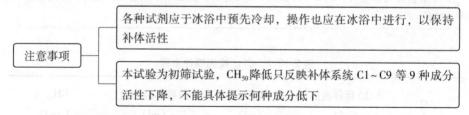

注意事项	各种试剂应于冰浴中预先冷却，操作也应在冰浴中进行，以保持补体活性
	本试验为初筛试验，CH_{50}降低只反映补体系统 C1～C9 等 9 种成分活性下降，不能具体提示何种成分低下

二、补体旁路途径溶血活性（AH_{50}）检测

【试剂和器具】

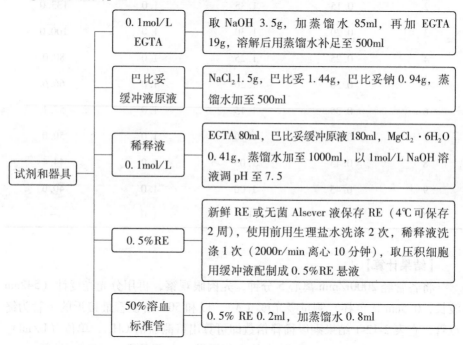

试剂和器具	0.1mol/L EGTA	取 NaOH 3.5g，加蒸馏水 85ml，再加 EGTA 19g，溶解后用蒸馏水补足至 500ml
	巴比妥缓冲液原液	$NaCl_2$ 1.5g，巴比妥 1.44g，巴比妥钠 0.94g，蒸馏水加至 500ml
	稀释液 0.1mol/L	EGTA 80ml，巴比妥缓冲原液 180ml，$MgCl_2 \cdot 6H_2O$ 0.41g，蒸馏水加至 1000ml，以 1mol/L NaOH 溶液调 pH 至 7.5
	0.5%RE	新鲜 RE 或无菌 Alsever 液保存 RE（4℃可保存 2 周），使用前用生理盐水洗涤 2 次，稀释液洗涤 1 次（2000r/min 离心 10 分钟），取压积细胞用缓冲液配制成 0.5%RE 悬液
	50%溶血标准管	0.5% RE 0.2ml，加蒸馏水 0.8ml

【操作步骤】

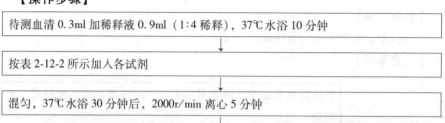

待测血清 0.3ml 加稀释液 0.9ml（1:4 稀释），37℃水浴 10 分钟

按表 2-12-2 所示加入各试剂

混匀，37℃水浴 30 分钟后，2000r/min 离心 5 分钟

先目测，再用分光光度计（542nm 波长，0.5cm 比色杯）测量吸光度（A），以和 50%溶血管最接近的一管为终点管

表 2-12-2   AH$_{50}$检测操作步骤

反应液	试管号 1	试管号 2	试管号 3	试管号 4	试管号 5
1:4 待测血清（ml）	0.10	0.15	0.20	0.25	0.30
稀释液（ml）	0.50	0.45	0.40	0.35	0.30
0.5%RE（ml）	0.40	0.40	0.40	0.40	0.40

【结果计算】

以出现 50% 溶血的被检血清最小含量管作为判定终点。查表 2-12-2 结果乘以稀释倍数即可算出待测血清 AH$_{50}$，单位（U/ml）。计算公式：AH$_{50}$（U/ml）=（1/终点管血清用量）×稀释倍数。

【参考区间】

一般为 16.3~27.1U/ml。

三、C3 含量检测

【试剂和器具】

不同试剂厂家有所不同。主要试剂包括：稀释液、反应液、抗 C3 抗体、C3 校准血清、C3 质控血清。

【操作步骤】

根据仪器和试剂说明书操作，一般步骤如下。

输入校准曲线信息，用 C3 校准血清进行校准

↓

将待测血清、C3 质控血清稀释成一定浓度后与抗 C3 适量混合反应

↓

记录速率或孵育一定时间测散射光值

求出待测 C3 的含量

【参考区间】

血清 C3 含量：0.83~1.77g/L。

【注意事项】

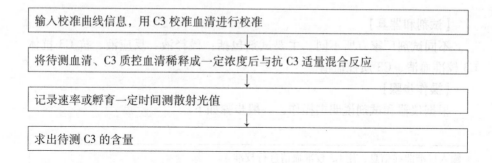

注意事项 — 应及时分离血清；标本若置 4℃ 则应于 24 小时内进行检测；注意溶血和高血脂标本对结果的影响

注意事项 — 注意抗原抗体比例和缓冲液对标本 C3 含量测定结果的影响

注意事项 — 注意试剂的有效期，使用前试剂均要充分摇匀，禁止不同批号试剂盒内容物混用

四、C4 含量检测

【试剂和器具】

不同试剂厂家有所不同。主要试剂包括：稀释液、反应液、抗 C4 抗体、C4 校准血清、C4 质控血清。

【操作步骤】

根据仪器和试剂说明书进行操作。

输入校准曲线信息，用 C3 校准血清进行校准

↓

将待测血清、C3 质控血清稀释成一定浓度后与抗 C3 适量混合反应

↓

记录速率或孵育一定时间测散射光值

↓

求出待测 C3 的含量

【参考区间】

血清 C4 含量：0.12~0.36g/L。

第三节　免疫细胞功能检验

一、中性粒细胞

（一）中性粒细胞趋化功能检测

1. 琼脂糖胶板法

【试剂和器具】

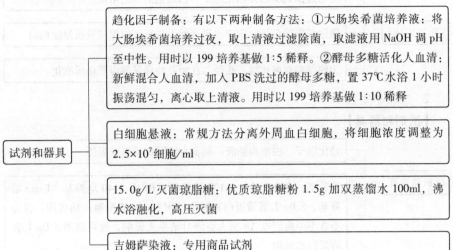

试剂和器具

趋化因子制备：有以下两种制备方法：①大肠埃希菌培养液：将大肠埃希菌培养过夜，取上清液过滤除菌，取滤液用 NaOH 调 pH 至中性。用时以 199 培养基做 1:5 稀释。②酵母多糖活化人血清：新鲜混合人血清，加入 PBS 洗过的酵母多糖，置 37℃水浴 1 小时振荡混匀，离心取上清液。用时以 199 培养基做 1:10 稀释

白细胞悬液：常规方法分离外周血白细胞，将细胞浓度调整为 2.5×10^7 细胞/ml

15.0g/L 灭菌琼脂糖：优质琼脂糖粉 1.5g 加双蒸馏水 100ml，沸水浴融化，高压灭菌

吉姆萨染液：专用商品试剂

【操作步骤】

融化琼脂糖胶液，加入等体积二倍浓缩的 199 或 RPMI 1640 培养基、灭活小牛血清及适量青霉素、链霉素，混匀

↓

于洁净载玻片上浇注上述胶液，使充分凝固。每份检样打直径 3mm 孔 3 个，按上、中、下排列。孔距 2mm

↓

上孔加趋化因子，中孔加白细胞悬液，下孔加对照培养基（199 或 1640）

↓

将玻片置湿盒，在 5% CO_2 的环境中 37℃温育 4~8 小时

↓

将玻片浸于甲醇固定，然后除胶膜，用吉姆萨染液染色镜检

【结果计算】

用测微器（40×）观察细胞向上孔（趋化因子）移动距离（mm），称为趋化运动距离（A），而细胞向下孔（培养基）移动距离（B）称随机运动距离。A/B 之比值即为趋化指数。每份检样可设 2~3 组复孔，以均值表示。

【参考区间】

各实验室应建立自己的参考区间。

【注意事项】

注意事项
- 应通过预试验选择趋化因子和白细胞的最适浓度
- 浇注琼脂糖胶板时应于水平台面上进行，以保持胶板厚度均匀
- 为使结果有可比性，孔径、孔距及加样量都应严格标准化

2. 滤膜小室法

【试剂和器具】

试剂和器具
- 趋化因子、白细胞悬液：制备方法同琼脂糖胶板法
- 培养基：在此实验中，199 培养基、RPMI 1640 培养基、Eagle 培养基、5.0g/L 乳清蛋白水解物（用 Hanks 液配制）均可用，含与不含小牛血清或 AB 型人血清对结果无影响，故可选用 5.0g/L 乳清蛋白水解物

【操作步骤】

取直径 13mm 正中有 5.5mm 小孔的滤纸片，于其上重叠一张滤膜，置趋化室两室之间。从外侧孔向下室内注入趋化因子至满，同时设培养基对照（用另一趋化室）。封闭小孔。取白细胞悬液加入上室。将趋化室置湿盒于 37℃温育 2 小时。取出滤膜，于丙醇或甲醇中固定，苏木精染色，蒸馏水漂洗，异丙醇（或乙醇）中脱水。最后于二甲苯中透明。用油镜检查。

【结果计算】

滤膜原来面向上室的一面，镜检时为淋巴细胞与单核细胞，而面向下室的一面则含移动过来的中性粒细胞。观察时应移动镜头焦距，计算 5 个高倍视野中的中性粒细胞数（阴性对照观察 20~30 个视野）。

【参考区间】

各实验室应建立自己的参考区间。如用文献或说明书提供的参考区间，使用前应加以验证。

【注意事项】

注意事项
- 为使试验结果有较好的可重复性，正式试验前应通过预试验选择最适的白细胞浓度和趋化因子浓度
- 在读取测试结果时，应注意固定采用一种计数方法（滤膜下表面计数或滤膜内计数）

（二）中性粒细胞黏附功能检测（简易法）

【操作步骤】

取尼龙纤维（200型，粗3旦尼尔）70mg，塞入尖端口径为1mm左右的毛细吸管内15mm，将毛细吸管竖立于试管内，注入肝素抗凝血1ml，使之通过尼龙纤维。涂片计数通过前后的中性粒细胞数。

【结果计算】

黏附率(%)=1-(通过尼龙纤维后的中性粒细胞数/通过尼龙纤维前的中性粒细胞数)×100%

【参考区间】

各实验室应建立自己的参考区间。如用说明书提供的参考区间，使用前应加以验证。

【注意事项】

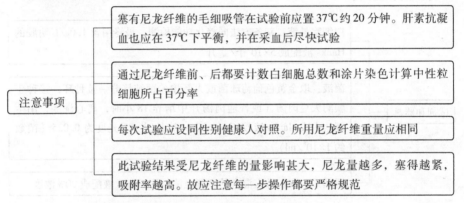

注意事项

塞有尼龙纤维的毛细吸管在试验前置37℃约20分钟。肝素抗凝血也应在37℃下平衡，并在采血后尽快试验

通过尼龙纤维前、后都要计数白细胞总数和涂片染色计算中性粒细胞所占百分率

每次试验应设同性别健康人对照。所用尼龙纤维重量应相同

此试验结果受尼龙纤维的量影响甚大，尼龙量越多，塞得越紧，吸附率越高。故应注意每一步操作都要严格规范

（三）中性粒细胞吞噬与杀菌功能检测

1. 白色念珠菌法

【试剂和器具】

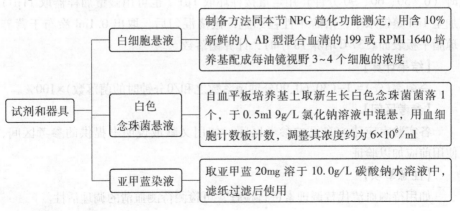

试剂和器具

白细胞悬液

制备方法同本节NPG趋化功能测定，用含10%新鲜的人AB型混合血清的199或RPMI 1640培养基配成每油镜视野3~4个细胞的浓度

白色念珠菌悬液

自血平板培养基上取新生长白色念珠菌菌落1个，于0.5ml 9g/L氯化钠溶液中混悬，用血细胞计数板计数，调整其浓度约为$6×10^6/ml$

亚甲蓝染液

取亚甲蓝20mg溶于10.0g/L碳酸钠水溶液中，滤纸过滤后使用

【操作步骤】

取白细胞悬液 0.5ml 加白色念珠菌悬液 0.5ml，充分混匀后将试管加塞，37℃水浴中温育 45 分钟，取出后 2000r/min 离心 10 分钟，吸去上清液（保留少许），混匀沉淀后滴片，加亚甲蓝染液 1 滴混匀。覆以盖玻片，5 分钟后油镜检查。

【参考区间】

杀菌率：（32.7±7.8）%。最好根据本实验室条件，建立自己的参考区间。

【注意事项】

为使结果有较好的可比性和可重复性，每次试验的白细胞浓度、菌液浓度、反应时间和条件均应统一、规范。

2. 溶菌法

【试剂和器具】

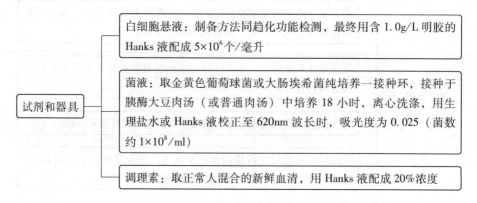

【操作步骤】

取白细胞悬液加调理素和菌液，混匀后置 37℃水浴，持续振荡混匀。定时（0、30、60、90 分钟）用定量接种环取 1μl（也可用微量加样器取 11μl）加至 1ml 蒸馏水中，溶解中性粒细胞，振荡混匀后，取出 0.1ml 涂布于营养琼脂平板表面。37℃培养 18 小时，计算菌落数。

【结果计算】

杀菌率（%）= 1-（30、60、90 分钟菌落数之和/0 分钟时的菌落数）×100%。

【参考区间】

各实验室应建立自己的参考区间。如用文献或说明书提供的参考区间，使用前应加以验证。

【注意事项】

如用待测血清代替调理素进行检查，可检测待测血清的调理活性。

3. 硝基四氮唑蓝还原试验法

【试剂和器具】

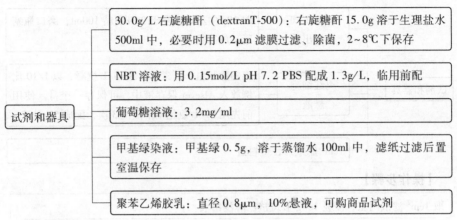

试剂和器具
- 30.0g/L 右旋糖酐（dextranT-500）：右旋糖酐 15.0g 溶于生理盐水 500ml 中，必要时用 0.2μm 滤膜过滤、除菌，2~8℃下保存
- NBT 溶液：用 0.15mol/L pH 7.2 PBS 配成 1.3g/L，临用前配
- 葡萄糖溶液：3.2mg/ml
- 甲基绿染液：甲基绿 0.5g，溶于蒸馏水 100ml 中，滤纸过滤后置室温保存
- 聚苯乙烯胶乳：直径 0.8μm，10%悬液，可购商品试剂

【操作步骤】

取待测肝素抗凝血与 30.0g/L 右旋糖酐等体积混匀。静置 1 小时，吸取血浆层，计数白细胞数（应含 $7×10^6$ 个细胞）。低速离心，吸弃血浆

↓

向沉积的细胞管中加入正常人新鲜血清 0.35ml，葡萄糖液 0.05ml 和 NBT 溶液 0.1ml，充分混匀，室温放置 2 分钟

↓

向管内加聚苯乙烯胶乳 10μl，混匀，置 37℃ 14~15 分钟

↓

低速离心，吸弃上层液，混匀沉积的细胞，涂片，晾干，甲醇固定 3 分钟，水洗，晾干

↓

用甲基绿染液染色 3 分钟，水洗，晾干。油镜检查

【结果计算】

计数 200 个中性粒细胞，NBT 试验阳性细胞的胞质中有大小不等的深蓝色颗粒，计算阳性细胞百分率。

【参考区间】

各实验室应建立自己的参考区间。如用说明书提供的参考区间，使用前应加以验证。

二、巨噬细胞

巨噬细胞吞噬功能试验。

【试剂和器具】

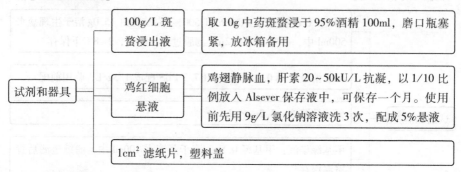

试剂和器具
- 100g/L 斑蝥浸出液 —— 取 10g 中药斑蝥浸于 95%酒精 100ml，磨口瓶塞紧，放冰箱备用
- 鸡红细胞悬液 —— 鸡翅静脉血，肝素 20~50kU/L 抗凝，以 1/10 比例放入 Alsever 保存液中，可保存一个月。使用前先用 9g/L 氯化钠溶液洗 3 次，配成 5%悬液
- 1cm² 滤纸片，塑料盖

【操作步骤】

取 1cm² 滤纸两张，浸吸 100g/L 斑蝥乙醇浸出液

贴于被检者前臂内侧中央皮肤，滤纸上压一块盖片或塑料薄膜，上面覆以消毒纱布，用橡皮膏加压固定

3~5 小时后，将滤纸、盖片、纱布一并取下，在斑蝥作用的皮肤上面扣上一个直径 4cm 塑料盖，用橡皮膏固定，以保护水疱

48 小时后，经红汞或乙醇棉球消毒水疱表面及其周围皮肤，用 2ml 无菌注射器小心抽吸全部渗出液，注入小试管中。用消毒纱布包好发疱部位

取皮疱渗出液 0.5ml，加入经洗涤的 5%鸡红细胞悬液 0.01ml

放 37℃水浴中温育 30 分钟，每 10 分钟摇动一次

用吸管吸取 1 滴于玻片作涂片，吉姆萨染色，高倍或油镜检查吞噬结果

【结果计算】

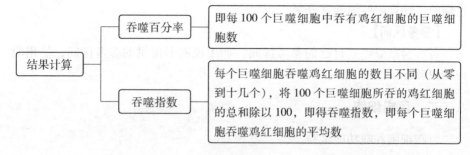

结果计算
- 吞噬百分率 —— 即每 100 个巨噬细胞中吞有鸡红细胞的巨噬细胞数
- 吞噬指数 —— 每个巨噬细胞吞噬鸡红细胞的数目不同（从零到十几个），将 100 个巨噬细胞所吞的鸡红细胞的总和除以 100，即得吞噬指数，即每个巨噬细胞吞噬鸡红细胞的平均数

【参考区间】

吞噬百分率为 60%，吞噬指数为 1。

【注意事项】

注意事项 ┬ 吉姆萨染液用 pH 6.9 的磷酸缓冲液作 1/10 稀释。染色 4~5 分钟即可冲洗封片，镜检

├ 很多因素均能影响试验的结果，故应尽量做到每次实验条件一致

├ 个体对发疱有差异，有的极为敏感，如青壮年人，有的则发不出来

└ 穿刺皮疱液要无菌，以防感染

三、杀伤细胞

（一）K 细胞活性测定（乳酸脱氢酶释放法）

【试剂和器具】

试剂和材料 ┬ 培养液：RPMI 1640 内含 10% 灭活小牛血清，2mmol/L 谷氨酰胺溶液，2mmol/L HEPES 及青链霉素 100U/ml

├ 测定（效应）细胞：取被检者新鲜静脉血 4ml，肝素抗凝，用淋巴细胞分离液（比重 1.077~1.097）分离淋巴细胞，并用 1640 液离心洗涤（2500r/min，10 分钟）2 次，最后配成 $4×10^6$/ml 细胞悬液。活细胞数应 >95%

├ 靶细胞（HeLa 细胞）：选择传代后第一天的 HeLa 细胞，经胰蛋白酶（Difco 1:250）溶液消化后，用 1640 液离心洗涤（2500r/min，10min）2 次，最后配成 $2×10^6$/ml 细胞悬液。活细胞数应 >95%

├ 抗 HeLa 细胞抗体：经胰蛋白酶消化分散的 HeLa 细胞，用 9g/L 氯化钠溶液配成 $2×10^7$/ml 和等量福氏完全佐剂配成乳液，免疫雄性家兔，在背部多点注射 1ml。1 周后皮下注射 HeLa 细胞悬液（不加佐剂）$1×10^7$/ml，每周 1 次，6 周后采血分离血清。临用前稀释至亚凝集效价

└ TritonX-100

续流程

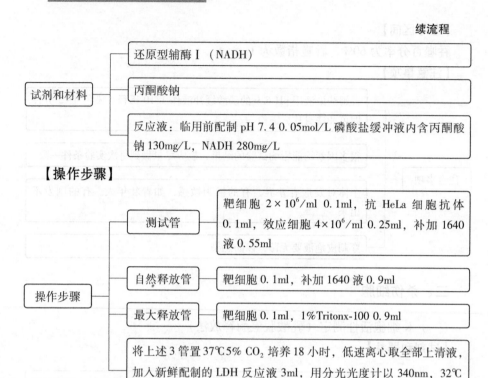

试剂和材料 ─┬─ 还原型辅酶Ⅰ（NADH）

├─ 丙酮酸钠

└─ 反应液：临用前配制 pH 7.4 0.05mol/L 磷酸盐缓冲液内含丙酮酸钠 130mg/L，NADH 280mg/L

【操作步骤】

操作步骤 ─┬─ 测试管 ── 靶细胞 $2×10^6/ml$ 0.1ml，抗 HeLa 细胞抗体 0.1ml，效应细胞 $4×10^6/ml$ 0.25ml，补加 1640 液 0.55ml

├─ 自然释放管 ── 靶细胞 0.1ml，补加 1640 液 0.9ml

├─ 最大释放管 ── 靶细胞 0.1ml，1%Tritonx-100 0.9ml

└─ 将上述 3 管置 37℃5% CO_2 培养 18 小时，低速离心取全部上清液，加入新鲜配制的 LDH 反应液 3ml，用分光光度计以 340nm，32℃ 恒温，测定吸光值，每 15 秒测一次，共计 2 分钟

【结果计算】

LDH（U）＝每分钟吸光度降低数/6.22×100%。

先按上式求出各管的 LDH 酶单位数，然后根据下式求出百分细胞毒指数：

细胞毒指数(%)＝(试验管酶单位数−自然释放管酶单位数)/(最大释放管酶单位数−自然释放管酶单位数)×100%。

【参考区间】

(55.35±14.92)%。应建立本实验室参考区间。

（二）自然杀伤细胞活性测定（FCM 法）

【试剂和器具】

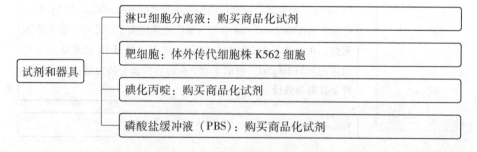

试剂和器具 ─┬─ 淋巴细胞分离液：购买商品化试剂

├─ 靶细胞：体外传代细胞株 K562 细胞

├─ 碘化丙啶：购买商品化试剂

└─ 磷酸盐缓冲液（PBS）：购买商品化试剂

【操作步骤】

肝素抗凝血 2ml，用淋巴细胞分离液获得淋巴细胞。PBS 离心洗涤，计数细胞数，作为效应细胞

↓

取处于指数生长期的 K562 靶细胞，按效靶比 20∶1 的比例混匀细胞。另设单纯 K562 细胞自然死亡对照组。置 37% CO_2 温箱，作用 4～6 小时。加入碘化丙啶（PI，50μg/ml）到上述试管中，用流式细胞仪检测 NK 细胞杀伤活性

↓

流式细胞仪检测：以被 PI 染色的 K562 细胞为死细胞，NK 细胞杀伤活性则以靶细胞死亡率为指标

【结果计算】

NK 细胞杀伤活性(%)＝ NK 细胞实验组靶细胞死亡率(%)－靶细胞自然死亡率(%)。

【参考区间】

各实验室应建立自己的参考区间。如用说明书提供的参考区间，使用前应加以验证。

四、淋巴细胞

（一）淋巴细胞转化试验

1. 形态法

【试剂和器具】

试剂及材料组成一般如下，细胞：T 淋巴细胞或 B 淋巴细胞（流式分选法或磁珠分选法分离外周血淋巴细胞）；刺激因子：根据实验目的不同选择有丝分裂原，一般 T 淋巴细胞可选植物血凝素（PHA），刀豆蛋白 A（CoA），美洲商陆有丝分裂原（PWM），B 淋巴细胞可选葡萄球菌 A 蛋白（SPA）或美洲商陆有丝分裂原（PWM）；RPMI 1640（含 10%胎牛血清）培养基。

【操作步骤】

按试剂盒所附的使用说明书或实验室制定的 SOP 进行操作，主要操作过程如下：

取静脉血 3ml，分离外周血单个核细胞，根据实验目的分离 T 或 B 淋巴细胞

↓

待测细胞培养于 96 孔细胞培养板中，每孔细胞悬液 100μl。加入所需浓度的有丝分裂原或特异抗原，37℃，5% CO_2 培养箱培养 3~5 天

↓

培养结束后收集细胞进行涂片染色，显微镜下观察并计数转化的淋巴细胞

【结果计算】

形态学计数法：转化率＝（60.1±7.6）%。

【注意事项】

注意无菌操作。标本采集后立即送检，不可放置过长时间。分离细胞操作轻柔，防止损伤细胞。

2. 溴化甲基噻唑二苯四唑法

【试剂和器具】

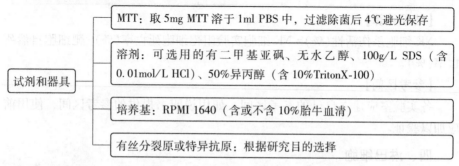

试剂和器具
- MTT：取 5mg MTT 溶于 1ml PBS 中，过滤除菌后 4℃ 避光保存
- 溶剂：可选用的有二甲基亚砜、无水乙醇、100g/L SDS（含 0.01mol/L HCl）、50%异丙醇（含 10%TritonX-100）
- 培养基：RPMI 1640（含或不含 10%胎牛血清）
- 有丝分裂原或特异抗原：根据研究目的选择

【操作步骤】

试验目的不同，操作程序也有所不同，大致的步骤如下：

用淋巴细胞分离液（比密 1.077~1.079g/ml 由泛影葡胺、聚蔗糖按一定比例配成，可购商品）自外周血中分离单个核细胞，用培养液将细胞配成 $1×10^6$/ml 悬液

↓

待测细胞培养于 96 孔细胞培养板中，每孔细胞悬液 100μl 加入所需浓度的有丝分裂原或特异抗原，37℃，5% CO_2 培养箱培养 72 小时

↓

终止培养前 4 小时，加入 MTT 试剂 10~20μl（终浓度为 0.5~1ng/ml）至每孔中，37℃ 5% CO_2 培养箱培养 2~4 小时

↓

每孔加入二甲基亚砜（或其他溶剂）100μl，振荡，使甲臜充分溶解

↓

每次试验设不加有丝分裂原或特异抗原（用溶解有丝分裂原或特异抗原的溶剂替代）的对照孔

【参考区间】

在酶标仪 560nm 波长（溶剂不同所用波长可能不同）测吸光值（A）值，以测定孔 A 值/对照孔 A 值的比值≥2 为有意义。

【注意事项】

注意事项 ─┬─ 培养基、胎牛血清等对细胞增殖有较大影响，更换厂家或批号时，应与原培养基、胎牛血清比对

　　　　 └─ 由于影响试验结果的因素很多，故选用的试剂、操作规程均应统一和规范

（二）淋巴细胞亚群检测

1. FS/SS 设门淋巴细胞亚群检测法

【试剂和器具】

试剂和器具 ─┬─ 同型对照抗体：如 IgGI-FITC、IgGI-PE 和 IgGI-PC5 三色抗体

　　　　　 ├─ 测定抗体：如 CD4-FITC、CD8-PE 和 CD3-PC5 三色抗体

　　　　　 ├─ 阳性对照血：可采用商品的免疫质控细胞或收集的经过鉴定的健康人静脉血

　　　　　 ├─ 标本预处理试剂：溶液 A（溶血剂）、溶液 B（终止剂）和溶液 C（固定剂），有商品全血细胞裂解液试剂盒，也可以自行配制 ─┬─ 溶液 A：取甲酸 0.6ml，加入双蒸水至 500ml，混匀即成，室温保存

　　　　　　　　　　　　　　　　　├─ 溶液 B：称取碳酸钠 3.00g，氯化钠 7.25g，硫酸钠 15.65g，溶解于 300ml 双蒸水中，用双蒸水补足至 500ml，室温保存

　　　　　　　　　　　　　　　　　└─ 溶液 C：称取多聚甲醛 5g 加入到 300ml PBS 中，加入一小块固体氢氧化钠，使 pH 值偏碱性助溶，充分搅拌，待多聚甲醛彻底溶解后，以 1mol/L 盐酸溶液调 pH 至 7.4，用 PBS 补足至 500ml，室温保存

　　　　　 └─ 鞘液：即 PBS 溶液，可采用商品试剂盒，也可用进口或国产血液分析仪使用的鞘液

续流程

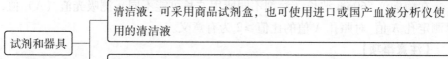

试剂和器具 ── 清洁液：可采用商品试剂盒，也可使用进口或国产血液分析仪使用的清洁液

── 仪器：流式细胞仪、旋涡振荡器

【操作步骤】

标本采集。临床静脉抽血 2.0~2.5ml，EDTA-K_2 抗凝管或肝素抗凝管

↓

按表 2-12-3 加样

↓

手持试管轻轻摇匀，室温（16~22℃），避光放置 20~30 分钟

↓

依次向各试管加入溶液 A625μl，旋涡振荡器上混匀 5~10 秒

↓

依次向各试管加入溶液 B265μl，旋涡振荡器上继续混匀 5~10 秒

↓

依次向各试管加入溶液 C100μl，旋涡振荡器上继续混匀 5~10 秒

↓

上机测定。①打开 T 淋巴细胞亚群流式检测方案（CD3-PC5/CD4-FITC/CD8-PE）；②将同型对照管插入流式细胞仪主机的标本台上，打开仪器快速补偿通道，通过电压调节使 IgG1-FITC，IgG2-PE 和 IgG1-PC5 对应的门阳性率为零，停止上样，保存对照检测结果，取下同型对照管；③将阳性对照管置标本盘，仪器自动进行测定，待目的门细胞数量达到 2000 个以上或总收集细胞数达到 10000 个以上，停止上样，记录检验结果并保存图像信息；④将测定管插入样本台，仪器自动进行测定，待目的门细胞数量达到 2000 个以上，或总收集细胞数达到 10000 个以上，停止上样，记录检验结果并保存图像信息；⑤进行下一份标本的检测，直至全部标本检测完毕

表 2-12-3　FS/SS 设门淋巴细胞亚群检测加样表（μl）

加样内容	同型对照管	阳性对照组管	测定管
同型对照抗体	10	–	–
测定抗体	–	10	10
血液标本	50	–	50
阳性对照血	–	50	–

2. CD45/SS 设门检测 T 淋巴细胞亚群检测法

【试剂和器具】

```
                    ┌─ 同型对照抗体：如 CD45-FITC/IgG1-RD1/IgG1-PC5 和 IgGI-ECD

                    ├─ 测定抗体：如 CD45-FITC，CD4-RD1，CD8-ECD 和 CD3-PC54 色抗体

                    ├─ 阳性对照血：可采用商品的免疫质控细胞或收集的经过鉴定的健康人静脉血
```

标本预处理试剂：溶液 A（溶血剂）、溶液 B（终止剂）和溶液 C（固定剂），有商品全血细胞裂解液试剂盒，也可以自行配制

- 溶液 A：取甲酸 0.6ml，加入双蒸水至 500ml，混匀即成，室温保存
- 溶液 B：称取碳酸钠 3.00g，氯化钠 7.25g，硫酸钠 15.65g，溶解于 300ml 双蒸水中，用双蒸水补足至 500ml，室温保存
- 溶液 C：称取多聚甲醛 5g 加入到 300ml PBS 中，加入一小块固体氢氧化钠，使 pH 值偏碱性助溶，充分搅拌，待多聚甲醛彻底溶解后，以 1mol/L 盐酸溶液调 pH 至 7.4，用 PBS 补足至 500ml，室温保存

鞘液：即 PBS 溶液，可采用商品试剂盒，也可用进口或国产血液分析仪使用的鞘液

清洁液：可采用商品试剂盒，也可使用进口或国产血液分析仪使用的清洁液

仪器：流式细胞仪、旋涡振荡器

【操作步骤】

按表 2-12-4 加样

↓

手持试管轻轻摇匀，室温（16~22℃），避光放置 20~30 分钟

↓

依次向各试管加入溶液 A 625μl，旋涡振荡器上混匀 5~10 秒

↓

依次向各试管加入溶液 B 265μl，旋涡振荡器上继续混匀 5~10 秒

↓

依次向各试管加入溶液 C 100μl，旋涡振荡器上继续混匀 5~10 秒

上机测定。①打开 T 淋巴细胞亚群流式检测方案（CD3-PC5/CD4-FITC/CD8-PE）；②将同型对照管插入流式细胞仪主机的标本台上，打开仪器快速补偿通道，通过电压调节使 IgG1-FITC，IgG2-PE 和 IgG1-PC5 对应的门阳性率为零，停止上样，保存对照检测结果，取下同型对照管；③将阳性对照管置标本盘，仪器自动进行测定，待目的门细胞数量达到 2000 个以上或总收集细胞数达到 10000 个以上，停止上样，记录检验结果并保存图像信息；④将测定管插入样本台，仪器自动进行测定，待目的门细胞数量达到 2000 个以上，或总收集细胞数达到 10000 个以上，停止上样，记录检验结果并保存图像信息；⑤进行下一份标本的检测，直至全部标本检测完毕

表 2-12-4　CD45/SS 设门淋巴细胞亚群检测加样表（μl）

加样内容	同型对照管	阳性对照组管	测定管
CD45-FITC/IgGI-RD1/IgGI-PC5	10	–	–
IgGI-ECD	10	–	–
CD45-FITC/CD4-RD1/CD-ECD/CD3-PC5	–	10	10
血液标本	50	–	50
阳性对照血	–	50	–

【参考区间】
建立本实验室的参考区间。

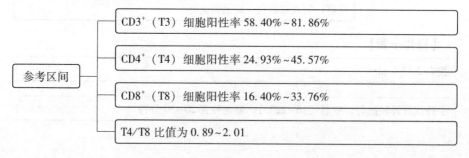

参考区间
- CD3+（T3）细胞阳性率 58.40%~81.86%
- CD4+（T4）细胞阳性率 24.93%~45.57%
- CD8+（T8）细胞阳性率 16.40%~33.76%
- T4/T8 比值为 0.89~2.01

第四节　细胞因子检验

一、白细胞介素

（一）白细胞介素-1 检测

1. 酶联免疫吸附试验

【试剂和器具】

包括抗人 IL-1 包被的 96 孔酶标板、标记有辣根过氧化物酶的抗人 IL-1 多克隆抗体、冻干的重组人 IL-1 校准品 250pg/ml、校准品稀释液，标本稀释液、浓缩洗涤缓冲液、呈色液 A 过氧化氢、呈色液 B 四甲基联苯胺（TMB）、硫酸终止液、封板膜。

【操作步骤】

自冷藏处取出试剂盒，平衡至室温（18~25℃），配制试剂与 IL-1 校准品，稀释待测血清，取出所需量的反应板条，每孔加入 50μl 样本稀释液

↓

加入待测血清，不同浓度 IL-1 校准品，至相应微孔中，每孔 200μl，封板膜封板，37℃温育 2 小时

↓

甩净孔内液体，用洗涤液（每孔 400μl）洗孔 4 次，在吸水纸上扣干

↓

各孔加标记有辣根过氧化物酶的抗人 IL-1 抗体 200μl，37℃温育 2 小时。同上法洗孔

↓

各孔加入 200μl 酶底物/色原（过氧化氢/TMB），37℃避光反应 20 分钟，加入终止液（H_2SO_4）50μl，终止反应。在试剂盒规定的时间（30 分钟）内在 450nm 波长处测定吸光度值（OD）

【结果计算】

$y = ax + b$（y 为吸光度）

以 1L-1 校准品的浓度（pg/ml）为横坐标，相应吸光度为纵坐标，制备校准曲线。待测血清所含 1L-1 浓度可根据所测吸光度从校准曲线得出。

【参考区间】

尚无确切的参考区间，应建立本实验室的参考区间。

2. 液态芯片法检测

【试剂和器具】

包括冻干的重组人 IL-1 校准品、冻干的人 IL-1 质控品、血清基质、微球稀释液、96 孔板、测试缓冲液、浓缩洗涤缓冲液、人 IL-1 检测抗体、链霉亲和素-藻红蛋白、预混的抗人 IL-1 微球、Luminex 鞘液。

【操作步骤】

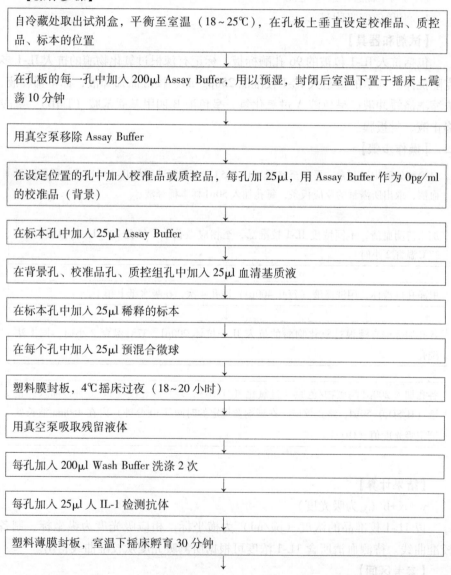

自冷藏处取出试剂盒，平衡至室温（18~25℃），在孔板上垂直设定校准品、质控品、标本的位置

↓

在孔板的每一孔中加入 200μl Assay Buffer，用以预湿，封闭后室温下置于摇床上震荡 10 分钟

↓

用真空泵移除 Assay Buffer

↓

在设定位置的孔中加入校准品或质控品，每孔加 25μl，用 Assay Buffer 作为 0pg/ml 的校准品（背景）

↓

在标本孔中加入 25μl Assay Buffer

↓

在背景孔、校准品孔、质控组孔中加入 25μl 血清基质液

↓

在标本孔中加入 25μl 稀释的标本

↓

在每个孔中加入 25μl 预混合微球

↓

塑料膜封板，4℃摇床过夜（18~20 小时）

↓

用真空泵吸取残留液体

↓

每孔加入 200μl Wash Buffer 洗涤 2 次

↓

每孔加入 25μl 人 IL-1 检测抗体

↓

塑料薄膜封板，室温下摇床孵育 30 分钟

↓

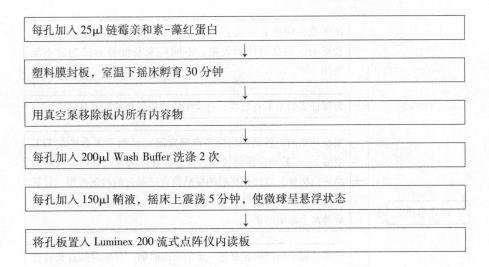

每孔加入 25μl 链霉亲和素–藻红蛋白

↓

塑料膜封板，室温下摇床孵育 30 分钟

↓

用真空泵移除板内所有内容物

↓

每孔加入 200μl Wash Buffer 洗涤 2 次

↓

每孔加入 150μl 鞘液，摇床上震荡 5 分钟，使微球呈悬浮状态

↓

将孔板置入 Luminex 200 流式点阵仪内读板

【结果计算】

用 Luminex 公司及相关试剂商提供的软件进行分析，根据校准曲线计算标本中 IL-1 的浓度。

【参考区间】

尚无确切的参考区间，应建立本实验室的参考区间。

（二）白细胞介素-2 检测（双抗体夹心 ELISA 法）

【试剂和器具】

试剂组成一般为包被抗人 IL-2 的微孔板、生物素化抗人 IL-2 抗体、酶标记的链霉亲和素、酶底物/色原溶液、IL-2 标准品和浓缩洗涤液等。

【操作步骤】

按试剂盒所附的使用说明书或实验室制定的 SOP 进行操作，主要操作过程如下：设定和加载空白对照、标准品、质控物和待测样品→温育反应→加入生物素化抗体→温育反应→洗涤→加入酶标记链霉亲和素→温育反应→洗涤→加入酶底物/色原溶液→温育反应→终止→比色。

【结果计算】

根据标准品的浓度及对应的吸光度值，绘制出标准曲线，再根据待测样本的吸光度值，在标准曲线上计算出待测样品中 IL-2 的浓度。

【参考区间】

各实验室应建立自己的参考区间。如用文献或说明书提供的参考区间，使用前应加以验证。

【注意事项】

试剂盒的应按要求温度条件进行保存，温度过高或过低都会影响试剂盒的检测效果；不同厂家及批号的试剂盒不能混用

为保证实验结果有效性，每次实验请使用新的标准品溶液

实验开始前，各试剂均应平衡至室温（试剂不能直接在37℃溶解）；实验前应预测样品含量，如样品浓度过高时，应对样品进行稀释，以使稀释后的样品符合试剂盒的检测范围，计算时再乘以相应的稀释倍数；此外，待测标本应澄清，溶血、黄疸等都会影响结果

注意事项

检测过程中应严格控制每一步的反应时间，反应时间过长或过短会造成假阳性或假阴性结果

每一步反应之后应彻底洗涤反应孔，对未结合物质洗涤不充分会增加非特异性显色，造成假阳性影响检测结果

终止液的加入顺序应尽量与底物液的加入顺序相同。为了保证实验结果的准确性，在加入终止液后立即进行检测

二、干扰素-γ

【试剂和器具】

试剂组成一般为包被抗人 IFN-γ 的微孔板、生物素化抗人 IFN-γ 抗体、酶标记的链霉亲和素、酶底物/色原溶液、IFN-γ 标准品和浓缩洗涤液等。

【操作步骤】

按试剂盒所附的使用说明书或实验室制定的 SOP 进行操作，主要操作过程如下：设定和加载空白对照、标准品、质控物和待测样品→温育反应→加入生物素化抗体→温育反应→洗涤→加入酶标记链霉亲和素→温育反应→洗涤→加入酶底物/色原溶液→温育反应→终止→比色。

【结果计算】

根据标准品的浓度及对应的吸光度值，绘制出标准曲线，再根据待测样本的吸光度值，在标准曲线上计算出待测样品中 IFN-γ 的浓度。

【参考区间】

各实验室应建立自己的参考区间。如用文献或说明书提供的参考区间，使用前应加以验证。

三、肿瘤坏死因子-α

【试剂和器具】

试剂组成一般为包被抗人 TNF-α 的微孔板、生物素化抗人 TNF-α 抗体、酶标记的链霉亲和素、酶底物/色原溶液、TNF-α 标准品、待测样品和浓缩洗涤液等。

【操作步骤】

按试剂盒所附的使用说明书或实验室制定的 SOP 进行操作，主要操作过程如下：设定和加载空白对照、标准品、质控物和待测样品液温育反应→加入生物素化抗体→温育反应→洗涤→加入酶标记链霉亲和素→温育反应→洗涤→加入酶底物/色原溶液→温育反应→终止→比色。

【结果计算】

根据待测标本的吸光度值从标准曲线中得出相应的 TNF-α 浓度。

【参考区间】

各实验室应建立自己的参考区间。如用文献或说明书提供的参考区间，使用前应加以验证。

四、可溶性白细胞介素-2 受体

【试剂和器具】

试剂组成一般为包被抗人 IL-2R 的微孔板、生物素化抗人 IL-2R 抗体、酶标记的链霉亲和素、酶底物/色原溶液、IL-2R 标准品和浓缩洗涤液等。

【操作步骤】

按试剂盒所附的使用说明书或实验室制定的 SOP 进行操作，主要操作过程如下：设定和加载空白对照、标准品、质控物和待测样品→温育反应→加入生物素化抗体→温育反应→洗涤→加入酶标记链霉亲和素→温育反应→洗涤→加入酶底物/色原溶液→温育反应→终止→比色。

【结果计算】

根据标准品的浓度及对应的吸光度值，绘制出标准曲线，再根据待测样本的吸光度值，在标准曲线上计算出待测样品中 sIL-2R 的浓度。

【参考区间】

各实验室应建立自己的参考区间。如用文献或说明书提供的参考区间，使用前应加以验证。

第五节　自身抗体检验

一、抗核抗体

1. 间接免疫荧光法

【试剂和器具】

试剂组成：细胞片、荧光素标记的抗人 IgG、阳性和阴性对照、PBS 吐温缓冲液和封片介质等配套试剂。

【操作步骤】

按试剂盒使用说明书或实验室制定的 SOP 进行操作，主要操作过程如下：

标本稀释→加载于细胞片→温育反应→洗涤→加荧光二抗→温育反应→洗涤→封片→观察结果。

【结果计算】

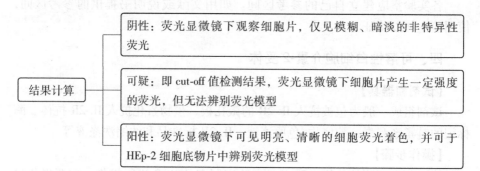

结果计算

阴性：荧光显微镜下观察细胞片，仅见模糊、暗淡的非特异性荧光

可疑：即 cut-off 值检测结果，荧光显微镜下细胞片产生一定强度的荧光，但无法辨别荧光模型

阳性：荧光显微镜下可见明亮、清晰的细胞荧光着色，并可于 HEp-2 细胞底物片中辨别荧光模型

【参考区间】

正常人血清 ANA 为阴性。

【注意事项】

原则上不能以荧光模型作为某种自身抗体的报告，必须进一步采用纯化抗原进行抗体确认，才能提供明确的自身抗体类型报告。

2. ELISA 法

【试剂和器具】

试剂组成：包被 ANA 相关抗原的微孔板、酶标记二抗、酶底物溶液、阴性对照、阳性对照、标本稀释液和浓缩洗涤液等。

【操作步骤】

按试剂盒使用说明书或实验室制定的 SOP 进行操作，主要操作过程如下：

标本稀释→加载标准品或标本→温育反应→洗涤→加酶标二抗→温育反应→洗涤→显色→终止反应→结果判读。

【结果计算】

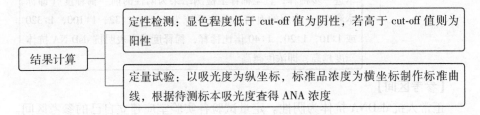

结果计算

定性检测：显色程度低于 cut-off 值为阴性，若高于 cut-off 值则为阳性

定量试验：以吸光度为纵坐标，标准品浓度为横坐标制作标准曲线，根据待测标本吸光度查得 ANA 浓度

【参考区间】

正常人血清 ANA 定性试验通常为阴性。定量试验各实验室应建立自己的参考区间。

【注意事项】

ELISA 法不能了解自身抗体的细胞内定位。

二、抗双链 DNA 抗体

1. 间接免疫荧光法

【试剂和器具】

试剂组成：标本稀释液、PBS 吐温缓冲液、绿蝇短膜虫底物片、荧光标记抗人 IgG 抗体、缓冲甘油（封片介质），阳性和阴性对照（若有 cut-off 值血清可更好地控制灰区检测结果）等。

【操作步骤】

按试剂盒说明书或实验室制定的 SOP 进行操作，主要操作过程如下：

标本稀释→加载标本→温育反应→洗涤→加荧光二抗→温育反应→洗涤→封片→观察结果。

【结果计算】

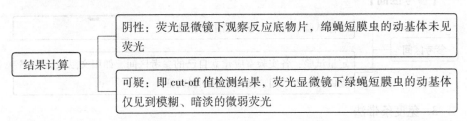

结果计算

阴性：荧光显微镜下观察反应底物片，绵蝇短膜虫的动基体未见荧光

可疑：即 cut-off 值检测结果，荧光显微镜下绿蝇短膜虫的动基体仅见到模糊、暗淡的微弱荧光

续流程

结果计算	阳性：荧光显微镜下绿蝇短膜虫的动基体部位可见明亮、清晰的亮绿色荧光
	阳性滴度检测：当标本初始稀释倍数检测结果为阳性时，应将标本进一步稀释，直至稀释至检测结果为阴性的前一稀释度（即标本滴度）。常用的血清稀释度系统为 1∶10，1∶32，1∶100，1∶320 或 1∶10，1∶20，1∶40 倍比稀释，稀释度越高表明抗 dsD-NA 抗体滴度越高，即浓度越高

【参考区间】

正常人抗 dsDNA 抗体为阴性。定量试验各实验室应建立自己的参考区间。如用文献或说明书提供的参考区间，使用前应加以验证。

2. ELISA 法

【试剂和器具】

试剂组成：包被 dsDNA 的微孔板、酶标记的二抗、酶底物溶液、阴性对照、阳性对照、标本稀释液和浓缩洗涤液等。

【操作步骤】

按试剂盒说明书或实验室制定的 SOP 进行操作，主要操作过程如下：

标本稀释→加载标准品或标本→温育反应→洗涤→加酶标二抗→温育反应→洗涤→显色→终止反应→结果判读。

【结果计算】

结果计算	定性检测：显色程度低于 cut-off 值为阴性，若高于 cut-off 值则为阳性
	定量试验：以抗 dsDNA 标准品浓度为横坐标，相应吸光度值为纵坐标制作标准曲线待测血清抗 dsDNA 浓度可根据所测吸光度从标准曲线反查得出。通常由酶标仪直接打印报告结果，或传入实验室信息系统进行报告打印

【参考区间】

参考区间	定性试验：正常人检测结果为阴性
	定量试验：各实验室应建立自己的参考区间。如用文献或说明书提供的参考区间，使用前应加以验证

3. 免疫条带法

【试剂和器具】

试剂组成：dsDNA 膜条、标本稀释液、洗涤液、酶标记抗人 IgG 抗体、显色剂、终止液、阳性和阴性质控品（若有 cut-off 值血清可更好地控制灰区检测结果）等。

【操作步骤】

按试剂盒说明书或实验室制定的 SOP 进行操作，主要操作过程如下：

膜条平衡→加标本→温育反应→洗涤→加酶标二抗→温育反应→洗涤→显色→终止反应→结果判读。

【结果计算】

抗原条带无色为阴性，隐约可见为可疑，明显着色为阳性，可根据显色深浅估计阳性程度（如：+～++++）。

【参考区间】

正常人血清抗 dsDNA 抗体为阴性。

【注意事项】

注意事项
- 膜条温育过程中，注意保持膜条湿润，且不要用手接触膜条抗原
- 标本加样量必须准确，稀释浓度升高或降低会造成假阴性或假阳性结果
- 每次加载标本例数不宜过多，否则会增加不同反应槽温育时间的差异，而影响检测重复性
- 反应时间应严格控制，延长或缩短反应时间将影响反应结果
- 洗涤不充分会增加非特异染色，从而影响结果判读
- 膜条与标本温育后，倾倒反应液时应注意避免交叉污染
- 每次检测均应加入阴性和阳性质控，以监测试剂的有效性

三、抗中性粒细胞质抗体（ANCA）

1. 间接免疫荧光法检测总 ANCA

【试剂和器具】

试剂组成：中性粒细胞抗原片、荧光素标记的抗人 IgG、阳性和阴性对照、标本稀释液、洗涤液和加样板等。

【操作步骤】

按试剂盒使用说明书或实验室制定的 SOP 进行操作，主要操作过程如下：

标本稀释→加载标本→温育反应→洗涤→加荧光二抗→温育反应叶洗涤→封片→观察结果。

【结果计算】

在荧光显微镜下观察荧光模型。甲醛固定的中性粒细胞可以判断是否有甲醛抵抗的 ANCA 存在，并可协助判断 ANA 对 ANCA 是否有影响，但无法区别 ANCA 的荧光模型，其荧光模型总表现为中性粒细胞胞质颗粒型荧光。

【参考区间】

正常人 ANCA 通常为阴性。

2. ELISA 法检测特异性 ANCA

【试剂和器具】

试剂组成：包被特异性中性粒细胞胞质抗原的微孔板、酶标记的二抗、酶底物溶液、阴性对照、阳性对照、标本稀释液和浓缩洗涤液等。

【操作步骤】

按试剂盒使用说明书或实验室制定的 SOP 进行操作，主要操作过程如下：

标本稀释→加载标准品或标本→温育反应→洗涤→加酶标二抗→温育反应→洗涤→显色→终止反应→结果判读。

【结果计算】

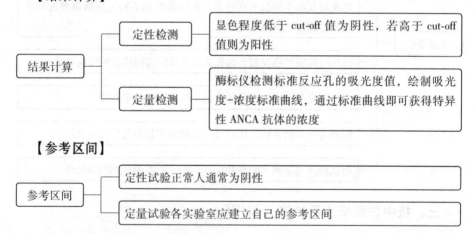

【参考区间】

参考区间 ── 定性试验正常人通常为阴性

定量试验各实验室应建立自己的参考区间

四、类风湿疾病相关自身抗体

（一）类风湿因子

1. 胶乳凝集法

【试剂和器具】

试剂组成：致敏 RF 胶乳颗粒及阴性对照和阳性对照。

【操作步骤】

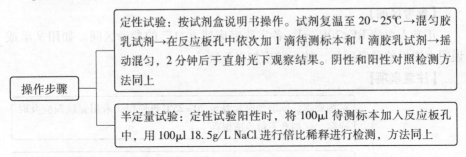

操作步骤

> 定性试验：按试剂盒说明书操作。试剂复温至 20~25℃→混匀胶乳试剂→在反应板孔中依次加 1 滴待测标本和 1 滴胶乳试剂→摇动混匀，2 分钟后于直射光下观察结果。阴性和阳性对照检测方法同上

> 半定量试验：定性试验阳性时，将 100μl 待测标本加入反应板孔中，用 100μl 18.5g/L NaCl 进行倍比稀释进行检测，方法同上

【结果计算】

2 分钟后出现肉眼可见凝集者为阳性，无凝集者为阴性。阳性标本应进一步倍比稀释进行滴度（半定量）检测，以阳性结果最大稀释度作为临床报告最终滴度，滴度越高表明标本 RF 浓度越高。

【参考区间】

正常人血清胶乳凝集试验（1:1）阴性。

【注意事项】

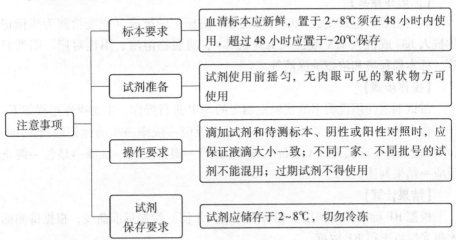

注意事项

> 标本要求 ── 血清标本应新鲜，置于 2~8℃须在 48 小时内使用，超过 48 小时应置于-20℃保存

> 试剂准备 ── 试剂使用前摇匀，无肉眼可见的絮状物方可使用

> 操作要求 ── 滴加试剂和待测标本、阴性或阳性对照时，应保证液滴大小一致；不同厂家、不同批号的试剂不能混用；过期试剂不得使用

> 试剂保存要求 ── 试剂应储存于 2~8℃，切勿冷冻

2. 免疫比浊法

【试剂和器具】

试剂组成：变性 IgG，标本稀释液等。

【操作步骤】

按仪器与试剂盒说明书或实验室制定的 SOP 进行操作。

【结果计算】

将 RF 标准品浓度与相应的浊度值绘制标准曲线，待测标本中的 RF 浓度可根据标准曲线查出。

【参考区间】

正常人血清 RF<20U/ml。各实验室应建立自己的参考区间。如用文献或说明书提供的参考区间，使用前应加以验证。

【注意事项】

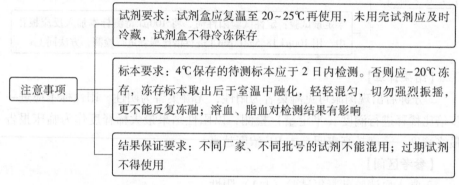

注意事项

试剂要求：试剂盒应复温至 20~25℃ 再使用，未用完试剂应及时冷藏，试剂盒不得冷冻保存

标本要求：4℃ 保存的待测标本应于 2 日内检测。否则应 -20℃ 冻存，冻存标本取出后于室温中融化，轻轻混匀，切勿强烈振摇，更不能反复冻融；溶血、脂血对检测结果有影响

结果保证要求：不同厂家、不同批号的试剂不能混用；过期试剂不得使用

3. ELISA 法

【试剂和器具】

试剂组成：包被变性 IgG 的微孔板、酶标记的抗原（亚类检测为酶标记的抗人 IgG 或抗人 IgA 或抗人 IgM 抗体）、酶底物溶液、阴性对照、阳性对照、标本稀释液和浓缩洗涤液等。

【操作步骤】

按试剂盒使用说明书或实验室制定的 SOP 进行操作，主要操作过程如下：

标本稀释→加载标准品或标本→温育反应→洗涤→加酶标记热凝聚 IgG（或加抗人 IgG 或抗人 IgA 或抗人 IgM 抗体）→温育反应→洗涤→显色→终止反应→结果判读。

【结果计算】

根据 RF 标准品的浓度及相应吸光度（A 值）绘制标准曲线，根据待测标本吸光度可求得 RF 浓度。

【参考区间】

各实验室应建立自己的参考区间。

（二）抗角蛋白抗体

【试剂和器具】

试剂组成：加样板、大鼠食管组织片、荧光素标记的抗人 IgG、阳性和阴性对照、PBS 吐温缓冲液和封片介质等。

【操作步骤】

取 6 周龄雄性 Wistar 大鼠食管中下 1/3 段作为抗原，做冰冻切片，厚 4~5μm，-70℃保存备用。加 1:20 稀释血清，湿盒内 37℃孵育 30 分钟，PBS 漂洗，吹干，加 1:20 稀释的荧光素标记羊抗人 IgG，37℃孵育 30 分钟，漂洗、吹干，缓冲甘油封片，荧光显微镜下观察。判定标准：以角质层出现典型的规则的线状或板层状荧光为阳性。

【结果计算】

荧光显微镜下观察角质层的荧光强度，以角质层出现典型规则的板层状荧光为阳性。

【参考区间】

正常人 AKA 为阴性。

（三）抗环瓜氨酸肽抗体

1. ELISA 法

【试剂和器具】

试剂组成：包被 CCP 的微孔板、酶标记的二抗、酶底物溶液、阴性对照、阳性对照、标本稀释液和浓缩洗涤液等。

【操作步骤】

按试剂盒使用说明书或实验室制定的 SOP 进行操作，主要操作过程如下：

标本稀释→加载标准品或标本→温育反应→洗涤→加酶标二抗→温育反应→洗涤→显色→终止反应→结果判读。

【结果计算】

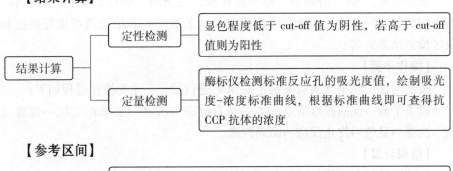

【参考区间】

2. 化学发光免疫测定

【试剂和器具】

试剂一般包括链霉亲和素包被的反应管、生物素化的抗体、酶标记的抗体、校准物以及通用的标本稀释液、洗涤液、发光剂及增强剂等。

【操作步骤】

按试剂说明书或实验室制定的 SOP 进行操作，主要操作过程如下：

将试剂复温至 20℃ 左右→放入分析仪的试剂盘内→分离血清或血浆→上机检测（包括加样、分离、搅拌、温育、测定和结果打印传输等）。

【结果计算】

结果计算 —— 低、中、高浓度质控结果须在实验室所规定的可接受范围内

分析仪自动计算每份标本的抗 CCP 抗体。如待测标本抗 CCP 抗体浓度超过检测上限，则宜采用抗 CCP 抗体阴性血清或专用稀释液稀释后重测，手工稀释结果应乘以稀释倍数

【参考区间】

各实验室应建立自己的参考区间。如用文献或说明书提供的参考区间，使用前应加以验证。

五、ANA 谱检测

1. 免疫条带法

【试剂和器具】

试剂组成：ANA 谱膜条、标本稀释液、洗涤液、酶标记抗人 IgG 抗体、酶底物溶液、终止液、阳性和阴性质控品（若有 cut-off 值血清可更好地控制灰区检测结果）等。

【操作步骤】

按试剂盒说明书或实验室制定的 SOP 进行操作，主要操作过程如下：

膜条平衡→加质控血清或标本→温育反应→洗涤→加酶标二抗→温育反应→洗涤→显色→终止反应→结果判读。

【结果计算】

抗原条带无色为阴性，隐约可见为可疑，明显着色为阳性，可根据显色深浅估计阳性程度（如+~++++）。

【参考区间】

正常人血清 ANA 谱通常为阴性。

2. ELISA 法

【试剂和器具】

试剂组成：包被不同真核细胞多种抗原的微孔板、酶标记的二抗、酶底物溶液、阴性对照、阳性对照、标本稀释液和浓缩洗涤液等。

【操作步骤】

按试剂盒说明书或实验室制定的 SOP 进行操作，主要操作过程如下：

标本稀释→加载标准品或标本→温育反应→洗涤→加酶标二抗→温育反应→洗涤→显色→终止反应→结果判读。

【结果计算】

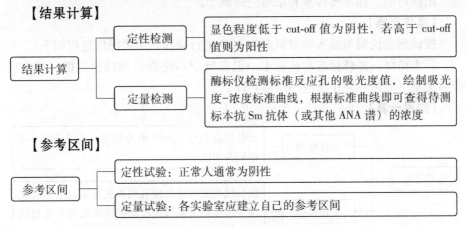

结果计算
- 定性检测：显色程度低于 cut-off 值为阴性，若高于 cut-off 值则为阳性
- 定量检测：酶标仪检测标准反应孔的吸光度值，绘制吸光度-浓度标准曲线，根据标准曲线即可查得待测标本抗 Sm 抗体（或其他 ANA 谱）的浓度

【参考区间】

参考区间
- 定性试验：正常人通常为阴性
- 定量试验：各实验室应建立自己的参考区间

六、抗其他细胞核抗原成分的自身抗体

（一）抗组蛋白抗体

【试剂和器具】

试剂组成：包被组蛋白的微孔板、酶标记的二抗、酶底物溶液、阴性对照、阳性对照、标本稀释液和浓缩洗涤液等。

【操作步骤】

按试剂盒说明书或实验室制定的 SOP 进行操作，主要操作过程如下：

标本稀释→加载标准品或标本→温育反应→洗涤→加酶标二抗→温育反应→洗涤→显色→终止反应→结果判读。

【结果计算】

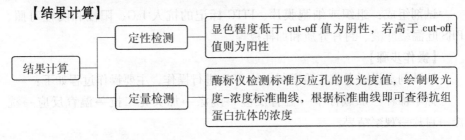

结果计算
- 定性检测：显色程度低于 cut-off 值为阴性，若高于 cut-off 值则为阳性
- 定量检测：酶标仪检测标准反应孔的吸光度值，绘制吸光度-浓度标准曲线，根据标准曲线即可查得抗组蛋白抗体的浓度

【参考区间】

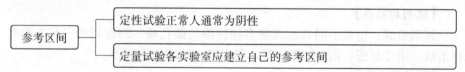

参考区间 ── 定性试验正常人通常为阴性

　　　　 ── 定量试验各实验室应建立自己的参考区间

（二）抗核小体抗体

【试剂和器具】

试剂组成：包被核小体的微孔板、酶标记的二抗、酶底物溶液、阴性对照、阳性对照、标本稀释液和浓缩洗涤液等。

【操作步骤】

按试剂盒说明书或实验室制定的 SOP 进行操作，主要操作过程如下：

标本稀释→加载标准品或标本→温育反应→洗涤→加酶标二抗→温育反应→洗涤→显色→终止反应→结果判读。

【结果计算】

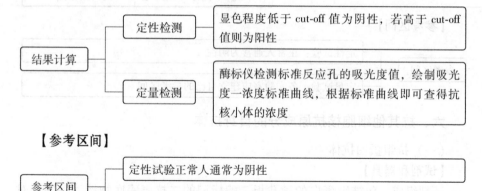

结果计算 ── 定性检测 ── 显色程度低于 cut-off 值为阴性，若高于 cut-off 值则为阳性

　　　　 ── 定量检测 ── 酶标仪检测标准反应孔的吸光度值，绘制吸光度—浓度标准曲线，根据标准曲线即可查得抗核小体的浓度

【参考区间】

参考区间 ── 定性试验正常人通常为阴性

　　　　 ── 定量试验各实验室应建立自己的参考区间

七、抗线粒体抗体

1. 间接免疫荧光法

【试剂和器具】

试剂组成：组织或细胞膜片、FITC 标记的抗人 IgG、阳性和阴性对照、PBS 吐温缓冲液、封片介质和加样板等。

【操作步骤】

按试剂盒说明书或实验室制定的 SOP 进行操作，主要操作过程如下：

标本稀释→加载标本→温育反应→洗涤→加荧光二抗→温育反应→洗涤→封片→观察结果。

【结果计算】

于荧光显微镜下，待测标本中 AMA 阳性时，细胞胞质中可呈现出由细到粗的颗粒性荧光。在 HEp-2 细胞中，胞质内为粗的颗粒性荧光。在肾组织切片中，AMA-6（M6）及 AMA-9（M9）近曲肾小管强荧光，而远曲肾小管为阴性，AMA-M7 和 AMA-M8 远曲肾小管强荧光，而近曲肾小管为阴性，其他型 AMA 的近曲和远曲肾小管均表现有明显的荧光，肾小球荧光较弱。在胃组织切片中，壁细胞明显荧光，而主细胞荧光较弱。在肝组织切片中，肝细胞质呈现细沙状的荧光。

【参考区间】

正常人通常为阴性。

2. ELISA 法

【试剂和器具】

试剂组成：包被线粒体抗原的微孔板、酶标记的二抗、酶底物溶液、阴性对照、阳性对照、标本稀释液和浓缩洗涤液等。

【操作步骤】

按试剂盒使用说明书或实验室制定的 SOP 进行操作，主要操作过程如下：

标本稀释→加载标准品或标本→温育反应→洗涤→加酶标二抗→温育反应→洗涤→显色→终止反应→结果判读。

【结果计算】

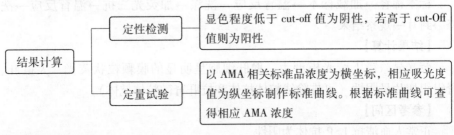

【参考区间】

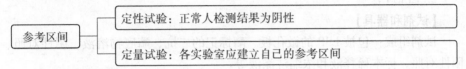

3. 免疫条带法

【试剂和器具】

试剂组成：包被了 M2、M4、M9 抗原的反应膜条，酶标记的抗人 IgG（或抗人 IgG、IgA、IgM）抗体，阳性和阴性对照，标本稀释液、清洗液和酶底物等。

【操作步骤】

按试剂盒使用说明书或实验室制定的 SOP 进行操作，主要操作过程如下：

膜条平衡→加标本→温育反应→洗涤→加酶标二抗→温育反应→洗涤→显色→终止反应→结果判读。

【结果计算】

抗原条带无色为阴性，隐约可见为可疑，明显着色为阳性，可根据显色深浅估计阳性程度（如：+~++++）。

【参考区间】

正常人血清抗线粒体抗体为阴性。

八、抗肝抗原自身抗体

（一）抗肝特异性脂蛋白抗体检测

1. 间接免疫荧光法

【试剂和器具】

试剂组成：猴肝或大鼠肝和肾的组织片、荧光素标记的抗人 IgG、阳性和阴性对照、PBS 吐温缓冲液和封片介质等。

【操作步骤】

按试剂盒使用说明书或实验室制定的 SOP 进行操作，主要操作过程如下：

标本稀释→加载标本→温育反应→洗涤→加荧光二抗→温育反应→洗涤→封片→观察结果。

【结果计算】

荧光显微镜下荧光模型为：猴肝细胞呈明显的膜颗粒状荧光，大鼠肝、肾组织切片呈阴性（可排除线粒体抗体和抗肝肾微粒体抗体）。

【参考区间】

正常人血清抗 LSP 抗体为阴性。

2. ELISA 法

【试剂和器具】

试剂组成：包被 LSP 的微孔板、酶标记的二抗、酶底物溶液、阴性对照、阳性对照、标本稀释液和浓缩洗涤液等。

【操作步骤】

按试剂盒使用说明书或实验室制定的 SOP 进行操作，主要操作过程如下：

标本稀释→加载标准品或标本→温育反应→洗涤→加酶标二抗→温育反应→洗涤→显色→终止反应→结果判读。

【结果计算】

结果计算 ——
- 定性检测：显色程度低于 cut-off 值为阴性，若高于 cut-off 值则为阳性
- 定量试验：以抗 LSP 抗体标准品浓度为横坐标，相应吸光度值为纵坐标制作标准曲线。根据待测血清吸光度值反查标准曲线可得相应抗 LSP 抗体浓度

【参考区间】

参考区间 ——
- 定性试验：正常人通常为阴性
- 定量试验：各实验室应建立自己的参考区间。如用文献或说明书提供的参考区间，使用前应加以验证

（二）抗肝细胞膜抗体

1. 免疫条带法

【试剂和器具】

试剂组成：肝细胞膜可溶性蛋白膜条、标本稀释液、洗涤液、酶标记抗人 IgG 抗体、显色剂、终止液、阳性和阴性质控品（若有 cut-off 值血清可更好地控制灰区检测结果）等。

【操作步骤】

按试剂盒使用说明书或实验室制定的 SOP 进行操作，主要操作过程如下：

膜条平衡→加标本→温育反应→洗涤→加酶标二抗→温育反应→洗涤→显色→终止反应→结果判读。

【结果计算】

抗原条带无色为阴性，隐约可见为可疑，明显着色为阳性，可根据显色深浅估计阳性程度（如：+~++++）。

【参考区间】

正常人血清 LMA 为阴性。

2. ELISA 法

【试剂和器具】

试剂组成：包被肝细胞膜可溶性蛋白的微孔板、酶标记的二抗、酶底物溶液、阴性对照、阳性对照、标本稀释液和浓缩洗涤液等。

【操作步骤】

按试剂盒使用说明书或实验室制定的 SOP 进行操作，主要操作过程如下：

标本稀释→加载标准品或标本→温育反应→洗涤→加酶标二抗→温育反应→洗涤→显色→终止反应→结果判读。

【结果计算】

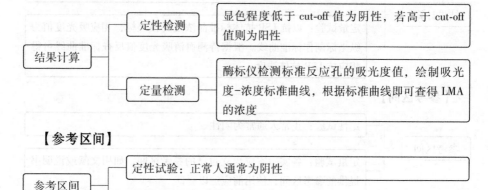

【参考区间】

- 定性试验：正常人通常为阴性
- 定量试验：各实验室应建立自己的参考区间

参考区间

（三）抗肝肾微粒体抗体

1. 免疫条带法

【试剂和器具】

试剂组成：LKM-1 抗原膜条、标本稀释液、洗涤液、酶标记抗人 IgG 抗体、显色剂、终止液、阳性和阴性质控品（若有 cut-off 值血清可更好地控制灰区检测结果）等。

【操作步骤】

按试剂盒使用说明书或实验室制定的 SOP 进行操作，主要操作过程如下：

膜条平衡→加标本→温育反应→洗涤→加酶标二抗→温育反应→洗涤→显色→终止反应→结果判读。

【结果计算】

抗原条带无色为阴性，隐约可见为可疑，明显着色为阳性，可根据显色深浅估计阳性程度（如：+~++++）。

【参考区间】

正常人血清抗 LKM-1 抗体为阴性。

2. ELISA 法

【试剂和器具】

试剂组成：包被 LKM-1 的微孔板、酶标记的二抗、酶底物溶液、阴性对照、阳性对照、标本稀释液和浓缩洗涤液等。

【操作步骤】

按试剂盒使用说明书或实验室制定的 SOP 进行操作，主要操作过程如下：

标本稀释→加载标准品或标本→温育反应→洗涤→加酶标二抗→温育反应→洗涤→显色→终止反应→结果判读。

【结果计算】

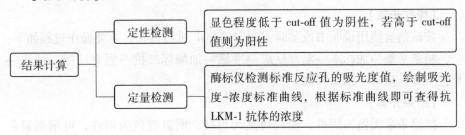

结果计算
- 定性检测：显色程度低于 cut-off 值为阴性，若高于 cut-off 值则为阳性
- 定量检测：酶标仪检测标准反应孔的吸光度值，绘制吸光度-浓度标准曲线，根据标准曲线即可查得抗 LKM-1 抗体的浓度

【参考区间】

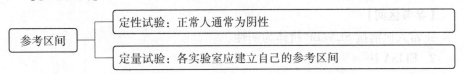

参考区间
- 定性试验：正常人通常为阴性
- 定量试验：各实验室应建立自己的参考区间

（四）抗平滑肌抗体

【试剂和器具】

试剂组成：大鼠或猴胃、肾、肝组织切片，HEp-2 细胞片，FITC 标记的抗人 IgG 和 IgM 多价抗体，阳性和阴性对照，PBS 吐温缓冲液，封片介质和加样板等。

【操作步骤】

按试剂盒使用说明书或实验室制定的 SOP 进行操作，主要操作过程如下：

标本稀释→加载标本→温育反应→洗涤→加荧光二抗→温育反应→洗涤→封片→观察结果。

【结果计算】

抗平滑肌抗体阳性时，大鼠胃组织中的肌层、黏膜肌层以及黏膜层腺体间收缩纤维出现荧光；大鼠肾组织中，可见肾小管细胞内原纤维、肾小球膜细胞及血管肌层的荧光；肝组织中，可见血管肌层及围绕肝细胞的胆小管荧光；而 HEp-2 细胞中，则呈现贯穿 HEp-2 细胞的直的细胞骨架"张力"纤维荧光。

【参考区间】

正常人血清 ASMA 阴性。

（五）抗可溶性肝抗原/肝胰抗原-抗体

1. 免疫条带法

【试剂和器具】

试剂组成：可溶性肝抗原/肝胰抗原蛋白膜条、标本稀释液、洗涤液、酶标记抗人：IgG 抗体、显色剂、终止液、阳性和阴性质控品（若有 cut-off 值血清可更好地控制灰区检测结果）等。

【操作步骤】

按试剂盒使用说明书或实验室制定的 SOP 进行操作，主要操作过程如下：

膜条平衡→加标本→温育反应→洗涤→加酶标二抗→温育反应→洗涤→显色→终止反应→结果判读。

【结果计算】

抗原条带无色为阴性，隐约可见为可疑，明显着色为阳性，可根据显色深浅估计阳性程度（如：+~++++）。

【参考区间】

正常人血清抗 SLA/LP 抗体为阴性。

2. ELISA 法

【试剂和器具】

试剂组成：包被可溶性肝抗原/肝胰抗原的微孔板、酶标记的二抗、酶底物溶液、阴性对照、阳性对照、标本稀释液、浓缩洗涤液等。

【操作步骤】

按试剂盒使用说明书或实验室制定的 SOP 进行操作，主要操作过程如下：

标本稀释→加载标准品或标本→温育反应→洗涤→加酶标二抗→温育反应→洗涤→显色→终止反应→结果判读。

【结果计算】

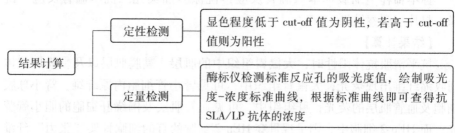

【参考区间】

参考区间 ┬ 定性试验：正常人通常为阴性

└ 定量试验：各实验室应建立自己的参考区间。如用文献或说明书提供的参考区间，使用前应加以验证

九、抗磷脂抗体

（一）抗心磷脂抗体

【试剂和器具】

试剂盒组成一般为包被心磷脂抗原的微孔板、HRP-抗人 IgG（IgA、IgM）、酶底物溶液以及阴性对照、阳性对照、标本稀释液、浓缩洗涤液和反应终止液等。

【操作步骤】

按试剂盒使用说明书或实验室制定的 SOP 文件操作，主要操作过程如下：

标本稀释→加载标准品或标本→温育→洗涤→加 HRP-抗人 IgG（A、M）→温育→洗涤→显色→终止反应→结果判读。

【结果计算】

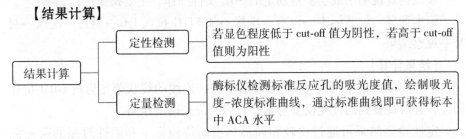

【参考区间】

正常人血清 ACA 为阴性。各实验室应建立自己的参考区间。

（二）抗 β_2GP1 抗体

【试剂和器具】

试剂盒组成一般为包被 β_2GP1 抗原的微孔板、HRP-抗人 IgG（A、M）、酶底物溶液以及阴性对照、阳性对照、标本稀释液、浓缩洗涤液和反应终止液等。

【操作步骤】

按试剂盒使用说明书或实验室制定的 SOP 文件操作，主要操作过程如下：

标本稀释→加载标准品或标本→温育反应→洗涤→加 HRP-抗人 IgG（A、M）→温育→洗涤→显色→终止反应→结果判读。

【结果计算】

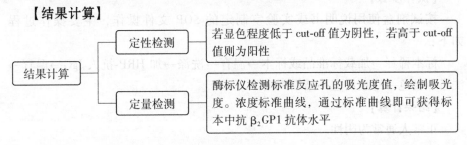

【参考区间】

正常人血清抗 β_2GP1 抗体为阴性。各实验室应建立自己的参考区间。如用说明书提供的参考区间，使用前应加以验证。

十、抗肾小球基底膜抗体

1. 间接免疫荧光法

【试剂和器具】

试剂盒组成一般为人或灵长类肾脏冷冻组织切片、FITC 标记的抗人 IgG、阳性和阴性对照、含吐温的 PBS 和封片剂等。

【操作步骤】

按试剂盒说明书或实验室制定的 SOP 文件操作，主要操作过程如下：

标本稀释→加载标本→温育→洗涤→加 FITC-抗人 IgG→温育→洗涤→封片→观察结果。

【结果计算】

于荧光显微镜下可见 GBM 呈现清晰的、连续的线状荧光为抗 GBM 抗体阳性，且所观察到的荧光模型与阳性对照的荧光模型相同。

定性检测结果可通过比较相同稀释度的待检标本和阳性对照的荧光强度来确定；半定量时待测标本经双倍连续稀释后检测可判定抗 GBM 抗体滴度。

【参考区间】

正常人血清 1∶10 稀释抗 GBM 抗体为阴性。

2. ELISA 法

【试剂和器具】

试剂盒组成一般为包被Ⅳ型胶原蛋白抗原的微孔板、HRP-抗 IgG、酶底物溶液以及阴性对照、阳性对照、标本稀释液、浓缩洗涤液和反应终止液等。

【操作步骤】

按试剂盒使用说明书或实验室制定的 SOP 文件操作，主要操作过程如下：

标本稀释→加载标准品或标本→温育→洗涤→加 HRP-抗人 IgG→温育→洗涤→显色→终止反应→结果判读。

【结果计算】

正常人通常为阴性。

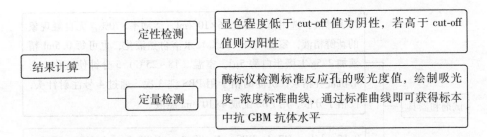

结果计算

定性检测——显色程度低于 cut-off 值为阴性，若高于 cut-off 值则为阳性

定量检测——酶标仪检测标准反应孔的吸光度值，绘制吸光度-浓度标准曲线，通过标准曲线即可获得标本中抗 GBM 抗体水平

【参考区间】

正常人血清抗 GBM 抗体为阴性。各实验室应建立自己的参考区间。

十一、抗 α-胞衬蛋白抗体检测

【试剂和器具】

试剂组成：包被 α-胞衬蛋白抗原的微孔板、酶标记抗体、酶底物溶液，以及阴性对照、阳性对照、标本稀释液、浓缩洗涤液和反应终止液等。

【操作步骤】

按试剂盒所附的使用说明书或实验室制定的 SOP 文件操作，主要操作过程如下：

设定和加载阴性对照、阳性对照、质控物和待测标本→温育→洗涤→加入酶标记的抗 IgG 抗体→温育→洗涤→加入酶底物溶液→温育→加终止液终止反应→比色→判读结果。

【结果计算】

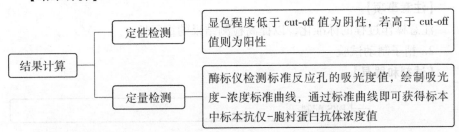

结果计算

定性检测——显色程度低于 cut-off 值为阴性，若高于 cut-off 值则为阳性

定量检测——酶标仪检测标准反应孔的吸光度值，绘制吸光度-浓度标准曲线，通过标准曲线即可获得标本中标本抗仅-胞衬蛋白抗体浓度值

【参考区间】

正常人血清抗 α-胞衬蛋白抗体为阴性。各实验室应建立自己的参考区间。

十二、与生殖相关的自身抗体

（一）抗精子抗体

1. 试管-玻片凝集试验

【试剂和器具】

试剂和器具

精子悬液：选用精子密度>6×10^7/ml，活动率>70%，无自凝现象的新鲜精液，室温（18~25℃）水浴自然液化，也可每 0.5ml 精液加 2.5g/L 糜蛋白酶 5μl，室温（18~25℃）5 分钟使液化，离心沉淀弃精浆，沉淀的精子用 PBS 洗 3 次，通过 4 号注射针头，使精子分散，用 PBS 配成 4×10^7/ml 悬液

0.15mol/L pH7.4 PBS：NaCl8.0g，KCl0.2g，K_2HPO_4 0.2g，$Na_2HPO_4 \cdot 12H_2O$ 2.9g，加蒸馏水溶解后补水至 1000ml

【操作步骤】

取待测血清 0.1ml 于小试管中，56℃水浴 30 分钟灭活。加 PBS 0.2ml，混匀；加精子悬液 0.1ml，混匀。室温（20~25℃）水浴 1 小时

↓

吸取上述反应物 1 滴于载玻片上，用显微镜（200×）观察 10 个视野。每次试验设阳性对照和精子自身凝集对照（精子悬液 0.1ml 加 PBS 0.3ml）

【结果计算】
如有≥50%视野出现≥3 条/视野精子发生凝集者即判为阳性。

【参考区间】
正常人抗精子抗体为阴性。各实验室应建立自己的参考区间。

【注意事项】
注意操作过程的标准化，以提高检测结果的重复性。

2. 精子制动试验

【试剂和器具】

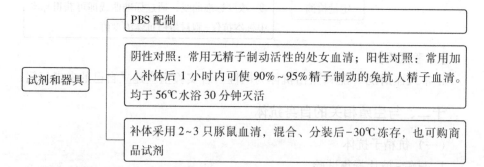

试剂和器具

PBS 配制

阴性对照：常用无精子制动活性的处女血清；阳性对照：常用加入补体后 1 小时内可使 90%~95%精子制动的兔抗人精子血清。均于 56℃水浴 30 分钟灭活

补体采用 2~3 只豚鼠血清，混合、分装后−30℃冻存，也可购商品试剂

【操作步骤】

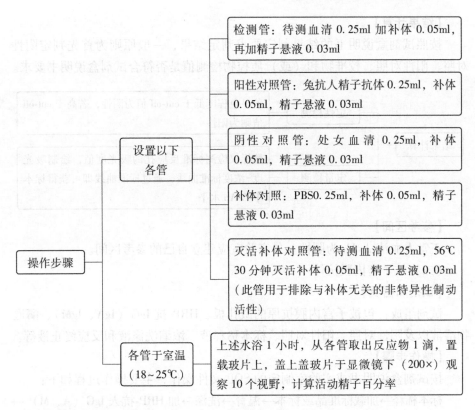

操作步骤
├─ 设置以下各管
│   ├─ 检测管：待测血清 0.25ml 加补体 0.05ml，再加精子悬液 0.03ml
│   ├─ 阳性对照管：兔抗人精子抗体 0.25ml，补体 0.05ml，精子悬液 0.03ml
│   ├─ 阴性对照管：处女血清 0.25ml，补体 0.05ml，精子悬液 0.03ml
│   ├─ 补体对照：PBS0.25ml，补体 0.05ml，精子悬液 0.03ml
│   └─ 灭活补体对照管：待测血清 0.25ml，56℃ 30 分钟灭活补体 0.05ml，精子悬液 0.03ml（此管用于排除与补体无关的非特异性制动活性）
└─ 各管于室温（18~25℃）
    └─ 上述水浴 1 小时，从各管取出反应物 1 滴，置载玻片上，盖上盖玻片于显微镜下（200×）观察 10 个视野，计算活动精子百分率

【结果计算】

以精子制动值（SIV）≥2 判定为阳性。SIV = 阴性对照管精子活动率/检测管精子活动率。

【参考区间】

正常人抗精子抗体为阴性。各实验室应建立自己的参考区间。

【注意事项】

注意操作过程的标准化，以提高检测结果的重复性。

3. ELISA 法

【试剂和器具】

试剂盒组成一般为包被精子膜抗原的微孔板、HRP-抗人 IgG、酶底物溶液以及阴性对照、阳性对照、标本稀释液、浓缩洗涤液和反应终止液等。

【操作步骤】

按试剂盒使用说明书或实验室制定的 SOP 文件操作，主要操作过程如下：

标本稀释→加载标准品或标本→温育→洗涤→加 HRP-抗人 IgG→温育→洗涤→显色→终止反应→结果判读。

【结果计算】

按照试剂盒说明书的结果判定要求判定结果，一般原则为首先判定阴性对照、阳性对照、校准物和（或）质控物检测值是否符合试剂盒说明书要求。

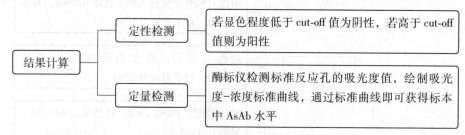

【参考区间】

正常人血清 AsAb 为阴性。各实验室应建立自己的参考区间。

（二）抗子宫内膜抗体

【试剂和器具】

试剂组成：包被子宫内膜抗原的微孔板、HRP-抗 IgG（IgA、IgM）、酶底物溶液以及阴性对照、阳性对照、标本稀释液、浓缩洗涤液和反应终止液等。

【操作步骤】

按试剂盒说明书或实验室制定的 SOP 文件操作，主要操作过程如下：

标本稀释→加载标准品或标本→温育→洗涤→加 HRP-抗人 IgG（A、M）→温育→洗涤→显色→终止反应→结果判读。

【结果计算】

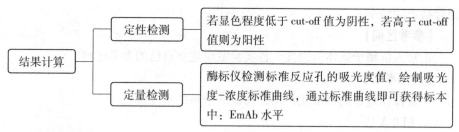

【参考区间】

正常人血清：EmAb 为阴性。各实验室应建立自己的参考区间。

（三）抗透明带抗体

1. 间接免疫荧光法

【试剂和器具】

试剂盒组成一般为卵细胞抗原片、FITC 标记的抗人 IgG、阳性对照、阴性对照、含吐温的 PBS 和封片剂等。

【操作步骤】

按试剂盒说明书或实验室制定的 SOP 文件操作，主要操作过程如下：

标本稀释→加载标本→温育→洗涤→加 FITC-抗人 IgG→温育→洗涤→封片→观察结果。

【结果计算】

卵细胞透明带呈典型黄绿色荧光为阳性。

【参考区间】

正常生育妇女血清 AZP 抗体为阴性。

2. ELISA 法

【试剂和器具】

购买专用商品试剂盒。

【操作步骤】

按试剂盒使用说明书或实验室制定的 SOP 文件操作，主要操作过程如下：

标本稀释→加载标准品或标本→温育→洗涤→加 HRP-抗人 IgG→温育→洗涤→显色→终止反应→结果判读。

【结果计算】

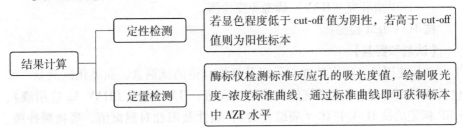

【参考区间】

正常人血清 AZP 为阴性。各实验室应建立自己的参考区间。

（四）抗卵巢抗体

【试剂和器具】

试剂盒组成一般为包被卵巢细胞抗原的微孔板、HRP-抗 IgG（A、M）、酶底物溶液以及阴性对照、阳性对照、标本稀释液、浓缩洗涤液和反应终止液等。

【操作步骤】

按试剂盒使用说明书或实验室制定的 SOP 文件操作，主要操作过程如下：

标本稀释→加载标准品或标本→温育→洗涤→加 HRP-抗人 IgG（A、M）→温育→洗涤→显色→终止反应→结果判读。

【结果计算】

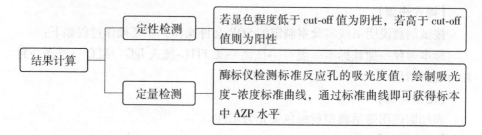

【参考区间】

正常人血清 AOAB（抗卵巢抗体）为阴性。各实验室应建立自己的参考区间。

第六节　病原微生物感染的免疫性检验

一、肝炎病毒感染

（一）甲型肝炎（HAV）病毒免疫检测

抗-HAV IgM 检测：

【试剂和器具】

必须使用具有国家批准文号以及批检合格的试剂盒。商品化试剂盒一般包括抗人 IgMμ 链单克隆抗体包被的微孔板、HAV 抗原（HAV-Ag 应用液）、HRP 标记的抗 HAV 抗体（酶结合物）、阴性及阳性对照血清、底物缓冲液、底物液和终止液等。

【操作步骤】

具体步骤参照试剂盒说明书。

【结果计算】

按试剂盒说明书判断结果。

（二）乙型肝炎病毒免疫检测

1. HBsAg 检测

（1）ELISA 法：

【试剂和器具】

必须使用具有国家批准文号以及批检合格的试剂盒。商品化试剂盒一般包括抗 HBs 包被的反应板、酶标记抗体、标本稀释液、阳性和阴性对照血清、底物缓冲液、底物液和终止液等。

【操作步骤】

按 ELISA 双抗体夹心法操作，具体步骤参照试剂盒说明书。

【结果计算】

按试剂盒说明书判断结果。

（2）化学发光免疫测定

【试剂和器具】

必须使用具有国家批准文号以及批检合格的试剂盒。商品化试剂盒一般包括抗 HBs 包被的磁性微粒子、吖啶酯标记的抗 HBs、HBsAg 手工稀释液、激发液、预激发液和清洗缓冲液等。

【操作步骤】

具体步骤参照试剂盒说明书及相应仪器操作规程。

【结果计算】

按试剂盒说明书判断结果。

（3）胶体金法

【试剂和器具】

应使用有国家批准文号的试剂，目前主要有检测条和检测板。检测条一般由加样区、测定区、对照区等几部分组成。

【操作步骤】

按胶体金法操作，具体参照试剂盒说明书。

【结果计算】

按试剂盒说明书判断结果：对照区出现红色条带为检测有效，在此前提下，如测定区出现红色条带为 HBsAg 阳性，无条带为阴性。

2. HBsAb 检测

ELISA 法：

【试剂和器具】

试剂组成：包被 HBsAg 的微孔板、酶标记的抗原、酶底物显色溶液以及阴性对照、阳性对照、浓缩洗涤液等。

【操作步骤】

按试剂盒所附的使用说明书或实验室制定的 SOP 进行操作，主要操作过程如下：

设定和加载阴性对照、阳性对照、质控品和待测样本→温育→洗涤→加入酶标记抗原→温育→洗涤→加入酶底物显色溶液→温育→终止→比色。

【结果计算】

阴阳按试剂盒说明书进行。用于疫苗免疫效果判断，只有当 HBsAb 含量高于 10mIU/ml 时才应被认为是有意义的，因此使用定性试剂检测 HBsAb 时，建议采用定量的标准物质（10mIU/ml）来进行结果的判定，即样本 S/CO 值≥标准物质（10mIU/ml）S/CO 值认为是阳性反应。

【参考区间】

未曾感染或未接种过乙肝疫苗的人群应呈阴性反应。乙型肝炎感染恢复期或接种乙型肝炎疫苗后呈阳性反应。

3. HBeAg 检测

【试剂和器具】

必须使用具有国家批准文号以及批检合格的试剂盒。商品化试剂盒一般包括抗 HBe 包被的反应板、酶标记抗体、阳性和阴性对照血清、底物缓冲液、底物液和终止液等。

【操作步骤】

按 ELISA 双抗体夹心法操作，具体步骤参照试剂盒说明书。

【结果计算】

按试剂盒说明书判断结果。

4. HBeAb 检测

【试剂和器具】

试剂组成：包被 HBeAg 或 HBeAb 的微孔板、（中和试剂 HBeAg）、酶标记的 HBeAb、酶底物显色溶液以及阴性对照、阳性对照、浓缩洗涤液等。

【操作步骤】

方法一按试剂盒所附的使用说明书或实验室制定的 SOP 进行操作，主要操作过程如下：设定和加载阴性对照、阳性对照、质控物和待测样本→加入酶标记抗体→温育→洗涤→加入酶底物显色溶液→温育→终止→比色。

方法二按试剂盒所附的使用说明书或实验室制定的 SOP 进行操作，主要操作过程如下：

设定和加载阴性对照、阳性对照、质控品和待测样本→加入中和抗原 HBeAg→温育→洗涤→加入酶标记抗体→温育→洗涤→加入酶底物显色溶液→温育→终止→比色。

【结果计算】

阴阳性对照检测有效性的判断及 cut-off 值计算按试剂盒说明书进行。待测样本 S/CO 值≤1.0 值时，结果为阳性反应；待测样本 S/CO 值>1.0 值时，结果为阴性。

【参考区间】

未感染过 HBV 的正常人，HBeAb 应为阴性。

5. HBcAb 检测

【试剂和器具】

试剂和器具
- 竞争法试剂组成：包被 HBcAg 的微孔板、酶标记的 HBcAb、酶底物显色溶液以及阴性对照、阳性对照、浓缩洗涤液等
- 双抗原夹心法的试剂组成：包被 HBcAg 的微孔板、酶标记的 HBcAg、酶底物显色溶液以及阴性对照、阳性对照、浓缩洗涤液等

【操作步骤】

（1）竞争方法：按试剂盒所附的使用说明书或实验室制定的 SOP 进行操作，主要操作过程如下：设定和加载阴性对照、阳性对照、质控物和待测样本→加入酶标记抗体→温育→洗涤→加入酶底物显色溶液→温育→终止→比色。

（2）双抗原夹心法：按试剂盒所附的使用说明书或实验室制定的 SOP 进行操作，主要操作过程如下：

设定和加载阴性对照、阳性对照、质控品和待测样本→温育→洗涤→加入酶标记抗原→温育→洗涤→加入酶底物显色溶液→温育→终止→比色。

【参考区间】

未曾感染过 HBV 的健康人 HBcAb 为阴性。

（三）丙型肝炎病毒免疫检测

1. HCV IgG 检测

【试剂和器具】

必须使用具有国家批准文号以及批检合格的试剂盒。商品化试剂盒一般包括基因工程表达或人工合成的 HCV 特异性多肽抗原包被的微孔板、酶结合物：HRP 标记的抗人 IgG、标本稀释液、阳性及阴性对照血清、显色剂（TMB）、底物缓冲液（H_2O_2）和终止液（H_2SO_4）等。

【操作步骤】

按 ELISA 间接法操作步骤，具体操作参照试剂盒说明书。

【结果计算】

按试剂盒说明书判断结果。

2. HCV 核心抗原检测

【试剂和器具】

试剂组成：包被 HCV 抗体的微孔板、酶标记抗体、样本稀释液、酶底物

显色溶液以及阴性对照、阳性对照、浓缩洗涤液。

【操作步骤】

按试剂盒所附的使用说明书或实验室制定的 SOP 进行操作，主要操作过程如下：设定和加载阴性对照、阳性对照、质控品和待测样本→温育→洗涤→加入酶标记抗体→温育→洗涤→加入酶底物显色溶液→温育→终止→比色。

【结果计算】

阴性和阳性对照检测有效性的判断及 cut-off 值计算按试剂盒说明书进行。待测样本 S/CO 值≥1.0 值时，结果为阳性反应；待测样本 S/CO 值<1.0 值时，结果为阴性。

【参考区间】

未感染 HCV 者，HCV 核心抗原应为阴性。

3. HCV 抗原-抗体联合检测

【试剂和器具】

试剂组成：包被 HCV 抗体/抗原的微孔板、酶标记抗体/抗原、酶底物显色溶液以及阴性对照、阳性对照、浓缩洗涤液。

【操作步骤】

具体操作参照试剂盒说明书。

取出膜条置反应槽中，加 3ml 标本稀释液

↓

加入 30μl 待测血清（同时设阴、阳性对照），室温中振荡 30 分钟

↓

吸弃槽内液体，加 5ml 洗涤液，室温震荡 5 分钟，洗涤 2 次

↓

吸弃槽内液体，加 3ml 酶标记抗人 IgG 抗体，室温振荡 30 分钟

↓

吸弃槽内液体，加 5ml 洗涤液，室温震荡 5 分钟，洗涤 2 次

↓

吸弃槽内液体，加 3ml 酶底物/色原（过氧化氢 DAB）溶液，室温振荡 10 分钟

↓

吸弃槽内液体，加 5ml 蒸馏水，室温振荡 5 分钟。重复 2 次

↓

移膜片至滤纸上，观察结果

【结果计算】

与试剂盒提供的阳性标准进行比较，如 HCV 的核心蛋白，NS3，NS4 和 NS5 抗原所在位置处出现呈色条带时，根据试剂盒说明书提供的阳性标准进行判定。

如果标本能和代表至少两个基因区的两条或两条以上的区带反应，且反应的强度等于或大于低水平的 IgG 对照区带的反应强度（≥1+），而与 SOD 带无反应，则为阳性。若标本只与来自一个基因区域的区带反应，则该标本被认为不确定标本。能与 SOD 区带反应，也能与 HCV 抗原反应且反应性≥1+ 的标本也被认为是不确定标本。HCV 抗原区带的反应性<1+，或试纸条上仅有 SOD 带则是阴性。

（四）丁型肝炎病毒免疫检测

1. 抗-HDV IgM 检测

【试剂和器具】

必须使用具有国家批准文号以及批检合格的试剂盒。商品化试剂盒一般包括抗-人 μ 链包被微孔板、HDVAg、HRP 酶标记抗-HDV、标本稀释液、阳性及阴性对照血清、显色液（TMB）、底物缓冲液（H_2O_2）和终止液（H_2SO_4）等。

【操作步骤】

具体操作参照试剂盒说明书。

【结果判断】

按试剂盒说明书判断结果。

2. 抗-HDV IgG 检测

【试剂和器具】

必须使用具有国家批准文号以及批检合格的试剂盒。商品化试剂盒一般包括 HDVAg 包被微孔板、酶标抗-HDV、阳性及阴性对照血清、显色剂（TMB）、底物缓冲液（H_2O_2）和终止液（H_2SO_4）等。

【操作步骤】

具体操作参照试剂盒说明书。

【结果计算】

具体操作参照试剂盒说明书。

（五）戊型肝炎病毒免疫检测

1. 抗-HEV IgG 检测

【试剂和器具】

必须使用具有国家批准文号以及批检合格的试剂盒。商品化试剂盒一般包括 HEV-Ag 多肽包被微孔板、HRP 酶标记抗人 IgG、标本稀释液、阳性及阴性对照血清、底物（TMB）、底物缓冲液（H_2O_2）和终止液（H_2SO_4）等。

【操作步骤】

参照试剂盒说明书。

【结果计算】

按试剂盒说明书判断结果。

2. 抗-HEV IgM 检测

【试剂和器具】

必须使用具有国家批准文号以及批检合格的试剂盒。商品化试剂盒一般包括抗人 μ 链包被微孔板、HRP 酶标记重组 HEV 抗原、阳性及阴性对照血清、底物（TMB）、底物缓冲液（H_2O_2）和终止液（H_2SO_4）等。

【操作步骤】

参照试剂盒说明书。

【结果判断】

按试剂盒说明书判断结果。

二、人类免疫缺陷病毒感染

1. 抗 HIV 抗体的初筛试验

【试剂和器具】

试剂组成：包被 HIV 抗原的微孔板、酶标记抗原、酶底物显色溶液以及阴性对照、阳性对照、浓缩洗涤液。

【操作步骤】

按试剂盒所附的使用说明书或实验室制定的 SOP 进行操作，主要操作过程如下：设定和加载阴性对照、阳性对照、质控物和待测样本→温育反应→洗涤→加入酶标记抗原→温育反应→洗涤→加入酶底物显色溶液→温育反应→终止→比色。

【结果计算】

阴性和阳性对照检测有效性的判断及 cut-off 值计算按试剂盒说明书进行。待测样本 S/CO 值≥1.0 值时，结果为阳性反应；待测样本 S/CO 值<1.0 值时，结果为阴性。

【参考区间】

未感染 HIV-1 或 HIV-2 者，应为阴性。

2. 抗 HIV 抗体的确诊试验

【试剂和器具】

试剂组成：转印或包被有 HIV 抗原的膜条、酶标记抗体、酶底物显色溶液以及阴性对照、阳性对照、浓缩洗涤液。

【操作步骤】

按试剂盒说明书操作。其一般步骤为：已转印 HIV 抗原的 NC 膜自试剂盒中取出置反应槽中→加洗涤液振荡→加样本及阴、阳性对照→振荡反应→洗涤→加入酶标抗体→振荡反应→洗涤→加入酶底物、色原→振荡反应→观察结果。

【参考区间】

未感染 HIV 者，应为阴性。

三、TORCH 感染

（一）抗弓形虫抗体

1. 弓形虫 IgG 检测

（1）ELISA 法

【试剂和器具】

组成一般为：包被弓形虫抗原的微孔板、酶标记的抗体、酶底物显色溶液以及阴性对照、阳性对照、样本稀释液、浓缩洗涤液。

【操作步骤】

按试剂盒所附的使用说明书或实验室制定的 SOP 进行操作，主要操作过程如下：设定和加载阴性对照、阳性对照、质控品和待测样本→温育→洗涤→加入酶标记抗人 IgG 抗体→温育→洗涤→加入酶底物显色溶液→温育→终止→比色。

【结果计算】

按照试剂盒说明书的结果判定要求判定结果，一般原则为首先判定阴性对照、阳性对照、校准物和（或）质控品检测值是否符合试剂盒说明书要求，然后计算结果 CO 值，最后计算待测样本 S/CO 值，判定结果。样本 S/CO 值 ≥1.0 时结果为阳性反应，样本 S/CO 值<1.0 时结果为阴性。

【参考区间】

未感染过弓形虫者，抗体应为阴性。

（2）CLIA 法

【试剂和器具】

组成一般为：包被有灭活刚地弓形虫（RH 种系）的磁微粒、抗人 IgG 小鼠单克隆抗体的异鲁米诺衍生物示踪物、样本稀释液、发光试剂、洗液等。

【操作步骤】

按试剂盒所附的使用说明书或实验室制定的 SOP 进行操作，主要操作过程如下：设定和加载阴性对照、阳性对照、质控品和待测样本→加入包被磁微粒→温育→洗涤→加入抗体示踪物→温育→洗涤→检测光强度。

【结果计算】

检测通常为定量检测，以 U/ml 表示结果，不同的试剂检测下限会略有不同。结果判断具体按所使用的试剂盒说明书进行。

【参考区间】

未感染过弓形虫者，抗体应为阴性或低于检测下限。

2. 弓形虫 IgM 检测

【试剂和器具】

必须使用具有国家批准文号以及批检合格的试剂盒。商品化试剂盒一般包括微孔板、定标液、干粉抗原、浓缩酶液、抗原稀释液、血清稀释液、阳性质控、阴性质控、FMB 溶液、终止液、浓缩洗液。

【操作步骤】

按 ELISA 捕获法操作，具体步骤参照试剂盒说明书。

【参考区间】

按试剂盒说明书判断结果。

（二）抗巨细胞病毒抗体

1. 抗 CMV-IgM 检测

【试剂和器具】

必须使用具有国家批准文号以及批检合格的试剂盒。商品化试剂盒一般包括微孔板、定标液、干粉抗原、浓缩酶液、抗原稀释液、血清稀释液、阳性质控、阴性质控、FMB 溶液、终止液、浓缩洗液。

【操作步骤】

按 ELISA 捕获法操作，具体步骤参照试剂盒说明书。

【结果计算】

按试剂盒说明书判断结果。

2. 抗 CMV-IgG 检测

【试剂和器具】

必须使用具有国家批准文号以及批检合格的试剂盒。商品化试剂盒一般包括微孔板、校准品 1~6、对照血清、血清稀释液、酶结合物、TMB 液、终止液、浓缩洗液。

【操作步骤】

按 ELISA 间接法操作，具体步骤参照试剂盒说明书。

【参考区间】

按试剂盒说明书判断结果。

3. CMV pp65 抗原检测

【试剂和器具】

试剂组成：抗 CMV pp65 单克隆抗体、异硫氰酸荧光素标记的羊抗鼠 IgG、阴性对照和阳性对照等。

【操作步骤】

按试剂盒所附的使用说明书或实验室制定的 SOP 进行操作，主要操作过程如下：分离抗凝血中的多形核白细胞→涂片→固定→加入抗 CMV pp65 单克隆抗体→温育→洗片→加入 FITC 标记的二抗→温育→洗片→镜检。

【结果计算】

中性粒细胞胞质中出现典型黄绿色阳光为 pp65 阳性细胞。以全片出现 ≥5 个 pp65 阳性细胞为阳性。

【参考区间】

健康人外周血多形核白细胞 CMV pp65 抗原阴性。

【注意事项】

如果患者白细胞含量过低，需适当增加采血量。

（三）抗单纯疱疹病毒抗体

1. 抗 HSV1-IgM、抗 HSV2-IgM 检测

【试剂和器具】

必须使用具有国家批准文号以及批检合格的试剂盒。商品化试剂盒一般包括微孔板、定标液、干粉抗原、浓缩酶液、抗原稀释液、血清稀释液、阳性对照、阴性对照、TMB 溶液、终止液、浓缩洗液。

【操作步骤】

按 ELISA 捕获法操作，具体步骤参照试剂盒说明书。

【参考计算】

按试剂盒说明书判断结果。

2. 抗 HSV1/2-IgG 检测

【试剂和器具】

必须使用具有国家批准文号以及批检合格的试剂盒。商品化试剂盒一般包括微孔板、校准品 1~6、阳性和阴性对照血清、血清稀释液、酶结合物、TMB 液、终止液、浓缩洗液。

【操作步骤】

按 ELISA 间接法操作，具体步骤参照试剂盒说明书。

【参考区间】

按试剂盒说明书判断结果。

（四）抗风疹病毒抗体

1. 抗 RUB-IgM 检测

【试剂和器具】

必须使用具有国家批准文号以及批检合格的试剂盒。商品化试剂盒一般包括微孔板、定标液、干粉抗原、浓缩酶液、抗原稀释液、血清稀释液、阳性对照、阴性对照、TMB 溶液、终止液、浓缩洗液。

【操作步骤】

按 ELISA 捕获法操作，具体步骤参照试剂盒说明书。

【结果计算】

按试剂盒说明书判断结果。

2. 抗 RUB-IgG 检测

【试剂和器具】

必须使用具有国家批准文号以及批检合格的试剂盒。商品化试剂盒一般包括微孔板、校准品、阳性和阴性对照血清、血清稀释液、酶结合物、TMB液、终止液、浓缩洗液。

【操作步骤】

按 ELISA 间接法操作，具体步骤参照试剂盒说明书。

【结果计算】

按试剂盒说明书判断结果。

四、呼吸道病毒感染

（一）流感病毒

1. 流感病毒抗原检测

（1）ELISA 法

【试剂和器具】

试剂盒主要包括包被特异性抗体微孔条、标本缓冲液、洗涤液、抗流感病毒抗体酶标记物、TMB-底物溶液、阴性对照和阳性对照、终止液等。

【操作步骤】

按试剂盒使用说明书或实验室制定的 SOP 进行操作，主要操作过程如下：

样本稀释→样本温育→加载样本→温育反应→洗涤→加酶标二抗→温育反应→洗涤→加底物显色液→终止液→结果读取。

【结果计算】

判定标准的有效性：采用单波长比色，应从标本检测值中减去空白值（底物空白的吸光度值）。确保阴性对照的吸光度均值<0.3，阳性对照的吸光度值在规定的范围内，如果不能达到这个标准，试验应当重做

结果计算

结果判定：应按所用试剂盒说明书进行结果判定，例如（针对以下标本：鼻咽分泌物或支气管灌洗液）：E（NC）：是指阴性对照的吸光度值；阳性结果：>E（NC）+0.25；cut-off 值结果：E（NC）+0.15。E（NC）+0.25；阴性结果：<E（NC）+0.15

【参考区间】

未感染流感病毒者，鼻咽分泌物或支气管灌洗液中流感病毒抗原为阴性。

（2）免疫荧光试验

【试剂和器具】

试剂盒组成包括：荧光标记的某流感病毒特异性单克隆鼠抗体、缓冲复染剂、洗涤浓缩液、封闭液等。

【操作步骤】

按试剂盒使用说明书或实验室制定的 SOP 进行操作，主要操作过程如下：细胞涂片制备→加荧光标记的流感病毒单克隆抗体→温育反应→洗涤→封片→观察结果。

注：细胞涂片的制备简述如下：

吸取 1~2ml 鼻咽分泌物或支气管灌洗液置于 15ml 离心管中，加入 4~8ml PBS，用旋涡混合器振荡 3~5 分钟，800~1000r/min 离心 10 分钟，弃上清，如有黏液一并弃去。沉淀物洗涤 2 次后，加入适量 PBS 悬浮细胞，吸取 25μl 该细胞悬液点于多孔玻片上，室温下空气干燥后用 4℃丙酮固定 10 分钟备用。

【结果计算】

荧光显微镜下读片，如果一孔涂片中含有大约 200 个细胞，则认为此片是可以评价的

阴性：荧光显微镜下观察反应底物片，未发生抗原、抗体特异性反应的细胞，被伊文斯蓝染成红色

结果计算

完整细胞内显示明亮的苹果绿荧光为阳性细胞，当放大倍数为 200 倍时，在整个涂片中找到≥2 个阳性细胞，判为标本阳性反应

不同亚型的流感病毒感染的细胞在染色上略有差异

【参考区间】

未感染流感病毒者，鼻咽分泌物或支气管灌洗液中流感病毒抗原为阴性。

（3）肢体金免疫层析试验

【试剂和器具】

试剂盒组成包括：包被特异性流感病毒抗体的检测板、标本抽提液、灭菌棉棒、滴头、抽提用管子等。

【操作步骤】

按试剂盒说明书或实验室制定的 SOP 进行操作，主要操作过程如下：
样本处理→加载样本→结果判定。

【结果计算】

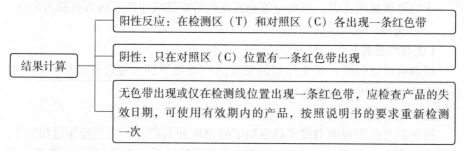

【参考区间】

未感染流感病毒者，鼻咽分泌物或支气管灌洗液中流感病毒抗原为阴性。

2. 流感病毒抗体检测

（1）血凝抑制试验

【试剂和器具】

阿氏液，10%和1%鸡红细胞液、流感病毒等。

【操作步骤】

按实验室制定的 SOP 进行操作，主要操作过程如下：样本稀释→加载鸡红细胞悬液→振荡混匀→温育反应→观察结果。

【结果计算】

阳性对照红细胞将呈现纽扣状沉于孔底。

【参考区间】

未感染流感病毒者血清中，流感病毒抗体为阴性。

（2）中和试验

【试剂和器具】

已知滴度的流感病毒、阳性对照血清、阴性对照血清、狗肾细胞 MDCK 和细胞培养试剂等。

【操作步骤】

按实验室制定的 SOP 进行操作，主要操作过程如下：病毒制备→病毒滴度检测→血清稀释→加载血清和病毒到 MDCK 细胞→温育反应→观察结果。

【结果计算】

当阳性、阴性、正常细胞等对照相，血清毒性对照全部成立时，才能进行判定，被检血清孔出现 100% 细胞病变效应（CPE）判为阴性，50% 以上细胞出现保护者为阳性；固定病毒稀释血清中和试验的结果计算，是计算出能保护 50% 细胞孔不产生细胞病变的血清稀释度，该稀释度即为该份血清的中和抗体效价。

【参考区间】

未感染流感病毒者血清流感病毒中和抗体为阴性。

（二）腺病毒

1. 腺病毒抗体检测

【试剂和器具】

已知滴度的腺病毒、阳性对照血清、阴性对照血清、喉癌细胞 HEp-2 或人宫颈癌细胞 HeLa 或人肺腺癌细胞 A549 细胞和细胞培养试剂等。

【操作步骤】

按实验室制定的 SOP 进行操作，主要操作过程如下：

病毒制备→病毒滴度检测→血清稀释→加载血清和病毒加入到 A549 细胞或其他敏感细胞→温育反应→观察结果。

【参考区间】

未感染人群，血清中腺病毒中和抗体为阴性。

2. 腺病毒抗原检测

【试剂和器具】

试剂盒组成包括：荧光标记的某腺病毒特异性单克隆鼠抗体、缓冲复染剂、洗涤浓缩液、封闭液等。

【操作步骤】

按试剂盒使用说明书或实验室制定的 SOP 进行操作，主要操作过程如下：细胞涂片制备→加荧光标记的流感病毒单克隆抗体→温育反应→洗涤→封片→观察结果。

注：细胞涂片的制备简述如下：

吸取 1~2ml 鼻咽分泌物或支气管灌洗液置于 15ml 离心管中，加入 4~8ml PBS，用旋涡混合器振荡 3~5 分钟，800~1000r/min 离心 10 分钟，弃上清,如有黏液一并弃去。沉淀物洗涤 2 次后,加入适量 PBS 悬浮细胞,吸取 25μl 该细胞悬液点于多孔玻片上,室温下空气干燥后用 4℃丙酮固定 10 分钟备用。

【结果计算】

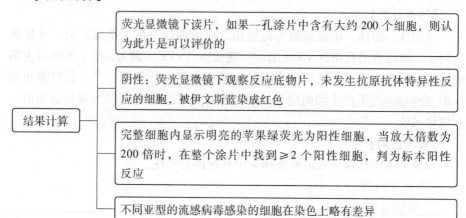

结果计算
- 荧光显微镜下读片,如果一孔涂片中含有大约 200 个细胞,则认为此片是可以评价的
- 阴性:荧光显微镜下观察反应底物片,未发生抗原抗体特异性反应的细胞,被伊文斯蓝染成红色
- 完整细胞内显示明亮的苹果绿荧光为阳性细胞,当放大倍数为 200 倍时,在整个涂片中找到 ≥2 个阳性细胞,判为标本阳性反应
- 不同亚型的流感病毒感染的细胞在染色上略有差异

【参考区间】

未感染人群,鼻炎分泌物或支气管灌洗液中腺病毒抗原为阴性。

(三) SARS 病毒

1. 双抗原夹心 ELISA 法

【试剂和器具】

试剂盒主要包括包被特异性抗原微孔条、标本缓冲液、洗涤液、抗流感病毒抗原酶标记物、底物溶液、阴性对照和阳性对照、终止液等。

【操作步骤】

按试剂盒使用说明书进行操作。一般步骤如下:

样本稀释→加载对照品或样本→温育反应→洗涤→酶标记抗原→温育反应→洗涤→显色→终止反应→结果判读。

【结果计算】

按特定试剂盒说明书进行,例如,当稀释血清的 A 值大于 cut-off 值 (0.1+0.5×阴性对照 A 均值) 时,该血清稀释度判为阳性反应。以滴度 (血清稀释倍数的倒数) 报告。

【参考区间】

参考试剂盒说明书,从事抗 SARS 病毒 (N 蛋白) 抗体检测的实验室,最好以所用试剂盒对本地区人群进行调查,建立自己的参考值,根据现有资料健康人抗 SARS 病毒 (N 蛋白) 抗体为阴性。

【注意事项】

注意事项 ── 试剂、待测血清、废弃物等均应视作生物危险品妥善处理

最好在同一试验条件下检测急性期（发病7天内）和恢复期（病后3~4周）血清。急性期血清阴性，恢复期血清阳性或恢复期较急性期血清中抗体滴度有≥4倍升高最有确诊价值

2. 间接 ELISA 法

【试剂和器具】

剂盒主要包括包被特异性抗原微孔条、标本缓冲液、洗涤液、抗流感病毒抗体酶标记物、底物溶液、阴性对照和阳性对照、终止液等。

【操作步骤】

按试剂盒使用说明书进行操作。一般步骤如下：

样本稀释→加载对照品或样本→温育反应→洗涤→加酶标二抗→温育反应→洗涤→显色→终止反应→结果判读。

【结果计算】

按照试剂盒说明书的结果判定要求判定结果，一般原则为首先判定阴性对照、阳性对照、校准物和（或）质控物检测值是否符合试剂盒说明书要求，然后计算 CO 值，最后计算待测样本 S/CO 值，判定结果。样本 S/CO>1.0 时结果为阳性反应，样本 S/CO<1.0 时结果为阴性。

3. 间接免疫荧光法

【试剂和器具】

包括 SARS 病毒的 Vero E6 细胞抗原片，异硫氰酸荧光素（FITC）标记的抗人 IgG（或抗人 IgM），阳性和阴性对照，PBS 吐温缓冲液和封片介质等。

【操作步骤】

按试剂盒使用说明书或实验室制定的 SOP 进行操作，主要操作过程如下：

样本稀释→加载样本→温育反应→洗涤→异硫氰酸荧光素（FITC）标记的抗人 IgG→温育反应→洗涤→封片→结果判读。

【结果计算】

根据 SARS 病毒感染细胞荧光强度判定结果。荧光强度+~4+为阳性；荧光强度-~±为阴性。以待测血清出现阳性结果的最高稀释度的倒数为抗 SARS 病毒抗体滴度。

【参考区间】

正常人血清 1:20 稀释抗 SARS 病毒抗体阴性。

五、肠道病毒感染

（一）柯萨奇病毒

1. ELISA 检测柯萨奇病毒抗体 IgM

【试剂和器具】

试剂盒组成：①微孔板（表面包被有人柯萨奇病毒抗原）；②标本稀释液；③洗涤缓冲液（20 倍浓缩）；④底物 A、B；⑤酶标记物；⑥阴性对照；⑦阳性对照；⑧终止液；⑨封板膜等。

【操作步骤】

按试剂盒使用说明书或实验室制定的 SOP 进行操作，主要操作过程如下：设定和加载阴性对照、阳性对照、质控物和待测样本→温育反应→洗涤→加入酶标记抗原→温育反应→洗涤→加入酶底物显色溶液→温育反应→终止→比色。

【结果计算】

按特定试剂盒说明书进行。

【参考区间】

未感染柯萨奇病毒者，血清抗柯萨奇病毒抗体阴性。

【注意事项】

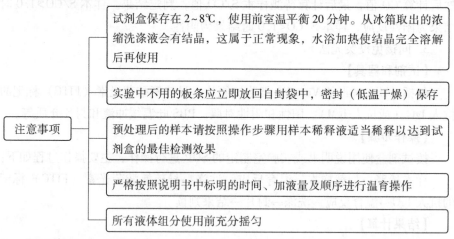

注意事项

- 试剂盒保存在 2~8℃，使用前室温平衡 20 分钟。从冰箱取出的浓缩洗涤液会有结晶，这属于正常现象，水浴加热使结晶完全溶解后再使用
- 实验中不用的板条应立即放回自封袋中，密封（低温干燥）保存
- 预处理后的样本请按照操作步骤用样本稀释液适当稀释以达到试剂盒的最佳检测效果
- 严格按照说明书中标明的时间、加液量及顺序进行温育操作
- 所有液体组分使用前充分摇匀

2. 中和试验

【试剂和器具】

主要包括已滴定滴度的柯萨奇病毒、阳性对照血清、阴性对照血清、RD细胞或 HEp-2 细胞或其他敏感细胞和细胞培养试剂等。

【操作步骤】

按试剂盒使用说明书或实验室制定的 SOP 进行操作，主要操作过程如下：病毒制备→病毒滴度检测→血清稀释→加载血清和病毒→加 RD 细胞或 HEp-2 细胞或其他敏感细胞悬液→温育反应→观察结果。

【参考区间】

未感染柯萨奇病毒者，血清抗柯萨奇病毒抗体阴性。各实验室最好根据本室使用的检测系统，检测一定数量的健康人群，建立自己的参考区间。

（二）肠道病毒 71 型

1. ELISA 检测 EV71 抗体 IgM

【试剂和器具】

试剂组成：包被 EV71 的微孔板、酶标记的抗体、酶底物显色溶液以及阴性对照、阳性对照、样本稀释液、浓缩洗涤液。

【操作步骤】

按试剂盒使用说明书或实验室制定的 SOP 进行操作，主要操作过程如下：设定和加载阴性对照、阳性对照、质控物和待测样本→温育反应→洗涤→加入酶标抗体→温育反应→洗涤→加入酶底物显色溶液→温育反应→终止→比色。

【结果计算】

按特定试剂盒说明书进行。通常 S/CO≥1.0 阳性反应，S/CO<1.0 为阴性。

【参考区间】

未感染肠道病毒 EV71 者，血清抗肠道病毒 EV71 型 IgM 抗体阴性。

2. 间接免疫荧光法检测 EV71 抗体

【试剂和器具】

包括感染 EV71 病毒的 RD 细胞抗原片、异硫氰酸荧光素（FITC）标记的抗人 IgG（或抗人 IgM）、阳性和阴性对照、PBS 吐温缓冲液和封片介质等。

【操作步骤】

按试剂盒所附的使用说明书或实验室制定的 SOP 进行操作，主要操作过程如下：加载样本→样本固定→加荧光抗体→温育反应→洗涤→封片→观察结果。

【结果判断】

根据 EV71 病毒感染细胞荧光强度判定结果。抗体强度 1+～4+为阳性反应；抗体强度-～±为阴性。以待测血清出现阳性结果的最高稀释度为抗 EV71 病毒抗体滴度。

【参考区间】

未感染肠道病毒 EV71 者，血清 1∶20 稀释抗 EV71 病毒抗体阴性。

六、轮状病毒感染

1. ELISA 法

【试剂和器具】

必须使用具有国家批准文号以及批检合格的试剂盒。商品化试剂盒一般包括抗轮状病毒抗体包被的微孔板、HRP 标记的单克隆抗轮状病毒抗体、标本稀释液、洗涤液、阴阳性对照、底物溶液，终止液等。

【操作步骤】

取出试剂盒恢复至室温，将所需量的已包被抗轮状病毒抗体的微孔板条用洗液洗涤 1 次

↓

取适量的待检粪便用 PBS 稀释成 20% 悬液，1000r/min 离心 5 分钟，取上清液用等量的稀释液（含 20g/L 的 BSA）稀释混匀，每孔加入 100μl，并设置阳性对照和阴性对照。用封板纸封板，37℃ 温浴 1 小时或 4℃ 过夜，洗板机洗涤 3 次，每次每孔注入洗涤液 300μl，然后在吸水纸上拍干

加入酶标记抗轮状病毒抗体，每孔 100μl，封板后于 37℃ 孵育 40 分钟，同步骤 2 洗涤 3 次，拍干。

加入显色底物，每孔 100μl，避光孵育 20 分钟后，每孔加入终止液 100μl，振荡混匀，酶标仪上 450nm 波长测定吸光度值

注意：具体的操作步骤可能因不同厂家产品不同而略有差别。

【结果计算】

参考试剂商提供的说明书。

2. 金标记免疫层析试验

【试剂和器具】

商品化专用试剂盒。

【操作步骤】

取出试剂盒恢复至室温，同时将试管编号，每个试管中加入 2ml 粪便提取液

↓

用取样器取豌豆大小粪便（如为液体粪，可移入 200μl）至编号试管中

↓

盖上管盖，将粪便与提取液振荡混匀，1000r/min 离心 1 分钟，使颗粒物质沉淀

↓

取出测试卡，用塑料滴管自上述标本管中吸取粪便上清液，在标本池中滴加 6 滴，室温置 10 分钟后观察结果

【结果计算】

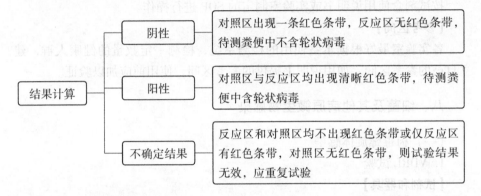

3. 反向间接血凝法

【试剂和器具】

商品化试剂盒，实验前将致敏醛化绵羊红细胞用 0.01mol/L pH7.2 PBS 配成 1% 悬液。

【操作步骤】

待检的粪便标本（稀便）用 PBS 作 1:4 稀释混匀，1000r/min 离心 5 分钟，取上清液后备用

↓

96 孔 V 型孔血凝反应板，每孔加 25μlPBS

↓

加 25μl 标本至第 1 孔，混匀后取 25μl 至第 2 孔，依次稀释至第 11 孔，第 12 孔作空白对照

↓

每孔补加 PBS 25μl，在振荡器上混匀，加 25μl 致敏红细胞，再振荡混匀，置 37℃ 或室温 1~2 小时

【结果计算】

孔底出现50%凝集（2+）为反应终点，以50%凝集孔数≥3孔判为阳性。

七、人乳头状瘤病毒感染

【试剂和器具】

购买专用商品化试剂盒。

【操作步骤】

按试剂盒使用说明书或实验室制定的 SOP 进行操作。

【参考区间】

各实验室最好根据本室使用的检测系统，检测一定数量的健康人群，建立自己的参考区间。如用说明书提供的参考区间，使用前应加以验证。

八、细菌及其他病原微生物感染

（一）梅毒螺旋体感染

1. VDRL 试验

【试剂和器具】

必须使用经药品生物制品检定所鉴定合格的试剂盒。

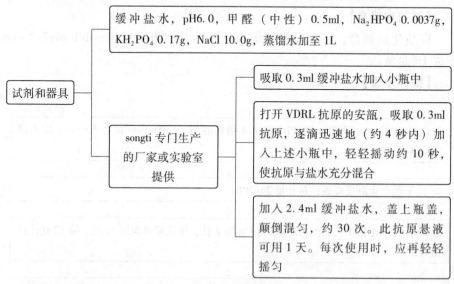

【操作步骤】

（1）玻片定性试验

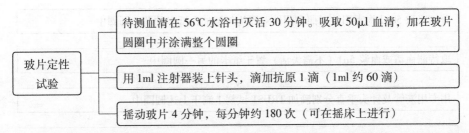

玻片定性试验
- 待测血清在56℃水浴中灭活30分钟。吸取50μl血清，加在玻片圆圈中并涂满整个圆圈
- 用1ml注射器装上针头，滴加抗原1滴（1ml约60滴）
- 摇动玻片4分钟，每分钟约180次（可在摇床上进行）

（2）玻片半定量试验：在VDRL玻片定性试验中，为排除前带现象或假阴性，可作玻片半定量试验。

待测血清用9g/L氯化钠溶液在小试管中作6个稀释度，即原血清，1:2，1:4，1:8，1:16，1:32。每个稀释度血清取50μl，加入玻片圆圈中，按定性试验的方法进行测定，并以1+为终点报告滴度。

2. RPR试验

【试剂和器具】

RPR抗原、RPR卡片、塑料加液滴管（每滴50μl）。

【操作步骤】

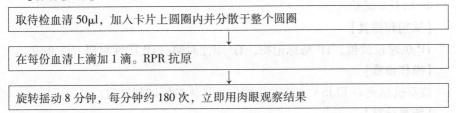

取待检血清50μl，加入卡片上圆圈内并分散于整个圆圈

↓

在每份血清上滴加1滴。RPR抗原

↓

旋转摇动8分钟，每分钟约180次，立即用肉眼观察结果

【结果计算】

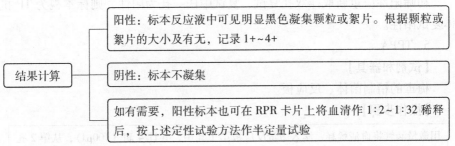

结果计算
- 阳性：标本反应液中可见明显黑色凝集颗粒或絮片。根据颗粒或絮片的大小及有无，记录1+~4+
- 阴性：标本不凝集
- 如有需要，阳性标本也可在RPR卡片上将血清作1:2~1:32稀释后，按上述定性试验方法作半定量试验

3. TRUST试验

【试剂和器具】

TRUST抗原悬液，阴性对照血清，阳性对照血清，专用滴管及针，试验专用卡片。

【操作步骤】

分别吸取 50μl 梅毒阳性对照和阴性对照均匀铺加在纸卡的两个圆圈中

↓

取待测血清或血浆 5μl（不需失活）置于纸卡的另一圆圈中

↓

用专用滴管及针头垂直分别滴加 TRUST 试剂 1 滴于上述圆圈中

↓

按 100r/min 摇动 8 分钟，肉眼观察结果

【结果计算】

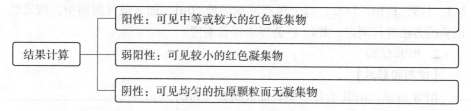

结果计算　——　阳性：可见中等或较大的红色凝集物

——　弱阳性：可见较小的红色凝集物

——　阴性：可见均匀的抗原颗粒而无凝集物

4. ELISA 试验

【试剂和器具】

TP 抗原包被板、TP 酶标记物，TP 阳性对照、TP 阴性对照、洗涤液。

【操作步骤】

按双抗原夹心 ELISA 方法进行操作，具体参照试剂说明。

【结果计算】

使用不同的试剂盒，参照试剂说明。

初筛阳性应重新取样双孔复试，复试中任一孔为阳性，则标本视为 TP 抗体复试阳性。

5. TPPA

【试剂和器具】

梅毒的精制菌体、反应板。

【操作步骤】

用微量滴管将血清稀释，滴入微量反应板第 1 孔中，共计 4 滴（100μl），从第 2 孔至第 4 孔各滴 1 滴（25μl）

↓

用微量移液管取标本 25μl 至第 1 孔，然后用微量加样器或微量移液管以 2 单位的方式从第 1 孔稀释至第 4 孔

↓

用试剂盒中提供的滴管在第 3 孔中滴入 1 滴（25μl）未致敏粒子，在第 4 孔中滴入 1 滴（25μl）致敏粒子

↓

用平板混匀器以不会导致微量反应板内容物溅出的强度混匀 30 秒，15～30℃，水平静置 2 小时后，观察并记录反应结果

【结果计算】

（1）反应图像的判定：在判定观测板上静置微量反应板，观察粒子的反应图像，将反应图像与质控对照的图像进行比较，并参照质控进行判断。

（2）结果判读

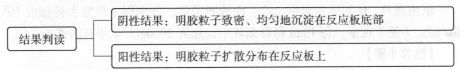

结果判读 ┬ 阴性结果：明胶粒子致密、均匀地沉淀在反应板底部

└ 阳性结果：明胶粒子扩散分布在反应板上

6. TPHA 试验

【试剂和器具】

使用有正式批文的市售试剂盒。

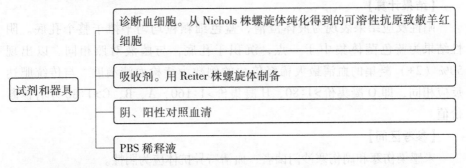

试剂和器具 ┬ 诊断血细胞。从 Nichols 株螺旋体纯化得到的可溶性抗原致敏羊红细胞

├ 吸收剂。用 Reiter 株螺旋体制备

├ 阴、阳性对照血清

└ PBS 稀释液

【操作步骤】

可参照试剂盒说明书操作。

取已经 56℃灭活 30 分钟的待检血清 50μl，加吸收剂 50μl，37℃，30 分钟，以去除非特异性抗体

↓

在反应板第 1 孔加入 PBS 液 40μl，其后各孔加 25μl

↓

加上述已经吸收待检血清 10μl 于第 1 孔，混匀。用多头稀释仪取 25μl 按倍比连续稀释至第 8 孔。阴、阳性对照血清按同样操作，空白对照加 PBS

↓

每孔加诊断血细胞溶液 25μl，振荡 1 分钟，充分混匀，置 37℃1 小时观察结果

【结果计算】

阴性为不凝集，血细胞均匀沉积于孔底，集中于一点。阳性为呈不同程度凝集，均匀平摊于整个孔底。以出现"2+"凝集的血清最大稀释倍数的倒数为待检血清滴度。

（二）伤寒沙门菌及副伤寒沙门菌感染

1. 凝集反应

【试剂和器具】

取伤寒 O、H 和副伤寒甲、乙、丙诊断菌液，分别用生理盐水稀释成 10^9 菌/ml。为便于观察，每 10ml 稀释菌液中，加入 20.0g/L 亚甲蓝溶液 5μl。

【操作步骤】

按试剂盒使用说明书或实验室制定的 SOP 进行操作，主要过程如下：血清梯度稀释→加载伤寒 O、H、副伤寒甲、乙、丙染色菌液→加盖，37℃过夜→观察结果。

【结果计算】

阳性反应结果表现为液体澄清，蓝色细颗粒均匀平摊于整个孔底。阴性结果为蓝色菌体集中于一点，沉积于孔底，与菌液对照相同。以出现 50%（2+）凝集的血清最大稀释倍数的倒数为待检血清滴度。与传统肥达反应相同，即 O 凝集价>1:80，H 凝集价>1:160，A、B、C>1:80 才有诊断价值。

【参考区间】

未感染伤寒和副伤寒沙门菌者，血清特异抗体应为阴性。

【注意事项】

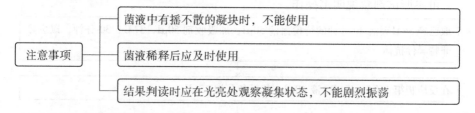

2. 胶体金试纸条法

【试剂和器具】

采用专用商品试剂盒，试剂盒主要包括反应板、洗涤液、金标液、阴性

和阳性对照。

【操作步骤】

按试剂盒使用说明书或实验室制定的 SOP 进行操作，主要过程如下：加洗涤液→加载血清→加洗涤液→加金标液→加洗涤液→观察结果。

【结果计算】

阳性反应：质控点显示红色，反应孔中间有红色斑点出现。阴性：质控点显色红色，反应孔中间无红色斑点出现或仅为痕迹。

【参考区间】

未感染伤寒和副伤寒沙门菌者，血清特异抗体应为阴性。

【注意事项】

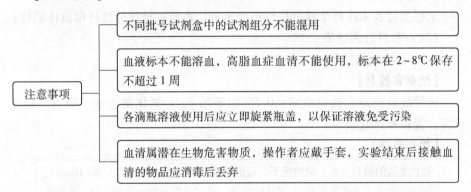

注意事项	
	不同批号试剂盒中的试剂组分不能混用
	血液标本不能溶血，高脂血症血清不能使用，标本在 2~8℃保存不超过 1 周
	各滴瓶溶液使用后应立即旋紧瓶盖，以保证溶液免受污染
	血清属潜在生物危害物质，操作者应戴手套，实验结束后接触血清的物品应消毒后丢弃

（三）结核分枝杆菌感染

1. 斑点免疫胶体金渗滤试验

【试剂和器具】

采用专用商品试剂盒，试剂盒主要包括反应板、封闭液、洗涤液、金标液、阴性阳性对照。

【操作步骤】

按试剂盒使用说明书或实验室制定的 SOP 进行操作，主要过程如下：滴加封闭液→加载血清→加洗涤液→加金标液→加洗涤液→观察结果。

【结果计算】

阳性反应：质控点显示红色，反应孔中间有红色斑点出现；阴性：质控点显色红色，反应孔中间无红色斑点出现或仅为痕迹。

【参考区间】

未感染过及未接种结核分枝杆菌疫苗者，血清抗结核分枝杆菌抗体阴性。

2. ELISA 法

【试剂和器具】

采用专用商品试剂盒，试剂盒主要包括反应板、封闭液、洗涤液、金标液、阴性和阳性对照。

【操作步骤】

按试剂盒使用说明书或实验室制定的 SOP 进行操作，主要过程如下：加载血清（待测血清、阳性与阴性对照）→温育→洗板→加入 HRP 标记的抗人 IgG 抗体→温育→洗板→加入酶底物显色溶液→观察结果。

【结果计算】

以待测血清与 cut-off 吸光度比值（S/CO）≥1 判为阳性反应。

【参考区间】

未感染过及未接种结核分枝杆菌疫苗者，血清抗结核分枝杆菌抗体阴性。

（四）布鲁杆菌感染

1. 试管法凝集试验

【试剂和器具】

试管凝集抗原、被检血清、0.5% 的苯酚 9g/L 氯化钠溶液、吸管、凝集试管、温箱和试管架等。

【操作步骤】

被检血清的稀释。在一般情况下，每份血清用 5 支小试管（口径 8~10mm），第一管加入 2.3ml 苯酚 9g/L 氯化钠溶液，第二试管不加，第三、四、五管各加 0.5ml，用 1ml 吸管吸取被检血清 0.2ml，加入第一管中，混匀。混匀后，以该吸管吸取第一管中血清加入第二管和第三管各 0.5ml，以该吸管将第三管混匀，并吸取 0.5ml 加入第四管，混匀。再从第四管吸取 0.5ml，弃去。如此稀释后，从第二管到第五管血清稀释度分别为 1:12.5，1:25，1:50 和 1:1000

↓

加入抗原。先以 0.5% 苯酚 9g/L 氯化钠溶液将抗原原液作适当稀释（一般是做 1:10 稀释）。稀释后的抗原加入各稀释的血清管（第一管不加，作为血清对照），每管加 0.5ml，混匀。加入抗原后，每管总量 1ml，血清稀释度从第二管至第五管分别为 1:25，1:50，1:100 和 1:200，从第一管再吸出 0.5ml，剩 1ml

↓

对照。阴性血清对照，血清稀释后加抗原（与被检血清对照相似）。阳性血清对照，其血清稀释到原有滴度，再加抗原，抗原对照，适当稀释的抗原加苯酚盐水

↓

判定比浊管制备。每次试验须配制比浊管作为判定的依据

↓

全部试验管、对照管及比浊管充分振荡后置37℃温箱中20~22小时，取出后放室温2小时，然后以比浊管为标准判定结果

具体参照不同试剂盒说明书。

【结果计算】

记录结果：根据各管中上层液体的清亮度记录结果。特别是50%清亮度（++）对判定结果关系较大，一定要与比浊管对比判定。

2. 胶乳凝集试验

【试剂和器具】

胶乳抗原试剂、被检血清、阴性血清、阳性血清、稀释液、吸头、玻片等。

【操作步骤】

操作步骤

定性试验：取被测标本、阳性血清、阴性血清、稀释液各1滴，分置于玻片上，各加乳胶抗原1滴，用牙签混匀，搅拌并摇动1~2分钟，于3~5分钟内观察结果

定量试验：先将血清在微量反应板或小试管内作连续倍比稀释，各取1滴依次滴加于乳胶凝集反应板上，另设对照（同上），随后各加乳胶抗原1滴。如上搅拌并摇动，然后判定

【结果计算】

首先对照组要出现如下的结果，本试验才能成立：阳性血清加抗原"+++"，阴性血清加抗原"-"，抗原加稀释液"-"。以出现"++"以上凝集者，判为阳性凝集。稀释40倍以上出现阳性凝集具有诊断意义。

（五）军团菌感染

1. 微量凝集试验

【试剂和器具】

将用作抗原的军团杆菌，接种于BCYE培养基上，35℃烛缸中培养3~4天，用0.01mol/L pH 7.4 PBS洗下菌苔，置沸水浴1小时杀菌。2000×g离心10分钟，弃去上清液。用含0.5%甲醛（福尔马林）的PBS配成悬液，使浓度在420nm波长、光径1cm时的吸光度（A）值为0.65。用前每毫升菌液加苯酚复红1μl。

【操作步骤】

在微量血凝反应板上进行。将待测血清用 0.01mol/L pH 7.4 PBS 做倍比稀释，每孔加 25µl，各孔加入菌液 25µl，混匀 1 分钟，置湿盒中室温过夜。

【结果计算】

目视判定结果，以 50%（2+）凝集为终点。引起 50% 凝集的血清最高稀释度的倒数为其滴度。

2. 间接血凝试验

【试剂和器具】

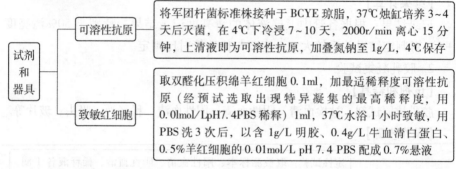

试剂和器具
- 可溶性抗原：将军团杆菌标准株接种于 BCYE 琼脂，37℃烛缸培养 3~4 天后灭菌，在 4℃下冷浸 7~10 天，2000r/min 离心 15 分钟，上清液即为可溶性抗原，加叠氮钠至 1g/L，4℃保存
- 致敏红细胞：取双醛化压积绵羊红细胞 0.1ml，加最适稀释度可溶性抗原（经预试选取出现特异凝集的最高稀释度，用 0.01mol/LpH7.4PBS 稀释）1ml，37℃水浴 1 小时致敏，用 PBS 洗 3 次后，以含 1g/L 明胶、0.4g/L 牛血清白蛋白、0.5%羊红细胞的 0.01mol/L pH 7.4 PBS 配成 0.7%悬液

【操作步骤】

在微量血凝反应板上进行。待测血清用上述稀释液作倍比稀释，每孔 25µl，各孔补加稀释液 25µl。每孔滴加致敏红细胞 25µl，混匀 1 分钟，置湿盒中室温 2 小时后判读结果。

【结果计算】

以 50%（2+）凝集为终点。出现 50% 凝集的血清最高稀释度的倒数为效价。

3. ELISA 法

【试剂和器具】

购买专用商品试剂盒。

【操作步骤】

按试剂盒使用说明书操作。

【结果计算】

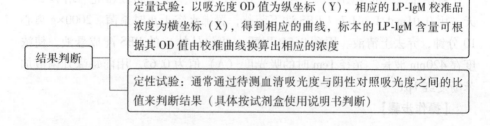

结果判断
- 定量试验：以吸光度 OD 值为纵坐标（Y），相应的 LP-IgM 校准品浓度为横坐标（X），得到相应的曲线，标本的 LP-IgM 含量可根据其 OD 值由校准曲线换算出相应的浓度
- 定性试验：通常通过待测血清吸光度与阴性对照吸光度之间的比值来判断结果（具体按试剂盒使用说明书判断）

4. 间接免疫荧光法

【试剂和器具】

购买专用商品试剂盒（加样板，FITC 标记的抗人 IgA，IgG 或 IgM，阴性对照，阳性对照，PBS 吐温缓冲液等）。

【操作步骤】

按试剂盒使用说明书操作。

【结果计算】

待测血清军团菌抗体阳性时，显微镜观察有典型的荧光；若为阴性，显微镜观察无特殊性荧光，但可辨认出细菌形状。抗体滴度<100 为阴性，抗体滴度在 100～320 之间为弱阳性，抗体滴度>320 为阳性。

（六）肺炎支原体感染

【试剂和器具】

试剂组成预包被人肺炎支原体微孔板、浓缩清洗缓冲液、血清稀释液、结合物稀释液、阳性质控、阴性质控、标准品、浓缩的辣根过氧化物-结合物、底物液、终止液。

【操作步骤】

按试剂盒使用说明书或实验室制定的 SOP 进行操作，主要操作过程如下：样本稀释→加载样本→温育反应→洗涤→加酶标记抗体→温育反应→洗涤→加底物→温育反应→加终止液→观察结果。

【结果计算】

结果计算

- 定性检测：按特定的试剂盒说明书进行。通常 S/CO 比值≥1.0 为阳性反应，S/CO 比值<1.0 为阴性
- 定量检测：以抗肺炎支原体抗体标准品浓度（2RU/ml、20RU/ml、200RU/ml）为横坐标，相应的吸光度为纵坐标制作标准曲线。待测血清中抗肺炎支原体抗体水平可根据所测吸光度值从标准曲线得出

【参考区间】

参考区间

- 定性检测：未感染过肺炎支原体者，血清肺炎支原体抗体为阴性
- 定量检测：抗肺炎支原体抗体参考值待确定。各实验室最好根据本实验室条件和使用试剂盒，调查一定数量的正常人群，建立自己的参考区间

【注意事项】

注意事项 ┬ 试剂盒2~8℃有效期半年，不宜冷冻贮存

├ 不同厂家、不同批号试剂不可混用

└ 待测血清最好新鲜采集，不可有溶血、脂血或细菌污染。2~8℃可保存1周，−20℃可保存较长时间，但应避免反复冻融

（七）幽门螺杆菌感染

1. ELISA

【试剂和器具】

试剂组成包被 HP 抗原的微孔板、酶标记的抗体、酶底物显色溶液以及阴性对照、阳性对照和浓缩洗涤液等。

【操作步骤】

按试剂盒使用说明书或实验室制定的 SOP 进行操作，主要操作过程如下：样本稀释→加载标准品或样本→温育反应→洗涤→加酶标二抗→温育反应→洗涤→显色→终止反应→结果判读。

【结果计算】

按特定试剂盒说明书进行，例如：

结果计算 ┬ 定性检测：S/CO 以≥1.0 为阳性反应；S/CO<1.0 为阴性

└ 定量检测：以抗 HP（抗 CagA）抗体标准品浓度（2RU/ml、20RU/ml、200RU/ml）为横坐标，相应吸光度值为纵坐标制作标准曲线。待测血清中抗 HP（抗 CagA）抗体浓度可依据所测吸光度值从标准曲线得出

【参考区间】

参考区间 ┬ 定性检测：未感染幽门螺杆菌者，血清抗幽门螺杆菌抗体阴性

└ 定量检测：无可用参考值。各实验室可根据自身条件，用固定的试剂盒，调查一定数量的正常人群建立自己的参考值

【注意事项】

注意事项 ┬ 试剂盒2~8℃有效期半年，不宜冻结贮存

└ 待测血清最好新鲜采集，不可有溶血、脂血或细菌污染。2~8℃可保存1周，−20℃可保存较长时间，应避免反复冻融

2. 间接免疫荧光法

【试剂和器具】

试剂组成加样板、幽门螺杆菌涂片、异硫氰酸荧光素（FITC）标记的抗人 IgG（或抗人 IgA、IgM）、阳性和阴性对照、PBS 吐温缓冲液和封片介质等。

【操作步骤】

按试剂盒说明书或实验室制定的 SOP 进行操作，主要操作过程如下：样本稀释→加载样本→温育反应→洗涤→加荧光二抗→温育反应→洗涤→封片→观察结果。

【结果计算】

如果存在抗 HP 抗体，可见涂片中的幽门螺杆菌呈现清晰的弯曲状或颗粒状荧光，与阳性对照血清的荧光模式一致。如抗 HP 抗体阴性，幽门螺杆菌不发荧光。

【参考区间】

未感染幽门螺杆菌者，血清间接免疫荧光法检测抗 HP 抗体阴性。

3. WB 法

【试剂和器具】

试剂组成：已转印幽门螺杆菌抗原的 NC 膜，酶标记抗人 IgG（或抗人 IgA）、酶底物/色原、洗涤液等。

【操作步骤】

按试剂盒使用说明书进行操作。举例如下：取出已转印幽门螺杆菌抗原的 NC 膜及相关试剂→加载样本→振荡反应→洗膜→加二抗→振荡反应→洗膜→显色→洗膜→结果判读。

【结果计算】

检测结果的判断是根据呈色条带的种类和多少，与试剂盒提供的阳性标准条带即 CagA 带（分子量 120000）、VacA 带（分子量 95000）、VreB 带（分子量 66000）、VreA 带（分子量 26000~33000）、OMP 带（分子量 19000）等进行比较。

【参考区间】

未感染幽门螺杆菌者，WB 法检测抗 HP 抗体阴性。

（八）沙眼衣原体感染

1. 荧光抗体染色法

【试剂和器具】

采用有正式批准文号的试剂盒。

荧光素标记的抗沙眼衣原体单克隆抗体，阴、阳性对照抗原片，缓冲洗涤液，碱性缓冲甘油。

【操作步骤】

首先洗净感染部位的分泌物，用棉拭子用力擦拭局部黏膜，以取得上皮细胞。可取尿道黏膜、子宫颈内膜、肉芽肿中的感染组织及新生儿眼结膜分泌物。将拭子于无荧光的洁净玻片上涂片。用丙酮固定15分钟，立即检测或-20℃贮存。

在上述涂片上加沙眼衣原体荧光抗体一小薄层（约20μl），放湿盒中，加盖，置37℃30分钟。洗涤液冲洗，晾干。滴加缓冲甘油并加盖玻片封片，用荧光显微镜观察。

【结果计算】

在荧光显微镜下，沙眼衣原体在细胞内呈现大小（直径200～300nm）、边界清晰的亮绿色圆形颗粒。有时细胞内可见由原体分裂形成的包涵体，也呈亮绿色。

2. ELISA法

【试剂和器具】

采用有正式批准文号的试剂盒。

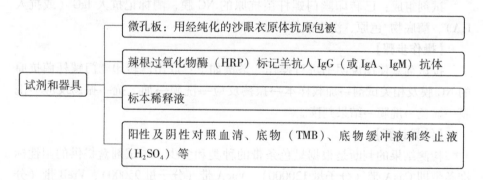

试剂和器具
- 微孔板：用经纯化的沙眼衣原体抗原包被
- 辣根过氧化物酶（HRP）标记羊抗人IgG（或IgA、IgM）抗体
- 标本稀释液
- 阳性及阴性对照血清、底物（TMB）、底物缓冲液和终止液（H_2SO_4）等

【操作步骤】

按试剂盒说明书和各实验室的SOP进行。

【结果计算】

按试剂盒说明书判断结果。

3. 免疫层析法

【试剂和器具】

恒温加热器、提取液、检测板等。

【操作步骤】

按试剂盒说明书和各实验室的 SOP 进行。

【结果计算】

首先判读检测板的质量，在 15 分钟内如检测板的质控窗内有一条带出现，即表示检测板质量合格，此时可读取结果。否则表示检测板为无效板，其检测结果不可靠。

结果的判读：在检测板结果窗内有一条带出现，即表示为阳性，反之则为阴性。

（九）肺炎衣原体感染

1. 微量免疫荧光法

【试剂和器具】

衣原体底物玻片，荧光素标记的抗抗体，阳性、阴性对照，IgM 预处理液。

【操作步骤】

按试剂盒说明书和各实验室的 SOP 进行。

【结果计算】

按试剂盒说明书判断结果。

2. 间接 ELISA 法

【试剂和器具】

采用有正式批准文号的试剂盒。材料包含微孔板、校准品、阳性对照、阴性对照、酶结合物、标本缓冲液、色原/底物液、终止液。

【操作步骤】

按试剂盒说明书和各实验室的 SOP 进行。

【结果计算】

按试剂盒说明书判断结果。

3. 间接免疫荧光法

【试剂和器具】

采用有正式批准文号的试剂盒。包被有肺炎衣原体感染的细胞膜片、异硫氰酸荧光素（FITC）标记的抗人 IgG（或抗人 IgA、IgM）、阳性和阴性对照、PBS 吐温缓冲液和封片介质等。

【操作步骤】

按试剂盒使用说明书进行操作，举例如下。

将试剂盒自冷藏处取出后恢复至室温（18~25℃）；配制试剂，稀释待测血清；按顺序滴加 25μl 稀释血清至加样板的各反应区，避免产生气泡

↓

将细胞膜片覆盖在加样板上，确保待测血清与细胞膜片接触，于室温下温育 30 分钟

↓

用 PBS 缓冲液流水冲洗细胞膜片 1 秒，再在 PBS 缓冲液中浸 5 分钟

↓

滴加 25μl FITC 标记的抗人 IgG（或 IgA、IgM）于另一加样板的反应区。从洗杯中取出细胞膜片，5 秒内用吸水纸擦去背面和边缘的水分，立即盖在加样板上，确保细胞膜片与荧光抗体接触良好，于室温下继续温育 30 分钟

↓

用 PBS 缓冲液流水冲洗细胞膜片 1 秒，再在 PBS 缓冲液中浸 5 分钟

↓

取出细胞膜片，擦去背面和边缘的水分，滴加甘油/PBS，盖上盖玻片，于荧光显微镜下观察

【结果计算】

抗肺炎衣原体可引起感染细胞的胞质内包涵体（内为原体和分裂增殖的始体）呈现荧光。细胞间游离的原体也可呈现荧光。视野中部分细胞没有感染，无荧光。

第七节　肿瘤标志物的免疫性检验

一、甲胎蛋白

1. ELISA 法

【试剂和器具】

试剂组成：包被有抗 AFP 单克隆抗体的微孔板、一系列浓度的标准品、酶标记的抗体、酶显色底物溶液以及阴性对照、阳性对照、浓缩洗涤液、终止液等。

【操作步骤】

按试剂盒使用说明书或实验室制定的 SOP 进行操作，主要操作流程如下：

设定和加载标准品、阴性对照、阳性对照、质控物及待测标本→温育反应→加入酶标记的抗 AFP 单克隆抗体→温育反应→洗涤→加入酶显色底物溶液→温育反应→终止→比色。

【结果计算】

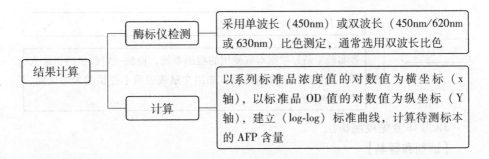

【参考区间】

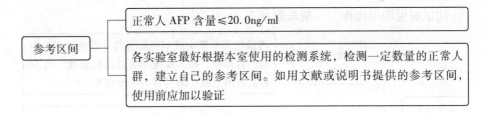

2. CLIA 法

【试剂和器具】

试剂组成：抗 AFP 包被的微粒子、吖啶酯标记的抗 AFP 结合物、标本稀释液以及通用的发光激发液、清洗缓冲液等。

【操作步骤】

按试剂盒使用说明书或实验室制定的 SOP 进行操作，主要操作流程如下：

签收标本→离心→上机检测→审核报告→签发报告→标本保存。上机检测按仪器和试剂盒操作说明书设定参数，仪器全自动化运行。全自动发光免疫分析仪一般包括标本盘、试剂盘、温育系统、固相载体分离洗涤系统、发光信号检测系统、数据分析系统以及操作控制系统。

【结果计算】

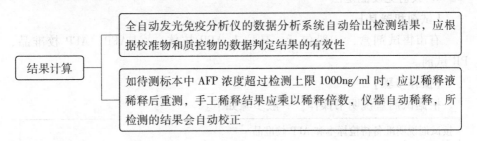

【参考区间】

参考区间 —— 正常人血清 AFP<13.4ng/ml

—— 各实验室最好根据本室使用的检测系统，检测一定数量的正常人群，建立自己的参考区间。如用文献或说明书提供的参考区间，使用前应加以验证

3. 肢体金免疫层析法

【试剂和器具】

有市售成套试剂。一般有：已包被的试剂条、缓冲液。

【操作步骤】

按试剂说明书操作。一般步骤如下。

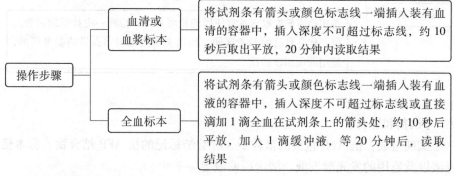

操作步骤 —— 血清或血浆标本 —— 将试剂条有箭头或颜色标志线一端插入装有血清的容器中，插入深度不可超过标志线，约 10 秒后取出平放，20 分钟内读取结果

—— 全血标本 —— 将试剂条有箭头或颜色标志线一端插入装有血液的容器中，插入深度不可超过标志线或直接滴加 1 滴全血在试剂条上的箭头处，约 10 秒后平放，加入 1 滴缓冲液，等 20 分钟后，读取结果

【结果计算】

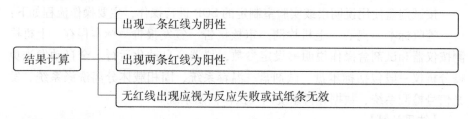

结果计算 —— 出现一条红线为阴性

—— 出现两条红线为阳性

—— 无红线出现应视为反应失败或试纸条无效

4. 放射免疫测定法

【试剂和器具】

有市售试剂盒，一般包括：马抗人 AFP 抗体、^{125}I-AFP、AFP 校准品、PR 试剂。

【操作步骤】

根据试剂盒说明书操作。一般步骤如下。

按试剂说明准备待检标本和 AFP 校准品

↓

将加有各校准品 $S_1 \sim S_6$、待测标本 100μl 的反应管中加入 ^{125}I-AFP 100μl、马抗人 AFP 抗体 100μl，充分混匀，置 37℃ 温育 3 小时

↓

加入 PR 试剂 1000μl，置 37℃ 温育 30 分钟，3500r/min 离心 20 分钟，吸弃上清液，在 γ 计数仪上测沉淀物放射强度（B），计算结合率 B/B_0 值

↓

以 AFP 标准含量为横坐标，以结合率为纵坐标，制作校准曲线，在此曲线中查出各待测标本中的 AFP 含量

二、甲胎蛋白异质体

1. 亲和交叉免疫电泳法

【试剂和器具】

小扁豆凝集素（LCA）；抗 AFP 血清；10g/L 琼脂糖：琼脂糖 1g 加 0.25mol/L pH 8.6 巴比妥缓冲液 100ml，沸水浴中使之融化，加入叠氮钠使其浓度达 1g/L，按需要量分装后密封，4℃ 保存；^{125}I-AFP。

【操作步骤】

按试剂盒使用说明书或实验室制定的 SOP 进行操作，主要流程为：

将 10.0g/L 琼脂糖融化后，在 6cm×12cm 洁净玻板的一侧浇注 2cm×12cm（厚 1.6mm）凝胶条（约需 3.84ml 凝胶液），凝固后于距内缘 2~3mm 处切一条 0.5cm×10cm 的槽

↓

用巴比妥缓冲液将 LCA 稀释成 2mg/ml（−20℃ 可保存 1 个月），取 80μl 加入冷至 56℃ 的已融化琼脂糖凝胶 1ml 中，混合后浇注于上述槽中，待凝固后，于此凝胶条上距阴极端 0.5cm 处打一直径 0.2~0.3cm 的孔，距此孔 4.5cm 处打第二个孔（第二份标本）

↓

两孔内各加一份待测血清，加样量 5~10μl。以 1.0g/L 溴酚蓝为指示剂，10V/cm 稳压电泳，至白蛋白泳出 4cm 时关闭电源

↓

将抗 AFP 血清按效价与融化并冷至 56℃ 的琼脂糖胶液混合（琼脂糖最终浓度为 9.0g/L，抗 AFP 血清达到最适浓度），并浇注玻板的其余部分（4cm×12cm），约需含抗血清胶液 7.68ml，使凝固

↓

于 LCA 胶条下 1.5mm 处空白凝胶内切割一 0.2cm×10cm 的细槽，槽内注入混有 1.0g/L 溴酚蓝 5μl 的^{125}I-AFP 20μl（6 万~7 万 cpm）。如混入 0.35ml 融化的 10.0g/L 琼脂糖胶液中浇注更好。10V/cm 稳压电泳，电泳方向与第一次电泳垂直，至白蛋白泳出 4cm 时终止

↓

电泳结束后，用滤纸覆盖于凝胶板表面，置 37℃ 干燥后，于暗室覆盖 X 线底片，室温曝光 48 小时，显影和定影后观察

【结果计算】

将 X 线胶片置坐标纸上，以峰两侧水平线作基线，峰形下总面积（小格数）为 100%，各峰所占面积（小格数）与总面积的百分比即为 AFP 异质体的百分比。

【参考区间】

正常人血清 AFP-L 3%（AFP-13/总 AFP）<10%。

【注意事项】

注意事项	待测血清或其他体液应避免溶血、脂血或微生物污染
	由于实验中使用了放射性核素，存在污染风险，整个操作和废弃物的处理需按 RIA 国家规定进行

2. 亲和电泳免疫印迹法

【试剂和器具】

小扁豆凝集素（LCA），马抗人 AFP 抗体，兔抗人 AFP-HRP；结合马抗人 AFP 抗体的硝酸纤维素膜（简称马抗人 AFP-Nc 膜），将膜剪裁成与凝胶板相同大小，浸于最适稀释浓度的马抗人溶液中，5 分钟后取出，电吹风吹干，4℃ 保存，4 周内稳定；洗涤液：150mmol/L 氯化钠溶液，含 0.05% Tween-20。

【操作步骤】

用 25mmol/L Ttis-巴比妥缓冲液（pH8.6）配制 10g/L 琼脂糖凝胶（内含 2g/L LCA），浇注玻板。凝胶厚度为 1.0mm，长 8cm，宽度视标本数而定，一般为 1cm 宽/每份标本。在负极侧 0.5cm 处，切一条 7mm 长、1mm 宽的加样槽，槽内加待检血清 4μl，端电压 15v/cm，电泳 45 分钟。电泳毕，取下琼脂糖凝胶板

↓

将马抗人 AFP-NC 膜先用蒸馏水浸湿，仔细地覆盖于琼脂糖凝胶板上，再在 NC 膜上加数层滤纸，上面置 10g/cm 的重物。约经 30 分钟，凝胶板上 AFP 电泳区带即转印至 NC 膜上

↓

将免疫印迹的 NC 膜浸入用 20g/L 牛白蛋白溶液最佳稀释的兔抗人 AFP-HRP 溶液中，37℃，经 1 小时后取出。NC 膜用洗涤液洗 3 次。最后，将 NC 膜浸于酶底物溶液（DAB+H_2O_2）中，待显现出两条棕黄色区带后，用蒸馏水冲洗数次，终止反应

在阴极侧的区带为 LCA 结合型 AFP，阳极侧的区带为 LCA 非结合型 AFP。NC 膜在空气中干燥后，用十氢萘透明，用光密度计波长 490nm 扫描，打印出两条区带的百分数

3. 亲和吸附离心法

【试剂和器具】

甲胎蛋白异质体（AFP-L_3）亲和吸附离心管检测试剂盒，2～8℃ 避光保存。

【操作步骤】

标本进行甲胎蛋白（AFP）定量检测

↓

AFP-L_3 标本准备。将血清标本①完全离心；吸取 400μl 标本用 600μl 清洗液稀释、混匀，待用

↓

去除保护液。取出预装微量离心柱，先弃去下部收集管中液体，然后将离心柱装回管中，3000r/min 室温下离心 20 秒，将下部收集管内液体弃去

↓

加样。吸出已经稀释好的血清 600μl 加入上部离心管中，37℃ 温箱静置 15 分钟，此操作不要盖离心管盖子

↓

将下部收集管内液体弃去

↓

清洗。取 600μl 清洗液加入上部离心管中，盖上离心管盖，3000r/min 室温下离心 20 秒

↓

弃去下部收集管中液体

↓

清洗。取 600μl 清洗液加入上部离心管中，盖上离心管盖，3000r/min 室温下离心 20 秒，弃去下部收集管中液体

↓

洗脱。取 600μl 洗脱液加入上部离心管，盖上离心管盖，放置 37℃ 温箱中，温育 30 分钟

↓

取出离心管，3000r/min 室温下离心 20 秒

↓

收集流入下部收集管中的液体（标本②）备检测

该离心柱是标本处理系统，标本①含总甲胎蛋白（AFP）；标本②含甲胎蛋白异质体（AFP-L$_3$）的 2.5 倍为标本中甲胎蛋白异质体的含量。

【结果计算】

将检测所得的读值根据该试剂校准品曲线计算含量，然后计算 AFP-L$_3$ 的比率。

结果计算

当检测结果显示标本②中的 AFP-L$_3$ 含量 ≥1ng/ml 时按照以下公式计算：AFP-L$_3$ 比率 =（标本② AFP-L$_3$×2.5）/标本① AFP 含量 ×100%

当 AFP-L$_3$ 含量 <2.5ng/ml 时，无需计算甲胎蛋白异质体（AFP-L$_3$）比率，即为阴性结果（报告结果为 AFP-L$_3$% <10%）

当测标本中甲胎蛋白异质体的含量 ≥1000ng/ml，无需计算甲胎蛋白异质（AFP-L$_3$）比率，即为阳性结果

结果判定。阳性结果：甲胎蛋白异质体（AFP-L$_3$）占总甲胎蛋白（AFP）比率 ≥10%

阴性结果：甲胎蛋白异质体（AFP-L$_3$）占总甲胎蛋白（AFP）比率 <10%。

【参考区间】

健康者 AFP 异质体为阴性。

4. ELISA 法

【试剂和器具】

试剂组成：包被抗人 AFP-L$_3$ 单抗的微孔板、HRP 标记的抗人 AFP-L$_3$ 抗体、酶显色底物溶液以及标准品和质控物。

【操作步骤】

按试剂盒使用说明书或实验室制定的 SOP 进行操作，主要流程为：

试剂准备→加载标本（标准品、质控物和待测标本）→温育反应→洗涤→加酶标抗体→温育反应→洗涤→显色→终止→比色。

【结果计算】

按照试剂盒使用说明书进行结果判定，一般原则为：

结果计算

- 以每块微孔板为一个批次，同时检测阴阳性质控物，质控结果符合试剂盒说明书或实验室所规定的要求
- 标准品检测结果符合试剂盒说明书的要求；每批次试验后均需以系列标准品浓度为横坐标，相应吸光度值为纵坐标，制备标准曲线；根据待测标本的吸光度值可从标准曲线上获得相应的浓度，再乘以稀释倍数，即为 AFP-L$_3$ 的实际浓度
- 该法的线性范围为 50~1600ng/L，如待测标本中 AFP-L$_3$ 浓度超过此范围上限，应以标本稀释液稀释后重新检测（n 倍），测值乘以总稀释倍数（×n）

【参考区间】

正常人血清 AFP-L$_3$%（AFP-L$_3$/总 AFP）<10%。各实验室最好根据本室使用的检测系统，检测一定数量的正常人群，建立自己的参考区间。如用文献或说明书提供的参考区间，使用前应加以验证。

三、癌胚抗原

1. 化学发光免疫分析法

【试剂和器具】

专用的商品试剂盒，一般包括：包被抗 CEA 单克隆抗体的磁性微粒子，吖啶酯标记的抗 CEA 单克隆抗体，校准品，CEA 测定稀释液等。

【操作步骤】

参照厂商提供的说明书处理标本并根据分析仪操作手册进行上机操作。无须输入操作参数，仪器根据固化的参数与程序自动进行分析。

2. 放射免疫测定

【试剂和器具】

有市售试剂盒，一般包括：抗人 CEA 抗体、^{125}I-CEA、CEA 校准品（S$_1$-S$_6$）、PR 试剂。

【操作步骤】

根据试剂盒说明书操作，一般步骤如下：

按试剂说明准备待检标本和 CEA 校准品

↓

将加有各校准品 $S_1 \sim S_6$ 待测标本 $100\mu l$ 的反应管中加入抗 CEA 抗体 $100\mu l$，充分混匀，置37℃温育2小时

↓

每管中加入^{125}I-CEA $100\mu l$，充分混匀，4℃过夜

↓

加入 PR 试剂 $1000\mu l$，置室温 15 分钟，3500r/min 离心 20 分钟，弃上清液，在 γ 计数仪上测各管沉淀物放射强度（B），计算结合率（B/B_0）

↓

以 CEA 标准含量为横坐标，以结合率为纵坐标，制作校准曲线，在此曲线中查出各待测标本中的 CEA 含量

3. ELISA 法

【试剂和器具】

试剂组成：包被有抗 CEA 单克隆抗体的微孔板、一系列浓度的标准品、酶标记的抗 CEA 单克隆抗体、酶显色底物溶液以及质控物、浓缩洗涤液、终止液等。

【操作步骤】

按试剂盒使用说明书或实验室制定的 SOP 进行操作，主要操作流程如下：

设定和加载标准品、质控物和待测标本→加入酶标记的抗 CEA 单克隆抗体→温育反应→洗涤→加入酶显色底物溶液→温育反应→终止比色。

【结果计算】

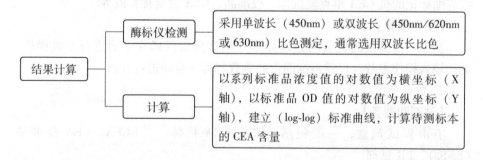

结果计算 — 酶标仪检测：采用单波长（450nm）或双波长（450nm/620nm 或 630nm）比色测定，通常选用双波长比色

结果计算 — 计算：以系列标准品浓度值的对数值为横坐标（X 轴），以标准品 OD 值的对数值为纵坐标（Y 轴），建立（log-log）标准曲线，计算待测标本的 CEA 含量

【参考区间】

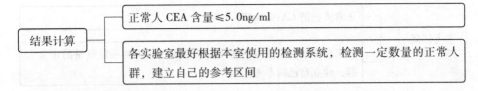

结果计算
- 正常人 CEA 含量≤5.0ng/ml
- 各实验室最好根据本室使用的检测系统，检测一定数量的正常人群，建立自己的参考区间

4. 胶体金免疫层析法

【试剂和器具】

有市售成套试剂。一般有：已包被的试剂条、缓冲液。

【操作步骤】

按试剂说明书操作，一般步骤如下。将试剂条有箭头或颜色标志线一端插入装有标本的容器中，插入深度不可超过标志线，约 10 秒后取出平放，20 分钟内读取结果。

【结果计算】

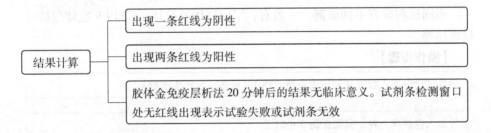

结果计算
- 出现一条红线为阴性
- 出现两条红线为阳性
- 胶体金免疫层析法 20 分钟后的结果无临床意义。试剂条检测窗口处无红线出现表示试验失败或试剂条无效

四、肿瘤糖类抗原

（一）CA19-9

1. ELISA 法

【试剂和器具】

试剂组成：包被有抗 CA19-9 抗体的微孔板、一系列浓度的标准品、酶标记的抗体、酶显色底物溶液以及阴性对照、阳性对照、浓缩洗涤液、终止液等。

【操作步骤】

按试剂盒使用说明书或实验室制定的 SOP 进行操作。

【结果计算】

系列标准品浓度值的对数值为横坐标（X 轴），以标准品 OD 值的对数值为纵坐标（Y 轴），建立（log-log）标准曲线，计算待测标本的 CA19-9 含量。

【参考区间】

参考区间
- 正常人血清 CA19-9<37U/ml
- 各实验室最好根据本室使用的检测系统，检测一定数量的正常人群，建立自己的参考区间

2. 化学发光免疫分析法

【试剂和器具】

专用的商品试剂盒，一般包括：包被抗 CA19-9 单克隆抗体的磁性微粒子，吖啶酯标记的抗 CA19-9 单克隆抗体，校准品，CA19-9 测定稀释液等。

【操作步骤】

参照厂商提供的说明书处理标本并根据分析仪操作手册进行上机操作。无须输入操作参数，仪器根据固化的参数与程序自动进行分析。

3. 免疫放射分析

【试剂和器具】

不同试剂盒有不同试剂，一般有：^{125}I-CA19-9 抗体、CA19-9 抗体包被珠、校准品等。

【操作步骤】

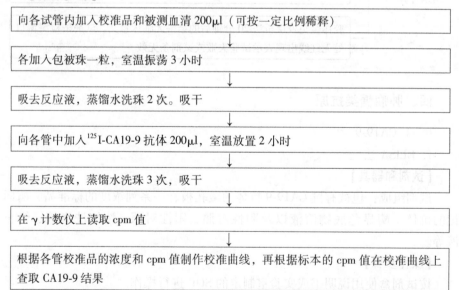

向各试管内加入校准品和被测血清 200μl（可按一定比例稀释）

↓

各加入包被珠一粒，室温振荡 3 小时

↓

吸去反应液，蒸馏水洗珠 2 次。吸干

↓

向各管中加入^{125}I-CA19-9 抗体 200μl，室温放置 2 小时

↓

吸去反应液，蒸馏水洗珠 3 次，吸干

↓

在 γ 计数仪上读取 cpm 值

↓

根据各管校准品的浓度和 cpm 值制作校准曲线，再根据标本的 cpm 值在校准曲线上查取 CA19-9 结果

（二）CA125

1. ELISA 法

【试剂和器具】

试剂组成：包被有抗 CA125 抗体的微孔板、一系列浓度的标准品、酶

标记的抗 CA125 抗体、酶显色底物溶液以及质控品、浓缩洗涤液、终止液等。

【操作步骤】

按试剂盒使用说明书或实验室制定的 SOP 进行操作。

【结果计算】

以系列标准品浓度值的对数值为横坐标（X 轴），以标准品 OD 值的对数值为纵坐标（Y 轴），建立（log-log）标准曲线，计算待测标本的 CA125 含量。

2. 化学发光免疫分析法

【试剂和器具】

有专用的商品试剂盒，一般包括：包被抗 CA125 单克隆抗体的磁性微粒子、吖啶酯标记的抗 CA125 单克隆抗体、校准品、CA125 测定稀释液等。

【操作步骤】

参照厂商提供的说明书处理标本并根据分析仪操作手册进行上机操作。无须输入操作参数，仪器根据固化的参数与程序自动进行分析。

3. 免疫放射分析

【试剂和器具】

不同试剂盒试剂略有不同，一般有：^{125}I-CA125 抗体、CA125 抗体包被珠球、校准品。

【操作步骤】

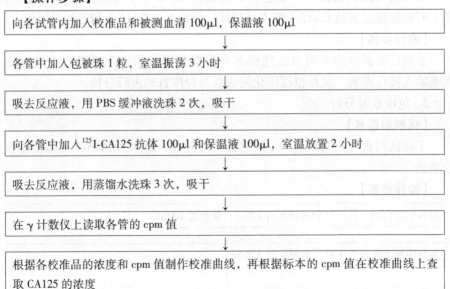

向各试管内加入校准品和被测血清 100μl，保温液 100μl
↓
各管中加入包被珠 1 粒，室温振荡 3 小时
↓
吸去反应液，用 PBS 缓冲液洗珠 2 次，吸干
↓
向各管中加入^{125}I-CA125 抗体 100μl 和保温液 100μl，室温放置 2 小时
↓
吸去反应液，用蒸馏水洗珠 3 次，吸干
↓
在 γ 计数仪上读取各管的 cpm 值
↓
根据各校准品的浓度和 cpm 值制作校准曲线，再根据标本的 cpm 值在校准曲线上查取 CA125 的浓度

（三）CA15-3

1. ELISA 法

【试剂和器具】

试剂组成：包被有抗 CA15-3 抗体的微孔板、一系列浓度的标准品、酶标记的抗体、酶显色底物溶液以及阴性对照、阳性对照、浓缩洗涤液、终止液等。

【操作步骤】

按试剂盒使用说明书或实验室制定的 SOP 进行操作

【结果计算】

以系列标准品浓度值的对数值为横坐标（X 轴），以标准品 OD 值的对数值为纵坐标（Y 轴），建立（log-log）标准曲线，计算待测标本的 CA15-3 含量。

【参考区间】

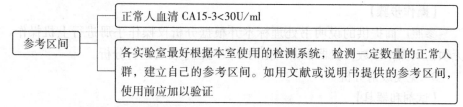

参考区间

正常人血清 CA15-3<30U/ml

各实验室最好根据本室使用的检测系统，检测一定数量的正常人群，建立自己的参考区间。如用文献或说明书提供的参考区间，使用前应加以验证

2. 化学发光免疫分析法

【试剂和器具】

专用的商品试剂盒，一般包括：包被抗 CA15-3 单克隆抗体的磁性微粒子、吖啶酯标记的抗 CA15-3 单克隆抗体、校准品、CA15-3 测定稀释液等。

【操作步骤】

参照厂商提供的说明书处理标本并根据分析仪操作手册进行上机操作。无须输入操作参数，仪器根据固化的参数与程序自动进行分析。

3. 免疫放射分析

【试剂和器具】

不同试剂盒有不同试剂，一般有：^{125}I-CA15-3 抗体、CA15-3 抗体包被珠、校准品。

【操作步骤】

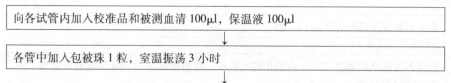

向各试管内加入校准品和被测血清 100μl，保温液 100μl

各管中加入包被珠 1 粒，室温振荡 3 小时

吸去反应液，用 PBS 缓冲液洗珠 2 次，吸干

↓

向各管中加入 ^{125}L-CA15-3 抗体 100μl，保温液 100μl，室温放置 2 小时

↓

吸去反应液，用蒸馏水洗珠 3 次，吸干

↓

在 γ 计数仪上读取各管的 cpm 值

↓

根据各管校准品的浓度和 cpm 值制作校准曲线，再根据标本的 cpm 值在校准曲线上查取其相应的 CA15-3 含量

（四）CA242

1. ELISA 法

【试剂和器具】

试剂组成：包被链霉亲和素的微孔板、生物素标记的抗 CA242 抗体、一系列浓度的标准品、酶标记的抗 CA242 单克隆抗体、酶显色底物溶液以及阴性、阳性对照、浓缩洗涤液、终止液。

【操作步骤】

试剂盒使用说明书或实验室制定的 SOP 进行操作，主要操作流程如下：

设定和加载标准品、阴性对照、阳性对照、待测标本和生物素标记的抗 CA242 单克隆抗体→温育反应→洗涤→加入 HRP 标记的抗 CA242 单克隆抗体→温育反应→洗涤→加入酶显色底物溶液→温育反应→终止→比色。

【结果计算】

采用单波长（450nm）或双波长（450nm/620nm 或 630nm）比色测定，通常选用双波长比色。每次试验均需根据每个标准液的浓度与其相对应的 OD 值绘制标准曲线，待测标本中的 CA242 浓度即可从标准曲线上读出。

【参考区间】

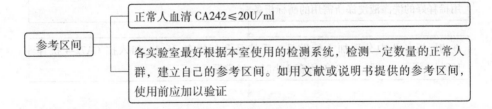

正常人血清 CA242≤20U/ml

参考区间

各实验室最好根据本室使用的检测系统，检测一定数量的正常人群，建立自己的参考区间。如用文献或说明书提供的参考区间，使用前应加以验证

2. 免疫放射测定

【试剂和器具】

不同厂家试剂盒试剂略有不同，一般有：CA242 抗体包被珠、^{125}I-CA242 抗体、校准品。

【操作步骤】

不同试剂按其说明书操作，一般步骤如下：

各管中加入按一定比例稀释的校准品和标本 200μl

↓

每管加入包被珠 1 粒，室温反应 3~5 小时（不时振摇）

↓

吸去全部液体，用蒸馏水洗珠 3 次，吸干

↓

每管加入 ^{125}I-CA242 抗体 100μl，温育液 100μl，37℃3 小时或 4℃冰箱过夜

↓

吸去液体，用蒸馏水洗珠 3 次，吸干

↓

用 γ 计数仪读取各标准管及标本管的 cpm 值，以各标准管的 cpm 值为纵坐标，各相应浓度为横坐标，绘制校准曲线，根据标本的 cpm 值，在校准曲线上查取待测标本浓度

（五）CA72-4

1. ELISA 法

【试剂和器具】

不同试剂盒试剂略有不同，一般包括：标准品、抗 CA72-4 抗体、示踪工作液、酶标板、显色液（A、B 各一瓶）、终止液、浓缩洗涤液。

【操作步骤】

按试剂说明书进行操作，一般步骤如下：

用稀释好的洗涤液洗涤所需用的酶标板条

↓

在酶标板各孔中分别加入标准品、质控品和标本各 25μl，加入抗 CA72-4 抗体 100μl，混匀，室温 18~24℃孵育 2 小时（经常振摇）

↓

> 甩干，洗板 3 次，拍干

↓

> 各孔中加入示踪工作液 100μl，室温孵育 1 小时

↓

> 甩干，洗板 6 次，拍干

↓

> 各孔中加入显色液（TMB）A、B 各 50μl 混匀，室温避光放置 30 分钟，加入终止液 100μl，混匀，酶标仪（TMB 405nm）比色（或目测），颜色深浅与浓度呈正比

↓

> 以各标准管的吸光度为纵坐标，相应的浓度为横坐标，绘制校准曲线，根据标本的吸光度在校准曲线上查取相应的浓度

2. 免疫放射测定

【试剂和器具】

不同厂家试剂盒试剂略有不同，一般有：CA72-4 抗体包被珠、^{125}I-CA72-4 抗体、校准品。

【操作步骤】

不同试剂按其说明书操作，一般步骤如下

> 各管中加入按一定比例稀释的校准品和标本 200μl

↓

> 每管加入包被珠 1 粒，室温反应 2~3 小时（不时振摇）

↓

> 吸去全部液体，用蒸馏水洗珠 3 次，吸干

↓

> 管加入 ^{125}I-CA72-4 抗体 100μl，温育液 100μl，37℃ 3 小时或 4℃ 冰箱过夜

↓

> 吸去液体，用蒸馏水洗珠 3 次，吸干

↓

> 用 γ 计数仪读取各标准管及标本管的 cpm 值，以各标准管的 cpm 值为纵坐标，各相应浓度为横坐标，绘制校准曲线，根据标本的 cpm 值，在校准曲线上查取待测标本浓度

3. 电化学发光法

【试剂和器具】

专用的商品试剂盒及附带的用品材料清洗液等，试剂包括：CA72-4 定标

液、链霉亲和素包被的微粒、生物素化的抗 CA72-4 单克隆抗体，$[Ru(bpy)_3]^{2+}$ 标记的抗 CA72-4 单克隆抗体。

【操作步骤】

参照厂商提供的说明书处理标本并根据分析仪操作手册进行上机操作。无须输入操作参数，仪器根据固化的参数与程序自动进行分析。

【参考区间】

健康者 CA72-4<6.9U/ml。

五、神经元特异性烯醇化酶

1. ELISA 法

【试剂和器具】

试剂组成：包被链霉亲和素的微孔板、生物素标记的抗 NSE 抗体、一系列浓度的标准品、辣根过氧化物酶标记的抗 NSE 抗体、酶显色底物溶液以及阴性对照、阳性对照、浓缩洗涤液、终止液等。

【操作步骤】

按试剂盒使用说明书或实验室制定的 SOP 进行操作，主要操作流程如下：

设定和加载标准品、待测标本、阴性对照、阳性对照和生物素标记的抗 NSE 单克隆抗体→温育反应→洗涤→加入 HRP 标记的抗 NSE 单克隆抗体→温育反应→洗涤→加入酶显色底物溶液→温育反应→终止→比色。

【结果计算】

采用单波长（450nm）或双波长（450nm/620nm 或 630nm）比色测定，通常选用双波长比色。每次试验均需根据每个标准液的浓度与其相对应的 OD 值绘制标准曲线，待测标本中的 NSE 浓度即可从标准曲线上读出。

【参考区间】

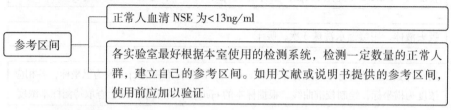

参考区间	正常人血清 NSE 为<13ng/ml
	各实验室最好根据本室使用的检测系统，检测一定数量的正常人群，建立自己的参考区间。如用文献或说明书提供的参考区间，使用前应加以验证

2. 免疫放射法

【试剂和器具】

有成套试剂购买，一般有：NSE 抗体包被珠、^{125}I-标记的抗 NSE 单克隆抗体、NSE 校准品、标本稀释液。

【操作步骤】

按试剂说明书操作，一般步骤如下：

将标本用标本稀释液做 1:4 稀释

↓

在 NSB 管、标准管、标本管中各加入 100μl 的 S_0，$S_{1\sim6}$ 和稀释好的标本，每管加入包被珠一粒，再加入标记抗体 100μl，混匀，37℃温育 3 小时或 4℃过夜

↓

吸出反应液，用蒸馏水洗涤 3 次，吸干

↓

在 γ 计数仪上测定各管的 cpm 值，以标准管的 cpm 值为纵坐标，以相应的标准浓度为横坐标，绘制校准曲线，以各标本管的 cpm 值在校准曲线上查出相应的 NSE 浓度

---

3. 电化学发光法

【试剂和器具】

不同仪器有不同的试剂，一般包括：CA72-4 定标液、链霉亲和素包被的微粒、生物素化的抗 NSE 单克隆抗体、$[Ru(bpy)_3]^{2+}$ 标记的抗 NSE 单克隆抗体。

【操作步骤】

参照厂商提供的说明书处理标本并根据分析仪操作手册进行上机操作。无须输入操作参数，仪器根据固化的参数与程序自动进行分析。

【参考区间】

血清 12.5~25.0ng/ml。

六、人绒毛膜促性腺激素

1. ELISA 法

【试剂和器具】

试剂组成：包被有抗 βhCG 单克隆抗体的微孔板、一系列浓度的标准品、酶标记的抗 βhCG 单克隆抗体、酶显色底物溶液以及阴性对照、阳性对照、浓缩洗涤液、终止液。

【操作步骤】

按试剂盒使用说明书或实验室制定的 SOP 进行操作。

【结果计算】

采用单波长（450nm）或双波长（450nm/620nm 或 630nm）比色测定，

通常选用双波长比色。每次试验均需根据每个标准液的浓度与其相对应的 OD 值绘制标准曲线，待测标本 hCG 浓度即可从标准曲线上读出。所有稀释的标本需乘以相应的稀释倍数来进一步推算其浓度。

【参考区间】

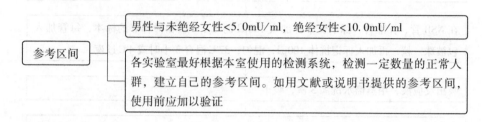

参考区间 —— 男性与未绝经女性<5.0mU/ml，绝经女性<10.0mU/ml

各实验室最好根据本室使用的检测系统，检测一定数量的正常人群，建立自己的参考区间。如用文献或说明书提供的参考区间，使用前应加以验证

2. 化学发光免疫分析法

【试剂和器具】

专用的商品试剂盒，一般包括：包被抗 β-hCG 单克隆抗体的磁性微粒子，吖啶酯标记的抗 βhCG 单克隆抗体，校准品，βhCG 测定稀释液等。

【操作步骤】

参照厂商提供的说明书处理标本并根据分析仪操作手册进行上机操作。无须输入操作参数，仪器根据固化的参数与程序自动进行分析。

3. 胶体金免疫层析法

【试剂和器具】

有商品试剂盒供应，主要有测试条、缓冲液等。

【操作步骤】

按试剂说明书操作，一般步骤如下：

将测试条有箭头一端插入尿液（或血液）中，约 10 秒钟后取出平放（如标本是全血，则滴加 1 滴缓冲液），5 分钟内观察结果。

【结果计算】

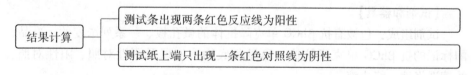

结果计算 —— 测试条出现两条红色反应线为阳性

测试纸上端只出现一条红色对照线为阴性

【参考区间】

尿液 hCG 阴性。

【注意事项】

试纸条插入尿（血）液深度不可超过标志线。结果判定时间应控制在 5

分钟内，15 分钟以后显示的结果无临床意义。试剂条检测窗口处无红线出现表示试验失败或试剂条无效。

七、前列腺特异性抗原

1. ELISA 法

【试剂和器具】

试剂组成：包被链霉亲和素的微孔板、生物素标记的抗 PSA 抗体、一系列浓度的标准品、辣根过氧化物酶标记的抗 PSA 抗体、酶显色底物溶液以及阴性对照、阳性对照、浓缩洗涤液、终止液等。

【操作步骤】

按试剂盒使用说明书或实验室制定的 SOP 进行操作。

【结果计算】

采用单波长（450nm）或双波长（450nm/620nm 或 630nm）比色测定，通常选用双波长比色。每次试验均需根据每个标准液的浓度与其相对应的 OD 值绘制标准曲线，待测标本 PSA 浓度即可从标准曲线上读出。

【参考区间】

```
          ┌── 正常男性血清 PSA≤4ng/ml
  参考区间 ┤
          └── 各实验室最好根据本实验室使用的检测系统，检测一定数量的正
              常人群，建立自己的参考区间
```

2. 放射免疫测定

【试剂和器具】

有市售试剂盒，一般包括：抗人 PSA 抗体、^{125}I-PSA、PSA 校准品（$S_0 \sim S_6$）、PR 试剂等。

【操作步骤】

根据试剂盒说明书操作，一般步骤如下：

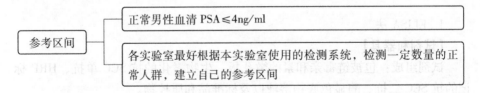

```
┌────────────────────────────────────────────────────────────┐
│ 准备待检标本和 PSA 校准品                                    │
└────────────────────────────────────────────────────────────┘
                            ↓
┌────────────────────────────────────────────────────────────┐
│ 将加有各校准品 S₀~S₆、待测标本、质控品各 200μl 的反应管中加入抗人 PSA 抗体 │
│ 100μl，充分混匀，置 37℃温育 1 小时                          │
└────────────────────────────────────────────────────────────┘
                            ↓
```

每管中加入^{125}I-PSA100μl，充分混匀，置37℃温育1小时，或4℃过夜

↓

加入 PR 试剂 500μl，置室温 15 分钟，3500r/min 离心 20 分钟，弃上清液，在 γ 计数仪上测总放射强度（B_0）和各管沉淀物放射强度（B），计算结合率（B/B_0）

以 PSA 标准含量为横坐标，以结合率为纵坐标，制作校准曲线，在此曲线中查出各待测标本中的 PSA 含量

3. 化学发光免疫分析法

【试剂和器具】

专用的商品试剂盒，一般包括：包被抗 PSA 单克隆抗体的磁性微粒子、吖啶酯标记的抗 PSA 单克隆抗体、校准品、PSA 测定稀释液等。

【操作步骤】

参照厂商提供的说明书处理标本并根据分析仪操作手册进行上机操作。无须输入操作参数，仪器根据固化的参数与程序自动进行分析。

八、鳞状上皮细胞癌抗原

1. ELISA 法

【试剂和器具】

试剂组成：包被链霉亲和素的微孔板、生物素化的抗 SCC 单抗、HRP 标记的抗 SCC 二抗、酶显色底物溶液以及标准品和质控物。

【操作步骤】

按试剂盒使用说明书或实验室制定的 SOP 进行操作，主要流程为：

试剂准备→加载标本（标准品、质控物和待测标本）、生物素化的抗 SCC 单抗和酶标二抗→温育反应→洗涤→显色→终止→比色。

【参考区间】

正常人血清或血浆 SCC≤1.5μg/L（即 1.5ng/ml）。各实验室最好根据本室使用的检测系统，检测一定数量的正常人群，建立自己的参考区间。

2. 化学发光检测法

【试剂和器具】

主要试剂有：抗 SCC 抗体包被的微粒子、抗 SCC 碱性磷酸酶连接物、稀释液、底物（发光剂 MUP）、SCC 校准品、质控品、清洗液（玻璃纤维杯清洗液、管路冲洗液）。

【操作步骤】

参照厂商提供的说明书处理标本并根据分析仪操作手册进行上机操作。无须输入操作参数，仪器根据固化的参数与程序自动进行分析。

【参考区间】

血清 SCC<1.5ng/ml。

3. 酶免荧光检测法

【试剂和器具】

采用与仪器配套的商品化试剂盒。试剂一般包括：抗 SCC 抗体包被的微粒、ALP 标记的抗 SCC 二抗、4-甲基酮磷酸盐、缓冲液、稀释液、校准品、质控物、洗涤液和清洁液。

【操作步骤】

按试剂盒使用说明书或实验室制定的 SOP 进行操作，只需分离血清或血浆，准备试剂，上机检测包括加样、温育、洗涤和打印结果在内的各项操作均由仪器自动完成。

九、细胞角蛋白 19 片段

1. ELISA 法

【试剂和器具】

试剂组成：包被链霉亲和素的微孔板、生物素标记的抗 CYFRA21-1 抗体、一系列浓度的标准品、辣根过氧化物酶标记的抗 CYFRA21-1 抗体、酶显色底物溶液以及阴性对照、阳性对照、浓缩洗涤液、终止液。

【操作步骤】

按试剂盒使用说明书或实验室制定的 SOP 进行操作。

【结果计算】

采用单波长（450nm）或双波长（450nm/620nm 或 630nm）比色测定，通常选用双波长比色。每次试验均需根据每个标准液的浓度与其相对应的 OD 值绘制标准曲线，待测标本中的 CY-FRA21-1 浓度即可从标准曲线上读出。

【参考区间】

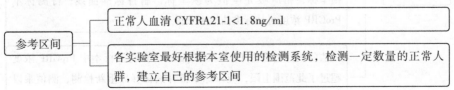

参考区间
- 正常人血清 CYFRA21-1<1.8ng/ml
- 各实验室最好根据本室使用的检测系统，检测一定数量的正常人群，建立自己的参考区间

2. 电化学发光法

【试剂和器具】

专用试剂盒，一般包括：CYFRA21-1 定标液、链霉亲和素包被的微粒、生物素化的抗 CYFRA21-1 单克隆抗体、[Ru (bpy)$_3$]$^{2+}$ 标记的抗 CYFRA21-1 单克隆抗体。

【操作步骤】

参照厂商提供的说明书处理标本并根据分析仪操作手册进行上机操作。无须输入操作参数，仪器根据固化的参数与程序自动进行分析。

【参考区间】

健康者 CYFRA21-1<3.3ng/ml。不同的方法和不同的试剂盒结果有差异，各实验室应建立自己的参考区间。

十、胃泌素释放肽前体

1. ELISA 法

【试剂和器具】

试剂组成：包被抗人 ProGRP 单抗的微孔板、HRP-抗 ProGRP 多克隆抗体、酶显色底物溶液、稀释液、标准品和质控物。

【操作步骤】

按试剂盒使用说明书或实验室制定的 SOP 进行操作，主要流程为：

试剂准备→加载标本（标准品、质控物和待测标本）→温育反应→洗涤→加酶标二抗→温育反应→洗涤→显色→终止→比色。

【结果计算】

按照试剂盒使用说明书进行结果判定，一般原则为：

```
                    ┌─ 以每块微孔板为一个批次，同时检测阴阳性质控物，质控结果符
                    │   合试剂盒说明书或实验室所规定的要求
                    │
                    │   计算复孔检测的各标准品的吸光度平均值，标准品检测结果应符
                    │   合试剂盒说明书的要求；每批次试验后均需以系列标准品浓度为
结果计算 ────────────┼─ 横坐标，相应吸光度值为纵坐标，制备标准曲线；待测标本
                    │   ProGRP 浓度可从标准曲线中获得
                    │
                    │   该法的线性范围为 12.3~1000pg/ml，如待测标本中 ProGRP 浓度
                    └─ 超过了此范围上限，应以标本稀释液稀释后重新检测，测值乘以
                        稀释倍数
```

【参考区间】

正常人血清 ProGRP<46pg/ml。各实验室最好根据本室使用的检测系统，检测一定数量的正常人群，建立自己的参考区间。

2. 化学发光免疫分析法

【试剂和器具】

专用的商品试剂盒，一般包括：包被抗 ProGRP 单克隆抗体的磁性微粒子、吖啶酯标记的抗 ProGRP 单克隆抗体、校准品、ProGRP 测定稀释液等。

【操作步骤】

参照厂商提供的说明书处理标本并根据分析仪操作手册进行上机操作。无须输入操作参数，仪器根据固化的参数与程序自动进行分析。

【参考区间】

健康者：ProGRP<100pg/ml。不同的方法和不同的试剂结果有差异，各实验室应建立自己的参考区间。

十一、人附睾蛋白

1. ELISA 法

【试剂和器具】

不同试剂盒试剂略有不同，一般包括：校准品、抗抗体、示踪工作液、亲和素包被的酶标板、显色液（A、B 各一瓶）、终止液、浓缩洗涤液。

【操作步骤】

按试剂说明书进行操作，一般步骤如下：

用稀释好的洗涤液洗涤所需用的酶标板条

↓

在酶标板各孔中分别加入校准品、质控品和标本 25μl，加入 100μl 生物素标记的抗 HE-4 抗体，混匀，室温（20~28℃）振荡反应 2 小时

↓

甩干，洗板 3 次，拍干

↓

每孔中加入 100μl 示踪工作液，室温孵育 1 小时

↓

甩干，洗板 6 次，拍干

↓

各孔中加入显色液（TMB）A、B 各 100μl 混匀，室温避光放置 30 分钟加入终止液 100μl，混匀，酶标仪（TMB 405nm）比色（或目测），颜色深浅与浓度呈正比

↓

以各标准管的吸光度为纵坐标，相应的浓度为横坐标，绘制校准曲线，根据标本的吸光度在校准曲线上查取相应的浓度

【参考区间】

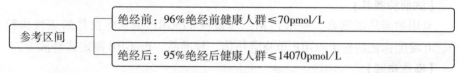

参考区间 —— 绝经前：96%绝经前健康人群≤70pmol/L

绝经后：95%绝经后健康人群≤14070pmol/L

不同的方法和不同的试剂结果有差异，各实验室应建立自己的参考区间。

2. CLIA 法

【试剂和器具】

采用与仪器配套的商品化试剂盒。试剂一般包括：链霉亲和素包被的磁性微粒、生物素化的抗 HE4 抗体、钌复合物标记的二抗、校准品、质控物、稀释液、洗涤液和清洁液。

【操作步骤】

按试剂盒使用说明书或实验室制定的 SOP 进行操作，只需分离血清或血浆，准备试剂，上机检测包括加样、分离、搅拌、温育、检测和打印结果在内的各项操作均由仪器自动完成。

【结果计算】

按照试剂盒使用说明书进行结果判定，一般原则为：

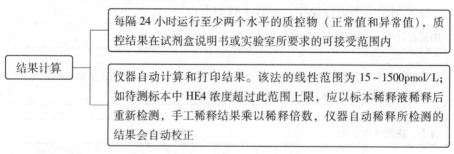

结果计算 —— 每隔 24 小时运行至少两个水平的质控物（正常值和异常值），质控结果在试剂盒说明书或实验室所要求的可接受范围内

仪器自动计算和打印结果。该法的线性范围为 15～1500pmol/L；如待测标本中 HE4 浓度超过此范围上限，应以标本稀释液稀释后重新检测，手工稀释结果乘以稀释倍数，仪器自动稀释所检测的结果会自动校正

【参考区间】

正常人血清中 HE4 含量分布存在年龄、性别和种族等差异。各实验室最好根据本室使用的检测系统，通过调查本地区一定数量的不同年龄、性别的正常人群，建立自己的参考区间。

第十三章

临床核酸检验操作常规

第一节　临床核酸检验过程管理

一、分析前阶段

（一）标本采集

1. 采集类型　常用于基因诊断的临床标本包括 EDTA 或枸橼酸钠抗凝的全血或骨髓、血清或血浆、痰液、脑脊液、尿液及分泌物等。需特别注意的是对于不同的病原微生物的基因扩增，有不同的适宜检测标本类型，如血液适用于 HBV、HCV 和 HIV 检测，痰液用于肺结核 TB 检测，泌尿生殖道拭子用于衣原体检测等。

2. 采集时机　在疾病发展过程中，过早或过晚采集标本都可能会造成假阴性结果。因此，需要临床医生根据疾病的不同阶段采集不同的标本进行检测。

3. 采集部位的准备　在采集标本之前，一般需要清洁消毒标本采集部位，以去掉污染的微生物或其他杂物，否则会导致基因扩增结果的假阳性。但过度清洁消毒有可能会去掉或破坏靶微生物。

4. 采集的器皿　已有厂商提供专门用于 PCR 检测标本采集的无核酸酶容器。

5. 采集量　由于不同临床实验室所用的试剂盒在核酸提取、上样量和扩增条件上均可能不同，测定下限也有差异，因此，使用不同试剂盒进行定性测定结果可能不一样。对于定量测定来说，对标本的收集和运输要求更为精确。

6. 采集中的防污染　采集标本过程中要特别注意污染，防止混入操作者的头发、表皮细胞、痰液等。如使用玻璃器皿，必须经 0.1% DEPC 水处理后高压灭菌，以使可能存在的 RNase 失活。

（二）标本运送

标本采集后应尽快送至实验室，经过恰当稳定化处理的标本，如用于

DNA 提取的含 EDTA 的全血标本及用于 RNA 提取的经 GITC 稳定化处理的标本，可在常温下通过邮局运送。是否冷藏取决于标本的用途，较长时间在室温贮存会导致灵敏度大大降低。用于 RNA 检测的标本，如果未经稳定化处理，则必须速冻后，放在干冰中运送。

（三）标本保存

临床体液标本如血清/血浆等可于-70℃下长时间贮存。用于 DNA 测定的核酸标本应在 10mmol/L Tris，1mmol/L EDTA 缓冲液（pH7.5~8.0）中 4℃保存。用于 RNA 测定的核酸标本应在缓冲液中-80℃或液氮中贮存；若贮存时间较长，则 RNA 测定敏感性略有下降。

（四）个体化用药检测标本

个体化用药检测标本可采用血液标本或组织标本。

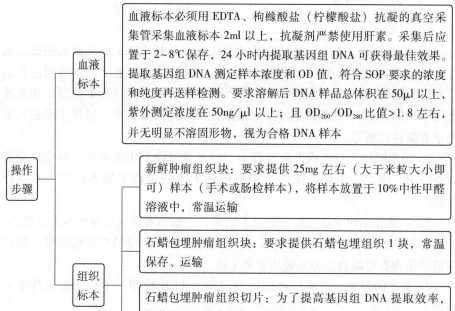

操作步骤

血液标本

血液标本必须用 EDTA、枸橼酸盐（柠檬酸盐）抗凝的真空采集管采集血液标本 2ml 以上，抗凝剂严禁使用肝素。采集后应置于 2~8℃保存，24 小时内提取基因组 DNA 可获得最佳效果。提取基因组 DNA 测定样本浓度和 OD 值，符合 SOP 要求的浓度和纯度再送样检测。要求溶解后 DNA 样品总体积在 50μl 以上，紫外测定浓度在 50ng/μl 以上；且 OD_{260}/OD_{280} 比值>1.8 左右，并无明显不溶固形物，视为合格 DNA 样本

组织标本

新鲜肿瘤组织块：要求提供 25mg 左右（大于米粒大小即可）样本（手术或肠检样本），将样本放置于 10%中性甲醛溶液中，常温运输

石蜡包埋肿瘤组织块：要求提供石蜡包埋组织 1 块，常温保存、运输

石蜡包埋肿瘤组织切片：为了提高基因组 DNA 提取效率，推荐按如下要求准备送检样本：①切片厚度约 10μm，切片数量（8~10 片）取决于肿瘤组织大小；②切片结束后，不必铺片和贴片处理，直接用干净的镊子将组织切片转移至干净离心管、小玻璃瓶（或其他密闭容器）；③每个离心管放 5 张面积约 $250mm^2$（成人拇指盖大小）肿瘤组织（肿瘤组织占整体组织的 80%）切片；④如果肿瘤组织切片的面积较小，请适当增加切片数量（不超过 10 张）；⑤送样时请提供两管待测样本，其中一管用于检测，另一管作为备用材料；⑥样本常温保存与运输

若不能按上述操作提供样本，请提供 10 张标准未经染色的石蜡组织切片，不接收染过色的切片。

二、分析中阶段

（一）标本前处理

标本接收应按照实验室规定程序进行，如果不合格应该拒收。如果是新采集的标本，涉及标本的分离和保留；如果是冻存标本，需正确解冻。

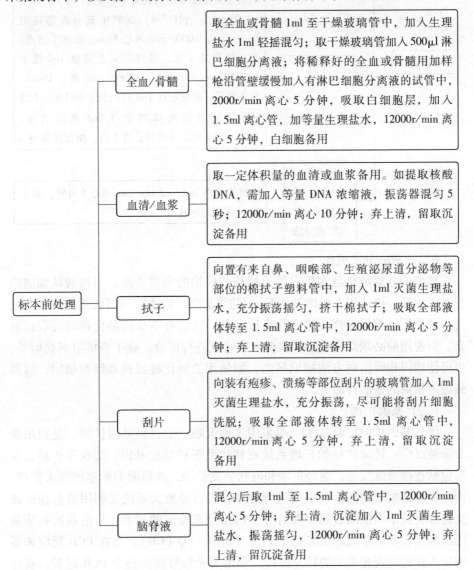

全血/骨髓：取全血或骨髓 1ml 至干燥玻璃管中，加入生理盐水 1ml 轻摇混匀；取干燥玻璃管加入 500μl 淋巴细胞分离液；将稀释好的全血或骨髓用加样枪沿管壁缓慢加入有淋巴细胞分离液的试管中，2000r/min 离心 5 分钟，吸取白细胞层，加入 1.5ml 离心管，加等量生理盐水，12000r/min 离心 5 分钟，白细胞备用

血清/血浆：取一定体积量的血清或血浆备用。如提取核酸 DNA，需加入等量 DNA 浓缩液，振荡器混匀 5 秒；12000r/min 离心 10 分钟；弃上清，留取沉淀备用

拭子：向置有来自鼻、咽喉部、生殖泌尿道分泌物等部位的棉拭子塑料管中，加入 1ml 灭菌生理盐水，充分振荡摇匀，挤干棉拭子；吸取全部液体转至 1.5ml 离心管中，12000r/min 离心 5 分钟；弃上清，留取沉淀备用

刮片：向装有疱疹、溃疡等部位刮片的玻璃管加入 1ml 灭菌生理盐水，充分振荡，尽可能将刮片细胞洗脱；吸取全部液体转至 1.5ml 离心管中，12000r/min 离心 5 分钟，弃上清，留取沉淀备用

脑脊液：混匀后取 1ml 至 1.5ml 离心管中，12000r/min 离心 5 分钟；弃上清，沉淀加入 1ml 灭菌生理盐水，振荡摇匀，12000r/min 离心 5 分钟；弃上清，留沉淀备用

续流程

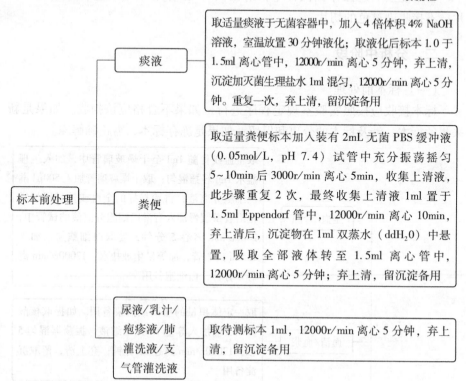

痰液：取适量痰液于无菌容器中，加入 4 倍体积 4% NaOH 溶液，室温放置 30 分钟液化；取液化后标本 1.0 于 1.5ml 离心管中，12000r/min 离心 5 分钟，弃上清，沉淀加灭菌生理盐水 1ml 混匀，12000r/min 离心 5 分钟。重复一次，弃上清，留沉淀备用

粪便：取适量粪便标本加入装有 2mL 无菌 PBS 缓冲液（0.05mol/L，pH 7.4）试管中充分振荡摇匀 5~10min 后 3000r/min 离心 5min，收集上清液，此步骤重复 2 次，最终收集上清液 1ml 置于 1.5ml Eppendorf 管中，12000r/min 离心 10min，弃上清后，沉淀物在 1ml 双蒸水（ddH$_2$O）中悬置，吸取全部液体转至 1.5ml 离心管中，12000r/min 离心 5 分钟；弃上清，留沉淀备用

尿液/乳汁/疱疹液/肺灌洗液/支气管灌洗液：取待测标本 1ml，12000r/min 离心 5 分钟，弃上清，留沉淀备用

（二）核酸分离纯化

核酸的分离纯化是将蛋白等干扰核酸扩增的物质去除。当核酸从细胞内释放出来后，再使用有机溶剂如酚-氯仿等提取，以去除残留的蛋白和细胞成分，最后用乙醇沉淀核酸再去除有机溶剂。现已有不少商品化核酸提取试剂盒，但使用前必须对其核酸提取纯度和效率进行评价。除了有机溶剂提取外，也可使用固相吸附的方法提取核酸，如使用二氧化硅或硅藻颗粒吸附，可得到纯度很高的核酸样品。

（三）基因扩增

体外基因扩增检验技术一般采用 3 种策略：①目标基因扩增，是利用聚合酶链反应、转录依赖的扩增系统或替代系统扩增靶基因；②探针扩增，主要包括连接酶链反应、滚环扩增和网状分支扩增，其检测的靶基因并未扩增，而是将与其配对的探针扩增而进行检测；③信号放大系统是利用复合探针或支链探针技术增强来自每个探针分子的信号来检测的技术。目前我国临床基因检验实验室最常用的荧光定量 PCR（PCR，FQ-PCR），是在 PCR 反应体系中加入标记有荧光基团的特异探针，利用荧光信号监测整个 PCR 过程，获得在线描述模板. DNA 扩增过程的动力学曲线，最后通过与已知拷贝数 DNA 比对来对标本中模板核酸进行定量分析的方法。

三、分析后阶段

1. 检验结果的审核与发放　检验结果报告是临床实验室工作的最终产品，检验结果报告的正确与及时发出是分析后质量保证工作的核心。因此，必须严格审核发放检验报告单，以保证发出的检验结果"准确、及时、有效"。

建立异常结果的复核和复查制度。对检验结果的正确判断是这一工作的前提，判断检验结果正确与否的重要依据是室内质量控制是否合格。在基因扩增检验中，检验结果可能涉及个人隐私、生活等多个方面，应特别注意医学伦理。

2. 咨询服务及与临床沟通　临床基因扩增检验的项目越来越多，除了传统的病原微生物检测外，近年来开展的个体化治疗、个体识别和疾病预测等，需要非常专业地与医生和患者沟通，正确认识检验结果。

3. 检验标本的保存与处理　检验后标本储存的主要目的是为了必要的复查，当对检验结果存在质疑时，只有对原始标本进行复检，才能说明初次检验是否有误。而且，标本保存也有利于科研工作中进行回顾性调查。因此，要建立标本储存的规章制度，专人专管。保存的标本应按日期分别保存，到保存期后，标本、容器以及检验过程中接触标本的材料应按《医疗卫生机构医疗废物管理办法》和《医疗废物管理条例》的相关规定处理。

第二节　分子杂交技术

一、Southern 印迹杂交技术

【操作步骤】

Southern 印迹杂交主要包括 7 个步骤。

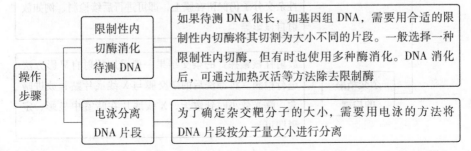

续流程

操作步骤	DNA 变性并转印到固相支持物上	DNA 变性形成单链分子是杂交成功与否的关键，Southern 印迹杂交通常采用碱变性法，这是因为酸变性所使用的强酸容易造成 DNA 降解。固相支持物可用硝酸纤维素（NC）膜、尼龙膜、化学活化膜等，其中最常用的是 NC 膜和尼龙膜
	预杂交	预杂交的目的是用无关的 DNA 分子（例如变性的鲑鱼精子 DNA）和其他高分子物质，将杂交膜上的非特异性 DNA 吸附位点全部封闭掉。预杂交后鲑鱼精子 DNA 会附着在固相膜表面的所有非特异性吸附位点上，防止杂交时这些位点对探针的吸附。并且由于探针和鲑鱼精子 DNA 无任何同源性，因此探针也不会与其发生杂交。这样，经预杂交处理后可降低背景，提高杂交特异性。通常所用的预杂交液为 3×SSC，10×Denhardt 溶液，0.1%（w/v）SDS，50μg/ml 鲑鱼精子 DNA，储存于 -20℃，或直接购买预杂交液
	杂交	杂交反应是特异的单链核酸探针与待测 DNA 单链分子中互补序列在一定条件下形成异质双链的过程。杂交一般在相对高盐和低温下进行，如果想排除相似序列核酸的非特异性杂交干扰，可以适当降低盐浓度，并提高杂交温度
	洗膜	杂交完成后，需要将未结合的探针分子和非特异性杂交的探针分子从膜上洗去。因为非特异性杂交分子的结合稳定性较低，在一定条件下易发生解链被洗掉，而特异性杂交分子仍保留在膜上，即可进行后续检测，例如放射自显影等
	杂交结果的检测	放射性核素探针的杂交结果一般采用放射自显影方法进行检测。将漂洗后的杂交膜与 X 线底片贴紧放进暗盒，曝光数小时到数天，X 线底片在暗室中显影、定影即可

对于非放射性标记的探针，根据其标记物不同，其检测方法和体系也各异。具体操作步骤可根据其产品说明书进行操作。

二、斑点杂交或狭缝杂交技术

【操作步骤】

操作步骤
- **DNA斑点杂交**：先将膜在水中浸湿后放置15×SSC中，再将DNA样品溶于水或TE，煮沸5分钟，冰浴速冷，用铅笔在滤膜上标好位置，将DNA点样于膜上，每个样品一般点5μl（2~10μg DNA），将膜烘干，密封保存备用；按Southern印迹杂交法转膜完成后进行后续操作，具体步骤可按照探针标记所用商品试剂盒的说明书进行
- **RNA斑点杂交**：与上法类似，每个样品至多加10μg总RNA（经酚/氯仿或异硫氰酸胍提取纯化），方法是将RNA溶于5μl DEPC水，加5μl甲醛/SSC缓冲液（10×SSC中含6.15mol/L甲醛），使RNA变性，然后取5~8μl点样于处理好的滤膜上，烘干。后续操作可按Northern印迹杂交法转膜完成后的步骤进行杂交检测操作，具体步骤可按照探针标记所用试剂盒的说明书进行
- **完整细胞斑点杂交**：应用类似检测细菌菌落的方法，可以对细胞培养物的特异序列进行快速检测，将完整的细胞点到膜上，经NaOH处理，使DNA暴露、变性和固定，再按常规方法进行杂交与检测。完整细胞斑点印迹法可用于筛选大量标本，因为它使细胞直接在膜上溶解，所以DNA含量甚至比常用的提取法还高，又不影响与32P标记的探针杂交，但它不适用于非放射性标记探针，因为DNA纯度不够，会产生高本底

三、荧光原位杂交技术

开展 FISH 检测需要的主要仪器包括原位杂交仪和荧光显微镜。操作步骤大致分为：杂交前准备工作（包括样品固定、取材、玻璃片和组织处理）、杂交、杂交后处理和显示。其主要步骤如下：

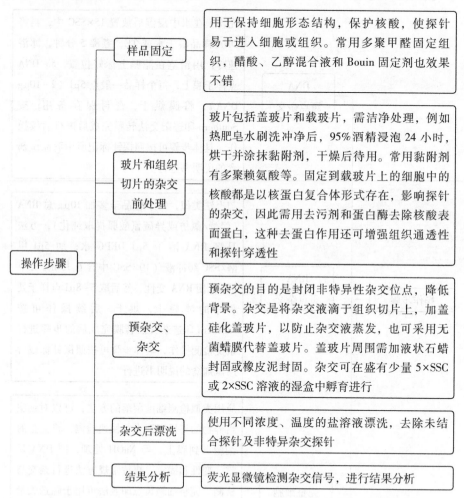

	样品固定	用于保持细胞形态结构，保护核酸，使探针易于进入细胞或组织。常用多聚甲醛固定组织，醋酸、乙醇混合液和 Bouin 固定剂也效果不错
操作步骤	玻片和组织切片的杂交前处理	玻片包括盖玻片和载玻片，需洁净处理，例如热肥皂水刷洗冲净后，95% 酒精浸泡 24 小时，烘干并涂抹黏附剂，干燥后待用。常用黏附剂有多聚赖氨酸等。固定到载玻片上的细胞中的核酸都是以核蛋白复合体形式存在，影响探针的杂交，因此需用去污剂和蛋白酶去除核酸表面蛋白，这种去蛋白作用还可增强组织通透性和探针穿透性
	预杂交、杂交	预杂交的目的是封闭非特异性杂交位点，降低背景。杂交是将杂交液滴于组织切片上，加盖硅化盖玻片，以防止杂交液蒸发，也可采用无菌蜡膜代替盖玻片。盖玻片周围需加液状石蜡封固或橡皮泥封固。杂交可在盛有少量 5×SSC 或 2×SSC 溶液的湿盒中孵育进行
	杂交后漂洗	使用不同浓度、温度的盐溶液漂洗，去除未结合探针及非特异杂交探针
	结果分析	荧光显微镜检测杂交信号，进行结果分析

四、基因芯片技术

【操作步骤】

完整的基因芯片检测过程主要包括基因芯片的制备、样品的制备、芯片杂交和芯片杂交信号的检测及分析。

固相支持物：基因芯片的固相支持物（也称基片、载体）可以是硅、玻璃、陶瓷、尼龙膜等。构建芯片时，首先要对固相支持物进行适当的表面化学处理，以便能将作为探针的核酸分子固定上去，以玻璃片作为固相支持物为例，根据玻片表面修饰的化学基团或包被物质的不同，基片可分为几种类型：氨基基片（玻片表面为氨基基团修饰）、醛基基片（玻片表面为醛基基团修饰）、巯基基片（玻片表面为巯基基团修饰）、琼脂糖基片（玻片表面以琼脂糖覆盖）、葡聚糖基片（玻片表面以葡聚糖覆盖）等

探针：基因芯片中的探针指的是固定在芯片上、可与样品中的核酸分子杂交的一类核酸分子，可以是寡核苷酸（例如寡核苷酸芯片），也可以是 PCR 产物（如 cDNA 芯片），其中前者的杂交效果更好，应用更广泛

探针在载体表面的固定：目前已有多种方法将核酸片段固定到芯片基质上：第一类是通过原位合成方法在芯片基质上直接生成寡核苷酸；第二类是接触点样法，即通过机械手将已经人工合成好的寡核苷酸或 PCR 产物点到芯片基质上，并经化学方法将核酸固定在基质表面；第三类是喷墨法，采用喷墨打印机将微小的、溶有寡核苷酸或 PCR 产物的液滴喷到芯片基质上进行化学固定。原位合成法制备的基因芯片密度最高，一张芯片上可以放下几百万个点，但是价格昂贵，一般实验室无法自己制备。后两种方法成本低，操作灵活，一般实验室可以自己购置点样仪，按照自己的需求灵活点制芯片。机械手点样仪和喷墨点样仪的国产化进一步降低了后两种芯片制备方法的成本

为了提高检测灵敏度，样品在与基因芯片杂交之前，通常需要进行扩增，让信号得到放大。例如采用 PCR 扩增、等温扩增、体外转录扩增等方法。在扩增得到足以进行芯片杂交的靶标分子时，还需对靶标分子进行标记。这主要是为了方便对芯片杂交结果检测。目前最普遍的标记方法是掺入荧光标记，常利用 Cy3、Cy5 进行单色或双色荧光标记，二者属于花青类荧光染料，荧光量子产率较高，衰减较慢

基因芯片的制备

样品的制备

操作步骤

续流程

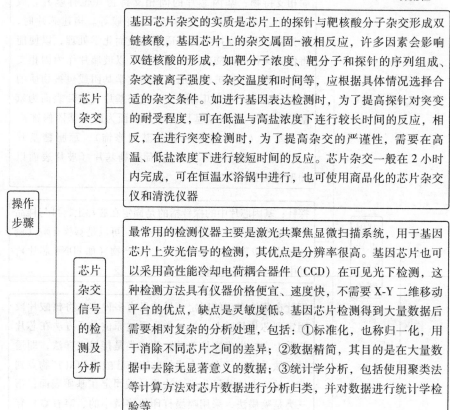

基因芯片杂交的实质是芯片上的探针与靶核酸分子杂交形成双链核酸，基因芯片上的杂交属固-液相反应，许多因素会影响双链核酸的形成，如靶分子浓度、靶分子和探针的序列组成、杂交液离子强度、杂交温度和时间等，应根据具体情况选择合适的杂交条件。如进行基因表达检测时，为了提高探针对突变的耐受程度，可在低温与高盐浓度下连行较长时间的反应，相反，在进行突变检测时，为了提高杂交的严谨性，需要在高温、低盐浓度下进行较短时间的反应。芯片杂交一般在 2 小时内完成，可在恒温水浴锅中进行，也可使用商品化的芯片杂交仪和清洗仪器

最常用的检测仪器主要是激光共聚焦显微扫描系统，用于基因芯片上荧光信号的检测，其优点是分辨率很高。基因芯片也可以采用高性能冷却电荷耦合器件（CCD）在可见光下检测，这种检测方法具有仪器价格便宜、速度快，不需要 X-Y 二维移动平台的优点，缺点是灵敏度低。基因芯片检测得到大量数据后需要相对复杂的分析处理，包括：①标准化，也称归一化，用于消除不同芯片之间的差异；②数据精简，其目的是在大量数据中去除无显著意义的数据；③统计学分析，包括使用聚类法等计算方法对芯片数据进行分析归类，并对数据进行统计学检验等

芯片杂交、芯片杂交信号的检测及分析（操作步骤）

第三节　聚合酶链反应

一、常规 PCR 技术

【试剂和器具】

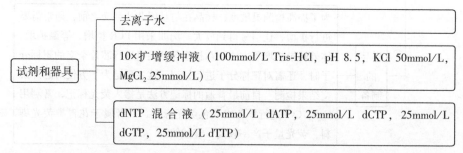

试剂和器具

去离子水

10×扩增缓冲液（100mmol/L Tris-HCl，pH 8.5，KCl 50mmol/L，MgCl$_2$ 25mmol/L）

dNTP 混合液（25mmol/L dATP，25mmol/L dCTP，25mmol/L dGTP，25mmol/L dTTP）

续流程

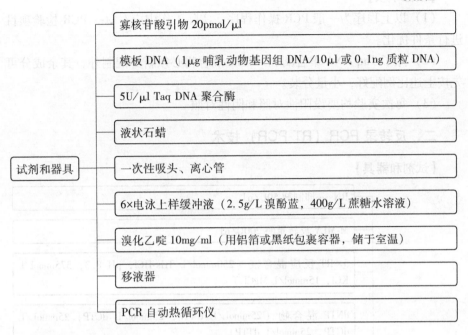

试剂和器具

- 寡核苷酸引物 20pmol/μl
- 模板 DNA（1μg 哺乳动物基因组 DNA/10μl 或 0.1ng 质粒 DNA）
- 5U/μl Taq DNA 聚合酶
- 液状石蜡
- 一次性吸头、离心管
- 6×电泳上样缓冲液（2.5g/L 溴酚蓝，400g/L 蔗糖水溶液）
- 溴化乙啶 10mg/ml（用铝箔或黑纸包裹容器，储于室温）
- 移液器
- PCR 自动热循环仪

【操作步骤】

模板预变性：将模板置反应管中煮沸变性（染色体 DNA 10 分钟，质粒 DNA 5 分钟），迅速置于冰水中

↓

冰上操作：向一微量离心管中依次加入：双蒸水 33μl，10×PCR 缓冲液 5μl，25mmol/L dNTP 5μl，上下游引物各 1μl，2.5U Taq DNA 聚合酶，充分混匀后，离心 15 秒使反应成分集于管底

↓

加液状石蜡 50~100μl 于反应液表面，以防蒸发

↓

吸取 5μl 模板加入上述混合液中，确保滴头穿过石蜡油层直接加在混合液内

↓

立即进行 PCR 循环。标准的程序是 95℃预变性 2 分钟，然后进行循环。94℃变性 1 分钟，54℃退火 1 分钟，72℃延伸 1 分钟，共 30 个循环。最后 72℃充分反应 8 分钟

↓

用琼脂糖凝胶电泳分析 PCR 产物

↓

紫外线灯下直接观察结果

【注意事项】

（1）以上程序为一般 PCR 操作程序，实际工作中应对每一 PCR 检验项目进行条件优化。

（2）除了 Taq DNA 聚合酶和 dNTPs 混合物必须新鲜配制外，其余成分可先按上述比例配好，小量分装。

（3）每次实验均要设阳性对照和阴性对照。

二、反转录 PCR（RT-PCR）技术

【试剂和器具】

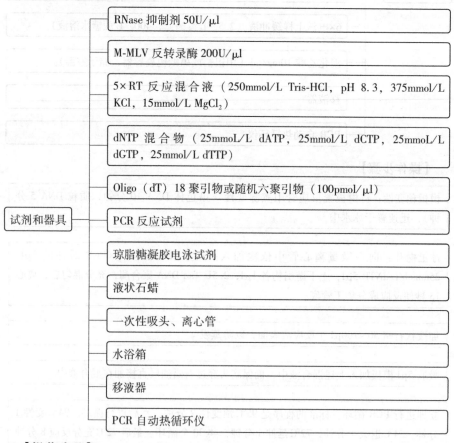

试剂和器具
- RNase 抑制剂 50U/μl
- M-MLV 反转录酶 200U/μl
- 5×RT 反应混合液（250mmol/L Tris-HCl，pH 8.3，375mmol/L KCl，15mmol/L MgCl₂）
- dNTP 混合物（25mmoL/L dATP，25mmol/L dCTP，25mmoL/L dGTP，25mmol/L dTTP）
- Oligo（dT）18 聚引物或随机六聚引物（100pmol/μl）
- PCR 反应试剂
- 琼脂糖凝胶电泳试剂
- 液状石蜡
- 一次性吸头、离心管
- 水浴箱
- 移液器
- PCR 自动热循环仪

【操作步骤】

将抽提的总 RNA 溶于 DEPC 处理过的水中，70℃水浴孵育 10 分钟，离心 15 秒，置于冰上

↓

在冰上依次加入下列试剂：Oligo（dT）$_{18}$或六聚随机引物 1μl，5×反应混合物 5μl，RNase 抑制剂 1μl，dNTP 混合物 2μl，M-MLV 反转录酶 1μl

↓

在混合液中加入 RNA 模板 5μl，用 DEPC 处理过的水补足至总体积 25μl

↓

4℃离心 15 秒，使所有液体聚集离心管底，42℃水浴 1 小时

↓

94℃水浴 2 分钟，终止反应。4℃离心 15 秒，使所有液体聚集离心管底

↓

加 80μl DEPC 处理过的水，使 cDNA 稀释 5 倍，振荡混匀。稀释，可使 PCR 反应时吸量准确

↓

每个 50μl 体积的 PCR 反应可用 5μl 稀释好的 cDNA 作为模板。剩下的 cDNA 可于-70℃冰箱保存几个月，或-20℃冰箱保存 1 周

↓

按照常规 PCR 反应配制 PCR 反应混合液 45μl，滴加 20μl 液状石蜡后，加入 cDNA 5μl

↓

立即进行 PCR 循环。标准的程序是 95℃预变性 2 分钟，然后进行循环：94℃变性 1 分钟，54℃退火 1 分钟，72℃延伸 1 分钟，共 30 个循环。最后 72℃充分反应 8 分钟

↓

用琼脂糖凝胶电泳分析 PCR 产物

↓

紫外线灯下直接观察结果

【注意事项】

注意事项

- RNA 极容易降解，整个 RNA 反转录过程都必须注意对 RNA 酶的严格防护措施
- cDNA 贮存于-70℃冰箱，最好小量分装，避免反复冻融
- 注意使用管壁厚薄一致的离心管，使反应时均匀导热
- 如果 PCR 反应失败，可以考虑降低 dNTPs 或其他螯合物的浓度，或升高 Mg^{2+}的浓度

第四节 核酸序列测定

1. 第一代测序技术 Sanger 等（1977）提出的 Sanger 双脱氧链终止法及 Maxam 和 Gibelt（1977）提出的化学降解法。

2. 第二代测序技术 以 Illumina 公司的 Solexa，ABI 公司的 SOLID 和 Roche 公司的 454 技术为代表，这些测序平台以数据产出通量高为最大特点，故一般称为高通量测序或深度测序。

本节以 Sanger 双脱氧链终止法为例说明。

【试剂和器具】

测序 DNA 模板、BDT 试剂盒、测序引物、3mol/L 醋酸钠溶液、灭菌去离子水或三蒸水、无水乙醇、POP 测序胶、电泳缓冲液 ABI 产品、ABI PRISM 310 型全自动 DNA 测序仪、96 孔或 384 孔 PCR 仪、台式冷冻高速离心机。

【操作步骤】

1. 测序反应

（1）质粒和 PCR 产物测序：测序 PCR 热循环条件：96℃ 1 分钟→（96℃ 10 秒→50℃ 5 秒→60℃ 4 分钟）×25 个循环→4℃保温。反应体系根据不同的反应条件加样。

（2）大相对分子质量 DNA 模板测序 指 BAC DNA、Cosmid DNA 和细菌基因组 DNA 等。测序 PCR 热循环条件：95℃ 5 分钟→（95℃ 30 秒→50～55℃ 10 秒→60℃ 4 分钟）×50 个循环→4℃保温。

2. 测序产物纯化

（1）20μl 反应体系，96 孔板，乙醇/EDTA/醋酸钠法

每管加入 2μl 125mmol/L EDTA 溶液到管底，每管加入 2μl 3mol/L 醋酸钠溶液到管底

↓

每管加入 50μl 无水乙醇，铝箔封严密，震荡混匀 4 次，室温放置 15 分钟

↓

（1400～2000）×g 离心 45 分钟或（2000～3000）×g 离心 30 分钟，立即倒置 96 孔板，离心至 185×g 停止离心（从离心机启动至达到 185×g 停止离心总共 1 分钟时间）

↓

每管加入 70μl 70% 乙醇，1650×g 4℃ 离心 15 分钟，立即倒置 96 孔板，离心至 185×g 停止离心（从离心机启动至达到 185×g 停止离心总共 1 分钟时间）

↓

重复第 4 步 1 次

↓

室温挥发净乙醇，加入 10μl Hi-Di Formamide 溶解 DNA，或者铝箔密封后于 4℃保存

溶解后的样品需要在 95℃变性 4 分钟，迅速置冰中冷却 4 分钟后，上样电泳

（2）10μl 反应体系，384 孔板，乙醇/EDTA/醋酸钠法

每管加入 1μl 125mmol/L EDTA 溶液到管底，每管加入 1μl 3mol/L 醋酸钠溶液到管底

每管加入 25μl 无水乙醇，铝箔封严密，震荡混匀 4 次，室温放置 15 分钟

（1400~2000）×g 离心 45 分钟或者（2000~3000）×g 离心 30 分钟，马上倒置 384 孔板，离心至 185×g 停止离心（从离心机启动至达到 185×g 停止离心总共 1 分钟时间）

每管加入 35μl 70% 乙醇，1650×g 4℃离心 15 分钟，马上倒置 384 孔板，离心至 185×g 停止离心（从离心机启动至达到 185×g 停止离心总共 1 分钟时间）

重复第 4 步 1 次

↓

室温挥发净乙醇，加入 10μl Hi-Di Formamide 溶解 DNA，或者铝箔密封后于 4℃保存

溶解后的样品需要在 95℃变性 4 分钟，迅速置冰中冷却 4 分钟后，上样电泳

（3）单离心管法：参照 20μl 反应体系，96 孔板，乙醇/EDTA/醋酸钠法操作，只需要将"倒置 96 孔板，离心至 185×g 停止离心"这一操作改为用枪吸尽上清液。

3. 上机操作　按仪器操作说明书安装毛细管，进行毛细管位置的校正，人工手动灌胶和建立运行的测序顺序文件。测序完毕，按仪器操作规程进行仪器清洗与保养。

【注意事项】

（1）严格按测序仪使用说明书操作。

（2）需使用测序仪的配套试剂。

参 考 文 献

［1］中华人民共和国卫生行业标准. WS/T 403—2012 临床生物化学检验常规项目分析质量指标. 2012.

［2］中华人民共和国卫生行业标准. WS/T 406—2012 临床血液学检验常规项目分析质量指标. 2012.

［3］许文荣，王建中. 临床血液学检验. 第5版. 北京：人民卫生出版社，2012.

［4］丛玉隆，尹一兵，陈瑜. 检验医学高级教程. 北京：人民军医出版社，2010.

［5］陈文祥. 医院管理学临床实验室管理分册. 第2版. 北京：人民卫生出版社，2011.

［6］（美）特金. 检验医学——基础理论与常规检测技术. 彭明婷，申子瑜，译. 第5版. 北京：世界图书出版公司，2012.

［7］府伟灵，徐克前. 临床生物化学. 第5版. 北京：人民卫生出版社，2012.

［8］郑凤英. 免疫学检验技术. 武汉：华中科技大学出版社，2012.